3 Orientierung am Weiterbildungs-Curriculum der Bundesärztekammer

Suchtmedizinische Versorgung

Springer
*Berlin
Heidelberg
New York
Barcelona
Hongkong
London
Mailand
Paris
Singapur
Tokio*

T. Poehlke   I. Flenker   M. Reker
T. Reker   G. Kremer   A. Batra (Hrsg.)

Alkohol – Tabak – Medikamente

Mit 31 Abbildungen und 20 Tabellen

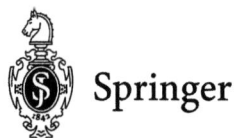

Springer

Dr. THOMAS POEHLKE
Hafenweg 11, 48155 Münster

Dr. INGO FLENKER
Präsident der Ärztekammer Westfalen-Lippe
Gartenstraße 210-214, 48147 Münster

Dr. MARTIN REKER
Psychiatrische Klinik Gilead
Remterweg 69/71, 33617 Bielefeld

Priv.-Doz. Dr. THOMAS REKER
Westfälische Klinik für Psychiatrie
Friedrich-Wilhelm-Weber-Str., 48147 Münster

Dipl.-Psych. GEORG KREMER
Psychiatrische Klinik Gilead
Remterweg 69/71, 33617 Bielefeld

Priv.-Doz. Dr. med. ANIL BATRA
Universität Tübingen
Univ.-Klinik für Psychiatrie und Psychotherapie
Osianderstr. 34, 72076 Tübingen

ISBN-13: 978-3-540-67289-0   e-ISBN-13: 978-3-642-59535-6
DOI: 10.1007/978-3-642-59535-6

Die Deutsche Bibliothek - CIP-Einheitsaufnahme
Suchtmedizinische Versorgung : Orientierung am Weiterbildungs-Curriculum der Bundesärztekammer / T. Poehlke ...(Hrsg.). - Berlin ; Heidelberg ; New York ; Barcelona ; Hongkong ; London ; Mailand ; Paris ; Singapur ; Tokio : Springer
    3. Alkohol-Tabak-Medikamente. - 2000
    ISBN-13: 978-3-540-67289-0

Dieses Werk ist urheberrechtlich geschützt. Die dadurch begründeten Rechte, insbesondere die der Übersetzung, des Nachdrucks, des Vortrags, der Entnahme von Abbildungen und Tabellen, der Funksendung, der Mikroverfilmung oder der Vervielfältigung auf anderen Wegen und der Speicherung in Datenverarbeitungsanlagen, bleiben, auch bei nur auszugsweiser Verwertung, vorbehalten. Eine Vervielfältigung dieses Werkes oder von Teilen dieses Werkes ist auch im Einzelfall nur in den Grenzen der gesetzlichen Bestimmungen des Urheberrechtsgesetzes der Bundesrepublik Deutschland vom 9. September 1965 in der jeweils geltenden Fassung zulässig. Sie ist grundsätzlich vergütungspflichtig. Zuwiderhandlungen unterliegen den Strafbestimmungen des Urheberrechtsgesetzes.

© Springer-Verlag Berlin Heidelberg 2001
Reprint of the original edition 2001

Die Wiedergabe von Gebrauchsnamen, Handelsnamen, Warenbezeichnungen usw. in diesem Werk berechtigt auch ohne besondere Kennzeichnung nicht zu der Annahme, daß solche Namen im Sinn der Warenzeichen- und Markenschutzgesetzgebung als frei zu betrachten wären und daher von jedermann benutzt werden dürften.

Produkthaftung: Für Angaben über Dosierungsanweisungen und Applikationsformen kann vom Verlag keine Gewähr übernommen werden. Derartige Angaben müssen vom jeweiligen Anwender im Einzelfall anhand anderer Literaturstellen auf ihre Richtigkeit überprüft werden.

Herstellung: PRO EDIT GmbH, D-69126 Heidelberg
Umschlaggestaltung: d & p, D-69121 Heidelberg
Satz: TBS, Sandhausen
Gedruckt auf säurefreiem Papier   SPIN 10748202   18/3134Re - 5 4 3 2 1 0

Vorwort

In Deutschland gibt es nach offiziellen Schätzungen etwa 9,3 Millionen Menschen mit einem riskanten Alkoholkonsum, davon etwa 1,7 Millionen manifest abhängige und 2,7 Millionen, die einen Alkoholmißbrauch betreiben. Ähnlich besorgniserregende Zahlen liegen für Medikamentenabhängige mit 1,4 Millionen Betroffenen und Abhängigen von illegalen Drogen mit etwa 150.000 Betroffenen vor. Dazu kommen nochmals etwa 30% der Gesamtbevölkerung, die zu regelmäßigen Rauchern zu zählen sind.

Der gesundheitliche Schaden, der durch den regelmäßigen Konsum von Suchtmitteln entsteht, ist erheblich. So sterben in unserem Land jährlich etwa 100.000 Menschen an den Folgen des Rauchens und 40.000 durch den Konsum von Alkohol. Der volkswirtschaftliche Schaden allein für die Folgen des Alkoholabusus werden auf 30–80 Milliarden DM beziffert. Diese Zahlen sollen und können nicht darüber hinwegtäuschen, daß es sich bei den beschriebenen Phänomenen um eine chronische und behandlungsbedürftige Erkrankung handelt: Sucht.

Ein großer Teil der Betroffenen hat regelmäßigen Kontakt zu einem Arzt. Deshalb ist es ein besonderes Anliegen, der Früherkennung ein größeres Gewicht in der ärztlichen Weiter- und Ausbildung zukommen zu lassen. Mit einem verbesserten Wissen über Phänomene der Abhängigkeitserkrankungen können die Ansprache und Hilfe für die Patienten verbessert und gleichsam ein Verständnis für die notwendigen präventiven Aspekte der ärztlichen Tätigkeit im Suchtbereich geschaffen werden.

Die Bundesärztekammer hat mit der Veröffentlichung ihres Curriculums zur Kursweiterbildung „Suchtmedizinische Grundversorgung" diesen Erkenntnissen Rechnung getragen und eine 50stündige Weiterbildung zur Anerkennung dieser Fachkunde für die verschiedenen Ärztekammern etabliert.

Aufbauend auf dieser Struktur eines modularen Aufbaus der Lerninhalte mit fünf Bausteinen, bei denen die meisten der in den Bänden I–III „Suchtmedizin" vertretenen Autoren mitgewirkt haben, wird eine zeitgemäße, wissenschaftlich fundierte Übersicht zu einzelnen Themen gegeben.

Obwohl einzelne Aspekte für den interessierten Leser mit medizinischem, psychologischem, sozialwissenschaftlichem oder verwaltungstechnischem Hintergrund jeweils an Aktualität und Interesse im Vordergrund stehen mögen, so erschließt sich die komplexe Struktur der theoretischen und praktischen Fragen der Suchtmedizin erst in der Gesamtheit der Darstellung. Die Konzeption der einzelnen Bände berücksichtigt diese Überlegung, so daß sich der modulare Aufbau des Themas in den einzelnen Bänden ergänzt und schließt.

Besonderer Wert wurde dabei auf eine praxisnahe Darstellung der Thematik gelegt, wobei Fallbeispiele und Erörterungen einzelner Themenschwerpunkte Vorrang vor theoretischen Überlegungen erhielten. Tatsächlich ist es ein Anliegen der Verfasser, eigene, jahrelange intensive Erfahrung in spezifischen Bereichen der Behandlung Abhängiger für eine interessierte Leserschaft darzustellen und gleichsam eine lebensnahe Auseinandersetzung mit dem Thema zu ermöglichen.

Besonderer Dank der Herausgeber und Autoren gilt jenen Firmen, die durch ihr Engagement und finanzielle Unterstützung das Buchprojekt erst ermöglichten. Die Zusammenarbeit mit den Firmen *Sanofi-Synthelabo*, Berlin; *Merck*, Darmstadt; *Smith-Kline-Beecham*, München, *Pharmacia & Upjohn*, Erlangen, *addiCare/Hexal*, Holzkirchen, sowie *Aventis Pharma*, Bad Soden, gestaltete sich sehr konstruktiv und angenehm.

Schließlich ist die Arbeit von Herrn *Thomas Günther, Springer-Verlag*, als nimmermüder und auch bei diesem Band immer motivierender Begleiter hervorzuheben, ohne den die gesamte Arbeit nicht zu schaffen gewesen wäre. Ihm gilt unser besonderer Dank.

Münster, im Dezember 2000   Dr. THOMAS POEHLKE

Inhaltsverzeichnis

Part I: Alkohol

Kapitel 1

Grundlagen... 3
M. Reker, G. Kremer

Einleitung 3
Alkohol als Substanz 5
Zur Verstoffwechselung von Alkohol 6
Bestimmung der Alkoholkonzentration 8
Wirkung und Nebenwirkung 9

Kapitel 2

Erkennen
M. Reker, G. Kremer

Differenzierung: riskanter Gebrauch,
schädlicher Gebrauch, Abhängigkeit 13
Alkoholabhängige Patienten 13
Patienten, die einen „schädlichen Gebrauch"
bzw. „Mißbrauch" betreiben 14
Patienten, die den Alkohol „riskant gebrauchen" 14
Früherkennung: Testinstrumente, Klinik, Labor 17
Klinik 20
Labor 21
Diagnostik von Alkoholproblemen 25
Schädlicher Gebrauch/Mißbrauch 28
Abhängigkeit 30
Familiäre Folge- und Begleitprobleme 33
Pränatale Schäden durch Alkoholkonsum
suchtkranker Frauen 36

Körperliche Folge- und Begleitprobleme 37
Leberschäden bei chronischem Alkoholkonsum 38
Pankreasschäden bei chronischem Alkoholkonsum 40
Beschwerden des Magen-Darm-Traktes
und chronischer Alkoholkonsum 40
Rückwirkungen von Alkoholkonsum
auf das Herz-Kreislauf-System 42
Alkoholtoxische Schädigung des peripheren Nervensystems 42
Alkohol, Blut und Immunsystem 43
Alkoholkonsum und Lungenerkrankungen 44
Alkoholkonsum und Stoffwechsel 44
Alkoholkonsum und endokrine Funktionen 45
Alkoholentzugssyndrom 45
Kombinierter Konsum von Alkohol
und anderen Suchtmitteln 49
Komorbidität von psychischen Störungen und Alkoholismus 50
Modellvorstellungen über das Verhältnis
von Alkoholismus und seelischer Störung 52
Alkoholismus und Angst 54
Alkoholismus und Depression 55
Alkoholismus und Persönlichkeitsstörung 55
Alkoholismus und Psychosen 56
Komorbidität von Alkoholismus
und hirnorganischen Beeinträchtigungen 57
Neuropsychologische Störungen in der Phase
der Alkoholentgiftung 57
Neuropsychologische Störungen im Intermediärstadium 57
Das alkoholtoxische amnestische Syndrom
(sog. „Wernicke-Korsakow-Syndrom") 58
Alkoholdemenz 59
Differential- bzw. Zusatzdiagnosen bei alkoholtoxischer
hirnorganischer Beeinträchtigung 59
Diagnostik bei amnestischem Syndrom
und chronischem Alkoholismus 60
Zur Differenzierung unterschiedlicher Motivationslagen 62
Die subjektive Funktion des Alkoholkonsums 66
Motivation als interpersonelles
und interventionsleitendes Konstrukt 70

Kapitel 3

Behandlungselemente 77
M. Reker, G. Kremer

Behandlung des Alkoholentzuges und des Delirium tremens ... 77
Somatische und psychiatrische Risikokonstellationen 77

Motivationslage des Patienten vor Beginn
der Entzugsbehandlung 78
Ambulantes, tagesklinisches und stationäres Setting
einer Alkoholentzugsbehandlung 80
Die medikamentöse Behandlung
des Alkoholentzugssyndroms 82
Strategien der Alkoholentzugsbehandlung 84
Auswahl der geeigneten Medikation
für die Entzugsbehandlung 87
Behandlung von körperlichen Folge-
und Begleiterkrankungen 95
Psychotherapeutische Konzepte zur Rückfallprophylaxe 101
Zum Begriff des Rückfalls 101
Exkurs: Kontrolliertes Trinken versus Abstinenz 104
Psychotherapeutische Konzepte und Strategien
zur Rückfallprophylaxe 112
Medikamentöse Behandlung mit Anti-Craving-Substanzen
und sog. Aversiva 117
Das glutamaterge System 117
Bisherige Erfahrung im Umgang mit Acamprosat 119
Aversive Medikamente 121
Klinische Studien 122
Sind aversive Medikamente eine therapeutische Alternative? ... 123
Notfallbehandlung der Alkoholintoxikation 125
Der Zustand der Volltrunkenheit als medizinischer Notfall –
Herausforderung für die Helfer 127
Behandlung bei Mehrfachabhängigkeit 129
Behandlung psychiatrischer Komorbidität 129
Primärer Alkoholismus und sekundäre seelische Störung 130
Primäre psychische Störung und sekundärer Alkoholismus 131
Komorbidität von seelischer Störung und Alkoholismus 132
Gemeinsame Ursachen von seelischer Störung
und Alkoholismus 132
Behandlung von Angststörungen bei Alkoholismus 132
Behandlung depressiver Störungen bei Alkoholismus 133
Behandlung von Persönlichkeitsstörungen
bei Alkoholismus 134
Behandlung von Psychosen bei Alkoholismus 135
Behandlung hirnorganischer Begleit-
und Folgeerkrankungen 136

Kapitel 4

Erstellen eines differenzierten Behandlungsplanes 141
M. Reker, G. Kremer

Professionell betrachtet:
Problemdefinition und Suchtdiagnose 141
Die subjektive Sicht des Patienten: Bedarf und Motivation 143
Entwicklung und Vereinbarung konkreter Therapieziele 144
Vermittlung in ambulante, (teil-)stationäre
und komplementäre Beratungs- und Behandlungsangebote ... 152
Vermittlung in Selbsthilfegruppen 156
Vermittlung in komplementäre Angebote 157

Part II: Tabak

Kapitel 5

Grundlagen 161
A. Batra, H.M. Friederich

Einleitung 161
Nikotin 162
Wirkung und Nebenwirkung 163
Biologische und psychosoziale Entstehungsbedingungen
des Rauchens 165
Raucherprävalenz/Zigarettenkonsum/Wirtschaft 166
Umfang des Zigarettenkonsums 167
Wirtschaftliche Situation 168

Kapitel 6

**Diagnostik/tabakassoziierte Störungen/
psychische Komorbidität** 171
H.M. Friederich, A. Batra

Diagnostik der Tabakabhängigkeit 171
Technische Meßmethoden zur Bestimmung
des Tabakkonsums 171
Definition und Bestimmung der Abhängigkeit 172
Das dimensionale Konzept der Abhängigkeit 174
Das Entzugssyndrom 176
Tabakassoziierte Gesundheitsschäden 177

Rauchen und psychische Störungen 179
Rauchen und depressive Erkrankungen 180
Rauchen und schizophrene Psychosen 181
Rauchen und Abhängigkeitserkrankungen 184
Rauchen und degenerative Hirnerkrankungen 185

KAPITEL 7

Raucherentwöhnungsbehandlungen 189
A. BATRA

Prävention vor Raucherentwöhnung? 189
Qualitätsmerkmale bei der Behandlung von Rauchern 191
Theoretische Grundannahmen für die Raucherentwöhnung ... 193
Das biologisch-determinierte Rückfallmodell 194
Stadienmodell der Entwöhnungsmotivation 196
Ursachen des Rückfalls 198
Übersicht über Entwöhnungsverfahren 199
Nichtmedikamentöse Methoden 199
Medikamentöse Methoden 201
Akupunktur 201
Hypnose 202
Raucherentwöhnung für Risikogruppen 203
Effektivität von Raucherentwöhnungstrategien 206
Die Erfolgschancen 206
Leitlinien zur Raucherentwöhnung 207
Voraussetzungen für eine erfolgreiche Entwöhnung 209
Information und Motivation zur Raucherentwöhnung 210
Kontrolliertes Rauchen 213

KAPITEL 8

Medikamentöse Unterstützung 217
A. BATRA

Nikotinersatztherapie 217
Effektivität der Nikotinsubstitution 219
Allgemeine Anwendungsempfehlungen 221
Nikotinintoxikationen 223
Nikotinkaugummi 223
Nikotinpflaster 225
Nikotinnasalspray 229
Nikotin-Sublingualtablette 230
Nikotininhaler 231
Kombinationsbehandlungen 231

Kosten der Behandlung 232
Bewertung 232
Bupropion 233
Dosisfindungs- und Effektivitätsstudien 233
Anwendungsrichtlinien für den Einsatz von Bupropion 235
Bewertung 235
Nikotinantagonisten 236
Alternative Nikotinagonisten 236
Tranquilizer, Anxiolytika, Antidepressiva 237

KAPITEL 9

Psychologische Unterstützung 241
A. BATRA

Wirkelemente der Verhaltenstherapie 242
Motivationsförderung und Informationen 243
Verhaltensbeobachtung und -registrierung 243
„Punkt-Schluß-" versus Reduktionsmethode 244
Situations-/Reizkontrolle 244
Soziale Kontrakte 245
Operante Verstärkung 245
Alternativverhalten 245
Rückfallprophylaxe 246
Feedbackmechanismen 246
Progressive Muskelentspannung 246
Verhaltenstherapeutische Selbsthilfemanuale 247
Selbsthilfemanual oder Gruppentherapie? 251

KAPITEL 10

Die Unterstützung der Raucherentwöhnung in der Praxis 255
A. BATRA

Umsetzung der Leitlinien zur Raucherentwöhnung
in der Praxis 256
Tips für die Raucherentwöhnung in der Praxis 259
Fallbeispiele für die Intervention 261
CO-Messung 263
Abrechnung der Raucherentwöhnung in der Praxis 264
Nichtraucher in 6 Wochen – ein Entwöhnungsleitfaden
für Therapeuten 265
Nichtrauchen in 6 Wochen –
Ein verhaltenstherapeutisches Programm 265

KAPITEL 11

Behandlung von Rauchern mit psychiatrischen Störungen 279
A. BATRA

Raucherentwöhnung bei alkohol-
und drogenabhängigen Patienten 280
Bewertung 282

KAPITEL 12

Ambulante und (teil-)stationäre Beratungs-
und Behandlungsangebote 285
A. BATRA

KAPITEL 13

Organisationen und Institutionen mit Material
zur Tabakabhängigkeit und Raucherentwöhnung 287
A. BATRA

KAPITEL 14

Kontaktadressen und Informationsmaterial für Raucher 291
A. BATRA

Part III: Medikamente

KAPITEL 15

Abhängigkeit und Mißbrauch von Medikamenten
– Epidemiologie, Diagnostik und Therapieprinzipien 295
T. REKER

Epidemiologie und Verordnungsverhalten 295
Diagnostik 297
Schädlicher Gebrauch (Mißbrauch) 298
Abhängigkeitssyndrom 298
Behandlungsprinzipien 300

Kapitel 16

Arzt-Patient-Beziehung bei Medikamentenabhängigkeit und -mißbrauch 303
W. Poser

Vorbemerkung: Die Prävention von Medikamenten-
mißbrauch und -abhängigkeit 303
Besonderheiten von Arzneimittelmißbrauch
und -abhängigkeit 305
Die Glaubwürdigkeit des behandelnden Arztes 306
Herkunft der suchterzeugenden Arzneimittel 306
Rechtliche Probleme 308
Diagnostische Probleme 309
Therapeutische Probleme 309
Ärzte und andere Medizinpersonen als Patienten 309
Besonderheiten bei Substituierten 310

Kapitel 17

Besonderheiten bei Mißbrauch und Abhängigkeiten 313
D.K. Wolter-Henseler, J. Jage, R. Meermann
und A. Fromme

Mißbrauch und Abhängigkeit von Benzodiazepinen 313
D.K. Wolter-Henseler

Einführung 313
Pharmakologie 314
Klinisches Bild 318
Therapie 324

Mißbrauch und Abhängigkeit von Analgetika 329
J. Jage

Epidemiologie 329
Pharmakologie der Analgetika 333
Wirkungen der Opioide 340
Einzelne Opioide 345
Koanalgetika 347

Mißbrauch von Laxanzien 351
R. Meermann

Pharmakologie der Laxanzien 352
Wirksamkeit der Laxanzien 355

Nebenwirkungen der Laxanzien 355
Nebenwirkungen bei Laxanzienabusus 358
Klinik des Laxanzienmißbrauches 359
Diagnostik 361

Mißbrauch von Anabolika. 363
A. Fromme

Einleitung 363
Pharmakologie 364
Klinisches Bild 367
Therapie 370

Kapitel 18

**Behandlung und Vermittlung medikamenten-
abhängiger Patienten** 373
T. Reker

Ambulanter Bereich 373
Teilstationärer Bereich 375
Stationärer Bereich 376
Individuelle Behandlungsziele 377

Sachverzeichnis 379

Mitarbeiterverzeichnis

BATRA, ANIL, Priv.-Doz., Dr. med.
Univ.-Klinik für Psychiatrie und Psychotherapie
Osianderstraße 24, 72076 Tübingen

FLENKER, INGO, Dr. med.
Präsident der ÄKWL, Ärztekammer Westfalen-Lippe
Gartenstr. 210–214, 48147 Münster

FRIEDERICH, HUBERTUS M., Dr. med.
Univ.-Klinik für Psychiatrie und Psychotherapie
Osianderstraße 24, 72076 Tübingen

FROMME, ALBERT, Dr. med.
Institut für Sportmedizin der Universität Münster
Horstmarer Landweg 39, 48149 Münster

JAGE, JÜRGEN, Prof. Dr. med.
Klinik für Anästhesiologie der Universität Mainz
Langenbeckstr. 1, 55131 Mainz

KREMER, GEORG, Dipl.-Psych., Psychologischer Psychotherapeut
Psychiatrische Klinik Gilead
Remterweg 69/71, 33617 Bielefeld

MEERMANNN, RALF, Dr. med., Niedergelassener Arzt
Kroosgang 15, 48565 Steinfurt

POEHLKE, THOMAS, Dr. med.
Hafenweg 11, 48155 Münster

POSER, WOLFGANG, Prof. Dr. med.
Psychiatrische Universitätsklinik
Von-Siebold-Str. 5, 37035 Göttingen

REKER, MARTIN, Dr. med.
Psychiatrische Klinik Gilead
Remterweg 69/71, 33617 Bielefeld

REKER, THOMAS, Priv.-Doz. Dr. med.
Westfälische Klinik für Psychiatrie
Friedrich-Wilhelm-Weber-Str. 30, 48147 Münster

WOLTER-HENSELER, Dirk, Dr. med.
Westfälische Klinik für Psychiatrie
Friedrich-Wilhelm-Weber-Str. 30, 48147 Münster

PART I

Alkohol   I

KAPITEL 1
Grundlagen 3
M. REKER und G. KREMER

KAPITEL 2
Erkennen 13
M. REKER und G. KREMER

KAPITEL 3
Behandlungselemente 77
M. REKER und G. KREMER

KAPITEL 4
Erstellen eines differenzierten Behandlungsplanes 141
M. REKER und G. KREMER

KAPITEL 1

Grundlagen 1

M. REKER und G. KREMER

Einleitung

Alkoholkonsum läßt sich mit gutem Recht sehr unterschiedlich bewerten. Gerade von nichtmedizinischen Autoren wird darauf verwiesen, daß Rauschmittel wie Alkohol in anderen Kulturen durch ihr Eingebundensein in religiöse Riten ein wichtiges Instrument im Umgang mit dem Transzendenten (gewesen) sind. Erst die Säkularisierung des Rauschmittelkonsums und die zunehmende Verfügbarkeit gerade von Alkohol habe dazu geführt, daß aus einem bewußt und verantwortlich verwandten Rauschmittel ein unkontrolliert und mißbräuchlich konsumiertes Suchtmittel werden konnte. Spätestens Anfang des 19. Jahrhunderts war Branntwein als hochprozentige Spirituose für die allgemeine Bevölkerung ohne größere Schranken verfügbar und wurde in ganz Europa ein dominierendes soziales Problem. Für Ärzte war Alkohol bis zu diesem Zeitpunkt eines der bedeutsamsten Pharmaka gewesen, z.B. bei der Behandlung von Infektionskrankheiten, zur Stärkung des Herzens, zur Rekonvaleszenz, als Sedativum, Analgetikum oder Hypnotikum. Das Indikationsspektrum war fast unbegrenzt und bezog alle Altersstufen, auch Kinder, mit ein. Als das durch übermäßigen Alkoholkonsum verursachte Elend nicht mehr zu übersehen war, gründeten sich in Deutschland etwa ab 1840 Mäßigkeitsvereine. In dieser Mäßigkeitsbewegung wurde das Ziel verfolgt, „durch Belehrung über die physisch, ökonomisch und ethisch schädigenden Wirkungen des Alkohols seinem übermäßigen Gebrauch entgegenzuarbeiten durch beständigen Appell an Verstand und Gemüth" (Deutscher Verein gegen den Mißbrauch geistiger Getränke, 1896). Parallel dazu gründete sich in den 30er Jahren des 19. Jahrhunderts die Abstinenzbewegung, die unter den Ärzten, vor allem bei den Nervenärzten, eine Reihe bedeutsamer Anhänger fand, u. a. den Psychiatrieprofessor, Neuroanatomen und Sozialreformer August Forel, der selbst offenbar Alkoholiker war und zum überzeugten Abstinenzler wurde, sowie den Psychiater Eugen Bleuler, den Begründer des modernen Schizophreniebegriffes. Die Abstinenten bekämpften den Standpunkt der Mäßigen. Gegen das namenlose Elend, das der Alkohol verursache, könne Mäßigkeit nichts ausrichten. Noch nie sei ein Trinker gerettet worden durch den Vorsatz der Mäßigkeit. 1890 wurde von Forel in der Schweiz eine Trinkerheilstätte begründet. Forel entwickelte erstmals eine Therapie des chronischen Alkoholismus durch die Einführung der totalen dauerhaften Abstinenz für den Kranken. Während der Staat eine ambivalente Haltung zur Alkoholproblematik offenbarte, wandten sich vor allem christlich motivierte Abstinenzlerbewegungen mit großem Engagement gegen den Alkoholkonsum. Ein Großteil der heute noch bestehenden Selbsthilfegruppen für alkoholkranke Menschen geht auf diese Abstinenzlerbewegung zurück. Nach dem 2. Weltkrieg wurden vor allem von den Wohlfahrtsverbänden Suchtberatungsstellen eingerichtet, die als einziges suchtspezifisches Hilfeangebot in klarer Abstinenzorientierung in Kooperation mit den Selbsthilfegruppen für Menschen mit Alkoholproblemen zur Verfügung standen.

Obgleich schon 1968 die „Trunksucht" höchstrichterlich als Krankheit anerkannt war, so dauerte es doch noch etwa 20 Jahre, bis die Medizin, insbesondere die Psychiatrie, die Behandlung suchtkranker Menschen in das eigene Versorgungssystem integrierte. Dabei wurde früh deutlich, daß es für die Medizin vor allem um die „vergessene Mehrheit" der Suchtkranken gehen müsse, die chronisch Suchtkranken mit gesundheitlichen Folgeschäden, die vom traditionellen Suchthilfesystem aus Suchtberatungsstellen, Selbsthilfegruppen und Entwöhnungsfachkliniken wegen unzureichender Abstinenzfähigkeit nicht erreicht wurden.

In den folgenden Jahren bildete sich eine Polarisierung zwischen dem eher abstinenzorientierten traditionellen Suchthilfesystem einerseits und der „akzeptierenden Suchtarbeit" in psychiatrischen Versorgungskliniken sowie den kooperierenden Institutionen aus Eingliederungshilfe, Wohnungslosen- und Straffälligenhilfe etc. andererseits.

Ein Einblick in das Verhältnis von Mensch und Alkohol über die Jahrhunderte hinweg verdeutlicht also, daß die Haltung des Menschen zum Alkohol stets abhängig gewesen ist von den gesellschaftlichen Rahmenbedingungen. Die einführenden Hinweise machen deutlich, daß viele Diskussionen von heute um das „Recht auf Rausch", kontrolliertes Trinken oder über die Ätiologie des Alkoholismus Neuauflagen früherer Auseinandersetzungen sind.

So ist auch die professionelle ärztliche Haltung zum Alkoholkonsum kultur- und zeitgebunden. Insofern ist es für das therapeutische Handeln bedeutsam, eine eigene reflektierte Position zu bestimmen, die Bedingtheiten eigener Werturteile zu bedenken, neuen Positionen gegenüber offen zu bleiben und veränderte äußere Rahmenbedingungen in das eigene Denken zu integrieren.

Grundlage jeder ernstzunehmenden Haltung zum Umgang mit Alkoholproblemen ist ein fundiertes Wissen über biologische, seelische und soziale Aspekte süchtigen Verhaltens speziell im Umgang mit Alkohol. Dies gilt letztlich auch für den Betroffenen selbst. Insofern ist die Information über Alkohol und Alkoholfolgeschäden immer Teil des therapeutischen Handelns im Umgang mit alkoholkranken Menschen.

Die Vermittlung von Wissen über das Alkoholproblem dient gleichzeitig dazu, den Patienten als autonomes selbstbestimmtes Subjekt wahrzunehmen und für den Umgang miteinander bestimmend werden zu lassen. Die motivierende Gesprächsführung nach Miller und Rollnick kann für die Etablierung dieses partnerschaftlichen Verhältnisses zwischen Arzt und Patient ein wichtiges Instrument sein. Anregungen für die Gesprächsführung mit alkoholkranken Patienten wurden deswegen in den laufenden Text integriert.

Der vorliegende Abschnitt zum Thema Alkohol soll einerseits fundierte Kenntnisse vermitteln, andererseits aber auch eine respektvolle Haltung gegenüber den Betroffenen unterstützen, durch die die Anwendung des vermittelten Wissens erst Perspektiven eröffnet. In Anlehnung an Grundpositionen der humanistischen Psychologie oder der anthropologischen Medizin soll die Rolle des Therapeuten dem Patienten helfen, akute Krisen und chronische Erkrankung als biographische Aufgabe zu begreifen und die darin ruhenden Wachstumschancen zu nutzen.

Alkohol als Substanz

Pharmakologische Eigenschaften

Wenn in der Suchtmedizin von Alkohol gesprochen wird, ist eigentlich Ethylalkohol (Ethanol) gemeint. Er entsteht bei der Vergärung von kohlehydrathaltigem Material, z. B. Fruchtsäften. Bei der Produktion alkoholhaltiger Getränke werden der kohlehydrathaltigen Ausgangssubstanz, z. B. dem Traubensaft, Hefepilze hinzugefügt, um den Gärungsprozeß zu induzieren. Auf natürliche Weise kann durch einen solchen Gärungsprozeß maximal eine Alkoholkonzentration von 10–15 Vol.% erreicht werden. Eine höhere Alkoholkonzentration wird von den Hefepilzen nicht toleriert.

Durch Destillation aus alkoholischen Flüssigkeiten (z. B. Wein) kann für Trinkbranntweine und Liköre reiner Alkohol gewonnen werden. Aufgrund dieser Destillation fehlen in Trinkbranntweinen alle biologisch bedeutsamen Verbindungen wie Vitamine, Proteine oder Mineralstoffe, die in Bier und Wein reichlich vorhanden sind. Für alkoholische Getränke darf ausschließlich natürlich gewonnener Alkohol verwendet werden. Synthetisches Ethanol darf nicht für Spirituosen verwandt werden.

Bei der alkoholischen Gärung entsteht neben Ethanol eine Reihe von anderen Alkoholen. Klinisch bedeutsam ist insbesondere Methanol, das bei unsachgemäßer Destillation (z. B. privates „Schnapsbrennen") in erhöhtem Maße anfallen kann. Methanol ist stark toxisch und führt ab einer Menge von etwa 10 ml zur Erblindung, etwa 20 ml gelten als tödlich. Methanolvergiftungen werden durch eine Ethanolgabe von mindestens 1‰ behandelt (s. Kap. 3, S. 128).

Außerdem entstehen bei der alkoholischen Gärung längerkettige Alkohole, die vereinfacht als Fuselalkohole bezeichnet werden. Sie beeinflussen in niedriger Konzentration günstig das Aroma, gehen wegen ihres hohen Siedepunktes im Gegensatz zum Methanol nicht in das Destillat über. Fuselalkohole sind nach ausgiebigem Alkoholgenuß wesentlich für die „Katerwirkung" verantwortlich.

Alkohol hat eine hohe Energiedichte mit einem Brennwert von 7,1 kcal/g Ethanol (29,3 kJ/g). Der Einfluß des Alkohols auf die Energiebilanz des menschlichen Körpers ist sehr komplex. Im allgemeinen muß Alkohol als ein Risikofaktor für Gewichtszunahme und Adipositas angesehen werden. Bei Alkoholikern und alkoholtoxischen Erkrankungen, insbesondere bei Frauen, ist allerdings ein Verlust an Körpergewicht, Körpereiweiß und Fettmasse regelhaft, der bei Abstinenz, adäquater Ernährung und normalisierter Leberfunktion reversibel ist.

Zur Verstoffwechselung von Alkohol

Grundsätzlich wird Alkohol primär über Diffusion, entsprechend dem vorliegenden Konzentrationsgefälle vom Körper aufgenommen, so daß man von einer aktiven Resorption eigentlich nicht sprechen kann. Die Aufnahme des Alkohols beginnt sofort, also „mit dem ersten Schluck". Die Geschwindigkeit der Alkoholaufnahme in den Körperkreislauf via Diffusion ist von einer Reihe von Faktoren abhängig:
- dem Konzentrationsgradienten, d. h. von der Ethanolkonzentration des konsumierten Getränks,
- von der Größe und Hydrophilie der Gewebsoberfläche,
- von der Kontaktzeit (z. B. bei Magenfüllung),
- von der Durchblutung (Vaskularisierung und Blutfluß, beeinflußbar durch Temperatur, CO_2-Gehalt von Getränken).

Für Ausmaß und Geschwindigkeit der Alkoholresorption ist die Magenfunktion von herausragender Bedeutung. Wenn Alkoholkonsumenten vor oder mit dem Alkohol Nahrung aufgenommen haben, verringert sich dadurch die Kontaktzeit zwischen Alkohol und Schleimhaut. Währenddessen wird im Magen im begrenzten Umfang Alkohol enzymatisch umgebaut. Je länger Alkohol im Magen verweilt, um so größer wird das sog. Resorptionsdefizit.

Rasche Resorption wird im Umkehrschluß gefördert durch einen erhöhten Sympatikotonus mit beschleunigter Magen-Darm-Passage (z. B. durch Streß, Medikamente, Kaffee oder Traumata), Gastrektomie, konzentrierten Alkohol, große Alkoholmengen, einen leeren Magen sowie warme oder heiße und/oder CO_2-haltige Getränke, durch die die Magenschleimhautdurchblutung stimuliert wird.

Das subjektive Rauscherleben wird durch eine hohe Anflutungsgeschwindigkeit gefördert. Es ist davon auszugehen, daß gerade beim Sturztrinken initial wegen der starken Hirndurchblutung die Alkoholkonzentration zerebral schneller ansteigt als in der Peripherie, z. B. der Armvene. Zudem führt ein steiler Anstieg der Blutalkoholkonzentration selbst bei toleranten Patienten zu einer Anflutungssymptomatik mit wesentlich ausgeprägteren psychophysischen Ausfällen als bei der gleichen Blutalkoholkonzentration in der Eliminationsphase.

Man kann davon auszugehen, daß etwa 10–20% des konsumierten Alkohols im Magen resorbiert bzw. abgebaut werden und 80–90% im Duodenum und Jejunum. Bei einmaligem Trinken wird nach 45–75 Minuten die maximale Blutalkoholkonzentration erreicht. Nach 90–120 Minuten ist auch bei besonderer Konzentration die Alkoholresorption in jedem Fall abgeschlossen.

Die Alkoholelimination erfolgt, wie oben angesprochen, schon durch den enzymatischen Abbau im Magen. Gemeinsam mit dem präsystemischen Alkoholabbau in der Leber spricht man auch hier von einem First-Pass-Effekt, der den Übergang des konsumierten Alkohols in den Blutkreislauf um 10–20% reduziert („Resorptionsdefizit"). Gerade bei geringem Alkoholkonsum, z.B. von alkoholfreiem Bier, ist davon auszugehen, daß diese geringen Alkoholmengen im Rahmen dieses First-pass-Metabolismus soweit abgebaut werden, daß eine substanzgebundene Wirkung des aufgenommenen Alkohols nicht mehr angenommen werden kann (Soyka 1995).

Im weiteren Verlauf wird der Alkoholabbau zu 90–95% von der Leber übernommen. Dabei wird Ethanol zu 95–98% zu den Endprodukten CO_2 und Wasser metabolisiert. Die physikalische Ethanolelimination über Atmung, Schweiß und Urin beträgt höchstens 2–5% der aufgenommenen Menge (Abb. 1.1).

In der Leberzelle selbst erfolgt ca. 90% des Alkoholabbaues über die Alkoholdehydrogenase (ADH). Dieses Enzym ist nicht induzierbar. Etwa 10% des Alkohols werden über das mikrosomale ethanoloxidierende System (MEOS) eliminiert. Das MEOS ist durch chronische Ethanolresorption induzierbar. Nach chronischer Alkoholbelastung zeigt sich in humanen Leberbiopsien eine deutliche Hypertrophie des endoplasmatischen Retikulums sowie eine Erhöhung der MEOS-Aktivität. In dieser Tatsache wird der wichtigste Faktor für eine metabolische Toleranzentwicklung gesehen.

Das Katalase-Peroxidsystem hat nur einen geringen Umsatz und ist bei der aktuellen Betrachtung zu vernachlässigen.

Der weitere Alkoholabbau wird durch die Aldehyddehydrogenase (ALDH) vermittelt. Sie ist hauptsächlich für die Oxidation von Acetaldehyd aus dem Ethanolstoffwechsel verantwortlich. Da Acetaldehyd für den Körper toxisch ist, führt eine Abbauhemmung, z.B. durch Inhibierung der ALDH, zu einer heftigen Intoxikationserscheinung, dem sog. „Flush-Syndrom" als Teil der medikamentös induzierbaren Disulfiram-Alkohol-Reaktion (DAR; s. Kap. 3, S. 122).

Beim Menschen sind 4 verschiedene Isoenzyme ($ALDH_{1-4}$) bekannt. Durch Disulfiram beeinflußbar ist im wesentlichen nur $ALDH_2$.

Die dispositionsgebundene Alkoholunverträglichkeit mit Flush-Syndrom, insbesondere bei vielen Asiaten und einem Großteil der Indianer in Südamerika, ist

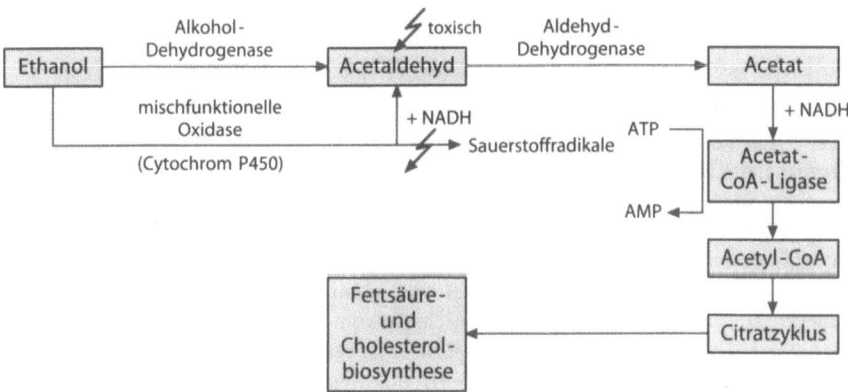

Abb. 1.1. Ethanol-Stoffwechsel. (Modifiziert nach Rommelspacher 2000)

darauf zurückzuführen, daß diese zu einem hohen Prozentsatz keine nachweisbare $ALDH_2$-Aktivität haben. Alkoholkonsum führt also hier regelmäßig zu einer Acetaldehyd-Intoxikation. Epidemiologische Untersuchungen bestätigen die Vermutung, daß eine genetisch gebundene $ALDH_2$-Defizienz vor der Entwicklung einer Alkoholabhängigkeit schützt.

Bestimmung der Alkoholkonzentration

Die Ethanolkonzentration in alkoholhaltigen Getränken wird in Volumen% angegeben, d. h. eine 1-Liter-Flasche Korn mit 40 Vol.% enthält 40 ml Alkohol pro 100 ml, also insgesamt 400 ml Ethanol. Eine 0,7-Liter-Flasche enthält entsprechend 280 ml reinen Alkohol.

Die Ethanolkonzentration im Blut („Promille") wird demgegenüber in Gramm% angegeben, also in Gramm Alkohol pro 100 mg Vollblut.

Um den Alkoholgehalt in Getränken zu späteren Blutalkoholkonzentrationen nach erfolgtem C_2H_5OH-Konsum in Beziehung setzen zu können, müssen die Vol.% Angaben bei Spirituosen in Gewichtsprozente umgerechnet werden. Für den medizinischen Gebrauch werden die Angaben durchweg in Gramm Alkohol pro 100 ml angegeben. Ethanol hat ein spezifisches Gewicht von 0,7904 (also etwa 0,8). Mit diesem Faktor müssen Vol.% multipliziert werden, um zu Gewichtsprozenten zu gelangen.

400 ml Ethanol in einer 1-Liter-Flasche Korn von 40 Vol.% entsprechen also 316,2 Gramm Ethanol pro Liter (400 × 0,7904), aufgerundet etwa 320 g/l.

Die Ethanolbestimmung beim Menschen erfolgt in der Regel im Serum, wird aber später in Gramm pro 1000 mg Vollblut angegeben.

Über die Widmark-Formel läßt sich z.B. für forensische Fragestellungen aus der konsumierten Alkoholmenge die erreichte Blutalkoholkonzentration ungefähr errechnen. Dabei wird die Alkoholmenge in Gramm zum Körpergewicht in Kilogramm ins Verhältnis gesetzt. Männer haben einen Wasseranteil von ca. 70%, Frauen von 60%. Da Alkohol sich fast ausschließlich im Körperwasser verteilt, muß das Körpergewicht in dieser Formel bei Männern mit dem Faktor 0,7, bei Frauen mit 0,6 multipliziert werden.

Die Widmark-Formel lautet dementsprechend:

BAK (‰) = Alkoholmenge in Gramm : Körpergewicht in Kilogramm × r

Hat also ein Mann eine 0,7-Liter-Flasche Korn mit 40 Vol.% Alkohol getrunken, hat er nach der o. g. Rechnung 320 g Alkohol konsumiert. Wiegt der Patient 64 kg, ergibt sich eine Rechnung von:

320 g : 64 kg × 0,7 = 3,50‰

Von diesem zunächst theoretischen Wert ist das Resorptionsdefizit von 10–20% abzuziehen. Zudem geht die Formel von einer Alkoholaufnahme auf leeren Magen aus, von einer gesunden Versuchsperson mit mäßigen Trinkgewohnheiten sowie der Aufnahme einer Einzeldosis in relativ kurzer Zeit (20–30 Minuten). Für geringere Trinkmengen trifft die Rechnung besser als für größere Trinkmengen.

Beispiel: Wenn bei einer Trunkenheitsfahrt der Tatzeitpunkt selbst, das Trinkende vor dem Tatzeitpunkt und ein definierter Blutalkoholwert (entnommen z. B. 2 Stunden nach der Fahrt) bekannt sind, so läßt sich daraus die Blutalkoholkonzentration errechnen.

Sofern zwischen Trinkende und Tatzeitpunkt 90–120 Minuten liegen, ist davon auszugehen, daß die Resorption auf jeden Fall vollständig abgeschlossen war. Liegen zwischen Tatzeitpunkt und Blutentnahme zur BAK-Bestimmung 2 Stunden, so kann man damit rechnen, daß der Klient in diesen 2 Stunden mindestens 0,2‰, höchstens 0,6‰ abgebaut hat. Ergibt sich aus der Blutentnahme eine BAK von 0,8‰, so hat er zum Tatzeitpunkt also mindestens 1,0, höchstens 1,3‰ BAK gehabt. Die Berechnungen werden erschwert, wenn der Patient zwischen Tatzeitpunkt und BAK-Bestimmung nachgetrunken hat oder wenn er bis kurz vor dem Tatzeitpunkt getrunken hat und davon auszugehen ist, daß er sich zum Tatzeitpunkt noch in der Resorptionsphase befunden hat. Diese Faktoren müssen dann entsprechend eingerechnet werden.

Wirkung und Nebenwirkung

Alkohol steigert bei vielen Menschen das Wohlbefinden auch schon in niedriger Dosierung. Bemerkenswert ist, daß die Alkoholkonsumenten die Begleitwirkungen des Alkoholkonsums dabei subjektiv als deutlich geringer einschätzen als sie objektiv vorliegen. So werden subjektive Beeinträchtigungen auch bei Versuchspersonen mit 1,1–1,6‰ nicht oder kaum wahrgenommen. Störungen der Aufmerksamkeit sind aber bereits bei 0,2‰ nachweisbar und nehmen bei steigender BAK kontinuierlich zu. Ab 0,2‰, spätestens bei 1,0‰ tritt ein Nystagmus auf. Ab 0,3‰ verschlechtert sich die Reaktionszeit auf akustische und optische Signale, ab 0,5‰ die Reaktionsauslösezeit. Dabei haben alkoholkranke Menschen ohnehin auch nüchtern verlängerte Reaktionszeiten. Ab 0,4‰ sind Störungen der Gleichgewichtsregulation nachweisbar. Zwischen 0,5 und 1,0‰ wird das Gesichtsfeld zunehmend eingeschränkt, zwischen 0,8 und 1,5‰ verschlechtert sich die allgemeine Sehschärfe. Gleichzeitig nimmt die Dämmersehschärfe ab, insbesondere bei schneller Anflutung des Alkohols. Etwa ab 0,5‰ steigt das subjektive Leistungsgefühl, damit wächst die Risikobereitschaft. In höherer Dosis werden rezeptive Gedächtnisfunktionen beeinträchtigt, die z. T. für spätere „black outs" verantwortlich zeichnen.

Bedeutsam ist zudem, daß die klinischen Alkoholwirkungen dem Anstieg der Blutalkoholkonzentration um etwa 30 Minuten vorausgehen. So sind entsprechende Wirkungen nach dem Konsum sehr kurzfristig klinisch relevant, während bei sinkendem Alkoholspiegel – z. B. bei morgendlichem Restalkohol nach abendlichem Trinkexzeß – subjektiv kaum noch Wirkung spürbar ist, obgleich die Blutalkoholkonzentration noch unerwartet hoch ist. Der häufig kaum noch wahrgenommene Restalkoholspiegel am Morgen nach einem abendlichen übermäßigen Alkoholkonsum ist darauf mit zurückzuführen.

Die Wirkung des Alkohols auf den Körper ist in therapeutischer Dosis mit einem Gefühl der Wärme und der Entspannung verbunden. Die grobe Muskelkraft wird durch geringe Mengen Alkohol gesteigert. Die Leistungsfähigkeit für komplexere Aufgaben (Aufmerksamkeit, Konzentration, Koordinationsvermögen, Reaktionszeit) wird schon bei geringer Alkoholkonzentration beeinträchtigt. Die Wirkungen auf die Emotionalität sind auch abhängig von den sozialen Rahmenbedingungen. Stimmungsänderungen beginnen bereits bei 0,5‰. Einzelpersonen reagieren dann vermehrt depressiv, gereizt, müde, dagegen weniger ängstlich und auch weniger freundlich. Bei Trinkversuchen in Gruppen neigen die Versuchspersonen zu stark enthemmtem Verhalten, insbesondere zu Aggression, sexuellen Anspielungen und riskanten Entscheidungen.

Herzfrequenz und Blutdruck werden durch geringe Mengen Alkohol angeregt. Bei höherem Blutalkoholspiegel kommt es zur Atemdepression, etwa ab 4‰ zur Atemlähmung. Die Kontraktilität des Herzens nimmt schon bei niedrigen Alkoholkonzentrationen ab, gerade bei vorgeschädigtem Herzen. Die Reizleitung am Herzen wird beeinträchtigt, so daß gehäuft Herzrhythmusstörungen auftreten. In diesem Zusammenhang bedeutungsvoll sind wiederholt auftretende hypokaliämische Zustände unter Alkoholeinfluß und im unmittelbaren Entzug. Die peripheren Blutgefäße erweitern sich unter Alkoholeinwirkung, während es im Körperinneren kompensatorisch zu einer Vasokonstriktion kommt. Gerade wenn periphere Körperteile nach längerem Aufenthalt in kalter Umgebung ausgekühlt sind, hat Alkoholkonsum einen angenehm wärmenden Effekt. Da über die Körperperipherie so mehr Wärme abgestrahlt wird, droht dem Körper in alkoholisiertem Zustand bei fortgesetztem Aufenthalt in frostiger Umgebung eine starke Auskühlung.

Alkohol hat infolge der Verminderung der tubulären Rückresorption einen diuretischen Effekt, der sich bei fortgesetztem Alkoholkonsum aber verliert. Alkohol reizt insbesondere in höherer Konzentration die Schleimhäute des Magen-Darm-Traktes. Die gereizte Magenschleimhaut wird dadurch verstärkt durchblutet, besonders bei kohlensäurehaltigen Getränken. Bei gesunden Personen führt Alkohol zu Beeinträchtigungen des unteren Ösophagussphinkters und damit zu gastroösophagealen Refluxepisoden.

Durch eine Hemmung der hepatischen Glukoneogenese kann es in Verbindung mit einer Verminderung hepatischer Glykogenreserven nach einer initialen Hyperglykämie zu einer ausgeprägten behandlungsbedürftigen Hypoglykämie kommen.

Alkohol ist – wie schon angesprochen – ein energiedichter Nährstoff. Bei alkoholabhängigen Menschen ersetzt der Alkohol zunehmend die Kohlehydrataufnahme, z. T. auch ganze Mahlzeiten.

Literatur

Deutsche Hauptstelle gegen die Suchtgefahren (1997) Suchtkrankenhilfe in Deutschland: Geschichte, Strukturen, Perspektiven. Lambertus-Verlag, Freiburg i. Br.

Feuerlein W (1989) Alkoholismus – Mißbrauch und Abhängigkeit, 4. Aufl. Thieme, Stuttgart New York

Romelsjö A, Leifman A (1999) Association between alcohol consumption and mortality, myocardial infarction, and stroke in 25 year follow up of 49,618 young Swedish men. BMJ 319:821–822

Rommelspacher H (2000) Alkohol. In: Uchtenhagen A, Zieglgänsberger W (Hrsg) Suchtmedizin. Urban & Fischer, München Jena, S 31

Seitz HK (keine Jahresangabe) Fördert Alkohol die Gesundheit? Verlagsbeilage im journalist, erhältlich über den Verlag Rommerskirchen, Rolandshof, 53424 Remagen-Rolandseck, in Zusammenarbeit mit der Kommission des Wissenschaftlichen Kuratoriums der DHS, gefördert von der Bundeszentrale für gesundheitliche Aufklärung (BzgA), Köln

Soyka M (1995) Die Alkoholkrankheit – Diagnose und Therapie. Chapman & Hall, London

Watzl H, Singer MV (1999) Alkohol und Alkoholismus, Kulturgeschichtliche Anmerkungen. In: Singer MV, Teyssen S (Hrsg) Alkohol und Alkoholfolgekrankheiten. Springer, Berlin Heidelberg New York

KAPITEL 2

Erkennen 2

M. REKER und G. KREMER

Differenzierung: riskanter Gebrauch, schädlicher Gebrauch, Abhängigkeit

Die Zielgruppe der Patienten mit Alkoholproblemen läßt sich in drei grobe Kategorien trennen:

Alkoholabhängige Patienten

Kriterien nach der Internationalen Klassifikation psychiatrischer Erkrankungen ICD-10 (Dilling et al. 1993) sind:
- starker Wunsch oder eine Art Zwang, Alkohol zu trinken;
- verminderte Kontrollfähigkeit;
- Entzugssyndrom bzw. Alkoholkonsum, um Entzugssymptome zu mildern oder zu vermeiden;
- Toleranzentwicklung;
- zunehmende Vernachlässigung anderer Interessen zugunsten des Alkoholkonsums; viel Zeit für Konsum und seine Folgen;
- anhaltender Alkoholkonsum trotz (bewußten) Nachweises schädlicher körperlicher oder psychischer Folgen.

Drei oder mehr der hier aufgeführten Kriterien müssen zur Stellung einer Diagnose in den vorangegangenen 12 Monaten gleichzeitig über mindestens einen Monat oder wiederholt gegeben gewesen sein.

Stockwell (1988) betont, daß es sich bei der Alkoholabhängigkeit nicht um ein einheitliches „Syndrom" handle, sondern daß man von einem Kontinuum ansteigenden Schweregrades ausgehen müsse. Dieser Schweregrad setzt sich zusammen aus:
- Dauer der Abhängigkeit,
- Trinkmuster, Art der konsumierten Getränke (hoch- oder niedrigprozentig),
- zusätzliche Suchtmittel,
- Ausmaß der Entzugssymptomatik,
- körperliche Folgeschäden,
- seelische und soziale Folgeprobleme.

Patienten, die einen „schädlichen Gebrauch" bzw. „Mißbrauch" betreiben

Kriterien nach ICD-10 für *„Schädlichen Gebrauch"* sind:
- Eine Schädigung der physischen und/oder psychischen Gesundheit ist eingetreten. Das Vorhandensein und die Schwere körperlicher und psychischer Symptome muß hier eingeschätzt werden.
Im Zusammenhang mit Alkohol ist ein breites Spektrum körperlicher Probleme beobachtbar (s. u.). Darüber hinaus kann Alkoholkonsum im Zusammenhang mit einem breiten Spektrum psychischer und Verhalter.sprobleme stehen. Diese können als direkte Wirkung der Intoxikation, als indirekte oder als kumulative Effekte starken Trinkens auftreten.
- Die Kriterien für eine Alkoholabhängigkeit sind nicht erfüllt. Auch hier gilt die Zeitgrenze bis zu 12 Monaten vor Diagnosestellung.

Die Kriterien nach DSM-IV fassen den *„Mißbrauch"* weiter:
- Wiederkehrender Gebrauch der Substanz, der dazu führt, daß wichtige Aufgaben bei der Arbeit, in der Schule oder zu Hause nicht wahrgenommen werden (z. B. häufiges Fehlen oder mangelhaftes Arbeiten, Entlassung von der Schule, Vernachlässigung des Haushalts oder der Kinderversorgung);
- wiederkehrender Gebrauch der Substanz in Situationen, die die körperliche Gesundheit bedrohen (z. B. Autofahren unter Alkoholeinfluß);
- wiederkehrende rechtliche Probleme im Zusammenhang mit dem Substanzkonsum (z. B. Inhaftierung wegen Störungen der öffentlichen Ordnung);
- anhaltender Substanzkonsum trotz ständiger oder wiederkehrender sozialer Probleme, die durch den Substanzkonsum verursacht oder verschlimmert werden (z. B. Streit mit der Ehefrau über die Konsequenzen der Trunkenheit).

Liegt der Schwerpunkt der ICD-10-Klassifikation eindeutig auf der gesundheitlichen Dimension, so stellt das DSM-IV die sozialen Folgeprobleme in den Vordergrund. Für den Alltag der medizinischen Versorgung erweist sich eine Kombination aus beiden Diagnosesystemen als sinnvoll.

Patienten, die den Alkohol „riskant gebrauchen"

Die Definition der Diagnose „riskanter Gebrauch" soll hier wegen ihres innovativen Gehalts detailliert dargestellt werden. Sie basiert auf der im deutschsprachigen Raum erst seit einigen Jahren rezipierten Ergänzung der klassischen Krankheitskategorien *Abhängigkeit* und *schädlicher Gebrauch* um eine *Risikokategorie*. Die Weltgesundheitsorganisation hat für diese Kategorie schon 1982 (Edwards et al. 1982) den Begriff „hazardous use" geprägt, der bis heute in der Fachdiskussion Bestand hat. „Hazardous use" ist dort definiert als:

> ... der Gebrauch eines Suchtmittels, der wahrscheinlich zu schädlichen Konsequenzen für den Konsumenten führen wird – entweder zu körperlichen Schädigungen oder psychischen und sozialen Beeinträchtigungen.

Die Definition dieser Kategorie basiert vor allem auf der Erkenntnis, daß der Großteil der alkoholbedingten gesellschaftlichen Folgekosten nicht von (den vergleichsweise wenigen) *alkoholabhängigen* Trinkern verursacht wird, sondern von der großen Mehrheit der *nichtabhängigen* Trinker in der Gesellschaft. Diese Perspektive stellt die traditionelle Vorstellung in Frage, daß die Alkoholprobleme einer Gesellschaft sich ausschließlich an der Zahl der Menschen mit einer Abhängigkeit ermessen lassen.

Edwards et al. (1994) haben eine ausführliche Übersicht wissenschaftlicher Untersuchungen zum Verhältnis von individuellen Trinkgewohnheiten und negativen körperlichen, psychischen und sozialen Konsequenzen vorgelegt. Ein mit steigendem Alkoholkonsum signifikant erhöhtes Erkrankungsrisiko wurde z.B. für den Brustkrebs bei Frauen, für Bluthochdruck und Schlaganfall bei Männern, für Leberzirrhose, für Verkehrsunfälle, für negative soziale Konsequenzen und die allgemeine Sterblichkeitsrate festgestellt. Besonders betonen die Autoren, daß derartige negative Effekte selbst schon bei relativ geringen Mengen Alkohol (und ausdrücklich nicht erst im Falle einer Alkoholabhängigkeit) eintreten können.

Als beispielhafte aktuelle Studie sei hier eine prospektive Längsschnittuntersuchung von Romelsjö u. Leifman (1999) angeführt: 49.618 schwedische Wehrpflichtige wurden zum Zeitpunkt des Wehrdienstes und nach 25 Jahren zu ihren Alkoholtrinkgewohnheiten befragt. Kontrolliert wurden die Sterblichkeitsrate, Herzinfarkte und Schlaganfälle. Es fand sich u. a. eine signifikante Beziehung zwischen der angegebenen Alkoholtrinkmenge zum Ersterhebungszeitpunkt und dem Sterblichkeitsrisiko [relatives Risiko von 1,37 für Männer, die täglich mehr als 2 Standardgetränke (> 15 Gramm) konsumierten] sowie einer späteren Krankenhausbehandlung wegen Alkoholabhängigkeit, Alkoholpsychose oder Alkoholintoxikation (relatives Risiko von 5,71). In der Diskussion der Ergebnisse schreiben die Autoren dem Alkohol keine alleinverursachende Funktion zu, sondern gehen von einem „Netzeffekt" insbesondere in Verbindung mit Nikotinkonsum aus.

Alkoholgrenzwerte werden als praktikables Kriterium angesehen, um den riskanten Gebrauch von Alkohol zu definieren (Heather 1995). Eine einfache – weil weder nach Geschlecht noch Alter differenzierende – Empfehlung sprach das Bundesgesundheitsamt (1994) aus: „Nicht mehr als zwei 'Drinks' pro Tag!". Bemerkenswert an dieser Empfehlung ist, daß hier unabhängig von diagnostischen Klassifikationen die Alkoholtrinkmengen als bestimmende Größe eines *Risikoprofils* herangezogen wurden. Im einzelnen wird auf akute Folgen wie z.B. Verkehrsunfälle, Arbeitsunfälle, Haushaltsunfälle oder Gewalttaten hingewiesen sowie auf das Risiko, selbst bei moderatem Alkoholkonsum an bestimmten Krebsarten zu erkranken.

Die British Medical Association (BMA) (1995) legte die Grenzwerte eines *wenig riskanten Alkoholkonsums* auf wöchentlich ca. 110 g Alkohol/Woche bei Frauen (14 Standardgetränke) und ca. 170 g Alkohol/Woche bei Männern (21 Standardgetränke) fest (Abb. 2.1). Doll (1995) weist darauf hin, daß der gesundheitliche Nutzen von Alkohol im Hinblick auf ischämische Herzerkrankungen vermutlich in einem höheren Bereich als dem von der BMA empfohlenen liege. Dies begründet er damit, daß die auf Selbstaussagen basie-

Alkohol

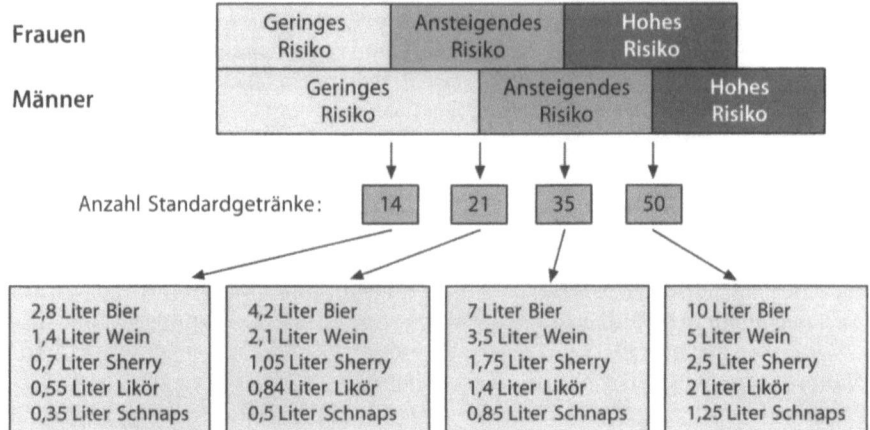

Abb. 2.1. Wöchentlicher Alkoholkonsum und das Risiko gesundheitlicher und/oder sozialer Folgeprobleme

renden Alkoholkonsummengen aus Bevölkerungsstudien in der Regel zu niedrig angegeben seien. Bekanntermaßen würden die tatsächlich verkauften Alkoholmengen wesentlich höher liegen als die hochgerechneten Alkoholmengen aufgrund von Selbstaussagen. Dieses Phänomen wird im übrigen auch von Hüllinghorst (1996) für den deutschsprachigen Raum beschrieben. Aufgrund einiger kritischer Kommentare zur Methodik der Untersuchung von Doll et al. sowie der vereinfachenden und undifferenzierten Grenzsetzung der BMA verlagerte sich in den letzten Jahren die Richtgröße der Empfehlungen vom wöchentlichen auf den täglichen Alkoholkonsum. Das britische Gesundheitsministerium veröffentlichte deshalb 1995 eigene Leitlinien zum „maßvollen Trinken" (zit. nach Ritson 1997):

> *Männer:* Der gesundheitliche Nutzen des Alkoholtrinkens bezieht sich auf Männer, die älter als 40 Jahre sind, und liegt im allgemeinen bei etwa einem Standardgetränk (ca. 8 g Alkohol) pro Tag, der maximale gesundheitliche Nutzen liegt zwischen einem und zwei Standardgetränken pro Tag. Der regelmäßige Konsum von drei bis vier Standardgetränken bei Männern jeden Alters birgt keine signifikanten gesundheitlichen Risiken. Der andauernde Konsum von vier oder mehr Standardgetränken kann wegen der ansteigenden gesundheitlichen Risiken nicht als maßvolles Trinken empfohlen werden.
>
> *Frauen:* Der gesundheitliche Nutzen des Alkoholtrinkens bezieht sich auf Frauen nach der Menopause und liegt im allgemeinen bei etwa einem Standardgetränk (ca. 8 g Alkohol) pro Tag, der maximale gesundheitliche Nutzen liegt zwischen einem und zwei Standardgetränken pro Tag. Der regelmäßige Konsum von zwei bis drei Standardgetränken bei Frauen jeden Alters birgt keine signifikanten gesundheitlichen Risiken. Der andauernde Konsum von drei oder mehr Standardgetränken kann wegen der ansteigenden gesundheitlichen Risiken nicht als maßvolles Trinken empfohlen werden.

Literatur

American Psychiatric Association (1997) Diagnostic and statistical manual of mental disorders, 4th edn. Washington DC
British Medical Association (1995) Alcohol: Guidelines on sensible drinking. London
Bundesgesundheitsamt (1994) Nicht mehr als zwei „drinks" pro Tag! Kein Alkohol am Arbeitsplatz, am Steuer und in der Schwangerschaft! bga-pressedienst 26
Dilling H, Mombour W, Schmidt MH (1993) Internationale Klassifikation psychiatrischer Störungen. Huber, Bern
Doll R (1995) Commentaries – Guidelines on sensible drinking: The beneficial effects of alcohol on vascular disease. Addiction 90:25–33
Edwards G et al. (1982) Nomenclature and classification of drug- and alcohol-related problems: a shortened version of a WHO memorandum. British Journal of Addiction 77:3–20
Edwards G, Anderson P, Babor TF et al. (1997) Alkoholkonsum und Gemeinwohl. Strategien zur Reduzierung des schädlichen Gebrauchs in der Bevölkerung. Enke, Stuttgart
Heather N (1995) Treatment approaches to alcohol problems. WHO Regional Publications. European Series No. 65, Copenhagen
Hüllinghorst R (1996) Alkohol – Zahlen und Fakten zum Konsum. In: Deutsche Hauptstelle gegen die Suchtgefahren (Hrsg) Jahrbuch Sucht 97. Neuland, Geesthacht
Ritson B (1997) Frühe Interventionen in der primären Gesundheitsversorgung. In: Aktion Psychisch Kranke (Hrsg) Innovative Behandlungsstrategien bei Alkoholproblemen. Frühe Interventionen in der medizinischen Basisversorgung und Ambulante Entgiftung. Lambertus, Freiburg i. Br.
Romelsjö A, Leifman A (1999) Association between alcohol consumption and mortality, myocardial infarction and stroke in 25 year follow up of 49,618 Swedish men. British Medical Journal 319:821–822
Stockwell T (1988) Can severly dependent drinkers learn controlled drinking? Summing up the debate. British Journal of Addiction 83:149–152

Früherkennung: Testinstrumente, Klinik, Labor

Testinstrumente

Testinstrumente zur Früherkennung eines problematischen Alkoholkonsums finden vor allem dort Anwendung, wo Art und Ausmaß des Alkoholkonsums nicht offensichtlich sind, ein problematischer Umgang mit der Substanz mit einer gewissen Wahrscheinlichkeit aber vermutet werden kann. Screeningverfahren liefern Verdachtsdiagnosen und erfordern gegebenenfalls eine weitere ausführliche Diagnostik.

Berücksichtigt man einmal die hohen Prävalenzen von Alkoholproblemen in Hausarztpraxen und Allgemeinkrankenhäusern (vgl. Band 1, Kap. 9), so leuchtet ein, daß insbesondere *dort* Früherkennungsinstrumente eingesetzt werden sollten. Auf Entgiftungsstationen psychiatrischer Krankenhäuser hingegen macht es wenig Sinn, Screeninginstrumente zur Früherkennung einzusetzen. Patienten, die hier behandelt werden, sind in der Regel in einem fortgeschrittenen Stadium der Alkoholerkrankung und meist bereit, ihr Alkoholproblem zu thematisieren.

Zur Früherkennung riskanten, schädlichen und abhängigen Alkoholkonsums haben sich *Selbstbeurteilungsfragebögen* als praktikabel und effektiv bewährt. Sie dienen nicht nur zur Identifikation bislang nicht bekannter Alkoholprobleme, sondern erleichtern darüber hinaus auch den Einstieg in ein vertiefendes diagnostisches Gespräch. Selbsteinschätzungsfragebögen sind kostengünstiger als Laborparameter (s. unten) und im Durchschnitt genauso valide (Midanik 1988).

Die drei für die medizinische Versorgung bedeutsamsten Fragebögen (CAGE, LAST, AUDIT) sollen hier vorgestellt werden.

Von einer Arbeitsgruppe der WHO wurde der AUDIT (Abb. 2.2) entwickelt und in zahlreichen Studien erprobt (Babor u. Grant 1989). Er zeichnet sich dadurch aus, daß er neben Merkmalen zum schädlichen Gebrauch und zur Abhängigkeit auch konkrete Trinkmengen abfragt. Hier wird deutlich, daß es den Entwicklern dieses Fragebogens auch um die Kategorie „riskanter Gebrauch" ging. Zur Auswertung werden die entsprechenden Punktwerte zusammengezählt. Als Cut-off-Point wird in den meisten Publikationen der Wert „8" empfohlen. Wird dieser Wert überschritten, sollte ein vertiefendes diagnostisches Gespräch angestrebt werden.

Kritisch ist anzumerken, daß schriftlich formulierte Fragen zu konkreten Alkoholtrinkmengen (insbesondere am Anfang eines Fragebogens) manchen Patienten, der bislang seinen Alkoholkonsum noch nicht problematisiert hat, abschrecken und von einer Beantwortung der weiteren Fragen bzw. einem vertiefenden Gespräch abhalten können.

Zwei kürzere Fragebögen haben sich in den letzten Jahren im deutschsprachigen Raum etabliert und in mehreren Studien bewährt. Der CAGE (*C*ut down, *A*nnoyed, *G*uilty, *E*ye opener; Mayefield et al. 1974) enthält vier Fragen, der LAST (*L*übecker *A*lkoholmißbrauch und -abhängigkeit *S*creening *T*est; Rumpf et al. 1997) sieben Fragen.

CAGE (Mayefield et al. 1974)

1. Hatten Sie jemals das Gefühl, daß Sie weniger trinken sollten?
2. Hat es Sie belästigt oder gekränkt, wenn jemand Ihr Trinken kritisiert hat?
3. Hatten Sie jemals Schuldgefühle wegen Ihres Trinkens?
4. Mußten Sie jemals morgens trinken, um sich zu beruhigen oder in Gang zu kommen?

LAST (Rumpf et al. 1997)

1. Hatten Sie jemals das Gefühl, daß Sie weniger trinken sollten?
2. Hatten Sie jemals Schuldgefühle wegen Ihres Trinkens?
3. Sind Sie immer in der Lage, Ihren Alkoholkonsum zu beenden, wenn Sie das wollen?
4. Haben Ihre Partnerin/Ihr Partner, Ihre Eltern oder andere nahe Verwandte sich schon einmal über Ihr Trinken Sorgen gemacht oder sich beklagt?
5. Haben Sie wegen des Trinkens einmal Probleme am Arbeitsplatz bekommen?
6. Ist Ihnen schon einmal gesagt worden, Sie hätten eine Störung der Leber (Fettleber oder Leberzirrhose)?
7. Waren Sie einmal im Krankenhaus wegen Ihres Alkoholkonsums?

AUDIT — Alcohol Use Disorders Identification Test
Deutsche Übersetzung: G. Kremer, Bielefeld

1. **Wie oft trinken Sie Alkohol?**
   - (0) ☐ Nie
   - (1) ☐ Etwa 1 mal im Monat
   - (2) ☐ 2-4 mal im Monat
   - (3) ☐ 2-3 mal pro Woche
   - (4) ☐ 4 mal oder öfter pro Woche

2. **Wenn Sie an einem Tag Alkohol trinken, wieviele alkoholhaltige Getränke trinken Sie dann typischerweise?**
   - (0) ☐ 1 oder 2
   - (1) ☐ 3 oder 4
   - (2) ☐ 5 oder 6
   - (3) ☐ 7 oder 8
   - (4) ☐ 10 oder mehr

1 alkoholhaltiges Getränk ist z.B.:				
1 Glas **Bier** (0,2 Liter)	1 Glas **Wein/Sekt** (0,1 Liter)	1 Glas **Sherry** (50 ml)	1 Glas **Likör** (40 ml)	1 Glas **Schnaps/Wodka** (25 ml)

3. **Wie oft haben Sie an einem Tag 6 oder mehr alkoholische Getränke getrunken?**
   - (0) ☐ Nie
   - (1) ☐ Seltener als 1 mal im Monat
   - (2) ☐ 1 mal im Monat
   - (3) ☐ 1 mal pro Woche
   - (4) ☐ täglich oder fast täglich

4. **Wie oft haben Sie im letzten Jahr festgestellt, daß Sie mehr getrunken haben, als Sie eigentlich wollten?**
   - (0) ☐ Nie
   - (1) ☐ Seltener als 1 mal im Monat
   - (2) ☐ 1 mal im Monat
   - (3) ☐ 1 mal pro Woche
   - (4) ☐ täglich oder fast täglich

5. **Wie oft haben Sie im letzten Jahr im Zusammenhang mit dem Alkoholtrinken eine Aufgabe nicht erledigt, die man eigentlich von Ihnen erwartet hatte?**
   - (0) ☐ Nie
   - (1) ☐ Seltener als 1 mal im Monat
   - (2) ☐ 1 mal im Monat
   - (3) ☐ 1 mal pro Woche
   - (4) ☐ täglich oder fast täglich

6. **Wie oft haben Sie im letzten Jahr morgens Alkohol getrunken, um in Schwung zu kommen?**
   - (0) ☐ Nie
   - (1) ☐ Seltener als 1 mal im Monat
   - (2) ☐ 1 mal im Monat
   - (3) ☐ 1 mal pro Woche
   - (4) ☐ täglich oder fast täglich

7. **Wie oft fühlten Sie sich im letzten Jahr schuldig oder hatten ein schlechtes Gewissen aufgrund ihres Alkoholtrinkens?**
   - (0) ☐ Nie
   - (1) ☐ Seltener als 1 mal im Monat
   - (2) ☐ 1 mal im Monat
   - (3) ☐ 1 mal pro Woche
   - (4) ☐ täglich oder fast täglich

8. **Wie oft im letzten Jahr waren Sie aufgrund des Alkoholtrinkens nicht in der Lage, sich an Ereignisse der letzten Nacht zu erinnern?**
   - (0) ☐ Nie
   - (1) ☐ Seltener als 1 mal im Monat
   - (2) ☐ 1 mal im Monat
   - (3) ☐ 1 mal pro Woche
   - (4) ☐ täglich oder fast täglich

9. **Wurden Sie selbst oder jemand anders schon einmal verletzt, weil Sie Alkohol getrunken hatten?**
   - (0) ☐ Nein
   - (1) ☐ Ja, aber nicht im letzten Jahr
   - (4) ☐ Ja, im letzten Jahr

10. **Hat sich schon einmal ein Verwandter, ein Freund, ein Arzt oder jemand anders über Ihr Alkoholtrinken Sorgen gemacht oder Ihnen vorgeschlagen, weniger zu trinken?**
    - (0) ☐ Nein
    - (1) ☐ Ja, aber nicht im letzten Jahr
    - (4) ☐ Ja, im letzten Jahr

Abb. 2.2. AUDIT-Fragebogen

Beide Bögen erlauben bei zwei positiv beantworteten Fragen eine Verdachtsdiagnose, die anschließend durch eine ausführliche Diagnostik bestätigt werden muß. Beide Fragebögen können auch in mündlicher Form eingesetzt werden, z. B. im Rahmen eines umfassenden Anamnesegesprächs.

Der Früherkennungseffekt ist insbesondere dann gegeben, wenn Verfahren wie die hier vorgestellten ohne Vorselektion eingesetzt werden. Sie sollten also *gerade nicht* an diejenigen Patienten verteilt werden, von denen man schon lange weiß, daß sie ein Alkoholproblem haben (etwa um es ihnen damit zu beweisen), sondern mit Bedacht an diejenigen, mit denen man diesbezüglich noch nicht gesprochen hat. Es empfiehlt sich, dabei nach bestimmten Systematiken vorzugehen. So könnten in einer Hausarztpraxis z. B. ausschließlich alle neu aufgenommenen Patienten im Rahmen einer normalen Routine einen solchen Fragebogen zum Selbstausfüllen bekommen. Auf einer internistischen Station im Allgemeinkrankenhaus würde es sich z. B. anbieten, allen Patienten zum Abschluß des Aufnahmegesprächs einen Screeningbogen auszuhändigen und ihn beim nächsten Kontakt wieder entgegenzunehmen (vgl. Schülke 1997).

Überreichen des Screeningfragebogens in der Hausarztpraxis

> Herr Müller, ich möchte Sie zum Abschluß bitten, diesen Fragebogen zu beantworten. Er enthält einige Fragen zu Ihren Alkoholtrinkgewohnheiten. Ich werde in der Zwischenzeit rausgehen und etwas anderes erledigen. Wenn Sie fertig sind, würde ich gerne noch einmal mit Ihnen über den Bogen sprechen. Ist das in Ordnung?

Insbesondere für die niedergelassene Praxis hat es sich als praktikabel herausgestellt, den Bogen nur dann zu überreichen, wenn im Anschluß tatsächlich noch Zeit bleibt, um im Falle eines positiven Befundes ein diagnostisch-therapeutisches Gespräch zu führen (Petry 1997).

Zu beachten ist grundsätzlich, daß Screeningverfahren für viele Patienten die erste Thematisierung eines möglicherweise problematischen Alkoholkonsums darstellen. Eine einfühlsame, respektvoll-sachliche Grundhaltung des Arztes ist hier angezeigt, um den Patienten zu einem möglichst wahrheitsgemäßen Ausfüllen bzw. Beantworten zu motivieren und ihn gegebenenfalls für eine weitere suchtmittelspezifische Behandlung zu gewinnen.

Klinik

Übermäßiger Alkoholkonsum hat vielfältige seelische, körperliche und soziale Auswirkungen, die ihrerseits auf den betroffenen Menschen mit seinen Alkoholproblemen zurückverweisen. Um die vordergründigen Probleme angehen zu können, ist es erforderlich, das dahinterstehende Grundproblem zu erkennen.

Im Kontakt mit einem alkoholkranken Patienten imponieren oft entweder Zeichen des akuten Alkoholkonsums (Alkoholfötor, geruchsdeckende Mittel) oder des Entzugs (motorische Unruhe, feuchte Hände etc.). Sie erscheinen dann unter

Alkoholeinfluß eher affektlabil mit reduzierter Impulskontrolle, in Konsumphasen ohne Alkohol eher empfindlich, unsicher und frustrationsintolerant. Die typische Alkoholikerpersönlichkeit gibt es nicht! Dennoch verändert chronischer Alkoholkonsum, häufig in Verbindung mit starkem Rauchen, den aus zahlreichen Einzelfaktoren zusammengesetzten Gesichtsausdruck. Es kommt zu peripheren Gefäßerweiterungen und damit zur Rötung vorwiegend der zentralen Gesichtsabschnitte. Bei fortgeschrittenem Krankheitsprozeß wird das Hautrelief betonter und die Haut fettiger und glänzender. Die Gesichtshaut wird ödematös. Die Augen sind feuchtglänzend, oft mit begleitender Konjunktivitis und Verdickung der Lidränder.

Schließlich wird die Gesichthaut degenerativ-atrophisch mit vermehrter Pigmentierung, so daß die Betroffenen deutlich vorgealtert erscheinen. Zusammenfassend sprechen manche Autoren von der sog. „Facies alcoholica" (Schmidt 1993).

Auf spezifische körperliche Begleit- und Folgeerkrankungen wird ausführlich eingegangen (s. unten). Vom Aspekt her offensichtlich sind insbesondere die bekannten Leberhautzeichen, bei der weiteren körperlichen Untersuchung dann auch die an entsprechender Stelle beschriebenen Organveränderungen.

Meist noch offensichtlicher sind soziale Folgen des Alkoholkonsums: familiäre Streitigkeiten, finanzielle Probleme, Verlust des Führerscheins, Straftaten unter Alkohol, Unzuverlässigkeit beim Einhalten von Terminen u. a. m.

Labor

Zum Stellenwert von Laborwerten bei der Diagnostik von Alkoholproblemen

Pathologische Laborparameter sind kein definierendes Merkmal von Alkoholmißbrauch- und Abhängigkeit. Eine Rückbesinnung auf die diagnostischen Kriterien von Alkoholmißbrauch und -abhängigkeit macht deutlich, daß grundsätzlich alle Kriterien rein anamnestisch im Gespräch mit dem Patienten erhoben werden können.

Die Notwendigkeit, Laborparameter i. R. der *Diagnostik von Alkoholproblemen* zu erheben, ergibt sich nur, wenn durch das direkte Gespräch mit dem Patienten eine offene Kommunikation über das Alkoholproblem nicht möglich ist, eine Offenlegung aber trotzdem ggf. auch ohne Mithilfe oder entgegen den Verleugnungstendenzen eines Patienten notwendig ist.

Wenn ein Patient mit der Offenlegung seiner Alkoholproblematik Hilfe und Unterstützung erwartet, wird es ihm nach Schaffung einer vertrauensvollen Atmosphäre nicht schwer fallen, darüber zu berichten. Fürchtet er jedoch negative Konsequenzen, z. B. bei der Straßenverkehrsbehörde, am Arbeitsplatz oder gegenüber der Justiz, liegt es nahe, daß Betroffene ihr Alkoholproblem bagatellisieren wollen. Der Schutz der Öffentlichkeit vor alkoholisierten Autofahrern, die Vermeidung von Betriebsunfällen oder die Objektivierung suchtmedizinischer Diagnosen i. R. von Begutachtungen für das Gericht macht es in diesen Fällen notwendig, Laborparameter in die Diagnostik miteinzubeziehen.

Bedeutsamer sind bestimmte Laborparameter bei der *Früherkennung von Alkoholproblemen*. Die im Rahmen allgemeinmedizinischer Diagnostik erhobenen Laborbefunde können von sich aus auch ohne vorherigen Verdacht Hinweise für eine Alkoholproblematik geben und damit Anknüpfungspunkt werden für weitergehende diagnostische Bemühungen. Insofern eignen sich bestimmte Laborparameter nicht nur in der allgemeinmedizinischen Praxis, sondern auch in wissenschaftlichen Untersuchungen als Screeninginstrumente.

PRAXISBEISPIEL

Thema: Früherkennung
Setting: Betriebsarzt im mittelständischen Handwerksbetrieb
Vorgeschichte: Mitarbeiter wurde zweimal mit Alkoholfahne am Arbeitsplatz angetroffen. Da er dort mit gefährlichen Maschinen hantieren mußte, wurde er an einen anderen Arbeitsplatz versetzt und bekam die Auflage, seine Blutwerte regelmäßig vom Betriebsarzt untersuchen zu lassen.
Ziel: Basis für grundlegende Diagnostik der Alkoholproblematik aufbauen.

Beginn des Gesprächs:
Arzt: „Herr Schröder, Sie sind hierher gekommen, weil Ihr Vorgesetzter von Ihnen verlangt hat, daß Sie Ihr Blut regelmäßig im Hinblick auf erhöhte Leberwerte untersuchen lassen sollen. Und dies ist auch mein Auftrag. Man hat mir mitgeteilt, daß sie zweimal während der Arbeit eine Alkoholfahne hatten und versetzt worden sind, weil Ihr Vorgesetzter bei Ihnen einen regelmäßigen starken Alkoholkonsum vermutet. Ich kann mir vorstellen, daß das alles für Sie keine angenehme Situation ist, aber sie ist nun einmal eingetreten, und wir beide müssen damit leben. Als erstes interessiert mich, wie Sie die Dinge eigentlich sehen."
Patient: „Also freiwillig mache ich das nicht, das sage ich Ihnen gleich. Ich finde das eine Unverschämtheit von meinem Chef. Und auch von meinem Kollegen, der mich angeschwärzt hat. Das ist Mobbing, ist das! Der Meier war schon immer scharf auf meine Arbeit. Und jetzt soll ich der Alkoholiker sein, nur weil ich zweimal `ne Fahne hatte. Aber wie oft die andern Kollegen nach Alkohol stinken, das interessiert keinen. `Ne Sauerei ist das!"

Cave Stolperfalle: Anklägerhaltung einnehmen:
Arzt: „Na ja, hören Sie mal, wenn man zweimal in kurzer Zeit morgens um 11.00 Uhr mit einer Fahne erwischt wird, dann wird ja an dem Vorwurf wohl was dran sein!"
Patient: „Ich sage hier gar nichts mehr."

Aufnehmen des Widerstands und *empathische Weiterführung* des Gesprächs:
Arzt: „Da haben Sie das Gefühl, daß Sie ungerecht behandelt worden sind."
Patient: „Genau."
Arzt: „Mich interessiert, wie es denn tatsächlich um Ihren Alkoholkonsum steht. Wieviel trinken Sie denn so normalerweise?"
Patient: „Na ja, also in den letzten Tagen..."

Die in der Literatur z. T. empfohlene Anwendung von objektivierenden Parametern zur Verlaufskontrolle abstinenzorientierter Therapieprogramme, z. B. in Entwöhnungskliniken, kann Patienten den Erfolg ihrer Anstrengungen noch einmal auf anderer Ebene vor Augen führen und die Aufrechterhaltung der Abstinenzmotivation fördern. Als Routinemaßnahme sind Laborkontrollen zur Abstinenzkontrolle nur in begründeten Einzelfällen indiziert.

Sensitivität und Spezifität: Qualitätsmerkmale der laborchemischen Alkoholismusdiagnostik

Die Nutzung laborchemischer Daten für Screening, Diagnostik und Verlaufskontrolle von alkoholassoziierten Störungen erfordert hinreichende Kenntnis über die Aussagekraft der einzelnen Parameter. Von wesentlicher Bedeutung sind in diesem Zusammenhang die Sensitivität und Spezifität der einzelnen Parameter:

Unter *Sensitivität* versteht man den Anteil derjenigen Personen mit einem pathologischen Zustand (hier: Alkoholkonsum von mehr als 60 g Alkohol/Tag) in einer Stichprobe, die durch den positiven Ausfall des Tests (hier: Laborwert oberhalb der Normgrenze) erfaßt werden.

Unter *Spezifität* versteht man den Anteil der Personen ohne pathologischen Zustand (hier: tgl. Alkoholkonsum von weniger als 60 g Alkohol), die negative Testwerte (Laborwert im Normbereich) haben.

Die Sensitivität eines Laborwertes als Statemarker beschreibt die Sicherheit dieser Information, Personen mit einem ausgeprägten Alkoholkonsum durch erhöhte Werte richtig zu erkennen. Patienten mit einem exzessiven Alkoholkonsum können durch einen hochsensitiven Test kaum übersehen werden. Liegt ein für Alkoholismus hochsensitiver Laborparameter bei einem verdächtigen Patienten im Normbereich, so ist das Vorliegen einer ausgeprägten Alkoholproblematik unwahrscheinlich: Falsch-negative Testungen sind die Ausnahme.

Die Spezifität eines Laborwertes bzgl. Alkoholabusus bzw. -abhängigkeit umschreibt dessen Sicherheit, Personen mit unauffälligem Alkoholkonsum durch normale Parameter sicher zu identifizieren. Ein spezifischer Test wird also kaum Patienten ohne Alkoholproblematik als Alkoholiker einstufen: Falsch-positive Befunde sind die Ausnahme.

Spezielle Labormarker für Alkoholismus: Gamma-GT, MCV und CDT

Gamma-Glutamyl-Transferase: Die Gamma-GT ist der heutzutage am häufigsten eingesetzte Einzeltest zur Diagnose eines übermäßigen Alkoholkonsums und gilt als „Leitenzym" für Screening und Diagnostik von Alkoholmißbrauch und -abhängigkeit, u. a. im Zusammenhang mit verschiedenen Screeningfragebögen (CAGE etc.).

Erhöhte Serumspiegel sind in erster Linie Ausdruck einer Enzyminduktion und weniger einer Leberzellschädigung. Isolierte Erhöhungen sind oft durch andauernde Medikamenteneinnahme begründet, z. B. bei fortdauernder Medikation mit Antikonvulsiva wie Barbituraten oder Carbamazepin. Erst wenn auch andere Leberenzyme wie GOT und GPT ebenfalls erhöht sind, ist von einer Leberzellschädigung auszugehen.

Die Gamma-GT wird erst nach 2–3 Wochen übermäßigen Alkoholkonsums pathologisch und normalisiert sich bei aufrechterhaltener Abstinenz innerhalb von 2–8 Wochen.

Da verschiedene Erkrankungen (z. B. Hepatitis oder Diabetes) bzw. Medikationen (z. B. Antikonvulsiva) zu einem Anstieg der Gamma-GT führen können, ist dieses Enzym als Marker im vorbehandelten Klientel des niedergelassenen Arztes oder im Allgemeinkrankenhaus recht unspezifisch: Es gibt reichlich falsch-positive Befunde. In gesunden Kollektiven gehen im Falle einer erhöhten Gamma-GT über 50% der Personen auf exzessiven Alkoholkonsum zurück. Bei alkoholabhängigen Personen ist die Sensitivität mit 60–90% recht hoch. Es gibt also selten alkoholabhängige Patienten mit normaler Gamma-GT.

Erst bei fortschreitender Leberzirrhose sinken die Leberenzyme wieder. Die Diagnose der Alkoholabhängigkeit stützt sich hier meist auf andere offensichtliche Befunde.

Mittleres korpuskuläres Erythrozytenvolumen (MCV): Das MCV ist im Vergleich zur Gamma-GT weniger sensitiv, aber spezifischer. Es gibt also mehr Alkoholpatienten, die ein normales MCV haben. Hat ein Patient aber ein erhöhtes MCV, ist dies besonders häufig auf eine Alkoholproblematik zurückzuführen. Neben dem Alkoholismus gibt es nur wenige Störungen, die ebenfalls zu einer Volumenvergrößerung der Erythrozyten führen (Folsäure bzw. Vitamin-B_{12}-Mangel).

Aufgrund der Lebensdauer der Erythrozyten von 120 Tagen wird das MCV erst nach mehr als 6 Wochen übermäßigen Alkoholkonsums pathologisch. Bei erreichter Abstinenz normalisieren sich die Werte innerhalb von 2–3 Monaten.

Wenn sowohl Gamma-GT als auch MCV erhöht sind, ist eine Alkoholproblematik hochwahrscheinlich.

Carbohydrate-Deficient-Transferrin (CDT): CDT wurde 1987 als hochsensitiver und hochspezifischer Marker eines chronisch gesteigerten Alkoholkonsums entdeckt. Da CDT aber im normalen Routinelabor nicht miterfaßt wird, bedarf die Bestimmung einer gesonderten Indikation.

Die Sensitivität liegt bei 65–95%, die Spezifität bei 97%. Bei Frauen ist die Sensitivität etwas geringer. Zumindest im Zusammenhang mit weiteren richtungsweisenden Befunden wurde ein deutlich erhöhter CDT-Wert als fast beweisend für eine Alkoholproblematik anzusehen. Seltene Ursachen für falsch-positive Befunde sind schwere Leberinsuffizienzen oder seltene genetische Varianten. Bei einem täglichen Konsum von 60 g Alkohol liegt CDT nach 2–3 Wochen oberhalb der Norm. Nach Beginn der Abstinenz normalisieren sich die Werte in aller Regel innerhalb von 2 Wochen.

Literatur

Babor TF, Grant M (1989) From clinical research to secondary prevention: international collaboration in the development of the Alcohol Use Disorders Identification Test (AUDIT). Alcohol Health Res World 13:371–374

Mayefield D, McLeod G, Hall P (1974) The CAGE questionnaire: Validation of a new alcoholism screening instrument. American Journal of Psychiatry 131:1121–1123

Midanik LT (1988) Validity of self-reported alcohol use: a literature review and assessment. British Journal of Addiction 83:1019–1029

Petry A (1997) Erste Erfahrungen mit Kurzinterventionen in einer Allgemeinarztpraxis. In: Aktion Psychisch Kranke (Hrsg) Innovative Behandlungsstrategien bei Alkoholproblemen. Frühe Interventionen in der medizinischen Basisversorgung – Ambulante Entgiftung. Lambertus, Freiburg i. Br.

Rumpf H-J, Hapke U, Hill A, John U (1997) Development of a screening questionnaire for the general hospital and general practices. Alcoholism: Clinical and Experimental Research 21:894–898

Schmidt L (1993) Alkoholkrankheit und Alkoholmißbrauch, 3. Aufl. Kohlhammer, Stuttgart Berlin Köln

Schmidt LG (1999) Biologische Marker des Alkoholismus und alkoholassoziierter Organschäden. In: Singer MV, Teyssen S (Hrsg) Alkohol und Alkoholfolgekrankheiten. Springer, Berlin Heidelberg New York

Schülke C (1997) Möglichkeiten und Grenzen der Behandlung von Patientinnen und Patienten mit Alkoholproblemen im Allgemeinkrankenhaus. In: Aktion Psychisch Kranke (Hrsg) Innovative Behandlungsstrategien bei Alkoholproblemen. Frühe Interventionen in der medizinischen Basisversorgung – Ambulante Entgiftung. Lambertus, Freiburg i. Br.

Soyka M (1995) Die Alkoholkrankheit – Diagnose und Therapie. Chapman & Hall, London

Diagnostik von Alkoholproblemen

Im folgenden soll die ärztliche Gesprächsführung zur Diagnostik von riskantem und schädlichem Gebrauch sowie der Abhängigkeit dargestellt werden. Es wird vorausgesetzt, daß die Diagnostik dazu dient, ein Behandlungskonzept in einer normalen Einrichtung der medizinischen oder psychiatrischen Versorgung (etwa der Arztpraxis oder dem Krankenhaus) zu determinieren. Ebenfalls vorausgesetzt wird, daß dem Diagnoseprozeß ein gewisses Verdachtsmoment vorausging, sei es ein positiver Screeningbefund, sei es ein pathologischer Laborwert oder ein auffälliger klinischer Eindruck.

Der erste Schritt sollte im wesentlichen darin bestehen, dieses Verdachtsmoment offen zu legen und eine vertiefende Diagnostik vorzuschlagen. Es ist nicht in allen betroffenen medizinischen oder psychiatrisch-psychosozialen Kontexten selbstverständlich, daß im hier vorgeschlagenen Umfang auf Alkoholprobleme eingegangen wird. Wir müssen davon ausgehen, daß viele Patienten davor Angst haben. Eine vorsichtige, kleinschrittige Strategie ist deshalb unbedingt angezeigt. Dazu gehört zunächst als Basis aller weiteren diagnostisch-therapeutischen Interventionen, das Einverständnis des Patienten für eine Vertiefung der Problematisierung einzuholen.

Diagnose, 1. Schritt: Einverständnis einholen

Frau Schulz, vielen Dank, daß Sie den Screeningbogen ausgefüllt haben. Ich würde Ihnen gern noch ein paar Fragen dazu stellen. Ist das in Ordnung?

Diagnose, 1. Schritt: Offenlegen des Verdachtsmoments und Einverständnis einholen

> Herr Lehmann, bei der Untersuchung Ihres Blutes fielen zwei Leberwerte auf, die um einiges über den Durchschnittswerten liegen [*Werte erläutern*]. Häufig steht eine Erhöhung dieser Werte mit einem Alkoholkonsum in Verbindung, der die Kapazitäten Ihrer Leber überschreitet. Ich möchte Ihnen deshalb gleich einige Fragen zu Ihrem Alkoholkonsum der letzten Zeit stellen. Ist das in Ordnung?

Eine derartige Strategie erhöht die Wahrscheinlichkeit, daß sich die Patienten auch auf eine vertiefende Diagnostik einlassen. Nicht angezeigt sind Gesprächsstrategien, die darauf abzielen, den Patienten frühzeitig zu klassifizieren (etwa „Sie haben da offensichtlich ein riesiges Problem. Wieviel trinken Sie denn so?") und durch diese direktiv-aggressive Konfrontation zur Verleugnung von Konsumgewohnheiten beitragen. Ebenso wenig angezeigt sind Strategien, die dem Patienten ein eventuelles Alkoholproblem explizit oder implizit zum Vorwurf machen und ihn auf Distanz bzw. in Abwehrbereitschaft gehen lassen („Jetzt sind Sie doch wohl nicht auch noch Alkoholiker?" oder „Ich weiß, es bringt eigentlich gar nichts. Aber der Form halber stelle ich Ihnen jetzt mal ein paar Fragen zu Ihrem Trinken."). Ein kleinschrittiges und respektvolles Vorgehen hingegen erhöht die Wahrscheinlichkeit, daß die Patienten im Diagnoseprozeß alle wesentlichen Aspekte offen legen.

Wenn der Patient sein Einverständnis zur vertiefenden Diagnostik gegeben hat, dann sollten gezielte Nachfragen gestellt werden. Im Falle von positiven Antworten in Screeningbefunden (etwa dem LAST) sollten diese aufgegriffen und vertieft werden. Im Falle von pathologischen Laborwerten oder einem auffälligen klinischen Bild empfiehlt es sich, zunächst die konkreten Trinkmengen zu ermitteln. Wichtig ist in jedem Fall, jegliche Bewertung – verbal und nonverbal – zu vermeiden, statt dessen sachlich-respektvoll das Gespräch zu beginnen und zu versuchen, den Patienten für eine Problematisierung des Alkoholkonsums zu gewinnen.

Diagnose, 2. Schritt: Gezieltes Nachfragen nach Screeningbefunden

> Herr Müller, Sie hatten im LAST die Frage, ob Sie schon einmal daran gedacht hätten, weniger zu trinken, mit „JA" beantwortet. Können Sie mir sagen, was das für eine Situation war, in der Sie schon einmal daran gedacht hatten?
> Frau Schulz, Sie hatten im LAST die Frage, ob sich der Partner oder andere Angehörige schon einmal über Ihren Alkoholkonsum beklagt hätten oder sich Sorgen gemacht hätten, mit „JA" beantwortet. Können Sie mir sagen, was das für eine Situation war?

Diagnose, 2. Schritt: Ermittlung aktueller Trinkmengen und -gewohnheiten

> Herr Müller, vielen Dank zunächst einmal für Ihre weiteren Antworten zum Fragebogen. Ich möchte nun in einem nächsten Schritt mit Ihnen gemeinsam eine Art Konsumprofil erstellen und Sie ganz konkret nach Ihrem Alkoholkon-

> sum der letzten Woche [vor Aufnahme im Krankenhaus, bevor Sie hierher kamen o. ä.] fragen. Wenn Sie einverstanden sind, gehen wir rückwärts jeden einzelnen Tag durch.

Wenn dies erledigt ist:

> Was würden Sie sagen: Ist dies eine normale Woche oder gibt es Wochen, die völlig anders verlaufen? Gibt es Wochen, die so ähnlich verlaufen, wo Sie allerdings an einem oder zwei Tagen wesentlich mehr trinken?

Bei der Ermittlung konkreter Trinkmengen empfiehlt es sich, die sog. „Time-Line-Methode" mit der „Frequenz-Häufigkeits-Methode" zu verknüpfen. Auf einer einwöchigen Zeitschiene *vor* dem aktuellen Gesprächskontakt bzw. der Aufnahme im Krankenhaus (o. ä.) wird der Konsum jedes einzelnen Tages rekonstruiert. Daraus ergibt sich ein aktuelles Trinkprofil mit „normalen" und „außergewöhnlichen" Trinksituationen und häufig ersten Hinweisen auf Kriterien eines problematischen Konsums. Durch Nachfragen wird dieses Profil auf andere Wochen übertragen. Möglicherweise ergeben sich daraus zusätzliche Hinweise auf regelmäßig wiederkehrende Trinkexzesse.

Auch diese Gesprächssequenz sollte von einer wertfreien Grundhaltung des Behandlers geprägt sein, um etwaigen Bagatellisierungsbestrebungen möglichst vorzubeugen. Die Gesprächsführung ist direktiv, läßt inhaltliche Abweichungen nur bedingt zu, orientiert sich aber am „Tempo" bzw. aufkeimenden Widerstand des Patienten.

Wenn aufgrund dieser vertiefenden Nachfragen kein Hinweis auf ein bestehendes Alkoholproblem (12-Monats-Zeitraum!) oder eine remittierte Alkoholabhängigkeit auszumachen ist, sollte das diagnostische Gespräch beendet werden. Sollten beim behandelnden Arzt dennoch Verdachtsmomente bestehen bleiben, dann sollten diese auch im Falle einer Beendigung des Gesprächs deutlich benannt werden.

Ende des diagnostischen Gesprächs I: Kein Verdacht

> Frau Schulz, ich danke Ihnen für Ihre Offenheit. Aus meiner Sicht gibt es keinen Hinweis auf ein bestehendes Alkoholproblem. Sollten Sie irgendwann einmal Gesprächsbedarf zum Thema Alkohol haben, können Sie sich gerne an mich [oder andere, *konkret benennen*] wenden.

Ende des diagnostischen Gesprächs II: Verdacht

> Herr Lehmann, aus Ihren Äußerungen zu Ihren Trinkgewohnheiten ist mir keinerlei Problematik ersichtlich. Dennoch bleibt für mich offen, warum Ihre Leberwerte so erhöht sind. Auch fiel mir heute Ihre Alkoholfahne auf. Mein Eindruck ist jedoch, daß Sie heute nicht weiter mit mir darüber sprechen wol-

> len. Liege ich damit richtig? [*Antwort abwarten*] Ich möchte diesen Teil des Gesprächs deshalb jetzt beenden. – Sie wollten außerdem mit mir über Ihre Rückenbeschwerden sprechen....

Sollten sich aus den bisherigen diagnostischen Fragen konkrete Hinweise auf ein bestehendes Alkoholproblem ergeben haben (etwa: große Trinkmengen, verminderte Kontrollfähigkeit, soziale bzw. körperliche Folgeprobleme, häufige Trinkexzesse o. ä.), so schließt sich nun eine vertiefende Diagnostik auf Basis der im ersten Abschnitt dieses Kapitels genannten Kriterien für riskanten Gebrauch, schädlichen Gebrauch bzw. Mißbrauch sowie Abhängigkeit an.

Während sich die Kriterien des riskanten Gebrauchs (unter Ausschluß der Kriterien für andere Diagnosen) direkt aus den ermittelten Trinkmengen und -gewohnheiten ergeben, müssen die Kriterien für schädlichen Gebrauch/Mißbrauch und Abhängigkeit oftmals zusätzlich überprüft werden. Dabei sind die entsprechenden Fragen auf das sprachliche Niveau des Patienten und seine individuelle Lebenslage abzustimmen.

Oftmals reicht eine allgemeine Einstiegsfrage bzw. -aufforderung aus („Erzählen Sie doch mal etwas über die Umstände, unter denen Sie Alkohol trinken."), um den Redefluß der Patienten anzustoßen. Im Hinblick auf Kriterien einer Alkoholabhängigkeit können dann häufig aufgrund einer Antwort mehrere Kriterien implizit „abgehakt" werden. Ein Beispiel:

> Ich muß jeden Freitag los und mir einen saufen [*starker Wunsch*], kann da gar nicht anders, vergesse alles um mich herum und bin auch den nächsten Tag für nichts zu gebrauchen [*verminderte Kontrollfähigkeit*]. Kriege regelmäßig Ärger mit meiner Frau, weil ich dann auch mit den Kindern nichts mache [*zunehmende Vernachlässigung anderer Interessen*].

Die Grundhaltung der Behandler sollte empathisch und um ein umfassendes Verständnis der Lebenssituation und des darin „eingeschlossenen" Suchtmittelkonsums bemüht sein.

Schädlicher Gebrauch/Mißbrauch*

Soziale Probleme infolge des Alkoholkonsums können aus unterschiedlichen Ursachen bzw. Entwicklungen resultieren:
- *Direkte Wirkung der Intoxikation*: Ritson (1997) führt dazu auf: häusliche Gewalttätigkeit, Kindervernachlässigung/Kindesmißbrauch, häusliche Unfälle, Nichterscheinen am Arbeitsplatz, Arbeitsunfälle, öffentliche Trunkenheit, Fuß-

---

* Die folgenden Ausführungen und Beispielfragen lehnen sich an die Erläuterungen zum SCAN (Schedules for Clinical Assessment in Neuropsychiatry, WHO, Genf. Deutsche Fassung: Zentrales Institut für Seelische Gesundheit, Mannheim) an.

ballrowdytum, Diebstahl, Totschlag, Fahren unter Alkoholeinfluß, Verkehrsunfälle, unerwünschte Schwangerschaft;
- *indirekte Effekte* (z. B. Kritik durch Kollegen, Arbeitgeber oder Partner);
- *kumulative Effekte ständigen bzw. langjährigen starken Trinkens:* Ritson (1997) führt dazu auf: Familienprobleme, Scheidung, Obdachlosigkeit, Arbeitsschwierigkeiten, Arbeitslosigkeit, Schulden, häufige Verurteilungen wegen Trunkenheit, Betrug, Landstreicherei.

Die Schwere der sozialen Probleme sollte unter Berücksichtigung der individuellen Lebensumstände beurteilt werden.
Psychische und Verhaltensprobleme infolge des Alkoholkonsums können ebenfalls aus unterschiedlichen Ursachen bzw. Entwicklungen resultieren:
- *Direkte Wirkung der Intoxikation* (z. B. impulsives, aggressives, enthemmtes Verhalten);
- *Folgeerscheinung der Intoxikation* (z. B. Depression, Angstzustände, Wahnvorstellungen);
- *kumulative Effekte ständigen starken Trinkens* (z. B. Schlafstörungen, Depression, paranoide Ideen, Gedächtnis- und Konzentrationsprobleme). Ritson (1997) nennt: Schlaflosigkeit, Depression, Angstneurose, Selbstmord(-versuch), Demenz, Amnesie, Persönlichkeitsveränderungen, Delirium tremens, Mißbrauch von anderen Drogen.

Psychotische Symptome, z. B. alkoholbedingte Halluzinationen, sollten deutlich in Zusammenhang mit dem Alkoholkonsum stehen (Auftreten spätestens 48 Stunden nach Konsum) und mit Sicherheit nicht auf eine andere Störung zurückzuführen sein. Psychische Symptome, die nur während des Entzugs auftreten, sind als Entzugssymptome zu werten und gelten somit als ein Kriterium für Abhängigkeit.
Körperliche Probleme bzw. Schädigungen infolge des Alkoholkonsums sind äußerst mannigfaltig und lassen sich unterscheiden in Probleme im Zusammenhang mit einer Intoxikation und solche, die eher als Folge langjährigen starken Trinkens auftreten (s. u.). Körperliche Probleme werden in der Regel nicht erfragt, sondern ergeben sich aus Untersuchungsbefunden. Um körperliche Symptome als Kriterien des schädlichen Gebrauchs einzuordnen, bedarf es einer guten Kenntnis der Wirkmechanismen des Alkohols.

Diagnose, 3. Schritt: Diagnosekriterien prüfen, schädlicher Gebrauch: Beispiele für Einstiegsfragen

> Hat es im Zusammenhang mit dem Trinken Konflikte mit Ihrer Familie, am Arbeitsplatz oder mit Freunden gegeben?
> Haben Sie sich schon einmal im betrunkenen Zustand viel Ärger zugezogen?
> Haben Sie im Zusammenhang mit dem Alkoholkonsum irgendwelche ungewöhnlichen seelischen Veränderungen an sich wahrgenommen?
> Haben Sie den Eindruck, daß Sie in den letzten Jahren dünnhäutiger, vielleicht ängstlicher oder insgesamt trauriger geworden sind?

Abhängigkeit

1. Starker Wunsch oder eine Art Zwang, Alkohol zu trinken

Dieser Aspekt der Alkoholabhängigkeit manifestiert sich in Form einer dauernden Beschäftigung mit Alkohol und Trinken. Der Betroffene fühlt sich in Situationen, in denen Alkohol nicht zugänglich ist, unwohl. Oft zeigt sich dieses Symptom als starkes Verlangen: ein intensives und unwiderstehliches Bedürfnis, Alkohol zu schmecken oder zu trinken.

Diagnose, 3. Schritt: Diagnosekriterien prüfen, Abhängigkeit:
mögliche Fragen zum Kriterium 1

> Haben Sie jemals ein starkes Verlangen nach Alkohol verspürt und gemerkt, daß Sie ohne ihn nicht auskommen?
> Haben Sie sich manchmal in Situationen unwohl gefühlt, in denen Ihnen kein Alkohol zur Verfügung stand?
> Haben Sie in Situationen, in denen es nicht möglich war zu trinken, ein solches Verlangen nach Alkohol gespürt, daß Sie an gar nichts anderes mehr denken konnten?

2. Verminderte Kontrollfähigkeit

Dem Betreffenden ist es bewußt (oder es kann ihm bewußt gemacht werden), daß er nicht mehr in der Lage ist, die Alkoholmenge oder den Zeitpunkt des Aufhörens zu kontrollieren. Dies beinhaltet auch die eingeschränkte Fähigkeit, den Beginn spontanen Konsums zu verhindern oder mit dem Trinken aufzuhören, bevor Intoxikationserscheinungen auftreten.

Diagnose, 3. Schritt: Diagnosekriterien prüfen, Abhängigkeit:
mögliche Fragen zum Kriterium 2

> Fiel es Ihnen schwer, mit dem Trinken wieder aufzuhören, wenn Sie erst einmal damit angefangen hatten?
> Haben Sie jemals von einem Tag in den nächsten durchgetrunken, ohne nüchtern zu werden?
> Haben Sie den Wunsch gehabt, mit dem Trinken aufzuhören oder weniger zu trinken? Haben Sie es geschafft?
> Manche Menschen versuchen, ihr Trinken mit selbstaufgestellten Regeln zu kontrollieren, z. B. nur am Wochenende oder nur in Gesellschaft etwas zu trinken. Haben Sie selbst so etwas auch schon einmal probiert? Waren Sie dabei erfolgreich?
> Haben Sie häufig oder über einen längeren Zeitraum hinweg mehr getrunken, als Sie eigentlich vorhatten?

Dieses Verhalten sollte deutlich von Situationen unterschieden werden, in denen das Trinkverhalten des Betreffenden durch soziale oder kulturelle Ereignisse bestimmt ist, wie z. B. bei festlichen oder rituellen Ereignissen.

Eine Möglichkeit, das Ausmaß der verminderten Kontrollfähigkeit einzuschätzen, besteht darin zu eruieren, ob der Patient verschiedene Versuche unternommen hat, die Trinkmenge einzuschränken, indem er bestimmte Regeln aufstellte oder den Zugang zum Alkohol erschwerte. Je öfter diese Versuche scheiterten, um so stärker manifestiert sich eine verminderte Kontrollfähigkeit.

3. Entzugssyndrom bzw. Alkoholkonsum, um Entzugssymptome zu mildern oder zu vermeiden

Als häufigste Entzugssymptome werden genannt: Übelkeit, Durchfall, Kopfschmerzen, Schwächegefühl, Zittern, Spannung, Unruhe, vegetative Angst oder Depression. Morgendliches Trinken (um Übelkeit oder Zittern zu bekämpfen) ist ein deutlicher Indikator dieses Kriteriums.

Entzugssymptome treten nicht notwendigerweise gemeinsam auf und variieren im Schweregrad. Sie treten oft nach wiederholtem, normalerweise längerem und/oder starkem Alkoholkonsum auf. Während kontinuierlicher Alkoholkonsum zur Manifestation leichter Entzugssymptome führen kann (besonders bei kurzen Abstinenzperioden, beispielsweise nach einer durchschlafenen Nacht), zeigen manche permanenten Trinker (sog. „Spiegeltrinker") nie Entzugssymptome, da sie nie lange genug abstinent bleiben. Deshalb ist es notwendig, genauer zu erfragen, ob die Patienten jemals Abstinenzzeiten von mehreren Tagen hatten.

Diagnose, 3. Schritt: Diagnosekriterien prüfen, Abhängigkeit: mögliche Fragen zum Kriterium 3

> Sind bei Ihnen schon einmal Beschwerden wie z. B. ... [*typische Entzugssymptome benennen*] aufgetreten, wenn Sie eine Zeit lang gar keinen oder deutlich weniger Alkohol getrunken haben?
> Wie oft hatten Sie diese Beschwerden?
> Wenn solche Symptome aufgetreten sind, haben Sie dann versucht, sie mit Alkohol zu bekämpfen?

4. Toleranzentwicklung

Alkoholtoleranz kann sich körperlich, verhaltensmäßig oder psychologisch manifestieren. Im Vergleich zu früher brauchen die Betroffenen höhere Dosen Alkohol, um dieselbe Wirkung zu erzielen. Oder sie spüren bei gleicher Menge weniger Wirkung. Ein eindeutiges Beispiel wäre der aktuelle Konsum einer Menge, die sich bei früheren Gelegenheiten als stark beeinträchtigend erwiesen hätte. Wenn die Patienten selbst bei hoher Alkoholkonzentration im Blut kaum beeinträchtigt wirken, kann auf eine ausgeprägte Toleranz geschlossen werden.

Bei vielen chronisch mehrfachgeschädigten Alkoholabhängigen beobachtet man eine Toleranzumkehr: Die Betroffenen vertragen zunehmend weniger Alkohol (können z.B. nach Jahren des exzessiven Schnapskonsums keinen Tropfen Hochprozentiges mehr bei sich behalten). Auch dieses Phänomen ist als Kriterium der Toleranzentwicklung einzuordnen.

**Diagnose, 3. Schritt: Diagnosekriterien prüfen, Abhängigkeit:
mögliche Fragen zum Kriterium 4**

> Machen Ihnen heute ein oder zwei Gläser ... [*Getränk benennen*] weniger aus als früher?
> Können Sie gegenüber früher wesentlich größere Mengen Alkohol vertragen?
> Brauchen Sie für dieselbe Wirkung eine größere Menge Alkohol?

5. Zunehmende Vernachlässigung anderer Interessen zugunsten des Alkoholkonsums/viel Zeit für den Konsum und seine Folgen

Ein charakteristisches Symptom der Abhängigkeit besteht darin, daß dem Trinken mehr Bedeutung als anderen Aktivitäten beigemessen wird. Die Betroffenen reagieren weniger auf normale soziale Kontrollmechanismen. Das Trinken oder die Intoxikation durch Alkohol wirken störend auf die Fähigkeit der Patienten, (ungeschriebenen) sozialen Regeln entsprechend zu handeln, z.B. Verabredungen einzuhalten, Kinder zu betreuen oder andere erwartete bzw. übernommene Aufgaben auszuführen.

Es handelt sich um die Tendenz, daß der Alkoholkonsum in zunehmender Weise einer stereotypen, vorgeschriebenen Routine folgt. Die Einschränkung zeigt sich, indem immer häufiger, unabhängig von der Zeit, dem Ort und der Gelegenheit, eine bestimmte Menge Alkohol getrunken wird. In diesem Zusammenhang gilt überdurchschnittlich viel Zeit und Mühe, um Alkohol zu beschaffen, zu trinken und sich von seiner Wirkung zu erholen, als ein Kriterium für eine Alkoholabhängigkeit.

**Diagnose, 3. Schritt: Diagnosekriterien prüfen, Abhängigkeit:
mögliche Fragen zum Kriterium 5**

> Wie wichtig ist Alkoholtrinken für Sie im Vergleich zu anderen Aktivitäten?
> Bedeutet das manchmal, daß Alkoholtrinken Priorität vor anderen sozialen Verpflichtungen hat?
> Haben Sie Geld, das eigentlich für die Familie gedacht war, für Alkohol ausgegeben?
> Haben Sie sich eine betimmte Routine beim Trinken angewöhnt?
> Müssen Sie jedes Mal dasselbe Ritual ausüben?
> Erscheint es Ihnen möglich, dieses Muster zu verändern?

6. Anhaltender Alkoholkonsum trotz des Wissens um schädliche körperliche, soziale oder psychische Folgen

Der entscheidende Punkt bei diesem Abhängigkeitssymptom ist das fortgesetzte Trinken trotz offensichtlicher negativer Konsequenzen.

Im Falle einer „Alkoholabhängigkeit" ist der Schweregrad der Problematik einzugrenzen: Dauer der Abhängigkeit, Art der konsumierten Getränke, zusätzliche Suchtmittel, Ausmaß der Entzugssymptomatik, Behandlungserfahrungen sowie körperliche, psychische und soziale Folgeprobleme sind in eine Einschätzung des Schweregrades einzubeziehen (s. auch die nachfolgenden Kapitel).

Nachdem die umfassende Diagnostik abgeschlossen ist, sollte dem Patienten das Ergebnis zurückgemeldet werden. Die Rückmeldung enthält objektive Daten und Befunde, gibt Informationen über Risiken und Erfahrungswerte und trägt so zu einem Bewußtsein der Problematik bei. Hier ist darauf zu achten, daß die Rückmeldung sich auf die aktuelle Sachlage bezieht. „Moralpredigten" und überzogene negative Prognosen sollen unbedingt vermieden werden. Kriterien, die die Diagnose stützen, sowie objektive Risiken einer Beibehaltung der aktuellen Konsumgewohnheiten sollten deutlich benannt werden. Die Rückmeldung leitet mit einer offenen Schlüsselfrage zur Phase der Problembearbeitung über.

Diagnose 4. Schritt: Rückmeldung und Überleitung:
Beispiel schädlicher Gebrauch

> Herr Müller, nachdem wir nun viele Fragen rund um Ihren Alkoholkonsum besprochen haben, möchte ich Ihnen eine Rückmeldung aus Sicht einer Expertin geben. Wir unterscheiden zwischen leichten, mäßigen, substantiellen und schweren Alkoholproblemen. Die Übergänge zwischen den einzelnen Stadien sind fließend. Ihr Alkoholproblem muß man als mäßig bezeichnen: Sie trinken in einem Bereich ansteigenden bis hohen gesundheitlichen Risikos, Sie weisen eine leichte Schädigung der Leber auf und Ihr Arbeitgeber hat Ihnen schon einmal gesagt, daß Sie sich in Zukunft keine „blauen Montage" mehr leisten können. Mit einem Begriff würde man Ihr Alkoholproblem als schädlichen Gebrauch bezeichnen. Sie sind nicht abhängig: Sie können Ihren Alkoholkonsum nach wie vor kontrollieren, Sie weisen keine Entzugssymptome auf, keine Toleranzsteigerung, und Sie kommen bisher den Verpflichtungen des täglichen Lebens nach. Wenn ich sage, daß die Übergänge zwischen den einzelnen Schweregraden fließend sind, dann ist dieser letzte Punkt allerdings einer, wo Sie gefährdet sind.
> Wie hört sich das für Sie an?

Familiäre Folge- und Begleitprobleme

Die Familie des Suchtkranken

Die Alkoholerkrankung eines oder mehrerer Familienmitglieder ist in der Regel so prägend für das Leben der Gesamtfamilie, daß der Alkoholismus inzwischen insgesamt als Familienerkrankung und jedes in Mitleidenschaft gezogene Familienmitglied als hilfebedürftig angesehen wird.

In einer Familie mit Alkoholproblemen kann niemand dem Alkoholproblem neutral gegenüberstehen. Wenn man das Verhalten der Angehörigen als komplementär zum Verhalten des Suchtkranken ansieht, gibt es eine begrenzte Auswahl an Möglichkeiten, mit dem Alkoholprobleme einen familiären Umgang zu finden. Michael Klein (in: Kruse et al. 2000) hat in seiner anschaulichen Übersicht zum Thema die folgenden Verhaltensweisen von *Partnern alkoholabhängiger Patienten* zusammengetragen: Ausmerzen (z. B. Alkohol ausschütten), Bekämpfen (z. B. schimpfen, tadeln), Bekriegen (entwürdigen, entehren), Zwingen (z. B. einweisen, einsperren), Eindämmen (z. B. Alkohol zuteilen), Kontrollieren (z. B. beobachten, verfolgen), Heilen (pflegen, hegen), Bekehren (z. B. in religiöse Gemeinschaft mitnehmen), Helfen (z. B. unterstützen, verstehen wollen), Begleiten (z. B. zulassen, abwarten), Gewährenlassen (z. B. sich kümmern).

Alle diese Verhaltensmuster sind in unterschiedlichster Form auch Elemente professioneller Therapieprogramme. Gerade in der psychiatrischen Suchtmedizin sind alle Handlungsmuster von der Zwangsunterbringung über akzeptierende Suchtarbeit und kontrolliertes Trinken bis hin zur reinen Schadensbegrenzung vertreten. Es gibt deswegen keinen Anlaß, eine Auswahl dieser Verhaltensmuster mit dem diagnostischen Begriff der „Koabhängigkeit" zu belegen.

FALLBEISPIEL

> Eine etwa 55jährige Frau bringt ihren gut 30jährigen alkoholkranken Sohn zur Aufnahme. Der Sohn hatte sich zuletzt sehr gegen die Aufnahme gewehrt und scheint auch in der Aufnahmesituation wenig motiviert. Stattdessen hatte die Mutter ihm zuletzt selbst Alkohol besorgt und ihm die Trinkmengen zugeteilt. Selbst seinen herrischen und oft anmaßenden Ton hatte sie toleriert, um ihn irgendwie zu einer Behandlung zu bewegen. Aus der Vorgeschichte sind Delirien und Krampfanfälle bekannt. Oft war der Patient in verwahrlostem Zustand in die Klinik gekommen und hatte sich dann doch schnell wieder entlassen lassen.

Viele Patienten mit langjährigem chronischem Alkoholismus haben so viele autodestruktive Verhaltensmuster angenommen (s. dazu auch Rost 1987), daß ganz abseits des Verhaltens der Angehörigen die Frage des Überlebens bzw. des möglichst gesunden Überlebens ganz im Vordergrund steht. Neben therapeutischen Überlegungen stehen insbesondere für Eltern und Partner ethische Fragen im Raum, die ohne die Thematisierung von Schuld und Verantwortung auf dem Hintergrund der Familienbiographie nicht zu beantworten sind. Insofern ist es von zentraler Bedeutung, auf frühe Vorverurteilungen von Angehörigen zu verzichten. Vielmehr wollen Angehörige in ihrem oft auch von Ratlosigkeit bestimmten Handeln verstanden werden, um im zweiten Schritt Handlungsalternativen zu entwickeln. Familiengespräche unter *neutraler* Beteiligung eines Professionellen können zu Klärungsprozessen oft Wesentliches beitragen.

Kinder aus suchtkranken Familien sind den familiären Abläufen in der Regel hilflos ausgesetzt. Das Bedürfnis, von den innerfamiliären Problemen möglichst wenig nach außen dringen zu lassen, erschwert auch den Zugang zu Entlastungsmöglichkeiten für die betroffenen Kinder.

Letztlich läßt sich auch das Verhalten der Kinder als komplementär zum Suchtverhalten des Elternteils begreifen. Das durch die wiederkehrenden Niederlagen gedemütigte Selbstwertgefühl der Familie ist dankbar für ein Kind, das Verantwortung übernimmt und das Leben stellvertretend für andere meistert. Die Literatur spricht hier von der Rolle des „Helden". Gleichzeitig erleichtern sich ein oder beide Elternteile, indem sie in Situationen eigenen Versagens die Schuld bei Dritten suchen. Wenn dies ein Kind ist, spricht man in der Literatur von der Rolle des „Sündenbocks". Sie sind oft in besonderer Weise den gewalttätigen Übergriffen des alkoholkranken Elternteils ausgeliefert. Schließlich wird gerade durch die Unberechenbarkeit des Verhaltens suchtkranker Elternteile das Familienleben geprägt von Spannungen und Konflikten, die die Eltern für sich nicht lösen können. Gerade das jüngste Kind übernimmt hier oft die Rolle des „Clowns", des „Sonnenscheins", der in schwierigen Momenten hilft, Situationen zu entspannen und kurze Ruhepunkte von Harmonie und Gelassenheit herzustellen. Am Rande erscheint schließlich noch „das verlorene Kind": Es übernimmt keine Rolle im hochdynamischen familiären Gefüge, macht sich selbst eher unsichtbar und schützt sich damit vor unkontrollierten Reaktionen der Eltern. Es kann aus dieser Rolle heraus wenig Kompetenzen für das weitere Leben entwickeln, wird deswegen eher unsicher, hilflos und kontaktarm. Aus dem grundlegenden Gefühl von Vernachlässigung und Einsamkeit entwickeln sich kompensatorisch wieder Suchterkrankungen, insbesondere auch Eßstörungen.

„Helden" und „Clowns" entwickeln in ihren erlernten Rollen oft herausragende Kompetenzen, die sie in ihren beruflichen Sozialisationen, aber auch bei der zukünftigen Partnerwahl wieder zum Tragen kommen lassen. Ihr Verhalten bleibt aber funktional im Dienste der Familie, während eigene innere Bedürfnisse vernachlässigt bleiben. Die Prävalenz psychiatrischer Störungen ist auch bei erwachsenen Kindern von Problemtrinkern deutlich erhöht (Cuipjers et al. 1999).

Insofern steht bei der Arbeit mit allen Kindern aus suchtkranken Familien die Sorge für und die Selbstfürsorge von diesen Kindern im Vordergrund, selbst wenn sie schon lange Erwachsene geworden sind.

Ein zentraler Ansatzpunkt in der Arbeit mit erwachsenen Angehörigen von Suchtkranken ist der angesprochene Gesichtspunkt der Selbstfürsorge, seien es Partner, Eltern oder erwachsene Kinder von Suchtkranken. Die meisten Angehörigen setzen sich einer ständigen Überforderung aus, die sich später in Psychosomatosen, Herz/Kreislauferkrankungen etc. äußert. Angehörige nehmen ein ernst gemeintes konkretes Angebot, sich z.B. einer begleiteten Angehörigengruppe anzuschließen, mit etwas Ermutigung meist dankbar entgegen. Es ist leicht plausibel zu machen, daß sie durch den Austausch mit anderen Angehörigen auch ihrem eigenen suchtkranken Familienmitglied am besten helfen können. Die Entlastung für die eigene Person ist für viele am Anfang nur ein Begleiteffekt, den sie mit der Zeit schätzen lernen. Die alkoholkranken Patienten verfolgen die Verselbständigung ihrer Angehörigen zunächst mit Mißtrauen, machen mit der Zeit aber doch die Erfahrung, daß das Familienleben dadurch hilfreiche Impulse erfährt.

Die beschriebenen Verhaltensmuster sind geprägt von der Bereitschaft, Partnerschaft bzw. Familie zusammenzuhalten und eine Lösung in der Familie zu suchen. Das Familienleben wird aber auch verunsichert durch langsam unglaubwürdig gewordene Drohungen, den alkoholischen Partner zu verlassen. Wenn sich die Familie tatsächlich von ihrem alkoholkranken Familienmitglied trennt (oder umgekehrt), läßt dies den weiteren Verlauf offen. Während manche suchtkranke Patienten bald ohne Verhaltensänderung eine neue Partnerschaft finden, nutzen andere diesen Impuls, ihr Verhalten in der Hoffnung auf eine Wiederherstellung der Familie zu verändern. Für viele chronisch mehrfachgeschädigte Suchtkranke in der Wohnungslosenhilfe bedeutete rückblickend die Trennung von der Familie das Herausfallen aus allen sozialen Bezügen.

Pränatale Schäden durch Alkoholkonsum suchtkranker Frauen

Eine oft vernachlässigte Hypothek in suchtkranken Familien sind die alkoholtoxischen Schäden, die Kinder alkoholkranker Mütter pränatal erworben haben. Als charakteristisch für sog. Alkoholeffekte bzw. das Vollbild einer Alkoholembryopathie gelten die folgenden Symptome:
- Dysmorphologie mit typischen kraniofazialen Veränderungen (Abb. 2.3),
- Intelligenzminderung,
- Verhaltensstörungen mit Affektlabilität und Hyperaktivität,
- Wachstumsstörungen,
- erhöhtes Risiko einer stoffgebundenen Suchtentwicklung.

Alkoholtoxische Schäden während der Schwangerschaft sind die häufigste nichtgenetische Ursache für geistige Entwicklungsbeeinträchtigungen und die häufigste teratogene Noxe. Dennoch ist es trotz weltweiter Bemühungen bislang kaum gelungen, in überzeugender Weise präventiv mit suchtkranken Frauen ins Gespräch zu kommen, um die Prävalenz der Alkoholembryopathie deutlich zu senken. Lediglich 25% aller Frauen mit problematischem Alkoholkonsum hören

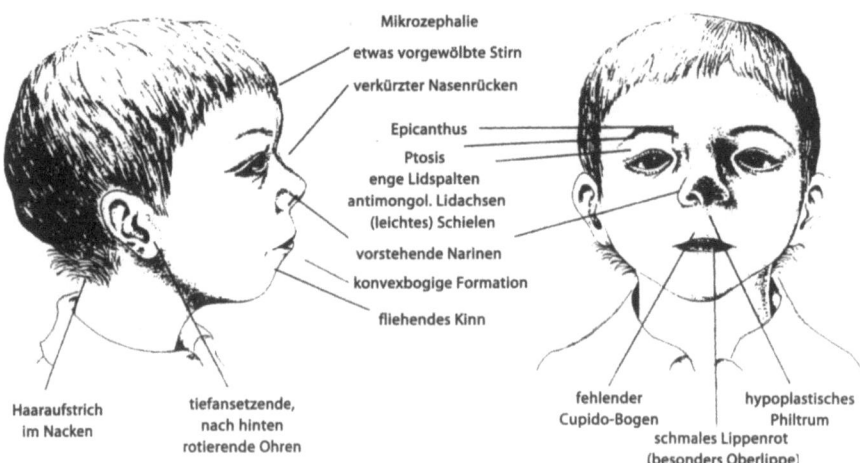

Abb. 2.3. Kraniofaziale Veränderungen bei Alkoholembryopathie. Schemazeichnung bei hohem Schweregrad. (Modifiziert nach Löser 1999)

während der Schwangerschaft mit dem Trinken auf, weitere 25% reduzieren die Trinkmenge, etwa 50% setzen ihren Alkoholkonsum ungebremst fort. Dabei ist Alkohol offensichtlich schon in geringen Mengen potentiell fruchtschädigend, so daß im angloamerikanischen Raum ein Konsum von 1-2 Drinks pro Woche (!) zugestanden wird. In Deutschland wird völlige Abstinenz empfohlen.

Im Kontakt zu alkoholkranken schwangeren Frauen ist es primär wichtig, die Scham der werdenden Mutter zu überwinden und einen tragfähigen Kontakt herzustellen. Dies ist am ehesten begleitend zur ohnehin erforderlichen gynäkologischen Begleitung möglich. Möglichst früh sollte gemeinsam mit der werdenden Mutter ein umfassenden Hilfenetz vorbereitet werden, durch das sie sich angemessen unterstützt fühlen kann. In der Regel sollte das Jugendamt als helfende Institution beteiligt werden. Gleichzeitig muß der schwangeren Frau vermittelt werden, daß Interventionen von außen früher oder später notwendig würden, wenn die Patientin nicht in der Lage sein würde, für ihr Kind angemessen zu sorgen. Eine gute Vernetzung mit guten Absprachen, aber auch unterschiedlicher Rollenverteilung verspricht den besten Erfolg. Wenn solche Gespräche früh in der Schwangerschaft geführt werden, besteht die Aussicht, die Patientin für ihr Kind in die Pflicht zu nehmen.

Literatur

Arenz-Greiving I (1993) Die vergessenen Kinder – Kinder von Suchtkranken. Hoheneck, Hamm
Arenz-Greiving I (1998) Selbsthilfegruppen für Suchtkranke und Angehörige. Ein Handbuch für Leiterinnen und Leiter. Lambertus, Freiburg i. Br.
Beutel M (1999) Besonderheiten der Therapie alkoholabhängiger schwangerer Frauen – Ein Erfahrungsbericht. Sucht 45 (5):346–350
Cuipjers P, Langendoen Y, Bijl RV (1999) Psychiatric disorders in adult children of problem drinkers: prevalence, first onset and comparison with other risk factors. Addiction 94 (10):1489–1498
Chang G, Wilkins-Haug L, Berman S, Goetz MA (1999) Brief intervention for alcohol use in pregnancy: a randomized trial. Addiction 94 (10):1499–1508
Kruse G, Körkel J, Schmalz U (2000) Alkoholabhängigkeit erkennen und behandeln. Psychiatrie-Verlag, Bonn
Löser H (1999) Alkohol und Schwangerschaft – Alkoholeffekte bei Embryonen, Kindern und Jugendlichen. In: Singer MV, Teyssen S (Hrsg) Alkohol und Alkoholfolgekrankheiten. Springer, Berlin Heidelberg New York
Löser H (1999) Alkohol in der Schwangerschaft – Konflikte bei Frauen und präventive Probleme. Sucht 45 (5):331–338
Mundle G (1999) Alkoholmißbrauch in der Schwangerschaft – Screeningmethoden und Behandlungsangebote. Sucht 45 (5):325–330
Rost WD (1986) Psychoanalyse des Alkoholismus. Klett, Stuttgart

Körperliche Folge- und Begleitprobleme

Die körperlichen Folge- und Begleiterkrankungen sind über viele Jahrzehnte hinweg von der psychiatrischen und psychosozialen Dimension des Alkoholismus getrennt betrachtet worden. Niedergelassene Haus- und Fachärzte sowie die Allgemeinkrankenhäuser sind in hohem Maße mit den somatischen Aspekten dieser chronischen Intoxikation befaßt, während Beratungsstellen und regionale Psychiatrie sich mit der seelischen und sozialen Seite des Problems auseinandersetzten.

Erst in den letzten Jahren wurde deutlich, daß diese dysfunktionale Aufteilung von Körper und Seele überwunden werden muß. Da 70% aller Menschen mit Alkoholproblemen mindestens einmal im Jahr – meist wegen körperlicher Beschwerden – ihren Hausarzt aufsuchen, aber nur 5–10% das suchtspezifische Hilfesystem in Anspruch nehmen, kommt der Nutzung des allgemeinmedizinischen Zugangs für die Wahrnehmung des individuellen Alkoholproblems eine dominierende Bedeutung zu.

Die alkoholassoziierten Begleit- und Folgeschäden sind sehr komplex. Im vorliegenden Text soll deswegen nur auf besonders bedeutsame Aspekte von körperlichen Erkrankungen bei alkoholkranken Patienten eingegangen werden. Im übrigen wird auf die empfehlenswerte Literatur zum Thema verwiesen.

Leberschäden bei chronischem Alkoholkonsum

Daß chronischer Alkoholkonsum lebertoxisch wirkt, ist den Betroffenen in der Regel bekannt. Umgekehrt ist Alkohol seinerseits in Deutschland und vielen Industrieländern die häufigste Ursache für die Entwicklung einer chronischen Lebererkrankung bis zur Zirrhose. Insofern ist das Thema Alkohol bei Patienten, die sich wegen nichtinfektiöser hepatischer Probleme beim Arzt vorstellen, kaum zu vermeiden.

Klinisches Bild. Alkoholtoxische Leberschäden sind für den Betroffenen meist lange asymptomatisch. Für den behandelnden Arzt sind erhöhte Gamma-GT, erhöhtes MCV, erhöhte Transaminasen (s. Abschnitt Labormarker), aber auch die bekannten Leberhautzeichen mit Teleangiektasien, Spider-Nävi, Gesichts-, Palmar- und Plantarerythem sowie Weißnägel ein Hinweis auf eine möglicherweise alkoholinduzierte Lebererkrankung. Bei der weitergehenden körperlichen Untersuchung findet sich ggf. eine Hepatomegalie, z. T. auch Splenomegalie sowie bei Männern eine Gynäkomastie. Die Betroffenen selbst nehmen alkoholtoxische Leberschädigungen im weiteren Verlauf als Druck- und Völlegefühl, Schmerzen im Abdomen, Meteorismus, Übelkeit- und Erbrechen, Gewichtsverlust und Fieber wahr. Erst bei akuten Exazerbationen bzw. chronifizierten Verläufen finden sich Ikterus, Aszites, Ödeme und hepatische Enzephalopathie.

Aufgrund des morphologischen Befundes lassen sich drei Formen alkoholinduzierter Lebererkrankungen abgrenzen: Die Alkoholfettleber, die Alkoholhepatitis mit unterschiedlich ausgeprägter Fibrose sowie die alkoholische Leberzirrhose. Die *Alkohol-fettleber* imponiert vor allem durch die Hepatomegalie, bleibt für den Betroffenen bei etwa der Hälfte asymptomatisch und bildet sich nach Abstinenz innerhalb von wenigen Wochen zurück. Erst bei der *Alkoholhepatitis* kommt es neben der Fetteinlagerung zur Degeneration von Leberzellen, zu Leberzelluntergängen, zu entzündlichen Infiltraten und zur Entwicklung fibrotischer Veränderungen. Die klinische Symptomatik wird wesentlich durch das aktuelle Trinkverhalten sowie das Stadium fibrotischen Umbaus bestimmt. In der Regel findet sich eine erhebliche Leukozytose von 20.000 bis 40.000/mm^3, Aszites sowie ein hochgradiger Ikterus. Durch Abstinenz kann dieser zirrhotische Umbau gestoppt werden, eine Restitutio ad integrum ist in dieser Phase nicht mehr möglich. Bei der *Leberzirrhose* ist die normale Läppchenarchitektur der Leber zerstört. Es findet sich eine ausgeprägte Fibrose mit Auftreten von Pseudolobuli. Klinisch finden sich hier gehäuft Zeichen der Leberinsuffizienz und des Pfortaderhochdrucks, insbesondere Ikterus, Ödeme, Aszites, Splenomegalie, Ösophagusvarizen und Gerinnungsstörungen. Prognostisch besonders ungünstig ist die Entwicklung einer hepatischen Enzephalopathie sowie eines hepatorenalen Syndroms. Bei Patienten mit fortgeschrittener Leberzirrhose und bereits manifesten Folgeschäden, entsprechend einem Stadium nach Child B oder C, läßt sich die Prognose durch Abstinenz häufig nicht mehr wesentlich verbessern.

Insbesondere alkoholabhängige Patienten mit Virushepatitis sind eine Risikogruppe für die Entwicklung eines *hepatozellulären Karzinoms*. Es entwickelt sich bei 5–10% aller Patienten mit Alkoholzirrhose. Bei Patienten mit Alkoholzirrhose und Hepatitis-C-Infektion liegt das Risiko für die Entwicklung eines hepatozellulären Karzinoms bei 81%! Insofern ist für alkoholkranke Patienten mit Virushepatitis, insbesondere HBV und HCV, die Kontrolle des Alkoholkonsums bzw. Abstinenz von vitaler Bedeutung.

Therapie. Im Vordergrund der Behandlung leberkranker Patienten mit Alkoholproblemen steht das Ziel der Abstinenz. Eine sachliche und klare Information des Patienten über den Zusammenhang von Alkoholkonsum und Lebererkrankung sowie über die Prognose der Erkrankung in Abhängigkeit vom weiteren (Trink-) Verhalten veranlaßt die Patienten in aller Regel zum Nachdenken und wird so zum Grundstein für eine Veränderungs- oder auch Abstinenzbereitschaft. Die sich unter Abstinenz bessernden Laborparameter und die abnehmenden klinischen Beschwerden können den Patienten ermutigen, auf dem eingeschlagenen Weg auch nach der somatischen Gesundung fortzufahren. Gerade Patienten mit Alkoholabusus werden bei guter Kooperation mit dem behandelnden Arzt, ggf. in Abstimmung mit einer ambulanten suchtspezifischen Beratungs- oder Behandlungsstelle, häufig abstinent.

Suchtkranke Patienten mit fortgeschrittener Leberzirrhose zeigen häufig entweder eine fortgesetzt verleugnende, manchmal eine stark fatalistische Grundhaltung. Die Behandlung dieser schwerst kranken Patienten unter stationären Bedingungen wirft besondere Probleme auf, wenn diese sich an diätetische Vorgaben und das stationäre Abstinenzgebot nicht halten. Patienten mit ausgeprägtem Aszites bedürfen wegen der Gefahr eines hepatorenalen Syndroms einer stationären Behandlung. Wenn es nicht gelingt, eine adäquate Diurese medikamentös sicherzustellen, besteht bei eingetretenem Nierenversagen eine fast 100%ige Letalität.

Die Sterbebegleitung steht dann innerhalb des medizinischen Behandlungsauftrages im Vordergrund. In Einzelfällen kann die Indikation für eine Lebertransplantation geprüft werden und mit einem spezialisierten Zentrum hinreichend frühzeitig besprochen werden. Im Stadium der Dekompensation ist eine Lebertransplantation nicht mehr möglich. Voraussetzung ist die Bereitschaft zur vollständigen Abstinenz. Neuere Untersuchungen haben gezeigt, daß die Dauer der Abstinenz vor der Lebertransplantation für die Prognose einer anhaltenden Abstinenz nach der Transplantation einen geringen Aussagewert hat. Erneuter

Alkoholabusus nach der Transplantation ist erwartungsgemäß mit einer erheblichen Mortalität verbunden.

Bei Patienten mit entsprechender Compliance sollte nach Ösophagusvarizen gefahndet werden. In manchen Fällen ist eine Primärprophylaxe der Blutung medikamentös oder mit Gummibandligatur indiziert.

Pankreasschäden bei chronischem Alkoholkonsum

Ethanolmetaboliten sowie unbestimmte Begleitstoffe alkoholischer Getränke schädigen die Bauchspeicheldrüse und führen zu einem veränderten Sekretionsverhalten. Die häufigste alkoholbedingte Pankreaserkrankung, die sich in akuten Schüben manifestierende chronische alkoholische Pankreatitits, tritt vorwiegend bei Männern im mittleren Lebensalter auf, die mehrjährig im Übermaß Alkohol konsumiert haben. Dabei entwickelt sich sukzessive sowohl ein exokriner als auch ein endokriner Funktionsverlust, die aber nur selten zeitlich parallel verlaufen.

Klinisches Bild. Das Beschwerdebild der Pankreatitis wird bestimmt durch die zunehmend eingeschränkte exokrine und endokrine Pankreasfunktion. Akute Oberbauchschmerzen mit gürtelförmiger Ausstrahlung in den Rücken sind das Leitsymptom der alkoholinduzierten chronischen Pankreatitis. Dabei besteht ein Zusammenhang zwischen der Menge konsumierten Alkohols und dem Risiko, an einer Pankreatitis zu erkranken. Der weitere Verlauf der chronischen Pankreatitis ist gekennzeichnet durch wiederkehrende Episoden akuter Schmerzexazerbation. Bei der Mehrzahl der Patienten, die nach durchschnittlich 10–15 Jahren eine alkoholinduzierte Pankreatitis entwickeln, wird im weiteren Verlauf die Diagnose einer chronischen kalzifizierenden Pankreatitis gestellt. Als bedeutsamste Komplikationen der chronischen Pankreatitis imponieren Pseudozysten, Gallengangsstenosen, Pfortader- und Milzvenenthrombosen sowie die sich im Laufe der Jahre entwickelnde exokrine und endokrine Pankreasinsuffizienz.

Therapie. Im Vordergrund der Behandlung steht auch hier die Kontrolle des Suchtmittelkonsums mit dem Ziel der Abstinenz. In akuten Phasen steht für die Betroffenen die Schmerzbehandlung im Vordergrund. Zur Behandlung der exokrinen Pankreasinsuffizienz sind spezifische Diätempfehlungen sowie eine Substitution von Enzymen und Vitaminen erforderlich. Bei endokriner Pankreasinsuffizienz ist neben der Diät eine kontrollierte Insulinsubstitution erforderlich. Die besonderen Gefahren eines hypoglykämischen Schocks müssen bei der Einleitung einer evtl. schlecht kontrollierten Insulinsubstitution angemessen bedacht werden.

Beschwerden des Magen-Darm-Traktes und chronischer Alkoholkonsum

Alkoholische Getränke werden über den Magen-Darm-Trakt aufgenommen. Klinisch stehen Krankheitsbilder des Verdauungstraktes weniger im Vordergrund. Neben den alkoholinduzierten Erkrankungen wie Ösophaguskarzinom und erosive hämorrhagische Gastritis steht der Einfluß von Alkohol auf die Resorptionsfunktion des Dünndarms im Vordergrund des klinischen Interesses.

Klinisches Bild. Alkohol führt zu einer direkten Schädigung der Schleimhäute, insbesondere bei hochprozentigem Konsum. Die Mukosaschäden in der Mundhöhle führen zu einer erhöhten Zellregeneration, die ihrerseits über Dysplasien und Leukoplakien zu einem erhöhten Karzinomrisiko in diesem Bereich beiträgt. Die Schädigung der Mundflora begünstigt Entzündungsprozesse, z. B. Zahnfleischentzündungen, Entzündungen der übrigen Mundschleimhäute i. S. einer Stomatitis, Entzündungen des Rachenraumes und der Zunge. Durch die „verbrannte" Zunge („alcoholic burn") sind die Geschmacksempfindungen reduziert. Alkoholbedingt atrophieren auch die Speicheldrüsen. Die reduzierte Speichelproduktion beeinträchtigt die physiologische Mundflora sowie die Immunabwehr in der Mundhöhle. Entzündungen im Mundbereich und geschädigte Zähne unterhalten einen ausgeprägten Foetor ex ore.

Im Ösophagus kommt es über den Alkohol ebenfalls zu einer deutlichen Mukosaschädigung. Es führt dadurch zu Entzündungen, bahnt und erleichtert damit den zellulären Eintritt von Karzinogenen. So ist gerade bei zusätzlichem Tabakkonsum, aber auch bei Schornsteinfegern das Risiko für die Ausbildung von Ösophaguskarzinomen bis zum 44fachen erhöht. Alkohol reduziert die Peristaltik des Ösophagus, reduziert zumindest zu Beginn von Konsumphasen den Sphinktertonus des unteren Ösophagussphinkters und begünstigt damit in Verbindung mit toxischen Schleimhautschäden das Auftreten einer chronischen Refluxösophagitis. In der unteren Speiseröhre bildet sich unter diesen Umständen hochprismatisches Zylinderepithel (Barett-Syndrom), das seinerseits – in den letzten Jahren gehäuft – in Adenokarzinome übergeht.

Im Magen stimulieren nichtdestillierte alkoholische Getränke wie Bier, Wein, Sekt, Sherry und Martini nahezu maximal die Magensäuresekretion. Höherprozentige destillierte Spirituosen haben diesen Stimulationseffekt nicht. Stattdessen wirken Alkoholika mit einem Alkoholgehalt über 10 Vol.% konzentrationsabhängig direkt toxisch auf die Magenschleimhaut. Durch diese direkte Mukosaschädigung kommt es klinisch zu einer akuten hämorrhagischen alkoholischen Gastritis. Meistens klagen die Patienten über häufiges morgendliches Erbrechen, nicht selten mit Blutbeimengungen (DD: Ösophagusvarizenblutung!). Bei schwer alkoholabhängigen Patienten, die dann auch Alkohol nicht mehr bei sich behalten können, kann es so zu schweren Entzugssyndromen kommen. Besondere Vorsicht ist bei insulinpflichtigen Alkoholikern geboten, bei denen es schnell zu einer bedrohlichen Ketoazidose mit den klinischen Zeichen der Hyperventilation kommen kann. Unter Nahrungs- und Alkoholkarenz heilt die akute hämorrhagische alkoholische Gastritis nach 24–48 Stunden ab.

Für die Mukosa des Dünndarms sind höhere Alkoholkonzentrationen in gleicher Weise schädigend. Durch die geschädigte Mukosa treten vermehrt großmolekulare Endotoxine in den Pfortaderkreislauf über, die ihrerseits vor allem in der Leber Entzündungsprozesse unterhalten. Zudem führen höhere Alkoholkonzentrationen im Dünndarm zu einer Absorptionshemmung vor allem von Monosacchariden, Aminosäuren, Fetten und einzelnen Vitaminen, insbesondere Thiamin. Störungen der Wasser- und Elektrolytabsorption tragen bei zur Durchfallneigung bei Patienten mit chronischem Alkoholismus. Schließlich ist der Prozentsatz kolorektaler Neoplasien bei Patienten mit chronischem Alkoholismus erhöht. Der Nachweis von okkultem Blut im Stuhl erfordert deswegen gerade bei dieser Personengruppe eine sorgfältige endoskopische Abklärung.

Rückwirkungen von Alkoholkonsum auf das Herz-Kreislauf-System

Nachdem einzelne Untersuchungen belegen konnten, daß der Alkoholkonsum von ein bis zwei Drinks am Tag (entsprechend etwa 10 g Alkohol) das *Infarktrisiko* reduziert, wird wieder verstärkt diskutiert, ob es nicht doch eine medizinisch indizierte Verordnung von Alkoholkonsum geben könne. Bei näherer Betrachtung zeigt sich, daß diese Aussage vor allem für ältere Patienten ab 45 Jahre gilt und daß auf keinen Fall mehr als 10 g Alkohol pro Tag konsumiert werden dürfen, weil sonst die andernorts auftretenden Gesundheitsschäden den Nutzen überwiegen. Die Bedeutung dieses Themas für den klinischen Alltag ist unter diesen Bedingungen als marginal einzuschätzen. Alkoholkonsumierenden Risikopatienten wird man zu einem mäßigen Konsum in o. g. Sinne raten, überzeugt abstinente Patienten deswegen nicht zum Alkoholtrinken animieren. Zudem sind die meisten Alkoholiker gleichzeitig Raucher mit dadurch erhöhtem Risiko für koronare Herzerkrankungen.

Dabei sind für Patienten mit Herz-Kreislauf-Problemen eine Reihe anderer bedeutsamerer Aspekte zu beachten. So führt sowohl der Alkoholkonsum selbst als auch der Alkoholentzug akut zu Störungen in der Reizleitung des Herzens. Während chronischer Alkoholismus klinisch im wesentlichen mit *supraventrikulären Rhythmusstörungen* assoziiert ist, so gibt es auch Hinweise auf einen Zusammenhang zwischen Ethanolkonsum und ventrikulären Rhythmusstörungen. Gelegentlich beobachtet man im Entzug ein paroxysmales Vorhofflimmern mit Tachykardie. Der plötzliche Herztod ist bei Patienten mit hohem Alkoholkonsum überdurchschnittlich häufig.

Klinisch bedeutsam ist zudem die *alkoholische Kardiomyopathie*, die bei etwa 1–2% aller Patienten mit chronischem Alkoholabusus auftritt. Für die Manifestation einer Kardiomyopathie ist offenbar die lebenslang kumulativ aufgenommene Alkoholmenge entscheidend.

In einer Vielzahl von epidemiologischen Untersuchungen konnte zudem ein linearer Zusammenhang zwischen Alkoholismus und *Hypertonus* nachgewiesen werden. Vor allem die systolischen Blutdruckwerte steigen ab einem täglichen Alkoholkonsum von 1–2 Drinks kontinuierlich bis zu einem Tageskonsum von sechs Drinks an, unabhängig von der Darreichungsform. Bei einer noch höheren Konsummenge von 9 Drinks und mehr führen gesundheitliche Folgeschäden an anderer Stelle zu einer Senkung des Blutdruckes.

Alkoholtoxische Schädigung des peripheren Nervensystems

Eine Schädigung des periphereren Nervensystems im Zusammenhang mit chronischer Alkoholabhängigkeit ist häufig. Diese alkoholische Polyneuropathie ist offenbar primär toxisch-nutritiv bedingt. Unter Abstinenzbedingungen zeigen sich innerhalb von Wochen erhebliche Besserungen.

Klinisches Bild. Das klinische Bild der alkoholischen Polyneuropathie ist typisch, aber nicht spezifisch (Neundörfer u. Claus 1985). Am Anfang stehen subjektiv empfundene Beschwerden: Sensible und motorische Reizerscheinungen, Parästhesien an Zehen und Füßen, das Gefühl brennender Fußsohlen („burning feet") sowie nächtliche Muskelkrämpfe besonders in den Waden. Die nach dem Alkoholentzug nachweisbare Druckschmerzhaftigkeit der Waden gilt als charakteristisch. Bei der körperlichen Untersuchung fallen zunächst die fehlenden Archilles-Sehnen-Reflexe (ASR) und Störungen der Tiefensensibilität auf, insbesondere Störungen des Lageempfindens an den Zehen („Pseudotabes alcoholica"). Im weiteren Verlauf treten dann Oberflächensensibilitätsstörungen und motorische Ausfälle hinzu. Diese Ausfälle haben ein symmetrisches Verteilungsmuster und sind distal betont. Die oberen Extremitäten sind selten betroffen. Die Sensibilitätsstörungen sind sockenförmig, spätere motorische Störungen betreffen zunächst den N. peronaeus. Aus dem Lähmungstyp resultiert der typische „Storchengang" dieser Patienten. Frühzeitig sind dann auch Muskelatrophien erkennbar. Viszeral autonome Fasern können in seltenen Fällen ebenfalls betroffen sein.

Therapeutische Aspekte. Unter Abstinenzbedingungen ist die Prognose gut mit meist vollständiger Rückbildungstendenz. Zur Unterstützung können Vitamin B, bei Schmerzen auch Thioctsäure appliziert werden. Ob sich die spontane Besserungstendenz der alkoholischen Polyneuropathie dadurch wirklich steigern läßt, ist fraglich.

Alkohol, Blut und Immunsystem

Chronischer Alkoholkonsum verursacht quantitative und qualitative Schädigungen in allen drei Zellreihen der Hämatopoese. Laborchemisch zeigen sich die alkoholtoxischen Effekte am häufigsten in einer Makrozytose der Erythrozyten, die nur zum Teil auf einen Folsäuremangel zurückzuführen ist. Sie normalisiert sich bei Abstinenz innerhalb von mehreren Wochen.

Anämische Zustände sind meist entweder durch Folsäuremangel, Vitamin-B_{12}-Mangel oder durch latente Blutungen aus der alkoholtoxisch geschädigten Schleimhaut des Magen-Darm-Traktes bedingt. Langjährig hochdosierter Alkoholkonsum führt weiterhin zu Schädigungen des Gerinnungssystems: Bei einem hohen Prozentsatz der Patienten kommt es durch eine Hemmung der Thrombozytenbildung sowie eine erhöhte Abbaurate bei verkürzter Lebensdauer der Thrombozyten zu einer deutlichen Thrombopenie. Unter Abstinenzbedingungen kommt es gelegentlich zu einer Rebound-Thrombozytose. Bei gleichzeitiger Leberzirrhose kommt eine Störung des plasmatischen Gerinnungssystems hinzu.

Das zelluläre Immunsystem wird in multipler Weise durch Alkohol beeinträchtigt. Im Knochenmark wird die Proliferation von Stammzellen der Granulozyten sowie die Reifung von T-Lymphozyten, im Blut bei den B-Lymphozyten die

Antikörpersynthese insbesondere bei zuvor unvertrautem Antikörperkontakt gehemmt. Die Proliferation von T-Lymphozyten ist beeinträchtigt. Beim Großteil der Patienten mit alkoholinduzierter Leberzirrhose ist die Chemotaxis der neutrophilen Granulozyten gestört, gleichzeitig ist unter Alkoholeinfluß die Funktion von Monozyten und Makrophagen beeinträchtigt. Daraus resultiert insgesamt eine deutliche Beeinträchtigung des Immunsystems. Schwere Entzündungen, z. B. Pneumonien, führen deswegen bei chronisch alkoholabhängigen Patienten gehäuft zum Tode.

Alkoholkonsum und Lungenerkrankungen

Alkoholkranke Patienten sind fast ausnahmslos gleichzeitig langjährige Raucher. Gerade im höheren Lebensalter sind pulmonale Beeinträchtigungen dieser Patienten fast obligat und nicht selten von internistischer Seite in der Symptomatik führend, insbesondere eine chronische Bronchitis, Lungenemphysem mit Cor pulmonale sowie chronisch-obstruktiver Lungenerkrankung (COLD), nicht zuletzt auch Bronchialkarzinomen.

Bei langjährig alkoholkranken Patienten lassen sich zudem gehäuft abszedierende Pneumonien und Pleuraempyeme beobachten, die klinisch anfangs kaum von Fieber oder anderen klassischen Entzündungszeichen begleitet sind. Bei reduziertem Immunstatus (s. oben) nehmen diese Erkrankungen häufig einen sehr schweren Verlauf. Differentialdiagnostisch ist an eine Tuberkulose, ggf. mit Kavernenbildung, zu denken, die bei Alkoholikern ebenfalls gehäuft diagnostiziert wird. Die Indikation zu einem Röntgen-Thorax sollte deswegen großzügig gestellt werden.

Alkoholkonsum und Stoffwechsel

Alkohol greift in unterschiedlichster Weise in Stoffwechselprozesse ein. So wird fast jede Form einer Dyslipidämie durch Alkoholkonsum verschlechtert. Alkohol muß zudem als Risikofaktor für die Entwicklung einer Adipositas angesehen werden, Übergewicht wiederum ist fast immer mit einer Dyslipidämie vergesellschaftet. Daß das HDL-Cholesterin als potentiell protektiver Faktor bezüglich der Entwicklung einer Atherosklerose bei Patienten mit hohem Alkoholkonsum relativ erhöht ist, wiegt die alkoholinduzierten Schädigungen nicht auf.

Alkohol führt durch eine Hemmung der Harnsäureausscheidung in der Niere gerade im unmittelbaren Zusammenhang mit Trinkexzessen zu akuten Gichtanfällen. Bei Alkoholabstinenz sinkt der Harnsäurespiegel im Alkoholentzug auch ohne weitere Therapie zügig. Der größte Teil der Patienten mit klinisch manifester Hyperurikämie ist übergewichtig. Gleichzeitig sind die Plasma-Triglyzeridspiegel häufig erhöht. Alkoholkonsum ist als Risikofaktor für alle drei Symptome relevant.

Für Patienten mit hereditären Defekten des Porphyrinstoffwechsels ist Alkohol ein bedeutsamer Manifestationsfaktor. Auch bei symptomatischen hepatischen Porphyrien muß Alkohol unbedingt gemieden werden.

Alkoholkonsum und endokrine Funktionen

Alkohol beeinflußt die verschiedenen endokrinen Systeme in unterschiedlicher Weise. So führt akuter Alkoholkonsum zu einem Absinken des *ADH-Spiegels* im Serum und damit zu einer verstärkten Diurese mit den Zeichen der Dehydratation. Bei alkoholabhängigen Patienten kann im Entzug der ADH-Spiegel inadäquat hoch sein. Flüssigkeitshaushalt und Elektrolyte müssen deswegen im Entzug streng überwacht werden.

Bei akuter wie chronischer Alkoholeinnahme ist der *STH-Spiegel* (somatotropes Hormon) meist erhöht. Chronischer Alkoholkonsum führt umgekehrt zu erniedrigten *Schilddrüsenwerten*. Beides bleibt klinisch i. d. R. irrelevant. Bei vorbestehender Hyperthyreose kann eine akute Alkoholintoxikation eine thyreotoxische Krise auslösen.

Alkohol führt zu *Kalziumstoffwechselstörungen* sowie zu verschiedenen Formen der Osteopathie. Radiologisch findet sich sehr häufig eine ausgeprägte Osteoporose, z. T. mit Wirbelkörpersinterungen. In der Niere führt chronischer Alkoholkonsum zu einer Stimulation des *Renin-Angiotensin-Aldosteron-Systems*, was zur Entwicklung einer *Hypokaliämie* (besonders im Entzug) sowie zur schon angesprochenen arteriellen Hypertension wesentlich beiträgt.

Alkohol wirkt auf die männlichen Testes direkt toxisch und senkt dadurch den *Testosteronspiegel* im Serum. Die *Spermatogenese* wird offenbar auch ohne das Vorliegen eines Hypogonadismus gehemmt. Vor allem im Zusammenhang mit zirrhotischem Leberumbau kommt es beim Mann zur *alkoholinduzierten Gynäkomastie* sowie zu weiteren Zeichen der Feminisierung. Analog kommt es bei Frauen zu reduzierter *Fertilität*. Langjähriger Alkoholkonsum führt bei der Frau meist zur Oligomenorrhoe und zur Rückbildung der sekundären Geschlechtsmerkmale. Die *Libido* ist beim Mann wie bei der Frau je nach Menge, Geschwindigkeit und Dauer des Alkoholkonsums initial abgeschwächt oder gesteigert.

Literatur

Neundörfer B, Claus D (1985) Differentialdiagnose, Pathogenese und Therapie der alkoholischen Polyneuropathie. Fortschr Neurol Psychiat 53:241–248

Seitz HK, Lieber CS, Simanowski UA (1995) Handbuch Alkohol, Alkoholismus, Alkoholbedingte Organschäden. Johann Ambrosius Barth, Leipzig Heidelberg

Singer MV, Teyssen S (1999) Alkohol und Alkoholfolgekrankheiten – Grundlagen, Diagnostik, Therapie. Springer, Berlin Heidelberg New York

Alkoholentzugssyndrom

Chronischer übermäßiger Alkoholkonsum führt mittelfristig zu zentralnervösen Adaptationsprozessen, die sich klinisch unter anderem als Toleranzphänomen bemerkbar machen. Unter fortwährendem Alkoholeinfluß stellt sich neurophysiologisch und klinisch ein neues Gleichgewicht ein, so daß z. B. sog. „Spiegeltrinker" unter ihrem „normalen" Alkoholspiegel klinisch fast unauffällig wirken.

Unter Abstinenzbedingungen gerät das im Rahmen der Toleranzentwicklung unter Alkoholeinfluß entstandene Gleichgewicht wieder in eine Dysbalance, die sich klinisch als Entzugssymptomatik bemerkbar macht. Typischerweise verhalten sich die Entzugssymptome jeweils gegensätzlich zur ursprünglichen Wirkung des Suchtmittels (Abb. 2.4).

Psychische Entzugssymptome. Zu Beginn eines Entzuges stehen psychische Symptome meist im Vordergrund, insbesondere Unruhe, Ängstlichkeit, erhöhte Reizbarkeit und Schlaflosigkeit, begleitet von Aufmerksamkeits- und Konzentrationsstörungen.

Vegetative bzw. somatische Entzugssymptome. Klinisch am eindrücklichsten ist das ausgeprägte Schwitzen, zudem klagen die Betroffenen über Mundtrockenheit und Juckreiz. Es kommt zu hypertonem Blutdruck und Tachykardie sowie zu verschiedenen gastrointestinalen Symptomen, insbesondere Appetitmangel, Übelkeit, Erbrechen, Durchfällen und Magenschmerzen.

Von neurologischer Seite imponiert ein unterschiedlich ausgeprägter Tremor insbesondere der Hände, zudem finden sich Artikulationsstörungen, Ataxie und Parästhesien sowie ein Nystagmus.

Entzugskrampfanfälle. Eine Reihe von Patienten neigen im Alkoholentzug zu Entzugskrampfanfällen vom Grand-mal-Typ. Sie leiten gehäuft ein Entzugsdelir ein. Im Gegensatz zu diesen Gelegenheitsanfällen, die in der Regel an den Alkoholentzug gebunden bleiben, sind fokale Anfälle durch den Alkoholentzug

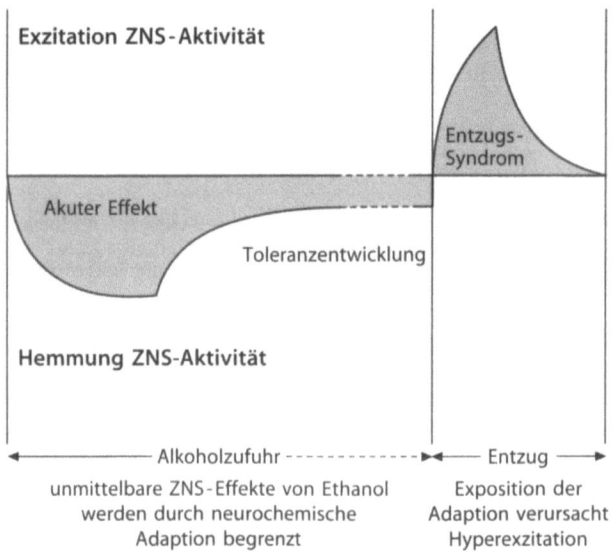

Abb. 2.4. Bei gewohnheitsmäßigem Trinken gleichen die Neuronen die inhibitorische Wirkung des Alkohols aus. Sie werden erregbarer. Dies hat zur Folge, daß die an Alkohol adaptierten Neuronen bei Entzug übererregbar werden. (Modifiziert nach Ärztezeitung, Sonderdruck 15)

allein nicht zu erklären und erfordern in jedem Fall eine weitergehende Diagnostik. Differentialdiagnostisch müssen pseudoepileptische Anfälle bedacht werden.

Delirium tremens. Die geschilderten prädeliranten Symptome können in ein Delirium tremens übergehen. Dieser Begriff wurde 1813 von Sutton erstmalig gebraucht und beschreibt die schwerste Form eines Alkoholentzugssyndroms. Dabei ist zu beachten, das mit dem Begriff Delir alle akuten psychischen Störungen beschrieben werden, die eine organische Ursache haben und die mit einer Bewußtseinsstörung und kognitiven Beeinträchtigungen einhergehen.

Als typische Prodromi des Delirium tremens gelten Schlaflosigkeit, Zittrigkeit, Angst und Entzugskrampfanfälle. Im Labor gelten Elektrolytstörungen im Vorfeld eines Delirs als überzufällig häufig. Das führende Symptom des ausgeprägten Delirs ist die Bewußtseinstrübung mit verminderter Aufmerksamkeit, Orientierungsstörungen, Wahrnehmungsstörungen sowie der Unfähigkeit, die Aufmerksamkeit gezielt zu richten und aufrechtzuerhalten. Die Kognition ist global beeinträchtigt mit formalen wie inhaltlichen Denkstörungen bis hin zu einer wenig systematisierten Wahnentwicklung. Neben der Desorientiertheit bestehen Merkfähigkeitsstörungen bei weitgehend erhaltenem Altgedächtnis. Klinisch beobachtet man psychomotorische Störungen, wobei Nestelbewegungen, Schreckhaftigkeit, Antriebsstörungen und eingeschränktes Reaktionsvermögen im Vordergrund stehen. Es kommt zu Störungen des Schlaf-Wach-Rhythmus mit nächtlicher Verschlechterung der Symptomatik sowie zu Alpträumen, die nach Erwachen als Halluzinationen oder Illusionen fortbestehen können. Alle Symptome können im Verlaufe eines Delirs stark wechseln oder verschwinden (Wetterling 1994). Die Patienten sind in unterschiedlicher Weise von ihren Symptomen distanziert. So gibt es häufiger Patienten mit illusionären Verkennungen oder optischen bzw. akustischen Halluzinationen, die sich darüber bewußt sind, daß diese Erscheinungen nicht real sein können. Umgekehrt erleben viele delirante Patienten ihre Fehlwahrnehmungen als so realistisch, daß sie sich auch nach Abklingen des Delirs nicht vorstellen können, daß es sich um Wahrnehmungsstörungen gehandelt hat. Die meisten Patienten können sich nach Abklingen des Delirs gut an diese Phase erinnern.

Dauer des Alkoholentzuges. Der Alkoholentzug dauert meist zwei bis vier Tage, gelegentlich bis zu eine Woche. Epileptische Anfälle, die meist innerhalb der ersten beiden Tage auftreten, und Bewußtseinsstörungen im Rahmen eines Delirs verlängern die notwendige Erholungsphase. Delirante Symptome beginnen oft plötzlich mit deutlichen Tagesschwankungen. Unter suffizienter Behandlung klingt die Symptomatik nach Stunden bis Tagen wieder ab. Gelegentlich gehen delirante Phasen in ein amnestisches Syndrom („Korsakow-Syndrom") über. In vielen anderen Fällen persistieren zunächst kognitive Störungen, die nur allmählich – abhängig von der zerebralen Vorschädigung – im Laufe von Wochen abklingen.

Risikofaktoren. Bei allen Patienten, bei denen schon einmal Entzugskrampfanfälle oder Delirien aufgetreten sind, muß im Rahmen eines erneuten Entzugs mit einem Rezidiv gerechnet werden. Besonders gefährdet sind Patienten mit vorbestehender Hirnschädigung und schlechtem Allgemeinzustand. Die erhöhte Kreislaufbelastung im Entzug gefährdet vor allem hypertone Patienten sowie Entzugspatienten mit kardialer Vorschädigung. Gesteigerte Unruhe und Ängstlichkeit triggert bei vielen disponierten Personen das Auftreten von vital bedrohlichen Asthmaanfällen. Ältere und körperlich hinfällige Patienten sind durch ataktische Störungen im Entzug in besonderer Weise sturzgefährdet. Hirnorganisch vorgeschädigte Patienten sind im Entzug eher verwirrt, besonders bei Dunkelheit, und bedürfen besonderer Aufsicht.

Differentialdiagnose. Das Alkoholentzugsdelir unterscheidet sich klinisch nicht von deliranten Syndromen anderer Genese. Das Delir ist differentialdiagnostisch abzugrenzen von der Demenz, bei der kognitive Störungen und Gedächtnisstörungen im Vordergrund stehen. Im Rahmen einer Demenz können passager delirante Bilder auftreten. Vorübergehende „Verwirrtheitszustände" werden anders als im angloamerikanischen Raum im deutschen Sprachraum nicht als Delir bezeichnet.

Delirien können sehr unterschiedliche Ursachen haben, die auch beim alkoholkranken Patienten diffentialdiagnostisch zu berücksichtigen sind. Zudem schließen sie sich wechselseitig nicht aus. Auf Medikamente, die delirante Symptome auslösen können, sollte während des Delirs möglichst weitgehend verzichtet werden. Zu Medikamenten, die ein Delir induzieren können, gehören insbesondere verschiedene Antibiotika und Virostatika, anticholinerg wirksame Medikamente, Antikonvulsiva, Anti-Parkinson-Medikamente, Kortikosteroide, Digitalis-Derivate und verschiedene andere Medikamente. Gerade ältere Patienten neigen zu deliranten Symptomen bei Dehydratation und entwickeln unter den genannten Medikamenten schnell delirante Symptome, aber auch bei plötzlichem Absetzen einer Schlafmedikation z.B. bei langjährig bestehender Benzodiazepin-low-dose-Dependency. Bei bekannter Alkoholanamnese kann ein Delir, gerade wenn eine der Intoxikation nicht angemessene Bewußtseinstrübung stark im Vordergrund steht, Hinweis auf eine intrakranielle Blutung sein. Insofern müssen delirante Syndrome gerade bei unbekannten Patienten immer Anlaß sein für eine aufmerksame Anamnese (Fremdanamnese!) sowie eine gründliche körperliche und laborchemische Untersuchung (s. Tabelle S. 78).

Literatur

N.N. (1998) Die Anti-Craving-Substanz dämpft die neuronale Exzitation bei Alkoholentzug. Ärzte-Zeitung, Sonderdruck 15 (118):2

Wetterling T, Veltrup C (1997) Diagnostik und Therapie von Alkoholproblemen. Ein Leitfaden. Springer, Berlin Heidelberg New York

Tretter F, Bussello-Spieth S, Bender W (1994) Therapie von Entzugssyndromen. Springer, Berlin Heidelberg New York

Tretter F (2000) Suchtmedizin: Der suchtkranke Patient in Klinik und Praxis. Schattauer, Stuttgart New York, S 280–289

Kombinierter Konsum von Alkohol und anderen Suchtmitteln

Bei offensichtlich alkoholabhängigen Patienten wird dem gleichzeitigen Konsum anderer Suchtmittel oft (zu) wenig Aufmerksamkeit geschenkt. So verursachen gerade der gemeinsame Konsum von Alkohol und Tabak eine Reihe schwerster gesundheitlicher Schäden (s. S. 41 u. S. 184).

Neben dem Tabakkonsum steht sicher der gleichzeitige Konsum von Alkohol und Benzodiazepinen im Vordergrund. Von einer hohen Dunkelziffer ist auszugehen. Die Angaben der Lebenszeitprävalenz für gleichzeitige Benzodiazepineinnahme schwanken zwischen 29 und 71 %, ohne daß der individuelle Stellenwert des Benzodiazepinkonsums dabei immer hinreichend deutlich wird. Alkoholkonsumenten bevorzugen offenbar stark lipophile Präparate wie Diazepam und Flunitrazepam mit zügigem Wirkungseintritt. Der therapeutische Gebrauch mit dem Hauptanliegen von Anxiolyse, beruhigender und schlafanstoßender Wirkung steht offenbar im Vordergrund und wird von den jeweiligen Konsumenten sehr geschätzt. Gerade bei Patienten, die Alkohol im Sinne einer Selbstmedikation verwenden, ist eine Suchtverlagerung deswegen besonders naheliegend. Wenn Patienten mit bekannter Alkoholabhängigkeit auf Benzodiazepine „umsteigen", ist dies nach außen sozial deutlich verträglicher. Insofern liegt für den alkoholabhängigen Patienten, der sich unter starkem Druck vom Alkohol distanzieren muß, die Versuchung nahe, schwierige Situationen am Arbeitsplatz oder aufgenötigte stationäre Behandlungen mit Benzodiazepinen zu überbrücken. Insofern sollte am Beginn jeder Alkoholentgiftung ein Urinscreening auf Benzodiazepine stehen. Falls Patienten während der Entgiftung gemessen an der therapeutischen Medikation unangemessen intoxikiert erscheinen oder wenn umgekehrt entgegen allen Erwartungen ein zunächst wenig eigenmotivierter Alkoholentzug überhaupt keine Probleme bereitet, sollten entsprechende Screenings wiederholt werden. Wenn allerdings im Verlaufe der Entzugsbehandlung ohnehin Benzodiazepine therapeutisch verordnet werden, wird ein latenter Beikonsum durch diese Medikation im Screening maskiert. Insofern muß das erste Screening auf jeden Fall vor der ersten Medikamentenvergabe erfolgen. Bei Patienten, die bzgl. eines zusätzlichen Benzodiazepinkonsums als gefährdet angesehen werden müssen, sollte auf Benzodiazepine als therapeutische Medikation auch im Entzug verzichtet werden.

Sehr viel seltener konsumieren alkoholabhängige Patienten neben dem Alkohol Clomethiazol. Leider ist bei all diesen Fällen von einer fachlich nicht vertretbaren hausärztlichen Verschreibung von Clometiazol an diese Patienten auszugehen. Häufig wenden sich diese Patienten an ihren Arzt und geben an, sie wollten dringend entgiften, könnten aber nicht ins Krankenhaus, weil die äußeren Umstände (Arbeitsplatz, Haustiere, kranke Familienmitglieder etc.) dies nicht zuließen. Häufig wird aus den gleichen Gründen auch ein täglicher Kontakt für unmöglich erklärt. Läßt der Hausarzt sich darauf ein, führt dies im größeren Teil der Fälle dazu, daß die Patienten Alkohol trinken und zusätzlich Clomethiazol einnehmen. Es kommt dadurch zu gefährlichen, schwer überschaubaren Mischintoxikationen. Da es sich meist um komorbide Patienten mit Angst- oder Borderlinestörungen handelt, sind ungesteuerte Konsummuster und suizidale Handlungen mittels Substanzkonsum nicht selten. Zudem wird eine spätere Entzugssituation in der Klinik dadurch erheblich erschwert, weil die an sich als Entzugsmedikation vorgesehenen Substanzen jetzt selbst Teil der Abhängigkeitsproblematik geworden sind. Ein ambulanter Entzug mit Clomethiazol ist deswegen grundsätzlich kontraindiziert.

Schließlich gibt es eine Reihe von alkoholabhängigen Patienten, die neben Alkohol und ggf. Benzodiazepinen auch Cannabis und andere illegale Drogen konsumieren. Cannabis wird von den Betroffenen meist nicht als Problem thematisiert. Der gleichzeitige Konsum von Designerdrogen markiert in der Regel die Gefahr drohender sozialer Desintegration. Bei der Verbindung von Alkoholkonsum und abhängigem Konsum von „harten" Drogen steht meist der illegale Drogenkonsum im Vordergrund. Problematisch ist insbesondere (hoher) Alkoholkonsum im Rahmen der Methadonsubstitution. Durch die kompetitive Hemmung wird bei gleichzeitigen Konsum von Alkohol und Methadon (oder anderen Opiaten wie Heroin) die Wirkung des Methadons deutlich gesteigert. Die Gefahr bedrohlicher Nebenwirkungen (Ateminsuffizienz) steigt dadurch deutlich an, insbesondere bei noch nicht bestehender Toleranzentwicklung. Es gehört deswegen zum Standard der Methadonvergabe (wie der Verordnung von Medikamenten insgesamt!), daß diese nur ausgegeben werden dürfen bei absoluter Nüchternheit (Kontrolle über Atemluft!). Viele substituierte Patienten weichen dem aus, indem sie nüchtern zur Methadonvergabe kommen und schon auf dem Weg nach Hause Alkohol nachtrinken, um die Wirkung des Methadons zu verstärken.

Literatur

Beisel J, Müller O, Wegener B (1993) Mehrfachabhängigkeiten. Gesundh Wes 55
Rittmannsberger H, Fischer F (1998) Benzodiazepingebrauch bei Alkohol- und Drogenabhängigen. Sucht 44 (4):266–272

Komorbidität von psychischen Störungen und Alkoholismus

Gibt es einen „primären" und einen „sekundären" Alkoholismus?

„Sucht hat immer eine Geschichte!" So plakatierte die Landesregierung NRW im Zusammenhang mit dem Landessuchtprogramm NRW in Städten und Gemeinden. Tatsächlich besteht die landläufige Auffassung, daß am Anfang einer Alkoholproblematik immer ein seelisches Problem stehen müsse. Hinter dieser Annahme stehen die gesellschaftlichen Erfahrungen der letzten 200 Jahre, daß Alkoholismus überzufällig häufig mit Armut, Arbeitslosigkeit und Verelendung vergesellschaftet ist.

Die wissenschaftlichen Erkenntnisse der letzten Jahrzehnte bestätigen die These, daß am Anfang einer Abhängigkeitsentwicklung immer eine seelische Krise oder Störung stehen müsse, nur bedingt. Gerade die biologische Suchtmedizin hat eine Reihe von Hinweisen zusammengetragen, daß ein deutlich erhöhtes Risiko für die Entwicklung einer Alkoholabhängigkeit bei vielen Patienten „primär" als Disposition angelegt ist und psychosozialen Bedingungen dann eher den Charakter eines Auslösers bekommen.

Alkoholismus und Genetik

Familienuntersuchungen haben schon früh belegt, daß in Familien von alkoholabhängigen Patienten Familienmitglieder mit eigener Alkoholproblematik überzufällig häufig sind und daß gerade bei Suchterkrankung der Eltern Vernachlässigung und Gewalterfahrungen der Kinder ein häufiges Phänomen sind. Die familiäre Häufung von Alkoholproblemen wurde daher am ehesten als soziales Problem gedeutet, dem durch Verbesserung der gesellschaftlichen Rahmenbedingungen entgegengearbeitet werden müsse.

Familienuntersuchungen mit Zwillingen und Adoptionskindern haben gezeigt, daß auch oder gerade in Familien, in denen Alkoholprobleme und fehlende Impulskontrolle häufiger vorkommen, der erbliche Faktor besonders bedeutsam ist.

Eine Zusammenstellung genetischer Untersuchungen mit suchtkranken Familien zeigt, daß Alkoholismus bei eineiigen Zwillingen deutlich häufiger ist als bei zweieiigen Zwillingen und daß früh wegadoptierte Söhne aus suchtkranken Familien deutlich häufiger eine Alkoholabhängigkeit entwickeln als früh wegadoptierte Kinder aus nichtsuchtkranken Familien.

Wenn es erbliche Faktoren für eine Alkoholabhängigkeit gibt, welche Prädiktoren lassen sich finden? Eine Suchtpersönlichkeit mit charakteristischen Wesenszügen, die in eine Alkoholabhängigkeit führen, hat sich nicht finden lassen. Dennoch haben Cloninger und nach ihm Babor eine Aufteilung in zwei Typen von Alkoholabhängigkeit formuliert, die in der wissenschaftlichen Öffentlichkeit große Beachtung gefunden haben. Dabei geht Cloninger davon aus, daß gerade der Typ II meist von den Vätern auf die Söhne übertragen werde und mit dissozialen Verhaltensmustern sowie einem neunfach erhöhten genetischen Risiko verbunden sei.

Als validesten Prädiktor hat Schuckit die frühe Alkoholsensitivität im Jugendalter herausgestellt. Demnach sind gerade die Jugendlichen für die Entwicklung einer Alkoholabhängigkeit besonders gefährdet, die beim ersten Kontakt Alkohol besonders gut vertragen. Dieser Befund ist insofern bemerkenswert, als unter männlichen Jugendlichen und Adoleszenten eine hohe Alkoholverträglichkeit häufig mit hoher sozialer Anerkennung verbunden ist. In der Infragestellung dieser Konnotation kann ein wichtiger erster Ansatzpunkt für ärztliche Primärprävention in der Arztpraxis liegen.

Eine besondere Vulnerabilität gegenüber der Entwicklung einer Alkoholabhängigkeit läßt sich auf verschiedenen Ebenen begründen. Aus neurophysiologischer Sicht wurde die Hypothese aufgestellt, daß eine reduzierte endogene Ansprechbarkeit des Wohlbefindlichkeitssystems („Reward-System") zu einem Bedürfnis nach gesteigerter exogener Stimulation dieser Strukturen über Suchtmittel wie Alkohol beitragen könnte. Aus lerntheoretischer Sicht wirkt es plausibel, daß Patienten, die auf Alkohol früh aversiv reagieren, weniger über Verstärkereffekte zu weiterem Alkoholkonsum animiert werden, während andere Patienten, die aufgrund veränderter neurophysiologischer Prädispositionen Alkohol als besonders stimulierend erleben, früh in eine Abhängigkeitsentwicklung einmünden, selbst wenn eine seelische Störung im engeren Sinne nicht vorliegt.

Alkoholkonsum ist in unserem Kulturraum ein gesellschaftlich akzeptiertes Genußmittel. Der Konsum von Alkohol an sich kann nicht als Hinweis auf eine vorbestehende psychische Störung angesehen werden. Die Tatsache, daß genetische Prädispositionen für die Entwicklung von Alkoholmißbrauch und -abhängigkeit offensichtlich gegeben sind, stärkt die Annahme, daß sich bei diesen Personen aus einem zunächst unproblematischen Konsum heraus eine primäre Abhängigkeit entwickeln kann, die ihre Ursachen überwiegend in einer veranlagten Disposition findet. Prophylaktischen Maßnahmen, z. B. eine reflektierte und geordnete Einführung in einen verantwortlichen und selbstgesteuerten Alkoholkonsum, käme bei dieser Personengruppe ein besonders hoher Stellenwert zu.

Modellvorstellungen über das Verhältnis von Alkoholismus und seelischer Störung

Lange Jahre wurde darüber gestritten, in welchem Verhältnis seelische Störungen und Alkoholismus zueinander stehen. Ist der problematische bzw. abhängige Alkoholkonsum Ursache oder Folge der seelischen Störung? Der Begriff der Komorbidität macht darüber keine Aussage. Der Struktur moderner Klassifikationssysteme wie dem DSM-IV und dem ICD-10 folgend, beschreibt er zunächst nur das gleichzeitige Bestehen zweier Störungsbilder, ohne gleichzeitig eine Hypothese über die wechselseitigen Kausalitäten oder Ursachen vermitteln zu wollen.

Dennoch kommt der behandelnde Arzt bei Diagnostik und Therapieplanung ohne Modelle, die dieses komorbide Verhältnis zwischen Alkoholismus und seelischer Störung beschreiben, nicht aus. Diese Modelle sollen im folgenden kurz charakterisiert werden (Abb. 2.5).

Abb. 2.5. Modellvorstellungen zum Verhältnis Alkoholismus – seelische Störung

Modell 1: Akzidentelle Suchtmittelinduzierte Störungen

Suchtmittelkonsum ⟶ Psychische Störung

Therapeutischer Hinweis: Besondere Berücksichtigung funktionaler Aspekte der Psychose

Modell 2: Suchtmittel als Selbstmedikation

Psychische Störung ⟶ Suchtmittelkonsum

Therapeutischer Hinweis: Würdigung des Patienten als Experten für die eigene Erkrankung

Modell 3: Unabhängig voneinander gemeinsam auftretende Störungen

Suchtmittelkonsum ⟶ Psychische Störung

Therapeutischer Hinweis: Wechselseitige Aufrechterhaltung bzw. Verstärkung beider Störungen, Notwendigkeit integrativer Therapiekonzepte mit paralleler Würdigung beider Erkrankungen!

Primärer Alkoholismus und sekundäre seelische Störung

Besteht primär eine Alkoholproblematik, so kann sich daraus sekundär eine Reihe von seelischen Störungsbildern ergeben. Offensichtlich ist dies zunächst während des Entzuges. Depressive, ängstliche, aber auch dissoziative und psychotische Störungen kommen vor und gehen im weiteren Verlauf mitunter in ein Delir, eine Alkoholhalluzinose oder ein amnestisches Syndrom über. Zudem können die massiven psychosozialen Auswirkungen des chronischen Alkoholismus via Vereinsamung, Verschuldung etc. psychoreaktiv in depressive oder auch Angststörungen übergehen. Suizidalität ist in dieser Personengruppe besonders häufig.

Primäre psychische Störung und sekundärer Alkoholismus

Alkohol galt in früheren Jahrhunderten als hochpotentes Psychopharmakon. Menschen mit seelischen Störungen, insbesondere mit depressiven Störungen und Angsterkrankungen, haben mitunter die gleiche Erfahrung gemacht und verwenden Alkohol im Sinne einer sog. „Selbstmedikation". Depressive Patienten schätzen den zunächst euphorisierenden Effekt des Alkohols, ohne die damit verbundene Labilisierung der gesamten Affektlage angemessen einschätzen und steuern zu können. So kippt die Stimmung bei steigendem Alkoholspiegel oft, so daß sich die depressive Symptomatik bis hin zu ausgeprägter Suizidalität eher verschlechtert. Noch eindrücklicher wird Alkoholkonsum von Angstpatienten erlebt („Mut antrinken"). Alkohol wirkt hier emotional ausgleichend, später sedierend und subjektiv in hohem Maße entlastend. Viele Patienten nutzen zudem die schlafanstoßende Wirkung des Alkohols. Schließlich machen gerade Patienten mit Somatisierungsstörungen und chronischen Schmerzsyndromen die Erfahrung, daß Alkohol entspannend wirkt und die Distanzierung von dem körperlich empfundenen Schmerz erleichtert.

Komorbidität von seelischer Störung und Alkoholismus

Wenn psychische Störungen einerseits und Alkoholerkrankungen andererseits jeweils mit einer gewissen statistischen Wahrscheinlichkeit auftreten, ist es evident, daß seelische Störungen und Alkoholismus in einem gewissen Prozentsatz unabhängig voneinander gemeinsam auftreten. Aber selbst bei einem zufälligen gemeinsamen Auftreten von Alkoholabhängigkeit und seelischer Störung treten im Verlauf beider Erkrankungen Wechselwirkungen auf, die den Gesamtverlauf beeinflussen. In typischer Weise kann dies am Beispiel depressiver Störungen gezeigt werden. Treten Depression und Alkoholismus gemeinsam auf, so lernen diese Patienten dabei auch den entlastenden Effekt des Alkoholkonsums, aber auch den labilisierenden Effekt des Entzuges kennen und reagieren darauf. Die relative Autonomie der einzelnen Störungsbilder erkennt man auch daran, daß eine erfolgreiche antidepressive Behandlung häufig zu einem besseren Wohlbefinden der Patienten führt, der Verlauf der Abhängigkeitserkrankung dadurch aber häufig nicht beeinflußt wird.

Gemeinsame Ursachen von seelischer Störung und Alkoholismus

Grundsätzlich ist es denkbar, daß seelische Störung und Alkoholabhängigkeit ihre Wurzel in der gleichen Grundstörung erkennen können. Naheliegend ist dies z.B. bei der dissozialen Persönlichkeitsstörung oder auch bei der Borderline-Persönlichkeitsstörung. Für beide Störungsbilder ist eine fehlende Impulskontrolle und ein ungesteuerter Konsum von Suchtmitteln so charakteristisch, daß man eine gemeinsame Ursache annehmen möchte.

Der Typ II nach Cloninger (s. oben) umschreibt einerseits wesentliche Merkmale der dissozialen Persönlichkeitsstörung, andererseits die hohe familiäre Disposition für die Entwicklung einer therapieschwierigen Alkoholabhängigkeit. Eine gemeinsame Ursache beider Störungen z.b. auf der Ebene des präfrontalen Kortex, wird diskutiert.

Alkoholismus und Angst

Das gemeinsame Auftreten von Alkoholabhängigkeit und Angst hat eine hohe klinische Relevanz. Alkoholabhängige mit Angststörungen zeigen häufigere und schwerere Rückfälle, konsumieren häufig weitere Suchtmittel und zeigen eine höhere Suizidalität.

Alkohol als Selbstmedikation

Eine Reihe von Studien zeigt, daß tatsächlich viele Patienten mit Alkoholproblemen Alkohol zur Bekämpfung von Angst einsetzen. Das muß nicht unbedingt bedeuten, daß sich die Alkoholabhängigkeit ausschließlich auf dem Hintergrund der Angststörung entwickelt hat. So manifestieren sich insbesondere phobische Störungen durchschnittlich schon um das 18. Lebensjahr und damit deutlich früher als Alkoholerkrankungen. Zudem ist der angstreduzierende Effekt von Alkohol auch Patienten vertraut, die keine Alkoholabhängigkeit entwickelt haben. Im weiteren Verlauf bewährt sich das Konzept der Selbstmedikation mit Alkohol für die Betroffenen zunehmend weniger, weil der Alkoholkonsum selbst und die Entzugssituationen auf die Dauer ihrerseits Ängste induzieren (s. unten).

Angst als Folge von chronischem Alkoholkonsum

Langjähriger Alkoholkonsum trägt offenbar auf vielfachem Wege zur Entstehung von Ängsten bei. Lange Alkoholkarrieren zerstören auf die Dauer den größeren Teil sozial stützender Systeme: Der Verlust des Arbeitsplatzes, der Familie, finanzieller Sicherheiten, der körperlichen Gesundheit etc. nimmt den Betroffenen das Gefühl sozialer Sicherheit und fördert so die Entstehung von Insuffizienzgefühlen, Unsicherheit und Ängsten. Zudem sind die Entzugssituationen für die Betroffenen stark aversiv besetzt und mit der Erwartung von Angst und körperlichem Leiden verbunden. Gerade im körperlichen Entzug selbst und der Zeit unmittelbar danach sind Angststörungen sehr ausgeprägt und die Patienten besonders unterstützungsbedürftig. Schließlich wird die Frage diskutiert, ob der chronische Alkoholeinfluß auf das ZNS unmittelbar die Balance der zentralnervösen Transmittersysteme beeinträchtigt, so daß es über einen längeren Zeitraum zu abnormen Reaktionen auf psychische und physiologische Stressoren z. B. in Form übersteigerter Angstreaktionen kommt. So haben klinische Beobachtungen gezeigt, daß selbst bei primärer Angsterkrankung und sekundärem Alkoholismus bedrohliche Exazerbationen der Angsterkrankung häufig erst später im Verlauf auftreten.

Alkoholismus und Depression

Depressive Störungen sind bei Patienten mit Alkoholproblemen besonders häufig. Die Beziehung zwischen beiden Störungen ist in der Regel sehr komplex. So sind depressive Verstimmungen in der Entzugsphase sehr häufig, rechtfertigen aber nicht die Diagnose einer manifesten depressiven Störung. Nach aktuell vorherrschender Auffassung ist eine Abstinenzdauer von zumindest 2–4 Wochen erforderlich, um eine von den alkoholinduzierten Störungen unabhängige Depression diagnostizieren zu können. Dabei spielen gerade in den ersten Wochen der Abstinenz psychoreaktive Mechanismen eine bedeutsame Rolle. Die Patienten sind in dieser Zeit mit den gesundheitlichen und psychosozialen Folgen ihres Alkoholkonsums konfrontiert (familiäre Probleme, Schwierigkeiten wegen des Arbeitsplatzes, Schulden etc.). Die charakteristischen Merkmale der Depression wie Schuld- und Insuffizienzgefühle stellen sich im Alltag schnell ein und sind dann häufig selbst wieder Anlaß, auf den entlastenden Alkoholkonsum zurückzugreifen.

Alkoholismus und Persönlichkeitsstörung

In früheren Jahren herrschte die Vorstellung, der Alkoholismus sei selbst eine Persönlichkeitsstörung, die durch Haltlosigkeit, dependente Beziehungsmuster und dissoziales Verhalten gekennzeichnet sei. Inzwischen ist deutlich geworden, daß es eine Alkoholpersönlichkeit nicht gibt, so daß in den modernen Klassifikationssystemen die Diagnose der Alkoholabhängigkeit keine Persönlichkeitsmerkmale benutzt (Mann 2000). Dennoch hat sich aus dem Denkmodell der Komorbidität heraus eine Reihe von Forschern mit dem Thema Alkoholismus und Persönlichkeitsstörungen befaßt.

Die quantitativ bedeutsamste Gruppe sind die alkoholabhängigen *Patienten mit antisozialer Persönlichkeitsstörung*. Insbesondere Gewalttaten kommen bei diesen Patienten unter Alkoholeinfluß gehäuft vor. Neben Reizbarkeit und Aggressivität gelten die Unfähigkeit, sich sozialen Normen anzupassen, durchgängige Verantwortungslosigkeit und fehlende Reue nach Straftaten zu den Charakteristika der antisozialen Persönlichkeitsstörung. Aus medizinischer Sicht korrespondiert damit ein fehlendes Problembewußtsein auch im Hinblick auf die Alkoholerkrankung.

Alkoholkranke Patienten mit antisozialer Persönlichkeitsstörung finden sich vor allem in Haftanstalten und in der forensischen Psychiatrie. Ihre Behandlung gilt als extrem schwierig, das Rückfallrisiko im Hinblick auf Alkoholkonsum wie auf Gewalttaten als besonders hoch. Welche Determinanten dafür verantwortlich sind, bedarf noch weiterer wissenschaftlicher Untersuchungen (Raine et al. 2000).

In psychiatrische Kliniken mit Pflichtversorgungsauftrag gelangen diese Patienten meist als Notfälle im Zusammenhang mit massiven Intoxikationen, aber auch nach Zwangseinweisung im Zusammenhang mit Suizidgefährdung, selbstschädigenden Handlungen oder nach Fremdgefährdung unter Alkoholeinfluß. Eine stabile Therapiemotivation ergibt sich selten.

Alkoholismus und Psychosen

Auch Patienten mit affektiven und schizophrenen Psychosen trinken bei Gelegenheit gerne Alkohol. Depressive Patienten erleben den Konsum als entlastend, bei manischen Patienten kann Alkoholkonsum Mittel zum Zweck der Entgrenzung werden. Auf eine Reihe schizophrener Symptome, z. B. Angst, Gefühle innerer Desintegration, Affektstörungen etc., wirkt Alkohol harmonisierend und wird deswegen von Patienten i. S. einer Selbstmedikation oder auch nur als Genußmittel eingesetzt.

Alkohol wird gleichzeitig als Ursache für eine Reihe von organischen Psychosen angesehen. Während der Zusammenhang beim Alkoholentzugsdelir (s. dort) oder bei der sog. Korsakow-Psychose offensichtlich ist, sind *Alkoholhalluzinosen* weiterhin Gegenstand einer kontroversen wissenschaftlichen Diskussion.

In der klinischen Arbeit mit Suchtkranken finden sich regelmäßig Patienten mit scheinbar isolierten Wahrnehmungsstörungen, insbesondere akustischen Halluzinationen bei ansonsten freiem Bewußtsein. Für eine Reihe dieser Patienten sind diese Stimmen ein ständiger Begleiter, von den Patienten nicht immer als quälend empfunden. Der Konsum von Alkohol steht zu diesem Stimmenhören meist in keiner stabilen Verbindung mehr, ist also unabhängig davon, ob der Patient gerade trinkt, entzügig ist oder gegenwärtig abstinent lebt.

Rückblickend stellt sich manchmal heraus, daß diese Wahrnehmungsstörungen nach einem schweren Entzug(-sdelir) persistiert haben, manchmal aber auch spontan nach langjährigem Alkoholkonsum aufgetreten sind. Im Verlauf sistieren die Symptome zum Teil nach stabiler Abstinenz, bei mindestens einem Drittel der Patienten entwickelt sich aus der zunächst isolierten Halluzinose das Vollbild einer schizophrenen Psychose.

Literatur

Baving L, Olbrich H (1996) Angst bei Alkoholabhängigen. Fortschr Neurol Psychiat 64:83–89
Driessen M, Hill A (1998) Persönlichkeitsstörungen und Alkoholismus. Persönlichkeitsstörungen 3:112–118
Kolodziej ME, Weiss RD (2000) Comorbid alcohol dependence and depression. Current Opinion in Psychiatry 13:87–91
Glass IB (1989a) Alcoholic Hallucinosis: a psychiatric enigma. The development of an idea. British Journal of Addiction 84:29–41

Glass IB (1989b) Follow-up studies. British Journal of Addiction 84:151-164
Hambrecht M, Häfner H (1996) Führen Alkohol- oder Drogenmißbrauch zu Schizophrenie? Nervenarzt 67:36-45
Kipp J, Stolzenburg HJ (2000) Sucht und Abstinenz im Zusammenhang mit der Aktivierung früher Persönlichkeitsstrukturen. Psychotherapeut 45 (1):32-38
Klein M (2000) Antisoziales Verhalten, antisoziale Persönlichkeitsstörung und Alkoholismus. Suchttherapie 1:21-26
Mann K (2000) „Die Suchtpersönlichkeit ist reine Fiktion". Psychologie heute 2:60-67
Raine A, Lencz T, Bihrle S, LaCasse I, Colletti P (2000) Reduced prefrontal gray matter volume and reduced autonomic activity in antisocial personality disorder. Arch Gen Psychiatry 57:119-127
Schwoon DR, Krausz M (1992) Psychose und Sucht, Krankheitsmodelle, Verbreitung, therapeutische Ansätze. Lambertus, Freiburg i. Br.
Soyka M (1994) Sucht und Schizophrenie: Nosologische, klinische und therapeutische Fragestellungen 1. Alkoholismus und Schizophrenie. Fortschr Neurol Psychiat 62:71-87
Wetterling T (1999) Diagnostik und Behandlungsansätze depressiver Störungen bei Alkoholabhängigen. Fortschr Neurol Psychiat 67:131-141
Wittfoot J, Driessen M (2000) Alkoholabhängigkeit und psychiatrische Komorbidität - ein Überblick. Suchttherapie 1:8-15

Komorbidität von Alkoholismus und hirnorganischen Beeinträchtigungen

Neuropsychologische Störungen in der Phase der Alkoholentgiftung

Die kognitiven Beeinträchtigungen während der Entzugsbehandlung haben über lange Zeit wenig Aufmerksamkeit in der Wissenschaft gefunden. Diese Befunde sind jedoch sehr bedeutsam, weil über diese Befunde eine Aussage darüber gemacht werden kann, in welchem Umfang Patienten im Alkoholentzug für psychoedukative oder motivierende Interventionen erreichbar sind.

Tatsächlich hat sich zeigen lassen, daß alkoholkranke Patienten während des Entzuges in den Bereichen Reaktionsfähigkeit, Aufmerksamkeit, Feinmotorik und vor allem Lernfähigkeit deutlich beeinträchtigt sind und sich in den ersten 2 Wochen des Entzuges nur langsam erholen. Die Behandlungsprogramme der Entzugsbehandlung sowie die Indikation der Behandlungsdauer insbesondere bei Motivationsbehandlungen müssen das berücksichtigen (Horak u. Soyka 1998).

Neuropsychologische Störungen im Intermediärstadium

Die Mehrzahl neuropsychologischer Untersuchungen bei alkoholkranken Patienten wurde 2-4 Wochen nach der Entgiftung durchgeführt. Dabei fanden sich vor allem Defizite in den Bereichen Lernen, Gedächtnis, Abstraktion und Problemlösen (verbal und nonverbal), räumlich-visuelles Vorstellungsvermögen, visuomotorische Geschwindigkeit sowie Geschwindigkeit und Effizienz der Informationsverarbeitung. Frauen erwiesen sich im Vergleich zu Männern gegenüber zentralnervösen alkoholtoxischen Schäden als vermehrt vulnerabel.

Nachdem zeitweise frontal oder auch rechtshemisphärisch betont Defizite postuliert worden waren, wird aktuell von einer leichten bis mäßigen generalisierten Dysfunktion ausgegangen.

Unter Abstinenz klingen die meisten dieser Defizite über Wochen bis Monate weitgehend ab, leichte Beeinträchtigungen sind auch nach Jahren noch nachweisbar (Günthner u. Mann 1995).

Das alkoholtoxische amnestische Syndrom (sog. „Wernicke-Korsakow-Syndrom")

Ende des 19. Jahrhunderts wurde von dem russischen Allgemeinmediziner Korsakow ein charakteristisches alkoholtoxisches amnestisches Syndrom beschrieben. Karl Bonhoeffer hat 1901 in seinem Buch über „Die akuten Geisteskrankheiten der Gewohnheitstrinker" dieses nach seinem russischen Kollegen bezeichnete Syndrom mit folgenden Eigenschaften charakterisiert:
- erhebliche Störungen des Kurzzeitgedächtnisses bei erhaltenem Langzeitgedächtnis,
- Konfabulation, d.h. Ausfüllen der Erinnerungslücken mit suggerierbaren „Pseudo-Erinnerungen",
- Orientierungsstörungen.

Dieses alkoholtoxische amnestische Syndrom entwickelt sich häufig aus einem Alkoholentzugsdelir, kann sich aber auch schleichend im Laufe von Wochen bei fortgesetztem Alkoholkonsum entwickeln. Bei fortgesetzter Abstinenz bessern sich die Gedächtnisfunktionen häufig spontan. Nach 2 Jahren ist eine Besserungstendenz nicht mehr zu erwarten.

Der deutsche Neurologe Wernicke beschrieb bei langjährigen Alkoholkonsumenten periventrikuläre Einblutungen, die klinisch durch Hirnnervenausfälle deutlich werden. Als charakteristisch gelten insbesondere Augenmuskelparesen mit klinisch deutlichem Strabismus in Verbindung mit zerebellären Symptomen.

Diese neurologischen Symptomenkomplex ist offensichtlich durch einen Vitamin-B_1-Mangel bedingt, der durch den chronischen Alkoholkonsum ausgelöst wird. Chronischer Alkoholkonsum reduziert die Aufnahme von Vitamin B_1 (Thiamin) aus dem Gastrointestinaltrakt.

Den Zusammenhang zwischen der sog. „Polioencephalitis haemorrhagica" nach Wernicke und der „Cerebropathia psychica toxaemica" nach Korsakow hat zunächst Bonhoeffer vermutet und eine gemeinsame Ursache angenommen. Nachdem der Vitamin-B_1-Mangel als für das Wernicke-Syndrom maßgeblich erkannt war, wurde die gleiche Ursache für das Korsakow-Syndrom postuliert.

Durch rechtzeitige Vitaminsubstitution können die neurologischen Symptome mitunter noch erfolgreich behandelt werden und abklingen. Bei verspäteter oder unterlassener Thiamin-Behandlung persistieren die Symptome oder nehmen sogar einen letalen Verlauf.

Die amnestischen Symptome sprechen auf eine Vitamin-B_1-Behandlung kaum oder gar nicht an. Ob also das neurologische Wernicke-Syndrom und das psychiatrische Korsakow-Syndrom tatsächlich eine gemeinsame, auf einen Thiamin-Mangel zurückzuführende Genese haben, ist eher unwahrscheinlich. Vermutlich ist zumindest das Korsakow-Syndrom multikausal und kein einheitliches Krankheitsbild. Insofern sollte auf den Begriff des Korsakow-Syndroms zugunsten des im ICD-10 verwandten Begriffes des alkoholtoxischen amnestischen Syndroms verzichtet werden.

Alkoholdemenz

Bei der Alkoholdemenz handelt es sich um ein schweres organisches Psychosyndrom mit globaler Beeinträchtigung der allgemein-intellektuellen Funktionen, Störungen des Kurz- und Langzeitgedächtnisses, der Abstraktionsfähigkeit und der Urteilsfähigkeit. Persönlichkeitsveränderungen führen zu Verhaltensauffälligkeiten und Beeinträchtigungen im Umgang mit dem sozialen Umfeld. Bei schweren Verläufen finden sich auch Perseverationen, Dyspraxien und Dysphasien.

Gerade nach langjährigem exzessivem Trinken tragen Milieuschäden zur Verwahrlosung der Persönlichkeitsstruktur wesentlich bei.

Differential- bzw. Zusatzdiagnosen bei alkoholtoxischer hirnorganischer Beeinträchtigung

Neben der chronischen Alkoholintoxikation können verschiedene Faktoren für ein hirnorganisches Psychosyndrom bei chronischem Alkoholismus verantwortlich sein:
- *Schädel-Hirn-Verletzungen*: Langjährig alkoholabhängige Patienten neigen aus verschiedenen Gründen zu Schädel-Hirn-Verletzungen. Sie stürzen gehäuft in intoxikiertem Zustand, sind insgesamt erhöht unfallgefährdet, erleiden im Entzug gehäuft epiletische Grand-mal-Anfälle und neigen eher zu körperlichen Auseinandersetzungen. In bildgebenden Verfahren sind deswegen gehäuft intrazerebrale Defekte nachweisbar, die zu einer hirnorganischen Symptomatik beitragen können.
- *Epileptische Anfälle*: Viele Menschen mit langjährigem Alkoholkonsum sind durch rezidivierende Entzugskrampfanfälle gefährdet. Unabhängig davon entwickeln alkoholkranke Menschen im Zusammenhang mit traumatisch bedingten Hirnverletzungen symptomatische Epilepsien. Gerade im Zusammenhang mit Entzugssituationen treten solche Anfälle gelegentlich in Serie auf oder führen sogar zu Grand-mal-Staten. In Zeiten gehäufter Anfälle ist mit meist passageren Einschränkungen der kognitiven Leistungsfähigkeit zu rechnen. Insbesondere bei nächtlichen Anfällen bleibt die Symptomatik für die Behandelnden inapparent.
- *Psychische Grunderkrankungen und Minderbegabung*: Bei suchtkranken Menschen gerade im Wohnungslosenbereich sind psychiatrische Erkrankungen, insbesondere auch Psychosen, häufiger als in der Normalbevölkerung. Sogenannte Basisstörungen der Psychose, die u. a. in Beeinträchtigungen von Konzentration, Aufmerksamkeit und Ausdauer zum Ausdruck kommen, können

ohne Kenntnis der psychiatrischen Anamnese wie über den Alkoholkonsum erworbene hirnorganische Störungen erscheinen.

Wenn Patienten mit dem klinischen Bild eines amnestischen Syndroms bei offensichtlicher Alkoholabhängigkeit erstmals in Behandlung kommen, ist das prämorbide intellektuelle Vermögen des Patienten oft nicht bekannt. Alle Versagenszustände werden dann nicht selten leichtfertig der alkoholtoxischen zerebralen Schädigung zugeschrieben. Bei sorgfältiger (Fremd-)Anamnese wird gelegentlich deutlich, daß schon vor Beginn der Alkoholabhängigkeit eine Minderbegabung bestand, die als Unbeholfenheit, Unaufmerksamkeit oder Desorganisiertheit in das bestehende klinische Bild eingeht.

Diagnostik bei amnestischem Syndrom und chronischem Alkoholismus

Kommt es bei bekanntem chronischem Alkoholismus zu einer deutlichen Verschlechterung kognitiver und mnestischer Funktionen, müssen alle genannten Faktoren in die Diagnostik aufgenommen werden:
- sorgfältige psychosoziale Anamnese (Schulbildung!),
- psychiatrische Anamnese (Psychose bekannt?),
- körperliche Anamnese (organisch bedingte Demenz?),
- Vitamin-B_1-Spiegel,
- Bildgebung (cCT, NMR; Schädelhirntraumata?),
- serologische Diagnostik in Serum und Liquor (Lues, AIDS?),
- EEG (Epilepsie?),
- psychologische Testung.

Die psychologische Testung hat gerade angesichts der Komplexität der Einflüsse auf die hirnorganischen Störungen einen besonderen Stellenwert. Die Testdiagnostik dokumentiert einerseits das jeweils individuelle Störungsbild, ermöglicht aber auch einen Blick auf die vorhandenen Ressourcen des Patienten. Auf diese Ressourcen baut das Therapiekonzept wesentlich auf.

Die Fähigkeiten, die bei Patienten mit alkoholbedingtem amnestischen Syndrom erhalten bleiben, sind:
- Die aktuelle Intelligenz ist wenig oder nur in Teilbereichen (nicht sprachliche, kognitive Teilleistungen wie z.B. Planungsvermögen) beeinträchtigt;
- das Kurzzeitgedächtnis ist intakt, wenn keine Ablenkung erfolgt;
- semantische Gedächtnisinhalte (Alltagspraxis, Sprache, Symbole, Regeln usw.) sind weitgehend erhalten, allerdings bestehen Schwierigkeiten beim Erwerb neuer Informationen;
- das episodische Gedächtnis ist für weiter zurückliegende Zeiten nicht gestört;
- Fähigkeiten („skills") zur Lebenspraxis bleiben weitgehend erhalten, neue Fertigkeiten können erworben und behalten werden;
- die Aneignung von konditionierten Reaktionen ist nachgewiesen, lerntheoretisch begründete Interventionen zur Gedächtnisrehabilitation sind sinnvoll und nützlich, z.B. das „Gedächtnistraining" von Kaschel (1999);

- Kodierung von Gedächtnisinhalten findet statt, läßt sich mit Wiedererkennungsaufgaben eher nachweisen als durch freie Reproduktionen von Gedächtnisinhalten; verbale und visuelle Gedächtnishilfen können Kodierungsprozesse verbessern;
- bessere Gedächtnisleistungen erfolgen durch die Vorgabe von unterstützenden Abrufreizen („cues"), die geeignet sind, den Suchbereich einzuengen;
- Lern- und Übungseffekte können durch Wiederholungen erzielt werden.

Die psychologische Testdiagnostik fördert Befunde:
- zum prämorbiden Intelligenzniveau, z. B. Mehrfach-Wortschatz-Intelligenztest (MWT) von Lehrl (4. Auflage 1999);
- zur aktuellen, globalen intellektuellen Leistungsfähigkeit, z. B. Hamburg-Wechsler-Intelligenztest für Erwachsene (HAWIE-R) von Tewes (2. Auflage 1994) oder die Kurzform reduzierter Wechsler-Intelligenztest für psychisch Kranke (WIP 72) von Dahl (1972);
- zum Konzentrations- und Aufmerksamkeitsvermögen, z. B. d2-Aufmerksamkeits-Belastungstest von Brickenkamp (8. Auflage 1994);
- zu differenzierten Gedächtnisleistungen, z. B. Wechsler-Gedächtnis-Test (WMS-R) von Harting et al. (2000) oder der Berliner-Amnesie-Test (BAT) von Metzler et al. (1992) oder der Rivermead-Behavioral-Memory-Test (RBMT, deutsch) von Wilson et al. (1997).

Diese Testbefunde sind zu verknüpfen mit Informationen zur Suchtkarriere, Angaben zu Vorbehandlungen, psychosozialen Kompetenzen, lebenspraktischen Fertigkeiten, beruflicher Wiedereingliederung und Lebenssituation.

Literatur

Bonhoeffer K (1901) Die akuten Geisteskrankheiten der Gewohnheitstrinker. Fischer, Jena
Günthner A, Mann K (1995) Neuropsychologische Defizite bei Alkoholabhängigen. Zeitschrift für Klinische Psychologie 24 (2):166-169
Horak M, Soyka M (1999) Restitution neuropsychologischer Defizite von Alkoholkranken in der Phase der frühen Abstinenz: Ergebnisse einer neuropsychologischen Studie. Sucht 45 (5):376-389
Korsakow SS (1890) Über eine besondere Form psychischer Störung kombiniert mit multipler Neuritis. Arch Psychiat Nervenkr 21:669
Marneros A (1980) Alkoholisches Korsakow-Syndrom. Akt Neurol 7:87-94
Nickel B (1990) Das Korsakow-Konzept bei Karl Bonhoeffer und sein Bezug zur Psychometrie mnestischer Störungen. Psychiat Neurol Med Psychol 42 (1):42-50
N.N. (1991) Das Korsakow-Syndrom. Lancet 5 (3):144-145
Preuß UW, Soyka M (1997) Das Wernicke-Korsakow-Syndrom: Klinik, Pathophysiologie und therapeutische Ansätze. Fortschr Neurol Psychiat 65:413-420
Schuchardt V, Hacke W (1995) Klinik und Therapie alkoholassoziierter ZNS-Schäden und peripherer Neuropathie. In: Seitz HK, Lieber CS, Simanowski UA (Hrsg) Handbuch Alkohol, Alkoholismus, alkoholbedingte Organschäden. Johann Ambrosius Barth, Leipzig Heidelberg
Soyka M (1999) Verwirrtheitssyndrome bei Alkoholabhängigkeit. MMW 141 (33):31-34
Steingass HP (1994) Kognitive Funktionen Alkoholabhängiger: Intelligenz, Lernen und Gedächtnis als Determinanten des Therapieverlaufs chronisch alkoholkranker Langzeitpatienten. Neuland, Geesthacht

Zur Differenzierung unterschiedlicher Motivationslagen

Motivation als problematisches Konstrukt

„Motivation" ist sicherlich der am häufigsten definierte und problematisierte Begriff im Bereich der Behandlung von Menschen mit Alkoholproblemen. Der Brockhaus (1991) definiert Motivation folgendermaßen:

> Hypothetische Bezeichnung, um die Gesamtheit der in einer Handlung wirksamen Motive zu erklären, die das individuelle Verhalten aktivieren, richten und regulieren.

Unter einem Motiv wird dabei verstanden:

> Beweggrund für ein Verhalten (auch Antrieb, Trieb, Leitgedanke), der besonders als anregende, richtunggebende und antreibende Zielvorstellung bewußt oder unbewußt wirken kann und affektiv, gefühls- oder triebhaft wie auch kognitiv bestimmt sein kann. In behavioristischer Sicht wird das Motiv als die mit einer gegebenen Reizkonstellation assoziativ verknüpfte Erwartung einer affektiven Zustandsänderung definiert .... Meist sind mehrere Motive in einer Handlung wirksam .... Welche der verschiedenen möglichen Motive im Einzelfall wirksam werden, hängt von der Stärke und Vereinbarkeit innerhalb der Motivation und der Aussicht auf Erreichung des Ziels ab.

Schwoon (1998) weist im Hinblick auf die traditionelle Suchtkrankenbehandlung darauf hin, daß der Begriff „Motivation" häufig gebraucht wird, um Ungeklärtes und Hochkomplexes einzuordnen und verstehbar zu machen. Wenn Menschen, die sich in vergleichbaren Lebenszusammenhängen befinden, sich völlig unterschiedlich verhalten, wenn prognostisch ungünstig eingestufte Patienten dennoch eine positive Entwicklung durchlaufen, während der prognostisch günstige Patient sein altes Trinkverhalten wieder aufnimmt, dann wird in der traditionellen Suchtkrankenhilfe häufig darauf verwiesen, daß die Motivation eben stärker bzw. nicht stark genug war. Motivation wird also erst im Nachhinein im Sinne eines Zirkelschlusses definiert: Aus dem Ergebnis (positive oder negative Veränderung des Trinkverhaltens) wird auf die Ursache (vorhandene oder nicht vorhandene Motivation) geschlossen. Bei Zimbardo (1996) lesen wir:

> Weil Motivation zur Klasse der nicht direkt beobachtbaren intervenierenden Variablen gehört, ist die Gefahr groß, diesen Begriff zirkulär zu verwenden. Ein zirkulärer Gebrauch liegt vor, wenn wir etwa sagen: „Er hat gegessen, weil er hungrig war" und diese Behauptung belegen mit: „Er muß hungrig gewesen sein, weil er gegessen hat".

Brenk-Schulte u. Pfeiffer (1987) stellen wegen der mangelnden Meßbarkeit von Motivation in Frage, ob Patienten, die anscheinend nicht oder nicht ausreichend motiviert sind, von einer weiterführenden Behandlung auszuschließen seien. Schließlich könne es doch auch ein wesentliches Ziel einer Behandlung sein, Motivation zur Veränderung überhaupt erst zu schaffen und – wenn gegeben – zu stärken und zu erhalten.

Es existiert eine unüberschaubare Fülle von Definitionen der Motivation. Einige von ihnen sollen im folgenden dargestellt und in ihrer Bedeutung für die Suchtkrankenbehandlung diskutiert werden.

Die psychoanalytische Definition von Motivation – angewandt auf Vorgänge innerhalb der Psychotherapie – wurde von S. Freud schon 1913 in seiner Schrift *Zur Einleitung der Behandlung* formuliert:

> Es ist jetzt an der Zeit, eine Übersicht des Kräftespiels zu gewinnen, welches wir durch die Behandlung in Gang bringen. Der nächste Motor der Therapie ist das Leiden des Patienten und sein daraus entspringender Heilungswunsch. Von der Größe dieser Triebkraft zieht sich mancherlei ab, was erst im Laufe der Analyse aufgedeckt wird, vor allem der sekundäre Krankheitsgewinn, aber die Triebkraft selbst muß bis zum Ende der Behandlung erhalten bleiben; jede Besserung ruft eine Verringerung derselben hervor. (Freud 1913, zit. nach Albrecht 1995)

Die Ausführungen Freuds deuten v. a. auf den prozeßhaften Charakter der (Behandlungs-)Motivation hin: Ist die Motivation bei Aufnahme einer Behandlung sehr stark, so kann sich (paradoxerweise) mit zunehmendem Behandlungserfolg das Ausmaß der Motivation verringern. Freud führt dieses Phänomen insbesondere auf den gesunkenen Leidensdruck zurück. Es sind aber durchaus auch andere Faktoren denkbar, z. B. aufkommende Ängste oder aktuelle Veränderungen der Lebenssituation des Betroffenen.

Argelander (1970, nach Albrecht 1995) unterscheidet die *bewußte* Motivation, d. h. was der Patient als sein Anliegen benennen kann, von der *unbewußten* Motivation, die sich insbesondere in strukturellen Merkmalen der Behandlungsbeziehung (z. B. dem Arrangement der Gesprächssituation) Ausdruck verschafft. Diese Unterscheidung ist sehr bedeutsam und weist auf die Schwierigkeit hin, Motivation zu messen. Es ist eine offene Frage, bei der von Erhebungssituation zu Erhebungssituation unterschiedlich beantwortet wird, welche Kriterien in die Bestimmung des Ausmaßes der Motivation Eingang finden sollen.

Die psychoanalytischen Auffassungen von Motivation sind frühe Vorläufer moderner Motivationsmodelle, wurden aber im Hinblick auf Suchterkrankungen nicht weiter expliziert. Süchte galten – vergleichbar den Psychosen – als der Psychoanalyse nicht zugänglich. Dennoch weist Freuds Definition bemerkenswerte Ähnlichkeiten mit moderneren Motivationsmodellen auf, die auch in der Suchtkrankenbehandlung Anwendung finden, etwa dem „Risiko-Wahl-Modell" von Atkinson (vgl. Petry 1993).

Petry (1998) unterscheidet in seiner historischen Übersicht drei theoretisch-therapeutische Modelle von Suchterkrankungen, denen jeweils spezifische Motivationsmodelle zugeordnet werden können:

Das Krankheitsmodell. Dies wird im wesentlichen bestimmt durch das Phasenkonzept des Alkoholismus von Jellinek:
Präalkoholische Phase → Kritische Phase → Chronische Phase → Rehabilitation

Zwar sind die empirischen Befunde für die Gültigkeit dieses Konzepts unbefriedigend – Jellinek selbst hat es im Zuge der Betrachtung der Lebensgeschichten von lediglich 76 Patienten entwickelt –, dennoch hat das Phasenkonzept in Verbindung mit dem Bild einer trichterförmigen Entwicklung (Abb. 2.6) eine enorme Popularität erlangt.

Feuerlein (1989) definiert im Hinblick auf die Behandlungsmotivation sechs aufeinander aufbauende Ziele:
1. Erkennen einer Änderungsnotwendigkeit,
2. Anerkennung der Hilfsbedürftigkeit,
3. Akzeptieren der angebotenen Hilfe,
4. Anerkennung der Alkoholkrankheit,
5. Annahme des Abstinenzzieles,
6. Anerkennung der Notwendigkeit allgemeiner Lebensveränderungen.

Bestimmendes Merkmal dieses und anderer Stufenkonzepte der Suchtentwicklung ist die Annahme eines fortschreitenden krisenhaften Konfrontationsprozesses, in dem die zunehmenden negativen Folgen des Alkoholkonsums zu einer allmählichen Einsicht in die Problematik und Behandlungsbedürftigkeit, schließlich zur „Bereitschaft zur dauerhaften und zufriedenen Abstinenz" führen.

Die Kritik an diesem Modell macht sich v. a. daran fest, daß es zu stark schematisiert und empirisch nicht abgesichert ist (Petry 1993). Langzeitverläufe von

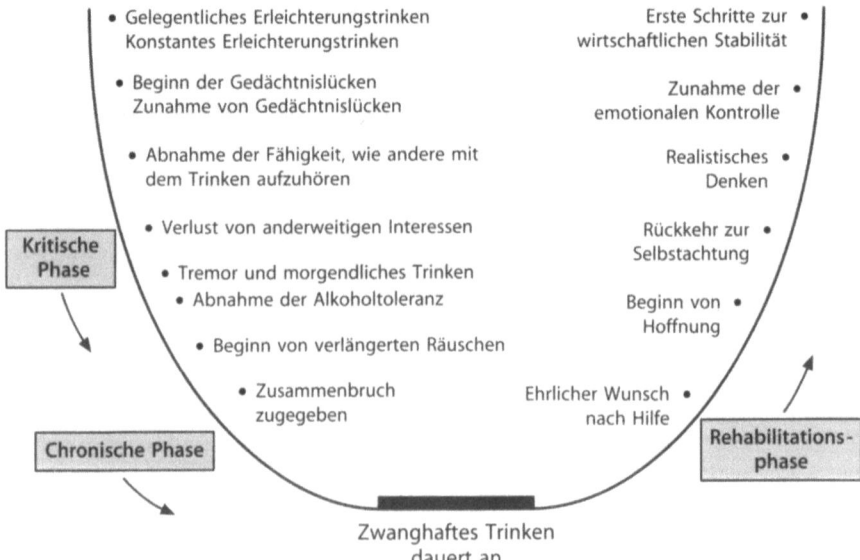

Abb. 2.6. Der Entwicklungs- und Genesungsprozeß der Alkoholabhängigkeit nach Feuerlein. (Modifiziert nach Petry 1998)

abhängigen Alkoholikern zeigen, daß nicht alle ein Stadium des „totalen Zusammenbruchs" erreichen müssen, um stabile Veränderungen einzuleiten.

Das Bewältigungsmodell. Ausgehend von der empirisch abgesicherten Beobachtung, daß viele Menschen mit Suchtproblemen *ohne professionelle Hilfen* einen Ausstieg aus der Sucht finden, wurden von mehreren Forschern der Versuch unternommen, immanente Entwicklungskräfte und Bewältigungskompetenzen zu identifizieren. Ein in der Alkoholkrankenbehandlung diskutiertes Modell wurde von Mulford (nach Petry 1998) vorgelegt (Abb. 2.7).

Grundlegend ist hier die Annahme, daß ab einem gewissen Stadium der Alkoholerkrankung ein sog. Genesungsprozeß („Selbstheilungskräfte") in Gang kommt. Die dem Erkrankungsprozeß zuwider laufenden Genesungskräfte entstehen auf der Basis von organischen Folgeschäden und sozialen Einflußfaktoren (Desozialisationsprozeß). Dieses Modell baut zwar auf dem o. g. Phasenkonzept von Jellinek auf, bezieht allerdings schon von einem vergleichsweise frühen Zeitpunkt der Abhängigkeitsentwicklung gegenläufige und intervenierende Entwicklungskräfte mit ein. Während das Jellinek-Feuerlein-Konzept die Behandlung in den Mittelpunkt der Rehabilitation rückt, wird bei Mulford dem Behandlungsprozeß eine geringere Bedeutung beigemessen. Neuere Untersuchungen zu sog. „Spontanremissionen" (Rumpf et al. 1998) und „Kurzinterventionen" (Bien et al. 1993) stützen diese eingeschränkte Bedeutung eines intensiven und hochspezialisierten Behandlungsprozesses.

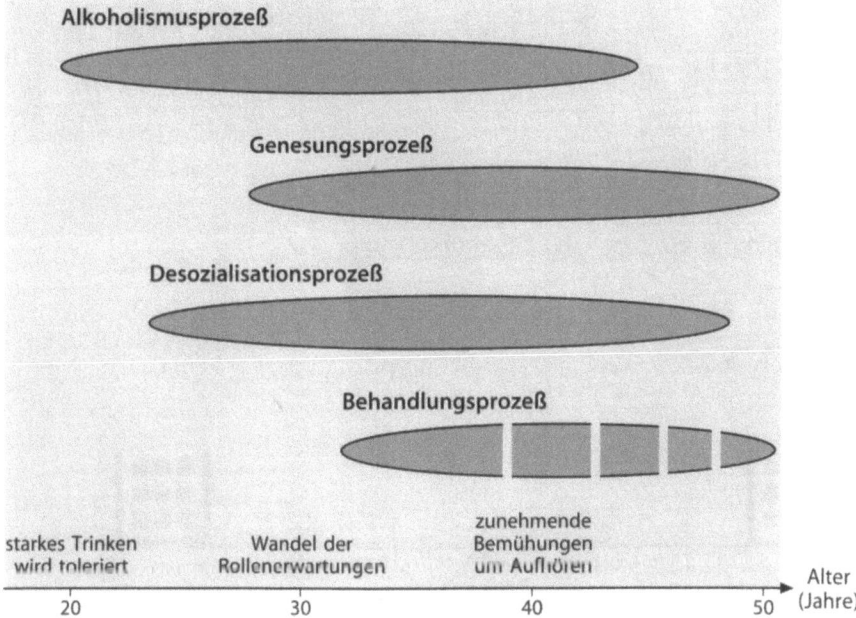

Abb. 2.7. Entwicklungs- und Bewältigungsprozeß des Alkoholismus nach Mulford. (Modifiziert nach Petry 1998)

Das Motivationsmodell. Modelle dieser Gruppe versuchen, die intrapsychischen Prozesse von Erkrankungs- und Veränderungsverläufen stärker zu berücksichtigen. Das von Petry (1993) vorgelegte „Erwartungs-Wert-Modell zur Entstehung und Überwindung süchtigen Verhaltens" geht auf die kognitive Motivationspsychologie zurück und läßt sich auf folgende Formel reduzieren:

$$ST = (M_t \times E_w \times W_b) - (M_1 \times E_1 \times W_e)$$

Die Suchttendenz (ST) ist danach das Ergebnis einer *Substraktion der Veränderungsmotivation* (2. Klammer: Leidensmotive × Lösungserwartungen × Ersatzwerte) *von der Konsummotivation* (1. Klammer: Trinkmotive × Wirkungserwartungen × Befriedigungswerte). Ein positives Ergebnis zeigt an, daß die Motivation zur Fortsetzung des Konsums überwiegt.

Die Grundannahmen des zuletzt dargestellten mathematisch anmutenden Modells finden sich in anderer Form in dem von Miller u. Rollnick (1999) verwandten Waagemodell wieder (Abb. 2.8). Die Vorteile (der Nutzen) des aktuellen Alkoholkonsums bzw. die Nachteile (die Kosten) einer Veränderung einerseits und die Vorteile (der Nutzen) einer Veränderung bzw. die Nachteile (die Kosten) des aktuellen Alkoholkonsums andererseits bilden die jeweiligen Waagschalen der „Suchttendenz". Je nach Gewicht der einzelnen Aspekte kippt die Waage in die eine (Beibehaltung) oder andere Richtung (Änderung).

Motivationsmodelle bedeuten gegenüber den traditionellen Phasenkonzepten einen wesentlichen Fortschritt, indem sie nämlich unter besonderer Berücksichtigung der individuellen Entwicklung den vielfältigen intrapsychischen Prozessen, die mit einer Suchtentwicklung einhergehen, eine angemessene Bedeutung zusprechen. Sie berücksichtigen moderne Erkenntnisse der Kognitions- und Motivationspsychologie und übertragen diese auf den Bereich der Suchterkrankungen. Dies hat den im Sinne einer „Normalisierung" und „Entdramatisierung" durchaus begrüßenswerten Nebeneffekt, daß die Suchtentwicklung als ein anderen psychischen Krankheiten und anderen psychisch beeinflußbaren Verhaltensweisen vergleichbares Phänomen angesehen wird.

Die subjektive Funktion des Alkoholkonsums

In diesem Kapitel sollen wesentliche Aspekte eines differenzierten Behandlungsplanes aus der Sicht des betroffenen Patienten dargestellt und diskutiert werden. Insbesondere soll hier auf die subjektiv als positiv bewerteten Funktio-

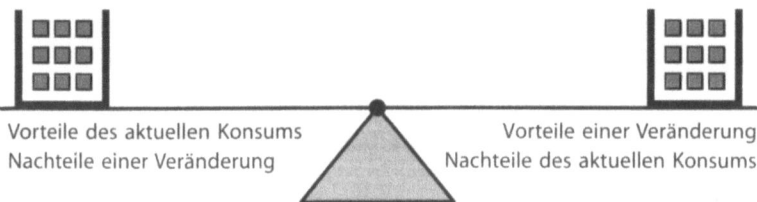

Abb. 2.8. Vorteil-Nachteil-Waage. (Modifiziert nach Miller u. Rollnick 1999)

nen des Alkoholkonsums und die daraus resultierende Motivation zur Veränderung eingegangen werden. Hintergrund dieser Differenzierung ist die häufig erlebte Diskrepanz zwischen eindeutigen diagnostischen Kriterien eines pathologischen Alkoholkonsums und dem gleichzeitig bestehenden mangelnden Interesse des betroffenen Patienten, daran etwas zu verändern. Wie läßt sich das erklären? Welche Funktionalität nimmt der Suchtmittelkonsum für den Patienten ein? Welche konkreten Hindernisse im Hinblick auf eine Änderung seines Alkoholkonsums erwachsen daraus? Dazu sollen in der hier gebotenen Kürze die entsprechenden Überlegungen aus Sicht dreier für die Behandlung von Suchterkrankungen bedeutsamer Denkansätze (Psychoanalyse, Lerntheorie, systemischer Ansatz) dargestellt werden.

Psychoanalytische Sichtweise

Psychoanalytische Theorien zur Entstehung von Problemen mit Suchtmitteln gehen davon aus, daß Sucht immer ein Symptom einer psychischen Störung ist.

> Alle gehen von einem idealtypischen frühkindlichen Entwicklungsprozeß aus, der an verschiedenen Stellen seines Verlaufs gestört werden kann. Damit entstehen Fixierungspunkte, die zwar eine spätere „normale" Entwicklung nicht ausschließen, aber bei Überlastungen des psychischen Gesamtsystems zu einer besonderen Labilität disponieren, so daß es zu einer Rückentwicklung auf die Fixierungsstelle und zu ihrer krankmachenden Besetzung kommen kann. Diese kann sich u. a. im Symptom Sucht manifestieren. (Schmidt 1993)

Die psychischen Grundstörungen, damit auch die jeweiligen „Funktionen" des Alkohols, lassen sich somit unterschiedlichen frühkindlichen Entwicklungsphasen zuordnen. Eine Störung gilt dabei als um so schwerwiegender, je früher sie in der Lebensgeschichte zu verorten ist. Rost (1987) unterscheidet danach drei Erklärungsmodelle der Entstehung von Alkoholerkrankungen:

Das objektanalytische Modell. Früheste Störungen und Irritationen der Beziehungsgestaltung und Strukturierung der Umwelt – körperliche und sexuelle Gewalt, Ablehnung, Willkürlichkeit, mangelnde Verläßlichkeit der wichtigsten Bezugspersonen etc. – führen zu einer unklaren und labilen Identität.

> Hier werden wir konfrontiert mit dem Tod von Vater oder Mutter, schlimmsten familiären Exzessen, einer Kette von Unfällen, Krankheiten, Suizidversuchen und eben auch Alkohol- und Drogenexzessen. Es sind Patienten, die oft haarscharf an der Grenze zum Tod vorbei geschrammt sind, und wir spüren rasch, daß es hier um ganz existentielle Fragen und Prozesse, um Sein oder Nichtsein geht. Es fehlt diesen Patienten buchstäblich die Erlaubnis zum Leben; in analytischer Sprache: es fehlen die guten inneren Objekte, um leben zu dürfen. (Rost 1994)

Der Alkohol dient zur Unterdrückung eigener aggressiver Impulse und zerstört die verinnerlichten „bösen" Objekte. Der Alkohol dient letztlich der Fortführung (selbst-)zerstörerischer Erfahrungen der frühesten Kindheit.

Klinisch lassen sich viele Menschen mit Alkoholproblemen (häufig über einen langen Zeitraum) beobachten, die diesen Ansatz zu bestätigen scheinen: Menschen, die trotz allen Wissens um die (objektiven) Gefahren des Alkohols weiter trinken und oftmals früh sterben. Alkoholexzessen kommt hier in letzter Konsequenz die Funktion fraktionierter Suizidhandlungen zu.

Das Ich-psychologische Modell. Entwicklungsgeschichtlich später anzusiedelnde Störungen des Aufbaus der Ich-Funktionen und Ich-Strukturen – Störungen der Beziehung zu wichtigen Bezugspersonen, willkürlicher und rascher Wechsel von Verwöhnung und Versagung, mangelnde Gefühle von Geborgenheit und Sicherheit, mangelnde Bestätigung und Förderung des Kindes etc. – führen zu einer Disposition für Störungen des Suchtmittelgebrauchs.

Rost (2000) führt dazu aus:

> Hiernach verfügen Süchtige ... nur über ein schwaches Ich mit ungenügenden Grenzen nach außen – gegenüber den Anforderungen der Umwelt – wie nach innen, den eigenen Affekten und Triebwünschen gegenüber. Weiterhin sind die Ich-Funktionen der Affektdifferenzierung, der Affekt- und Frustrationstoleranz sowie der Realitätsprüfung gestört. Das Suchtmittel wird im Versuch eines Selbstheilungsprozesses zur Stabilisierung dieses schwachen Ichs eingesetzt, „stärkt" dessen Grenzen, dämpft und reguliert die Affekte (Reizschutzfunktion) und läßt die gesamte Welt in einem „rosigeren" Licht erscheinen.

Viele Menschen mit Alkoholproblemen weisen zusätzliche psychische Störungen wie etwa Angst- oder Affektstörungen auf. Der Alkohol dient hier der (oftmals vorübergehenden und letztlich unbefriedigenden, dennoch subjektiv bedeutsamen) Angstminderung und Regulierung emotionaler Erlebnisinhalte. Er nimmt eine Schutzfunktion ein.

> Das Problem dabei ist natürlich, daß der Alkohol nichts wirklich verändert, sondern die Probleme spätestens dann, wenn im Übermaß getrunken wird, noch verschärft. Der Betroffene wird in einem Teufelskreis immer unfähiger, seine Gefühle und Beziehungen aus sich heraus zu bewältigen, er geht, wie Rado das nannte, zu einer „pharmakothymen Steuerung" über. (Rost 1994)

Patienten mit einem auf Kompensation von Ich-Schwächen gerichteten Suchtmittelkonsum imponieren darüber hinaus häufig durch eine ausgezeichnete Kenntnis von Wirkmechanismen einschlägiger Medikamente. Es kommt nicht selten vor, daß ihnen die „Rote Liste" vertrauter ist als dem behandelnden Arzt.

Das triebpsychologische Modell. Danach dient Alkohol vor allem dazu, Unlust zu vermeiden und Lust zu erzeugen bzw. verstärken. Unlust resultiert aus einem ungelösten Konflikt zwischen Trieb und Realität. Das Individuum ist aufgrund von Störungen in der Entwicklung triebregulierender Prozesse nicht in der Lage, diesen Konflikt „normal" zu bewältigen und widerstrebende Impulse zu integrieren. Stattdessen wird der Alkohol als „Lösungsmittel" eingesetzt, und eine (vorübergehende) Befriedigung mittels Durchsetzung des Lustprinzips tritt ein.

In ihrem ausgezeichneten Buch „Der Lohn des Wartens" hat A. W. Logue (1996) zahlreiche Menschen mit Suchtmittelproblemen beschrieben, die nicht oder nur bedingt in der Lage waren, Zustände der Unlust, des Unbefriedigtseins auszuhalten und stattdessen eine Ersatzbefriedigung im Suchtmittel fanden. „Ich will alles, und zwar sofort!" gilt als geflügeltes Wort zur Beschreibung vieler Patientinnen und Patienten mit Suchtmittelproblemen.

Lerntheoretische Sichtweise

Die Lerntheorie begreift (pathologischen) Alkoholkonsum als gelerntes Verhalten. Prozesse des klassischen und operanten Konditionierens führen zu einer Bevorzugung von Alkohol, insbesondere im Zusammenhang mit seiner angst- und spannungsreduzierenden Wirkung. Biologisch-konstitutionelle, psychische, soziale und Umweltfaktoren werden als Einflußgrößen entsprechender Lernprozesse angenommen.

In der Regel werden Suchtmittel zunächst einmal konsumiert, weil sie angenehme Empfindungen steigern oder initiieren können. Suchtmittel werden aber auch eingenommen, um subjektiv negative physische oder psychische Empfindungen, die z. B. bei Angst oder Streß auftreten können, abzumildern. Situationen, in denen solche negativen Empfindungen konkret auftreten oder erwartet werden, wird dann zunehmend mit Konsum des Suchtmittels begegnet. Das Verlangen, das Suchtmittel zu konsumieren, wird also durch die subjektiv empfundene angenehme Wirkung und zusätzlich durch die Verhinderung unangenehmer Empfindungen ... verstärkt und führt auf diese Weise allmählich zur Sucht. (Hapke 2000)

Dabei wirken kurzfristig erlebte Angst- oder Spannungsreduktionen offenbar stärker als langfristige negative Folgen. Der Alkoholkonsum bewirkt kurzfristig z. B. eine Verringerung von Minderwertigkeitsgefühlen und Hemmungen, ein Vermeiden von Langeweile und Unlustgefühlen, erleichtert die Aufnahme sozialer Kontakte und das Ausleben von Gefühlen u. v. m. Der Konsum wird durch diese Wirkungen unmittelbar positiv verstärkt. Eine allmähliche Konditionierung tritt ein, wenn keine alternativen erfolgversprechenden Strategien zur Verfügung stehen. Dies ist häufig der Fall, wenn die Betroffenen entwicklungsgeschichtlich schon frühzeitig die entsprechenden Wirkungen am Modell (Eltern, Geschwister, Verwandte, Freunde, Vorbilder etc.) gelernt haben. Der mißbräuchliche oder abhängige Alkoholkonsum kann aus lerntheoretischer Sicht somit als gelernte Bewältigungsstrategie verstanden werden.

Systemtheoretische Sichtweise

Aus systemischer und familientherapeutischer Sicht ist der Betroffene mit seinem pathologischen Alkoholkonsum Symptomträger eines konflikthaften (pathologischen) Beziehungssystems.

> Die meisten Familientherapeuten nehmen an, daß die Probleme, die in die Therapie gebracht werden, für situationsbedingte Schwierigkeiten zwischen Menschen stehen, daß es sich um Störungen der sozialen Interaktion handelt. Diese Störungen können im Laufe der Zeit entstehen, wenn Familienmitgliedern unbefriedigende Rollen nahegelegt werden oder wenn sie gezwungen werden, solche Rollen zu übernehmen. Nichtproduktive Kommunikationsmuster können als Reaktion auf einen natürlichen Übergang im Familiensystem errichtet werden – Verlust des Arbeitsplatzes, Einschulung eines Kindes, Aufnahme von Beziehungen bei Jugendlichen, Eheschließung, Geburt eines Kindes und so weiter. (Zimbardo 1995)

Ein nichtproduktives (gleichwohl funktionales) Kommunikationsmuster liegt z. B. dann vor, wenn eine Frau im Falle eines Konfliktes mit ihrem Ehemann nicht die offene Auseinandersetzung sucht, sondern ihren Ärger mit einer Flasche Wein „runterschluckt". Möglicherweise stellt man zusätzlich bei genauerem Hinsehen fest, daß der Mann ähnliche Probleme hat, einen Konflikt offen anzugehen. Würde die Ehefrau ihr Kommunikationsmuster verändern, ohne den Ehemann mit einzubeziehen, könnte das zu erheblichen Spannungen in der Beziehung führen.

Derartige Phänomene werden im klinischen Alltag häufig beobachtet: Patienten, die auf der einen Seite unter ihrer Alkoholabhängigkeit leiden, die aber auf der anderen Seite ein stabiles soziales System mittragen, dessen Hauptpfeiler das Alkoholproblem (des Symptomträgers) ist. Der Alkohol fungiert hier gewissermaßen als „Sündenbock" (Kruse et al. 2000) vermiedener Konfliktlösungen und Beziehungsklärungen. Besonders deutlich wird dies, wenn Angehörige in die Behandlung mit einbezogen werden (vgl. Band 1, Kap. 14).

Fazit: Die subjektive Bedarfslage des alkoholkranken bzw. -gefährdeten Patienten ist eine bedeutsame Behandlungsdeterminante. Im Hinblick auf eine stabile Planung und Realisierung von Therapiezielen ist es unabdingbar, die subjektive Funktion des Alkoholkonsums zu ermitteln.

Abb. 2.9 enthält in stark operationalisierter Form eine Zusammenfassung wesentlicher motivationaler Aspekte, die im Umgang mit den betroffenen Patienten auf ihre Relevanz hin überprüft werden sollten. Weitere Aspekte sind im Einzelfall zu ergänzen.

Motivation als interpersonelles und interventionsleitendes Konstrukt

Schwoon (1998) begreift Motivation unter einer interventionsorientierten Perspektive als Bereitschaft, einen Veränderungsprozeß zu beginnen, ihn fortzuset-

Subjektiv erlebte Vorteile des gegenwärtigen Alkoholkonsums und Subjektiv erlebte Nachteile einer Veränderung des Alkoholkonsums	
Vorteile der jetzigen Situation	**Nachteile einer Veränderung**
☐ Entspannung	☐ Weniger Entspannung
☐ Verringerung von Angst	☐ Mehr Angstzustände
☐ Angenehme Rauschgefühle	☐ Zunahme von depressiven Stimmungen
☐ Soziale Kontakte / Freunde	☐ Probleme mit bzw. Verlust von Freunden / Alleinsein / Einsamkeit
☐ „Vergessen" von Konflikten	☐ Ungelöste, offene Konflikte
☐ Innere Unruhe abbauen	☐ Gefühle des Getriebenseins
☐ Sich zurückziehen / „abschalten"	☐ Kein „dickes Fell" mehr
☐ Mutiger werden	☐ Angst, Hemmungen, Schüchternheit
☐ Weniger Langeweile	☐ Oft Langeweile
☐ Gute Stimmung am Arbeitsplatz	☐ Probleme am Arbeitsplatz (Trink-Druck)
☐ Mehr Genuß	☐ Weniger Genuß
☐ Sicherer Arbeitsplatz	☐ Gefährdung des Arbeitsplatzes wegen Abwesenheit bei stationärer Suchtbehandlung
☐ Sich halbwegs ertragen	☐ Sich nicht mehr ertragen können
☐ Sich wehren können	☐ Sich schutzlos fühlen
☐ Lust, Befriedigung	☐ Unlust, Frustration
☐ Rückgriff auf bewährte Strategien / Kompensation mangelnder Kompetenzen	☐ Erlernen neuer Strategien und Kompetenzen ⇒ Angst, Verunsicherung
☐ Eingespielte (Beziehungs-)Systeme	☐ Klärung von Beziehungen und Rollen ⇒ Angst, Verunsicherung
☐	☐ ....

Abb. 2.9. Gegenüberstellung der Vorteile des Alkoholkonsums und der Nachteile einer Veränderung

zen und die erreichten Veränderungen aufrechtzuerhalten. Er unterscheidet drei Konzepte von Motivation:
- *Behandlungsmotivation*: Motivation, eine suchtspezifische Behandlung aufzunehmen;
- *Abstinenzmotivation*: Motivation, ein *suchtmittelfreies* Leben führen zu wollen;
- *Änderungsmotivation*: Bereitschaft, suchtspezifische und suchtunspezifische Verhaltensweisen zu verändern.

Veltrup (1996) kritisiert die traditionelle Suchtkrankenhilfe, wenn sie im Sinne einer „Motivationsprüfung" von Betroffenen den Nachweis verlangt, daß sie ihre Abhängigkeitserkrankung annehmen und zu konkreten Veränderungsschritten bereit sind. Neuere Konzepte würden stattdessen die *Förderung* der Motivation in den Mittelpunkt rücken. Interventionen seien zu entwickeln, die geeignet erschienen, die *Änderungsabsicht* und *Änderungskompetenz* des problematischen Konsumverhaltens der Patienten zu fördern. Veltrup unterscheidet im

Hinblick auf die Behandlungsmotivation die sog. *initiale Motivation* von der *Durchhaltemotivation*. Dies entspricht der Auffassung von Miller u. Rollnick (1999), daß Motivation ein sich ständig entwickelnder und dynamischer Prozeß ist, der mit der Entscheidung zur Aufnahme einer Veränderung nicht abgeschlossen ist. Untersuchungen zur Behandlungscompliance bei Rauchern (Drijkstra et al. 1996) und Übergewichtigen (Heitmann u. Lissner 1995) deuten darüber hinaus darauf hin, daß das Problem der Veränderungsmotivation auch bei anderen gesundheitsschädlichen Verhaltensweisen bzw. Erkrankungen viele Fragen aufwirft.

Miller u. Rollnick (1999) definieren Motivation explizit als ein interpersonelles Geschehen und legen in ihrem Beratungskonzept detaillierte Interaktionsmodelle vor, die die vielfältigen Wechselwirkungen zwischen Patient, Berater und Setting sowie daraus folgende motivationsförderliche bzw. weniger förderliche Beratungsstratgien ausführlich herausarbeiten (vgl. auch Hapke et al. 1997).

Das von Prochaska u. DiClemente in der Arbeit mit Rauchern entwickelte „Spiralmodell der Veränderung" enthält in der vorliegenden Fassung (Davidson et al. 1991) sechs Stadien der Veränderungsmotivation, die in einem fortschreitenden Bewußtwerdungsprozeß in der Regel mehrfach durchlaufen werden (Abb. 2.10). Prochaska et al. (1997) beschreiben in ihrem kürzlich auch in deutscher Sprache erschienenen Ratgeber-Buch „Jetzt fange ich neu an" die Merkmale der einzelnen Stadien:

- Im *Stadium der Absichtslosigkeit* haben die Menschen nicht die Absicht, ihr Konsumverhalten zu ändern. Sie geben oft nicht zu, daß sie evtl. ein Problem mit dem Alkohol haben. Hinweise von Angehörigen, Kollegen, Ärzten o. a. werden ignoriert oder anderweitig abgewehrt. Menschen in dieser Phase sind oft nur unzureichend über das Alkoholproblem und ihr persönliches Risiko informiert. Aufklärung wird oft vermieden.
- Im *Stadium der Absichtsbildung* sind sich die Menschen des Problems bewußt und beginnen, ernsthaft über eine Lösung nachzudenken. Sie entwickeln erste vorsichtige Veränderungspläne. Gleichzeitig sind ihnen die Vorteile der gegenwärtigen Situation bewußt, sie befinden sich in einem offenen, bewußten Zwiespalt. Sie wollen verändern – und wollen es nicht.
- Im (Übergangs-)Stadium der *Vorbereitung* treffen die Menschen die bewußte Entscheidung, etwas an ihren Konsumgewohnheiten zu verändern, und zwar bald. Veränderungspläne werden konkretisiert und evtl. öffentlich bekanntgemacht.
- Im *Umsetzungsstadium* wird die geplante Veränderung vollzogen. Der Konsum wird reduziert oder beendet, die Trinkgewohnheiten werden verändert. Diese Handlung ist nicht gleichzusetzen mit einem grundlegenden Wandel in der Einstellung der Betroffenen, sondern ist eher als Beginn eines „mühevollen Weges" anzusehen.
- Im Stadium der *Aufrechterhaltung* geht es darum, die begonnenen Veränderungen durchzuhalten. Der Prozeß der Auseinandersetzung mit den Vor- und Nachteilen des Alkoholkonsums ist nicht abgeschlossen. Das Durchhalten ist ein langer, dauerhafter Prozeß.
- Das Stadium des *Rückfalls* („Rückschlag", „Fehlschlag" bei Prochaska et al. 1997, „Abstinenzbeendigung" bei Wetterling u. Veltrup 1997, „Wiederaufnahme

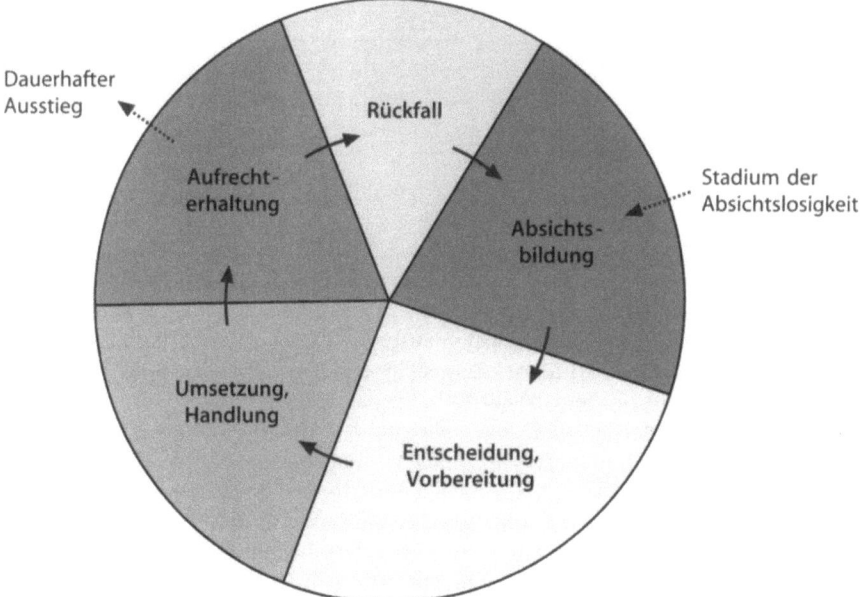

Abb. 2.10. „Spiralmodell der Veränderung" von Prochaska u. DiClemente. (Modifiziert nach Davidson et al. 1991)

des Problemverhaltens" bei Veltrup 1996) ist davon gekennzeichnet, daß die gesetzten Ziele nicht (alle) eingehalten werden. Früheres, problematisches Trinkverhalten wurde wieder aufgenommen.

Der kreisförmige Veränderungsprozeß impliziert die Möglichkeit wiederholter Umläufe („to go around the process") bis zum Erreichen eines stabilen Zustands („permanent exit"). Der Rückfall wird dabei als normaler Veränderungsstatus innerhalb eines langwierigen Veränderungsprozesses aufgefaßt.

Motivation ist bei Schwoon ein prozeßhaftes Geschehen, das durch die Wechselwirkungen zwischen individuellen und strukturellen Bedingungen bestimmt wird. Schwoon kritisiert am Phasenmodell von Prochaska u. DiClemente u. a., daß es einen regelhaften, intrapsychisch gesteuerten Verlauf suggeriert, der die Wechselwirkungen zwischen Patient, Behandler und Versorgungssystem nicht berücksichtigt. Dem muß man allerdings entgegenhalten, daß es Veränderungen der Motivationslage von Menschen mit Suchtmittelproblemen gibt, die völlig unabhängig von professionellen Anbietern vonstatten gehen. Fast alle Patienten, die irgendwann einmal in das Versorgungssystem für Abhängigkeitskranke gelangen, berichten von früheren Veränderungsversuchen, die sie unabhängig von professionellen Helfern mehr oder weniger erfolgreich bewältigt haben. So ist es z. B. durchaus denkbar, daß ein Mensch mit einer Alkoholabhängigkeit, der das Ratgeber-Buch von Prochaska et al. (1997) gekauft und gelesen hat und dazu lediglich mit der Kassiererin in der Bahnhofsbuchhandlung interagierte, seine

Veränderungsmotivation entscheidend verändert und im Verlaufe von drei Tagen aus dem Stadium der Absichtsbildung in das Stadium der Umsetzung übertritt. Das Motivationsmodell von Mulford (s. oben) beschreibt ausdrücklich intrapsychische „Genesungskräfte", die zwar mit externen Bedingungen im Wechselspiel interagieren, aber unabhängig von professionellen Interventionen entstehen.

Davon einmal abgesehen berührt Schwoon hier allerdings ein grundlegendes Problem von Phasenmodellen: Unabhängig von den theoretischen Vorannahmen und (oft einschränkenden) Erläuterungen der Urheber können sie – einmal griffig formuliert und anschaulich präsentiert – ein gewisses eigenständiges Dasein entwickeln. Dem Vorwurf der Suggestion eines regelhaften und „unabhängigen" Verlaufs sieht sich jedes Phasenmodell ausgesetzt, das versucht, äußerst komplizierte und vielschichtige Entwicklungen in einfache, populäre und leicht verständliche Abläufe bzw. Begrifflichkeiten zu „übersetzen".

Zu berücksichtigen ist, daß das tatsächliche Verhalten eines Menschen prinzipiell nichts über seine Motivationslage hinsichtlich der Veränderung des Suchtmittelkonsums aussagt, sondern allenfalls etwas über seine allgemeine Veränderungsmotivation: So kommt es z. B. häufig vor, daß Alkoholabhängige im Hinblick auf ihren Suchtmittelkonsum scheinbar hoch veränderungsmotiviert (*Stadium der Umsetzung*) eine Entgiftungsbehandlung aufnehmen, dies jedoch nicht primär, weil sie ihren Suchtmittelkonsum ändern wollen, sondern weil sie ihre Partnerin nicht verlieren wollen, weil sie ihren Führerschein wieder erlangen oder ihren Arbeitsplatz behalten wollen. Bei näherer Prüfung der alkoholbezogenen Veränderungsmotivation stellt sich dann heraus, daß sie eher dem *Stadium der Absichtslosigkeit* als dem der Umsetzung zuzuordnen sind.

Zentrales Konstrukt des hier skizzierten Motivationsverständnisses ist das der *Ambivalenz*. Petry (1998) rückt die Ambivalenzproblematik in den Mittelpunkt der Motivationsdynamik bei Suchtkranken:

> Zusammenfassend kann man feststellen, daß innerhalb des Motivationsmodells eine Übereinkunft zwischen den Pionieren der modernen Psychotherapie mit ihrem Begründer Sigmund Freud und neueren Ansätzen ... darüber besteht, daß die Kernproblematik der Behandlungs- und Veränderungsmotivation in einer konflikthaften Ambivalenz gegenüber der Anforderung zur Loslösung von dem Suchtmittel und der damit verbundenen alternativen Lebensweise zu suchen ist. Die therapeutischen Strategien zu Beginn einer Suchttherapie müssen sich von daher auf spezifische intrapsychische Kräfte konzentrieren, welche das Problemverhalten aufrechterhalten oder seine Überwindung blockieren, um durch schrittweise Veränderungen zu einem neuen Gleichgewicht zu gelangen.

Miller u. Rollnick (1999) schließlich begreifen Ambivalenz im Zusammenhang mit süchtigen Verhaltensweisen als ein zentrales Phänomen und beschreiben den Einbezug ambivalenter Gefühle, Gedanken und Verhaltensweisen in den Beratungs-/Behandlungsprozeß:

> Es ist nicht hilfreich, ihm [dem ambivalenten Menschen] eine mangelnde Motivation zu unterstellen. Die Herausforderung besteht darin, Möglichkeiten zu entdecken, wie man diesem Menschen helfen kann, seine Veränderungsmotivation zu verstärken.

Menschen, die sich mit ihrem problematischen Suchtmittelkonsum beschäftigen, denken, fühlen und handeln oft auf zweierlei Art und Weise: Sie erkennen die Risiken, Kosten und schädlichen Einflüsse des Alkohols und werden gleichzeitig aus verschiedenen Gründen von ihm angezogen. Sie wollen (langfristig) etwas an ihrem Alkoholkonsum verändern – und können sich (kurzfristig) nicht für eine Veränderung entscheiden. Ambivalenz ist in allen Stadien der Veränderung gegeben, nicht bzw. wenig bewußt im Stadium der Absichtslosigkeit, sehr offen und bewußt im Stadium der Absichtsbildung, weniger bewußt – dennoch immer wieder präsent – in den Stadien der Vorbereitung, Umsetzung und Aufrechterhaltung.

Literatur

Albrecht H (1995) Analytisch-orientierte Beratung für Patienten mit Folgeschäden eines Suchtmittelmißbrauchs in einem Allgemeinkrankenhaus. Diplomarbeit am Studiengang Psychologie der Universität Bremen

Bien T, Miller WR, Tonigan S (1993) Brief interventions for alcohol problems: a review. Addiction 88:315–336

Brenk-Schulte E, Pfeiffer W (1987) Therapiemotivation in der Behandlung des Alkoholismus. Literaturanalyse und empirische Untersuchungen zur Kontaktphase. München

Brockhaus-Enzyklopädie (1991) in 24 Bänden. 19., völlig neu bearbeitete Auflage. Brockhaus, Mannheim

Davidson R, Rollnick S, MacEwan I (1991) Counselling problem drinkers. Croom Helm, London New York

Drijkstra A, De Vies H, Bakker M (1996) Pros and cons of quitting, self-efficacy, and the stages of change in smoking cessation. Journal of Consulting and Clinical Psychology 64: 758–763

Feuerlein W (1989) Alkoholismus – Mißbrauch und Abhängigkeit. Entstehung – Folgen – Therapie, 4. Aufl. Thieme, Stuttgart

Hapke U (2000) Psychologische Konzepte. In: Stimmer F (Hrsg) Suchtlexikon. Oldenbourg, München Wien

Hapke U, Rumpf HJ, Hill A, John U (1997) Alkoholprobleme in der medizinischen Basisversorgung – Prävalenz und sekundärpräventive Strategien. In: Aktion Psychisch Kranke (Hrsg) Innovative Behandlungsstrategien bei Alkoholproblemen. Frühzeitige Interventionen in der medizinischen Basisversorgung und Ambulante Entgiftung. Lambertus, Freiburg i. Br.

Heitmann BL, Lissner L (1995) Dietary underreporting by obese individuals – is it specific or non-specific? BMJ 311:986–989

Kruse G, Körkel J, Schmalz U (2000) Alkoholabhängigkeit erkennen und behandeln. Psychiatrie-Verlag, Bonn

Logue AW (1996) Der Lohn des Wartens. Über die Psychologie der Geduld. Spektrum Akademischer Verlag, Heidelberg Berlin Oxford

Miller WR, Rollnick S (1999) Motivierende Gesprächsführung. Ein Konzept zur Beratung von Menschen mit Suchtproblemen. Lambertus, Freiburg i. Br.

Petry J (1993) Behandlungsmotivation. Grundlagen und Anwendungen in der Suchttherapie. Beltz, Weinheim

Petry J (1998) Suchtentwicklung und Motivationsdynamik. In: Bundesverband für stationäre Suchtkrankenhilfe, Beutel M (Hrsg) Motivation in der Suchttherapie – Intrapsychischer Prozeß und versorgungspolitische Aufgabe. Neuland, Geesthacht

Prochaska J, Norcross J, DiClemente C (1997) Jetzt fange ich neu an. Knaur, München

Rost WD (1987) Psychoanalyse des Alkoholismus. Klett, Stuttgart

Rost WD (1994) Der psychoanalytische Ansatz: Die Therapie der Grundstörung. In: Scheiblich W (Hrsg) Sucht aus der Sicht psychotherapeutischer Schulen. Lambertus, Freiburg i. Br.

Rost WD (2000) Psychoanalyse. In: Stimmer F (Hrsg) Suchtlexikon. Oldenbourg, München Wien

Rumpf HJ, Hapke U, Dawedeit A, John U (1998) Bedeutung der Familie bei Ausstiegsprozessen aus der Sucht. Unveröffentlichtes Manuskript. Medizinische Universität zu Lübeck

Schmidt L (1993) Alkoholkrankheit und Alkoholmißbrauch. Kohlhammer, Stuttgart

Schwoon DR (1998) Motivation – Über die Nützlichkeit eines unklaren Begriffs. In: Bundesverband für stationäre Suchtkrankenhilfe, Beutel M (Hrsg) Motivation in der Suchttherapie – Intrapsychischer Prozeß und versorgungspolitische Aufgabe. Neuland, Geesthacht

Veltrup C (1996) Motivationale Interventionen bei Menschen mit Alkoholproblemen. In: Deutsche Hauptstelle gegen die Suchtgefahren (Hrsg) Alkoholabhängigkeit – Motivation und Diagnose. Lambertus, Freiburg i. Br.

Wetterling T, Veltrup C (1997) Diagnostik und Therapie von Alkoholproblemen. Ein Leitfaden. Springer, Berlin Heidelberg New York

Zimbardo PG (1995) Psychologie, 6. Aufl. Springer, Berlin Heidelberg New York

Behandlungselemente

M. REKER und G. KREMER

Behandlung des Alkoholentzuges und des Delirium tremens

Ziel der Alkoholentzugsbehandlung

Der einzelne Alkoholentzug ist jeweils nur eine kurze Episode im Verlaufe einer chronischen Alkoholerkrankung. Gleichzeitig bedeutet der körperliche Entzug für jeden Patienten eine Krise, die Anlaß gibt, die bestehende Situation zu überprüfen und über Veränderungsmöglichkeiten nachzudenken. Abhängig von der aktuellen Motivationslage (s. S. 73) und der gesundheitlichen Gesamtsituation sollte der Patient unterschiedlich angesprochen werden, um nach überstandenem Entzug konkrete Hilfeangebote aufzugreifen und ggf. eine Veränderung zum Besseren handelnd einzuleiten. Ein wesentliches therapeutisches Ziel der Alkoholentzugsbehandlung weist insofern immer über die akute Behandlung hinaus auf einen Zuwachs an Veränderungsbereitschaft, eigenverantwortliches Handeln und damit letztlich Autonomie.

Mayo-Smith et al. haben 1997 in einer Arbeitsgruppe der American Society of Addiction Medicine Leitlinien der Alkoholentzugsbehandlung erarbeitet und dabei die folgenden Qualitätskriterien formuliert:
- Adäquate Berücksichtigung der Schwere des Alkoholentzugssyndroms nach DSM-IV,
- Vermeiden von Alkoholentzugsdelirien nach DSM-IV,
- Vermeiden von Entzugskrampfanfällen,
- erfolgreicher Abschluß des Entzuges,
- Übergang in eine weiterführende Behandlung (Motivationsbehandlung, Psychotherapie, Rehabilitationsbehandlung etc.),
- Vermeidung von Nebenwirkungen,
- hohe Effizienz im Kosten-Nutzen-Verhältnis.

Somatische und psychiatrische Risikokonstellationen

Vor Beginn des Alkoholentzuges ist es wichtig, eine sorgfältige somatische und psychiatrische Untersuchung und Anamneseerhebung durchzuführen, um Risikokonstellationen früh genug zu erkennen und in der Behandlungsplanung zu berücksichtigen. Wetterling hat hierfür eine eigene Alkohol-Entzugs-Risikoskala entwickelt (LARS in Wetterling u. Veltrup 1997).

Die folgenden Fragen müssen vor dem Beginn einer Alkoholentzugsbehandlung unbedingt geprüft und bei der Behandlungsplanung berücksichtigt werden:
- Sind bei früheren Entzügen Krampfanfälle oder Delirien aufgetreten?
- Bestehen somatische Grunderkrankungen, die durch die vegetativen Belastungen im Entzug exazerbieren könnten (Herz- u. Kreislauferkrankungen, Atemwegserkrankungen etc.)?
- Bestehen psychische Störungen, die durch die psychischen Belastungen im Entzug exazerbieren könnten (Psychosen, Störungen der Impulskontrolle, Affektstörungen inkl. Suizidalität etc.)?
- Bestehen Unverträglichkeiten gegen Medikamente, die im Entzug zur Anwendung kommen sollen? Mit welchen Entzugsmedikamenten wurden bisher gute Erfahrungen gemacht?
- Besteht eine Schwangerschaft?

Allgemeinmedizinische Diagnostik (nach Soyka et al. 1999)

- Vegetative Symptomatik: Parameter: RR, Puls, Temperatur, Atemfrequenz, Schwitzen, Tremor
- Psychische Symptome: psychomotorische Unruhe, Kontaktaufnahme, Orientierung, Halluzinationen, Angst
- Ruhe-EKG
- Labortests: Elektrolyte (bes. Kalium, Natrium, Chlorid, Kalzium), kleines Blutbild, Leberenzyme, Bilirubin, AP, Cholinesterase, Kreatinin, Glukose im Serum
- Drogenscreening mit Schnelltestsystem zum qualitativen Nachweis von Drogen im Urin und Speichel (Benzodiazepine, Barbiturate, Cannabinoide, Opiate, Kokain, Methadon, Amphetamine)

Motivationslage des Patienten vor Beginn der Entzugsbehandlung

Die Situation für eine Alkoholentzugsbehandlung kann sich in sehr unterschiedlicher Weise herstellen. Zur Differenzierung soll auf das Schema nach Prochaska u. DiClemente (s. Kap. 2, Abb. 2.10) zurückgegriffen werden: Entweder der Beginn der Entzugsbehandlung ist Ausdruck einer „Absichtsbildung" durch den Patienten oder der Patient wurde als medizinischer Notfall oder wegen krankheitsbedingter Selbst- oder Fremdgefährdung gegen seinen/ihren Willen im „Stadium der Absichtslosigkeit" – wie im „Rad der Veränderung" formuliert – in eine Behandlung überführt.

Entzugsbehandlung im Stadium der Absichtsbildung

Hat ein alkoholkranker Patient selbst den Auftrag zur Entgiftung erteilt, sind die Motivationslagen durchaus unterschiedlich. Allgemein läßt sich sagen, daß auf der „Vorteil-Nachteil-Waage" (s. Kap. 2, Abb. 2.8) die Vorteile einer Veränderung die Nachteile des aktuellen Konsums gegenwärtig offenbar überwiegen. Wenn sog. „Fremdmotivation", z. B. Druck des Arbeitgebers oder ein Ultimatum der Ehefrau, dabei vordergründig sind, entwertet dies die Veränderungsmotivation der Betroffenen nicht! Motivierende Prozesse sind dynamisch. Eine ursprüngliche Fremdmotivation kann in eine Eigenmotivation übergehen.

Mit veränderungsmotivierten Patienten kann eine vorbestehende Entzugsbehandlung angemessen vorbereitet werden. Neben ausreichenden Informationen zum Entzug und zum Behandlungsrahmen kann über die zur Verfügung stehenden unterstützenden Medikamente und die Kriterien der Anwendung gemeinsam gesprochen werden. Ziel eines solchen vorbereitenden Gespräches sollte es sein, daß der Patient angstfrei und mit Vertrauen in einen erfolgreichen Behandlungsabschluß den Entzug beginnen kann.

Entzugsbehandlung im Stadium der „Absichtslosigkeit"

Wenn alkoholkranke Patienten intoxikiert als hilflose Personen aufgefunden und ohne eigenen Auftrag in Behandlung gebracht werden, reagieren sie während der Ausnüchterung oft unwirsch und zeigen wenig Wertschätzung für die zur Verfügung gestellte Hilfe. Dennoch ist auch eine Detoxifikation eine anspruchsvolle medizinische Leistung, die kompetent erbracht werden muß. Zudem ist auch eine solche Ausnüchterung ein Kontakt zum Hilfesystem, der von den Beteiligten genutzt werden sollte, um die vorliegende Absichtslosigkeit mit den Betroffenen zu hinterfragen. Häufig liegen soziale Notlagen (z. B. Wohnungslosigkeit) vor, über die durch Hinweis auf entsprechende Hilfen erste Veränderungsansätze eingeleitet werden können. Wenn alkoholkranke Patienten durch Unfälle oder internistische Erkrankungen stationär aufgenommen werden und dadurch notgedrungen eine Entgiftung mitmachen müssen, wird die Suchterkrankung oft erst mit einer gewissen Latenz durch unerwartet auftretende Komplikationen thematisiert. Gerade wenn die somatische Erkrankung alkoholbedingt ist, sind darüber Veränderungswünsche förderbar. Kompetente Kurzinterventionen, Informationen über die bestehende Suchterkrankung und Hinweise für weitergehende Hilfen haben sich als sehr wirksam erwiesen und sollten nicht ausgelassen werden. Die Behandlung auf Intensivstationen oder auch auf somatischen Stationen macht oft eine stärkere Sedierung der Patienten erforderlich, bei bewußtlosen Patienten muß die medikamentöse Entzugsbehandlung meist intravenös erfolgen und folgt damit eigenen Regeln.

Patienten, die wegen Selbst- oder Fremdgefährdung zwangsweise untergebracht sind, stehen der Gesamtbehandlung in der Regel sehr skeptisch gegenüber. Eine gleichzeitig werbende wie Grenzen setzende Grundhaltung ist erforderlich, um den Patienten einerseits als Realitätskontrolle zu dienen, andererseits aber Veränderungsmotivation herstellen zu können. Die Strategie der Entzugsbehandlung muß klar und transparent sein. In keinem Fall dürfen Entzugsmedikamente benutzt werden, um Patienten zu belohnen oder zu maßregeln.

Ambulantes, tagesklinisches und stationäres Setting einer Alkoholentzugsbehandlung

In einem gut ausgebauten medizinischen Hilfesystem gibt es verschiedene Möglichkeiten, vom Alkohol zu entgiften. Manche Patienten suchen keine professionelle Hilfe, sondern reduzieren die Alkoholdosis allmählich mit Hilfe von Angehörigen oder Freunden langsam, indem sie ihren Alkoholkonsum schrittweise reduzieren. Andere setzen den Alkohol plötzlich ab und nehmen dafür ein Entzugssyndrom in Kauf. Gerade wenn tatsächlich eine schwere Abhängigkeit besteht, z. B. nach monatelangem Spiegeltrinken, gehen diese Patienten erhebliche Risiken ein, Krampfanfälle oder ein Delir zu provozieren. Der Alkoholentzug bei chronischer Alkoholabhängigkeit ist wie eine körperliche Erkrankung zu verstehen und bedarf der ärztlichen Begleitung und Behandlung. Trotz allem bleibt es bemerkenswert, daß viele Patienten eigenständig in der Lage sind, einen Alkoholentzug durchzustehen auch ohne oder mit nur geringer medizinischer Unterstützung. Die oft sehr behütende deutsche Suchtmedizin sollte diese Tatsache mehr zur Kenntnis nehmen.

Ambulante und tagesklinische Entgiftungen

Anders als z. B. im anglo-amerikanischen Raum haben ärztlich begleitete ambulante und tagesklinische Entzugsbehandlungen im deutschsprachigem Raum wenig Tradition. Das verwundert angesichts der Tatsache, daß die meisten Patienten – wie oben beschrieben – eigene Erfahrungen haben, zu Hause eigenständig vom Alkohol zu entziehen. Die meisten Patienten reduzieren stufenweise ihren Alkoholkonsum und nutzen dabei die Unterstützung ihres sozialen Umfeldes.

Die ärztlich begleitete ambulante Entgiftung ist in der Regel möglich, wenn der Patient zu Hause ein stabiles soziales Umfeld hat und keine gesundheitlichen Risikofaktoren für den Entzug vorliegen (s. oben).

Aus dem sozialen Umfeld heraus sollte der Patient für seinen Entgiftungswunsch Unterstützung finden oder zumindest nicht in seiner Motivation gefährdet werden. Fortbestehender Alkoholkonsum Dritter im eigenen Haushalt oder im unmittelbaren sozialen Umfeld stellt für eine ambulante oder tagesklinische Entgiftung in der Regel eine Überforderung dar.

Wenn der Betroffene in einem „trockenen" sozialen Umfeld lebt, Angehörige und Bekannte die Entgiftung aktiv unterstützen und keine besonderen gesundheitlichen Risiken vorliegen, hat eine ambulante Entzugsbehandlung eine gute Prognose.

Patienten, die ambulant entgiften, benötigen von außen viel Unterstützung, insbesondere, wenn das Craving im Entzug sehr stark wird oder wenn ängstliche und depressive Affekte dominieren (Abb. 3.1).

Steht im häuslichen Umfeld ein „Sitter", also eine verläßliche Unterstützungsperson, zur Verfügung, so kann dieser wichtige Funktionen übernehmen. Er sorgt für die Pflege des Kranken, ermutigt in den Situationen der Ambivalenz den Durchhaltewillen der Betroffenen und verwaltet die erforderliche Entzugsmedikation.

Alkoholentzug zu Hause
1. Sie haben sich für die Abstinenz entschieden. Das Entzugsprogramm zu Hause wird Ihnen helfen. Zu beachten ist, daß Alkohol und Entzugsmedikamente zusammen gefährlich sind.
2. Die Medikation hilft Ihnen, die Symptome des Entzugs zu mildern, z.B. Unruhe, Angst, Zittern und Brechreiz.
3. Wenn Sie zwischendurch plötzlich sehr müde werden, lassen Sie eine Dosis aus.
4. Während der Entzugsbehandlung sollen Sie weder Autofahren noch gefährliche Maschinen bedienen.
5. Vermeiden Sie Streß und beschäftigen Sie sich mit leichten, angenehmen und körperlich nicht anstrengenden Tätigkeiten.
6. In den ersten 5 Tagen kann Ihr Schlaf noch unruhig und gestört sein. Die Medikamente helfen Ihnen, diese Störungen zu lindern. Die Schlafstörungen werden allmählich abklingeln.
7. Essen Sie regelmäßig kleine Mahlzeiten.
8. Trinken Sie mindestens 2 Liter Flüssigkeit pro Tag. Vermeiden Sie Kaffee und Tee, weil dies zu Schlafstörungen führen kann.
Falls Sie weitere Informationen benötigen oder starkes Verlangen haben zu trinken, kontaktieren Sie bitte Ihren Arzt, Ihren Betreuer oder Ihre Klinik!

Abb. 3.1. Patienteninstruktionen (Modifiziert nach: The Plinius Maior Society: „Alkoholentzug zu Hause", erhältlich in B-1060 Brussels, Belgium, 146, ave Brugmann)

Die Frequenz der ambulanten ärztlichen Kontakte hängt ab von den Möglichkeiten dieses Sitters, der Schwere des Entzuges, erwarteten Komplikationen und der wechselseitigen Vertrautheit. Neue und bislang unbekannte Patienten, die zu Hause keine verbindliche Unterstützung haben, müssen zumindest in den ersten 3-7 Tagen täglich gesehen werden. Eine solche ambulante Entgiftung sollte vorgeplant sein und möglichst montags beginnen, um in den ersten Tagen einen engen Patientenkontakt halten zu können.

Die Abstinenz wird täglich geprüft über ein Alko-Testgerät, das eine sofortige Rückmeldung erlaubt. Nachrangig kann gerade bei vertrauten Patienten auch mit dem klinischen Eindruck gearbeitet werden. Ein Teil der Entzugsmedikation wird vor Ort verabreicht und eingenommen, die Resttagesdosis wird dem Patienten mitgegeben. Gerade bei unvertrauten Patienten muß es in der Entzugsphase vermieden werden, den Patienten größere Dosen von Entzugsmedikamenten auszuhändigen, ohne den weiteren Umgang damit kontrollieren zu können. Durch den gleichzeitigen Konsum von Alkohol und Entzugsmedikation können medizinisch bedrohliche Situationen entstehen (z.B. Atemdepression), für die der behandelnde Arzt ggf. haftbar gemacht wird.

Welche möglichen psychosozialen und gesundheitlichen Krisen ggf. ambulant abgefangen werden können, hängt vom Einzelfall ab. Wenn eine kompetente durchgehende Begleitung ambulant vor Ort verfügbar ist, der Kontakt zum Arzt tragfähig ist und über Vorerfahrungen Risikokonstellationen frühzeitig genug absehbar sind, ist der ambulante Entzug letztlich nicht risikoreicher als der stationäre. Hinweise für ein beginnendes Delirium müssen dabei frühzeitig genug erkannt werden, um entsprechend intervenieren zu können.

Entzugskrampfanfälle führen ggf. auch unter stationären Bedingungen zu Sturzverletzungen und sind nicht an sich eine Kontraindikation für eine stationäre Entgiftung. Die Patienten müssen angemessen antikonvulsiv (z. B. mit Diazepam) mediziert werden und die Beteiligten müssen über die bestehenden Risiken und entsprechende Handlungsanweisungen für Notfälle informiert sein.

Ähnlich verhält es sich mit Suizidalität und Fremdgefährdung. Wenn die Risikofaktoren allen Beteiligten bewußt sind, kann unter ambulanten Bedingungen mitunter ein tragfähigeres Setting hergestellt werden als in der Klinik. Zudem ist die Bereitschaft zur Kooperation bei Patienten zu Hause mitunter ausgeprägter als in der Klinik. Wichtig bleibt es in jedem Fall, alle möglichen Krisensituationen vorher mit allen Beteiligten zu besprechen und entsprechende Krisenpläne vorbereitet zu haben. Wenn es gelingt, so für alle ein sicheres und verantwortungsbewußtes Setting und Zutrauen zum Entgiftungsvorhaben des Patienten herzustellen, können auch auftretende Probleme gemeinsam gemeistert werden. Schlimmstenfalls müssen Patienten doch sekundär stationär aufgenommen werden, um die Behandlung dort abzuschließen.

Die stationäre Entgiftungsbehandlung

Die stationäre Entgiftungsbehandlung stellt eine durchgehende professionelle Betreuung mit ständiger ärztlicher Verfügbarkeit sicher. Internistische Komplikationen (Kreislaufkrisen, Asthmaanfälle etc.), Entzugskrampfanfälle oder Delirien können auch bei akutem Auftreten zügig behandelt werden. Risikobehaftete Entgiftungsbehandlungen gehören deswegen in das Krankenhaus. Kreislaufparameter und psychischer Befund werden hochfrequent untersucht und die Medikation entsprechend ausgerichtet. Psychiatrische Kliniken haben in der Regel mehr suchtmedizinische Erfahrung, sind aber auch zu einem hohen Prozentsatz mit einem sehr chronifizierten Klientel befaßt. Sozial noch gut integrierte Patienten sowie suchtkranke Patienten am Anfang ihrer Suchtkarriere bevorzugen deswegen oft die Entzugsbehandlung im Allgemeinkrankenhaus.

Die medikamentöse Behandlung des Alkoholentzugssyndroms

Vorüberlegungen

Die medikamentöse Behandlung des Alkoholentzugssysndroms ist international, z.T. auch regional äußerst unterschiedlich. So ist z.B. Clomethiazol, das in Deutschland einen dominierenden Stellenwert hat, in den USA nicht für die Behandlung des Alkoholentzugssyndroms zugelassen.

Der vorliegende Beitrag kann deswegen nur eine Empfehlung sein, die den durch die Fachliteratur reflektierten Erfahrungen im eigenen Arbeitsfeld folgt.

Es gibt eine Reihe von Überlegungen, die vor der Etablierung eines eigenen Standards zur Entzugsmedikation wesentlich sind:
- Haben das Erleben und die Bewältigung von Entzugssymptomen durch den Patienten einen therapeutischen Nutzen oder ist es eher angemessen, dem Patienten durch eine prophylaktische großzügige Medikation Entzugssymptome weitestgehend zu ersparen?
- Sind Entzugsmedikamente, die selbst ein Suchtpotential haben (z. B. Clomethiazol oder Benzodiazepine) per se wegen der Gefahr einer zusätzlichen Abhängigkeitsentwicklung in der Suchtmedizin kontraindiziert oder ist die Verwendung dieser Medikamente hinreichend überschaubar und steuerbar?
- Ist der sedierende Effekt von Entzugsmedikamenten wie Clomethiazol oder Diazepam im Entzug tolerabel oder sogar erwünscht oder ist es therapeutisch vorzuziehen, die Patienten auch im akuten Entzug möglichst wach und aufmerksam zu halten?
- Wird die Phase des Absetzens des Suchtmittels mit all seinen Begleiterscheinungen verstanden als
  - körperliche „Entzugskrankheit", die der Ruhe bedarf,
  - als krisenhafte Zeit der Läuterung, die das Gespräch braucht,
  - als Herausforderung und Zeit der Auseinandersetzung, die den Patienten fordern soll?

Das medikamentöse Regime im Entzug fällt ggf. unterschiedlich aus, je nachdem, wie einzelne dieser Fragen beantwortet werden.

In früheren Jahren wurden suchtkranke Patienten überwiegend „kalt" mit allenfalls sparsamer medikamentöser Unterstützung entzogen. Durch das Erleiden des Entzuges sollten die Patienten die Schädlichkeit des Alkohols noch einmal deutlich spüren, um eine dauerhafte Abstinenz zu fördern. Während einige Patienten diese Erfahrung positiv genutzt haben mögen, überwiegt fraglos der Anteil der Patienten, die nach erfolgtem Rückfall aus dieser Erfahrung heraus die Wiederaufnahme einer Entzugsbehandlung scheuten, so daß Konsumphasen eher verlängert wurden.

Die „warme" medikamentengestützte Entgiftung macht es den Patienten deutlich leichter. Der körperliche Entzug stellt für viele Patienten in diesem Setting keine besonderen Probleme mehr dar. Umgekehrt berichten gerade die Pflegekräfte auf Stationen zur qualifizierten Akutbehandlung alkoholabhängiger Patienten, daß es durch die medikamentöse Abschirmung schwieriger geworden sei, mit den Betroffenen über ihr Suchtproblem im Entzug ins Gespräch zu kommen. Auch die Erfahrungen mit Akupunktur im Drogenentzug zeigen, daß die Auseinandersetzung mit der im Entzug erfahrenen körperlichen Dimension der Abhängigkeit einen hohen therapeutischen Stellenwert haben kann. Dabei soll die körperliche Entzugserfahrung keinen strafenden Charakter haben. Vielmehr sollen die Betroffenen ihren Entzug erleben und damit den Rahmen gesetzt sehen, sich von ihrer Konsumphase zu distanzieren und über alternative Handlungsperspektiven nachzudenken.

Die Gefahr, daß alkoholabhängige Patienten durch die Erfahrung eines benzodiazepingestützten Entzuges eine zusätzliche Tranquilizerabhängigkeit entwickeln, ist in Deutschland lange als sehr hoch eingeschätzt worden. Obgleich Zahlen hierzu fehlen, so ist die Gefahr nicht ganz abzuweisen. Benzodiazepine haben für die Patienten den Vorteil, daß sie den Kriterien sozialer Erwünschtheit eher entsprechen als Alkohol. So kommt es häufiger vor, daß stark fremdmotivierte Alkoholpatienten während eines stationären Alkoholentzuges heimlich Tranquilizer konsumieren, um den Eindruck der Kooperation aufrecht zu erhalten. Ein sehr komplikationsloser Entzug bei besonders schwer abhängigen eher fremdmotivierten Patienten kann daher auf einen Beigebrauch hinweisen.

Der sedierende Charakter einiger Entzugsmedikamente ist z. T. erwünscht, weil Unruhe und Schlaflosigkeit häufige Begleiterscheinungen des Entzugssyndroms sind. Psychoedukative Behandlungsmomente, z. B. im Rahmen der Motivationsarbeit, beginnen erst nach Abschluß des körperlichen Entzuges. Im übrigen ist der sedierende Effekt bei individuell gesteuerter Medikation an sich nicht so stark, als daß das Gespräch zwischen Arzt und Patient dadurch grundsätzlich beeinträchtigt wäre. Gegebenenfalls muß die Medikationsdosis reduziert werden. Kognitive Dysfunktionen wie Störungen der Informationsverarbeitungsgeschwindigkeit sind auch im Alkoholentzug insbesondere für die ersten Wochen nachzuweisen und werden durch sedierende Medikamente noch verstärkt. Daher darf die Bewertung die Verarbeitungsfähigkeit für komplexe (z. T. motivationale) Interventionen in der frühen Entzugsphase unter Medikamenten nicht zu hoch sein.

Das Verständnis von der Funktion eines Alkoholentzuges ist setting- und personenabhängig. Die stationäre Entzugsbehandlung im Allgemeinkrankenhaus sieht den entziehenden Alkoholpatienten als Kranken. Im Vordergrund stehen sedierende Medikation, Abschirmung und Ruhe. Die stationäre Entzugsbehandlung im psychiatrischen Krankenhaus betrachtet den Entzug oft eher als Krise, die Anknüpfungspunkte für eine dauerhafte Veränderungsmotivation bietet. So wird im Entzug, gerade in schlaflosen Nächten, das reflektierende Gespräch mit dem Patienten gesucht. Der ambulante Entzug ist eine Herausforderung für den Patienten: Mit der Unterstützung des behandelnden Arztes und der eigenen Angehörigen kann der Patient lernen, seine Alkoholprobleme selbst zu steuern, und damit eine Erfahrung der Selbstwirksamkeit („self-efficacy") machen. Medikamente werden im ambulanten Entzug eher großzügig verabreicht, um allen befürchteten Risiken rechtzeitig vorzubeugen.

Strategien der Alkoholentzugsbehandlung

Die scoregesteuerte Entgiftung

Bei der Behandlung des Alkoholentzugssyndroms haben sich in jüngerer Vergangenheit scoregesteuerte Entgiftungen zunehmend durchgesetzt, z. B. die AES-Skala nach Wetterling (Tabelle 3.1). Die Patienten werden regelmäßig bzgl. ihrer vegetativen und psychischen Entzugssymptomatik geratet und entsprechende Punktescores summiert. Aus dem Gesamtscore ergibt sich die erforderliche medikamentöse Dosierung.

Bezüglich der vegetativen Symptomatik werden Pulsfrequenz, diastolischer Blutdruck, Temperatur, Schwitzen und Tremor gewertet. Hinsichtlich der psychischen Symptomatik ergeben sich einzelne Punktwerte für psychomotorische Unruhe, Kontaktverhalten, Orientierung, Halluzinationen und Angst.

Tabelle 3.1. Alkohol- und Entzugssyndrom-Skala (AES-Skala). (Aus Wetterling u. Veltrup 1997)

A. Vegetative Symptomatik					
1. Pulsfrequenz					
0 <100	1 101–110	2 111–120	3 >120	4 Herzrhythmusstörungen	–
2. Diastolischer Blutdruck					
0 <95	1 95–100	2 100–105	3 >105	–	–
3. Temperatur					
0 <37,0	1 <37,5	2 <38,0	3 >38,0	–	–
4. Atemfrequenz					
0 <20	1 20–24	2 >24	–	–	–
5. Schwitzen					
0 Kein	1 Leicht (feuchte Hände)	2 Deutlich (Stirn + Gesicht)	3 Massiv (profuses Schwitzen)	–	–
6. Tremor					
0 Kein	1 Leicht (Arm vorhalten + Finger spreizen)	2 Deutlich (Finger + spreizen)	3 Schwer (spontan)	–	–
Teilscore Veg. Symptomatik				V =	

B. Psychische Symptomatik					
1. Motorische Unruhe					
0 Keine	1 Nesteln	2 Wälzen	3 Will im Bett aufstehen	4 Erregt	
2. Kontakt	1 Leicht ablenkbar (Geräusche)	2 Schweift andauernd ab	3 Geordnetes Gespräch unmöglich	–	–
0 Kann kurzem Gespräch folgen					
3. Orientierung (Zeit, Ort, Person)					
0 Voll orientiert	1 Eine Qualität gestört (z. B. Zeit)	2 Zwei gestört	3 Alle gestört	–	
4. Halluzinationen (optisch, akustisch, taktil)					
0 Keine	1 Suggestibel (liest vom leeren Blatt)	2 Eine Qualität (z. B. optisch)	3 Zwei Qualitäten (optisch und taktil)	4 Alle Qualitäten	5 Szenische Halluzinationen („Film" – mehrere Halluzinationen hintereinander mit Handlungsablauf
5. Angst					
0 Keine	1 Leicht (auf Befragen)	2 Stark (spontan angegeben)	–	–	–
Teilscore psychische Störungen P					
Gesamtscore S = P + V					

Auf die geschilderte Weise werden objektivierbare Kriterien genutzt, um ein verwendetes Entzugsmedikament individuell adäquat zu titrieren. Unnötig hohe Dosierungen werden auf diese Weise vermieden. Für spezifische Risikokonstellationen, z. B. vorbestehende internistische oder psychiatrische Erkrankungen, die einen besonders schonenden Entzug erfordern, eignet sich diese Entgiftungsstrategie nicht. Zudem ist eine gewisse Schulung des Behandlungsteams erforderlich.

Schwierigkeiten können sich bei schwerstabhängigen Patienten ergeben, z. B. bei der Alkoholentgiftung polytoxikomaner Patienten oder bei anderen komorbiden Patientengruppen. Sie neigen ggf. dazu, Symptome zu induzieren, um dadurch mehr Medikamente zu erhalten. Für diese Patienten sind klare Absprachen und ein strukturiertes Schema eher geeignet.

Die symptomgesteuerte Entgiftung

Wenn eine einheitlich scoregesteuerte Entgiftung nicht umsetzbar ist, aber individuelle Symptomkonstellationen dennoch besondere Berücksichtigung finden sollen, ist eine symptomgesteuerte Entgiftung durchzuführen. Entzugskrampfanfälle werden mit Antikonvulsiva (Carbamazepin oder Diazepam), vegetative Symptome mit kreislaufstützenden Maßnahmen (Volumensubstitution, Betablocker bei Tachykardie, Kalzium-Antagonisten oder Clonidin bei hypertonen Werten), Halluzinationen mit Neuroleptika (Haloperidol) und Schlaflosigkeit mit Sedativa (Diazepam, Promethazin o.a.) behandelt. Eine symptomgetriggerte Behandlung eignet sich besonders für Patienten mit sehr spezifischen Risikokonstellationen. Grundsätzlich lassen sich die scoregesteuerte Entgiftung und die symptomgetriggerte Entgiftung miteinander verbinden, wenn i. R. der scoregesteuerten Entgiftung symptomspezifisch besondere medikamentöse Akzente gesetzt werden, um den individuellen Gesundheitsrisiken angemessen gerecht zu werden.

Die Entgiftung streng nach Schema

Grundsätzlich sollte jede Entgiftungsbehandlung individuell angemessen zugeschnitten sein. Unter bestimmten Rahmenbedingungen ist das schwierig. So ist auf internistischen Stationen in Allgemeinkrankenhäusern die Behandlung des Alkoholentzuges weniger Routine, so daß gern auf feste Medikationsschemata, bevorzugt Clomethiazol, zurückgegriffen wird. Das Setting sieht meist vor, daß die Patienten sich bevorzugt im Bett aufhalten. Unruhe und Schlaflosigkeit ist auf diesen Stationen schlechter zu tolerieren, so daß tendenziell großzügig mediziert wird, um den sedierenden Effekt eines eher großzügig bemessenen Schemas bewußt zu nutzen.

Bei ambulanten Entgiftungen ist es wichtig, die Risiken möglichst gering zu halten. Da die Patienten höchstens einmal täglich gesehen werden, können Scores oder symptomgerichtete Untersuchungen auch nur einmal am Tag erfolgen. Für eine optimale score- bzw. symptomgesteuerte Entgiftung ist das zu wenig. So werden auch hier alkoholabhängige Patienten eher großzügig mediziert, insbesondere in den ersten 2-3 Tagen. Durch eine früh hochdosierte Diazepambehandlung kann sowohl psychiatrischen wie epileptologischen Komplikationen qualifiziert vorgebeugt werden, so daß eine ungefährdete erfolgreiche Beendigung der ambulanten Entgiftung meistens gelingt. Allerdings sind die Patienten gerade in den ersten Tagen oft mehr oder weniger deutlich sediert und erhalten vielleicht etwas mehr Medizin, als sie unter gesicherteren Bedingungen wirklich benötigt hätten.

In vielen Kliniken haben sich scoregesteuerte Entgiftungsbehandlungen durchgesetzt. Dabei werden verschiedene vegetative Parameter sowie der psychopathologische Befund und das Verhalten des Patienten in Punktwerte übersetzt, über deren Höhe sich die Medikamentendosis bestimmt. Andernorts wird mit festen Medikamentenschemata gearbeitet.

Manche Kliniken gestalten die Behandlung jedes einzelnen Patienten stärker symptomorientiert sehr individuell und orientieren sich insgesamt stärker am einzelnen Verlauf.

Auswahl der geeigneten Medikation für die Entzugsbehandlung

Es gibt keinen einheitlichen Konsens darüber, welche Pharmaka am geeignetsten sind für die Alkoholentzugsbehandlung. Deswegen sollen zunächst die gebräuchlichsten Substanzen mit ihren Vor- und Nachteilen in der Alkoholentzugsbehandlung vorgestellt werden.

Clomethiazol

Clomethiazol ist das in Deutschland verbreitetste Medikament zur Behandlung des Alkoholentzuges. In den USA ist das Medikament nicht verfügbar und dort offensichtlich für die Alkoholentzugsbehandlung entbehrlich. Der Vorteil der Substanz liegt vor allem darin, daß alle Entzugssymptome, also vegetative und psychische Entzugssymptome, erhöhte Anfallsbereitschaft sowie delirante Symptome, kurzfristig darauf ansprechen. Clomethiazol hat eine kurze Halbwertzeit und ist deswegen unter stationären Bedingungen gut steuerbar. Es eignet sich deswegen auch gut für eine scoregesteuerte Entgiftung (s. oben). Aus dem gleichen Grund ist es für eine ambulante Entgiftung ungeeignet, zumal es selbst ein eigenes Suchtpotential hat. Durch die sekretionsfördernde Wirkung in den Bronchien kann es bei obstruktiven Lungenerkrankungen zu Komplikationen kommen. Gleichzeitig wirkt es blutdrucksenkend. Bei primär normo- oder sogar hypotonen Patienten ist daher besondere Vorsicht geboten. Die Substanz wirkt deutlich sedierend und sollte deswegen in der Regel frühestens bei 1,5 Promille verabreicht werden. Während des Entzuges selbst kann es durch Clomethiazol, besonders wenn nicht symptomgetriggert, sondern nach starrem Schema mediziert wird, über die Entzugssymptomatik hinaus zu übermäßigen substanzinduzierten Sedierungseffekten kommen.

Die orale Clomethiazolbehandlung beginnt mit 2 Kapseln alle 2–4 Stunden und wird im weiteren Verlauf von der Wirkung bestimmt. Die orale Tagesmaximaldosis beträgt 24 Kapseln pro Tag bzw. 90 ml Mixtur/Tag. Die Reduktion sollte nach 7–9 Tagen abgeschlossen sein und die Gesamtbehandlungsdauer 14 Tage nicht überschreiten. Eine intravenöse Behandlung mit Clomethiazol darf nur unter intensivmedizinischen Bedingungen durchgeführt werden. Zunächst wird ein

Bolus von 40–100 ml einer 0,8%igen Infusionslösung innerhalb von 4–5 Minuten empfohlen. Im weiteren Verlauf werden in der Regel 100 ml/Stunde infundiert, um den Patienten angemessen zu sedieren. Die maximale Tagesdosis liegt bei 20 g.

Benzodiazepine, z. B. Diazepam, Chlordiazepoxid

Benzodiazepine sind in den USA die gebräuchlichste Substanz zur Behandlung des Alkoholentzugssyndroms. Grundsätzlich sprechen alle Symptome des Alkoholentzuges auf Benzodiazepine an. Als Anxiolytikum wirkt es besonders auf psychische Symptome und Schlafstörungen, eignet sich deswegen auch gut für den ambulanten Entzug. Insbesondere zur Prophylaxe und Behandlung von Entzugskrampfanfällen gelten sie als hochpotent und sind in der Epileptologie zur Akutbehandlung erhöhter Anfallsbereitschaft das Mittel der Wahl. In der Behandlung deliranter Symptome gilt zumindest in Deutschland Clomethiazol den Benzodiazepinen gegenüber als überlegen.

Benzodiazepine haben selbst ein hohes Abhängigkeitspotential. Die Anwendung bei komorbiden Patienten mit psychischen Begleitstörungen oder Mehrfachabhängigkeit erfordert deswegen eine besonders enge Führung. Besonders Benzodiazepine mit langer Halbwertzeit führen zu sedierenden Effekten, die bei der Behandlung berücksichtigt werden müssen. Zudem können Benzodiazepine gerade bei höherer Dosierung zu einer Hypotonie der Muskulatur führen, die bei gangunsicheren und/oder älteren Patienten berücksichtigt werden muß.

Die verschiedenen Benzodiazepine unterscheiden sich grundsätzlich nicht in ihrer Effektivität bzgl. einer Alkoholentzugsbehandlung. Allerdings scheinen Benzodiazepine mit längerer Halbwertzeit etwas sicherer antikonvulsiv zu wirken, weil ein konstanter Wirkspiegel besser aufrechterhalten werden kann. Der Entzug verläuft offenbar blander ohne das Auftreten von Rebound-Phänomenen (Tabelle 3.2).

Im ambulanten Bereich werden zur Behandlung des Alkoholentzuges Benzodiazepine wie Diazepam bevorzugt verwandt, in der Regel nach einem festen ausschleichenden Schema, beginnend bei etwa 50 mg, ausschleichend über 5 Tage. Wenig Erfahrung besteht im deutschen Sprachraum mit der Aufsättigung mit Ben-

Tabelle 3.2. Diazepam-Schema (in mg/Tag) im ambulanten Entzug. (Nach Collins et al. 1990)

Tag	Bei stark abhängigen Patienten	Bei mäßig abhängigen Patienten
1	40	30
2	40 (variabel[a])	30 (variabel[a])
3	30	20
4	20	10
5	15	5
6	10	–
7	5	–

[a] Die Dosis des zweiten Tages kann abhängig von der Symptomatik der vorangegangenen 24 Stunden variiert werden.

zodiazepinen im Alkoholentzug. Dabei werden in der Regel unter stationären Bedingungen symptomgetriggert initial in den ersten Tagen sehr hohe Benzodiazepin-Dosen verabreicht, z. T. bis zu 100–200 mg Diazepam pro Tag. Diese Erfahrungen zeigen, daß die Toleranz gegenüber Benzodiazepinen im Alkoholentzug offenbar sehr groß ist. Ein engmaschiges Rating ist dennoch erforderlich und erfordert bei scoregesteuerter Entgiftung in der Regel einen stationären Rahmen. Hohe initiale Dosierungen ermöglichen dabei eine zeitlich extrem kurze pharmakologische Behandlung, die ein schrittweises Ausschleichen entbehrlich macht. Überhangsymptome im Sinne einer überhöhten Sedation werden dadurch vermieden.

Carbamazepin

Carbamazepin ist zur Behandlung des Alkoholentzuges seit Jahren etabliert und findet in jüngerer Vergangenheit zur Behandlung milder und moderater Entzüge eine zunehmende Verbreitung. In der Epileptologie ist Carbamezepin bei der Dauerbehandlung von Anfallspatienten Mittel der ersten Wahl. Obgleich es unter den Antiepileptika mit einer Halbwertzeit von wenigen Stunden zu den kurzwirksamen Substanzen zählt, ist es als Notfallmedikament ungeeignet. Selbst bei zügiger Aufdosierung wird ein therapeutischer Spiegel erst nach mehreren Stunden erreicht, hochwirksame Spiegel erst nach Tagen. Da Entzugskrampfanfälle aber meist in der ersten beiden Tagen auftreten, muß Carbamazepin entweder vor Beginn der Entgiftung aufdosiert werden oder die schneller wirksamen Benzodiazepine müssen bei anfallsgefährdeten Patienten die ersten 3–4 Tage überbrücken.

Zur Delirbehandlung ist Carbamazepin ungeeignet.

Carbamazepin wird in einer Dosis von 10 mg/kg Körpergewicht pro Tag dosiert. Wegen der relativ kurzen Halbwertzeit muß die Tagesdosis auf mindestens 2 Dosierungen (z. B. 2mal 300 bzw. 400 mg Carbamazepin) verteilt werden. Die Höchstdosis wird nach dem Aufnahmetag 2 Tage gehalten und dann kontinuierlich über 4 Tage ausgeschlichen. Die Substanz hat den großen Vorteil, daß sie nicht oder kaum sedierend wirkt. Der Respirationstrakt wird nicht beeinträchtigt. Die sonst bei Carbamazepin typischen Überdosierungserscheinungen in Form von zerebellären Störungen und Nystagmus werden auch bei zügigem Aufdosieren nur sehr selten beobachtet. Zudem hat Carbamazepin kein Abhängigkeitspotential. So sind die Patienten nach Absetzen dieses Entzugsmedikamentes schnell wieder arbeitsfähig.

Carbamazepin zeigt häufiger als andere Entzugsmedikamente allergische Begleitreaktionen, meist in Form eines kleinfleckigen juckenden Exanthems. In der Regel sollte dann auf eine andere Substanz ausgewichen werden, da Übergänge in ein Lyell-Syndrom wiederholt vorgekommen sind.

Clonidin

Clonidin ist ein Alpha-2-Rezeptor-Agonist mit antisympathikotoner Wirkung. Es hat gerade auf somatischen Stationen in Allgemeinkrankenhäusern bei der Behandlung des Alkoholentzuges eine weite Verbreitung gefunden. Die Tagesdosis liegt dann bei bis zu 0,8 mg. Vegetative Symptome sprechen auf Clonidin gut an. Die Patienten sind dadurch weniger stark sediert. Bronchopulmonale Komplikationen sind nicht zu erwarten. Auf Intensivstationen, z.B. nach Unfällen oder ungeplanten operativen Eingriffen bei alkoholabhängigen Patienten, wird Catapressan intravenös im Perfusor verabreicht und ist auf diese Weise gut steuerbar (initial 0,45 mg, dann 0,15 mg/Stunde, maximal 4 mg/Tag). Als Nebenwirkung treten eine deutliche Bradykardie mit Pulsfrequenzen zwischen 40 und 50/min auf. Der Blutdruck sinkt oft bis auf 100 mmHg systolisch ab. Bei leichteren und moderaten Entzügen eignet sich das Medikament auch zur oralen Applikation im Rahmen teilstationärer oder stationärer Entgiftungen. Zudem kann Clonidin sekundär verabreicht werden, wenn unter einem medikamentengestützen Alkoholentzug mit einem anderen Medikament (z.B. Diazepam, Clomethiazol oder auch Haloperidol) vegetative Probleme persistieren oder sogar zunehmen.

Erfolgt die Entzugsbehandlung – meist auf somatischen Stationen – primär mit Clonidin, muß zur Sedierung meistens noch Haloperidol oder Diazepam zugegeben werden.

Haloperidol

Neuroleptika wie Haloperidol können grundsätzlich in der Behandlung des Alkoholentzuges wirksam sein und haben als Psychopharmakon gerade gegenüber den psychischen Symptomen eine abschirmende Wirkung. Zudem ist es ein hochpotentes Mittel zur Prophylaxe und Behandlung von paranoiden und halluzinatorischen Symptomen, wie sie im Rahmen eines Delirs auftreten können. Die orale Tagesdosis beträgt 6–10, maximal 15 mg. Haldol führt allerdings relativ häufig zu extrapyramidalen Nebenwirkungen und wird insgesamt von vielen Patienten als unangenehm erlebt. So führt es oft zu Vorbehalten gegenüber medikamentösen Strategien bzw. dem therapeutischen Regime insgesamt. Schließlich wird durch die meisten Neuroleptika die Anfallsbereitschaft gesteigert. Zur Behandlung des unkomplizierten Alkoholentzuges ist Haloperidol ungeeignet, zumal bessere Alternativen in ausreichendem Maße zur Verfügung stehen.

Eine Indikation ergibt sich, wenn im Rahmen des Entzuges paranoide oder halluzinatorische Symptome auftreten, die durch Benzodiazepine oder Clomethiazol allein nicht abgefangen werden können. Zudem hat sich Haloperidol bewährt zur Akutbehandlung agitierter Patienten, gerade auch, wenn diese unter Alkoholeinfluß stehen und eine erhöhte Gewaltbereitschaft besteht. Haloperidol kann dann – ggf. auch als Zwangsmedikation – i.m. oder i.v. verabreicht werden. Als Dosis haben sich 1–2 Ampullen bzw. 5–10 mg i.m. oder i.v. bewährt.

Tiaprid

Tiaprid ist bislang bei der Behandlung des Alkoholentzuges wenig verbreitet und in der Neurologie und Psychiatrie bei der Behandlung von Dyskinesien etabliert. Während mildere und moderate Entzüge ohne Komplikationen von Tiaprid profitieren, werden Entzugskrampfanfälle und Delirien offenbar nicht beeinflußt. Die Anwendung der Substanz beschränkt sich deswegen auf absehbar unkomplizierte Entzüge. Darüber hinaus wird für den ambulanten Entzug wegen der geringen Beeinträchtigung eine Kombination von Carbamazepin und Tiaprid empfohlen, weil beide Substanzen im Gegensatz zu dem sonst für den ambulanten Entzug empfohlenen Diazepam kein Suchtpotential haben (Tabelle 3.3).

Die Behandlung von Komplikationen

Entzugskrampfanfälle. Epileptische Anfälle treten im Alkoholentzug gerade bei langjährig alkoholabhängigen Patienten gehäuft auf. Patienten mit vorbestehenden Entzugskrampfanfällen müssen als Risikopatienten eingestuft werden und benötigen prophylaktisch eine eigentlich schon vor Beginn des Entzuges eingeleitete, den Entzug überbrückende antikonvulsive Medikation. Zur Anfallsprophylaxe eignen sich im Alkoholentzug grundsätzlich Benzodiazepine, Carbamazepin und Clomethiazol, ggf. in Kombination. Da sich die Entzugskrampfanfälle oft noch während des absinkenden Alkoholspiegels, fast durchgängig innerhalb der ersten beiden Tage des Entzuges, ereignen, muß früh ein angemessener Anfallsschutz hergestellt sein. Die Medikation muß bereits begonnen werden, wenn die Patienten noch unter Alkoholeinfluß stehen, spätestens bei 1,0 Promille. Wenn Entzugskrampfanfälle am ersten Tag bekannt sind, muß die Medikation ggf. ab 1,5 oder sogar 2,0 Promille begonnen werden. Ist aus früheren Aufenthalten bekannt, daß Anfälle schon unter Alkoholeinfluß vor Erreichen der 0,0-Promille-Grenze auftreten, kann ein adäquater Anfallsschutz nur über die schnell anflutenden Benzodiazepine erreicht werden. Carbamazepin macht bei schneller Aufdosierung auch in Verbindung mit Alkoholspiegeln der genannten Höhe sehr selten Nebenwirkungen, ggf. allenfalls zerebellärer Natur. Für den Patienten entstehen hier in keinem Fall bedrohliche Risiken. Bei sehr frühzeitiger Gabe von Benzodiazepinen können sich sedierende Effekte von Alkohol und Diazepam ggf.

Tabelle 3.3. Tiaprid und Carbamazepin (unretardiert) im ambulanten Entzug
Zu Beginn: Vollständiges, unmittelbares Absetzen von Alkohol

Tag		Gesamt [mg]	Morgens	Mittags	Abends	Zur Nacht
1–2–3	Tiap.	1200	300	300	300	300
	CBZ	400	100	100	200	0
4	Tiap.	800	200	200	200	200
	CBZ	200	0	0	200	0
5	Tiap.	800	200	200	200	200
	CBZ	200	0	0	200	0
6	Tiap.	600	200	100	200	100
	CBZ	200	0	0	200	0

In jedem Fall ist eine individuelle Dosisanpassung je nach Schwere des Entzuges vorzunehmen. Nach dem 6. Tag kann Carbamazepin abgesetzt werden und Tiaprid als Erhaltungsmedikation von 300 mg/Tag bei gleichzeitiger Manifestation einer extrapyramidalen Bewegungsstörung alkoholtoxischer Genese bestehen bleiben.

addieren. Bei kontinuierlicher klinischer Überwachung sind die Risiken aber auch ohne Monitoring in der Regel überschaubar.

Zur Anfallsprophylaxe wird Carbamazepin in einer Dosis von 10 mg/kg Körpergewicht pro Tag verabreicht, in konstanter Dosis über 3 Tage und vom 4. bis zum 7. Tag schrittweise ausgeschlichen. Alternativ wird Diazepam in den ersten Tagen in einer Dosis von 30–50 mg verabreicht und vom 3. bis zum 6. Tag zügig heruntderdosiert. Erfolgt die Behandlung primär mit Clomethiazol, ist ein begrenzter Anfallsschutz ebenfalls gegeben. Sind unter laufender Clomethiazol-Medikation anamnestisch schon einmal Entzugskrampfanfälle aufgetreten, wird primär Clomethiazol mit Carbamazepin kombiniert.

Tritt erstmals ein Entzugskrampfanfall auf, muß der Anfallsschutz unmittelbar verbessert werden. Wurde bereits im Vorfeld eine antikonvulsive Medikation verordnet und vom Patienten regelrecht eingenommen, müssen die Compliance geprüft und ggf. die Dosis angepaßt werden. Ist die höchstmögliche Dosis erreicht (z. B. bei Clomethiazol), wird mit Carbamazepin kombiniert. Wenn bislang keine Anfallsmedikation verabreicht wurde, bietet sich nach einem ersten Krampfanfall eine Entzugsbehandlung mit Diazepam an, da auf diese Weise am schnellsten eine suffiziente Anfallsprophylaxe hergestellt werden kann.

Ein epileptischer Gelegenheitsanfall, z. B. ein Entzugskrampfanfall, sistiert in aller Regel spontan. Die Krämpfe hören bereits nach spätestens 90 Sekunden auf, die Reorientierung dauert danach noch mindestens 5–10 Minuten. Viele Patienten sind danach sehr schläfrig. Eine Notfallmedikation, z. B. eine Diazepam-rectiole- oder eine parenterale Medikation, ist in der Regel *nicht* erforderlich, allenfalls nach einem kurzfristig sich wiederholenden Anfall, einer drohenden Anfallsserie bzw. einem Anfallsstatus. Dabei ist zu berücksichtigen, daß psychogene nichtepileptische Anfälle häufig nicht erkannt werden. Diese sprechen auf Notfallmedikamente wenig an und erwecken dadurch den Eindruck einer besonderen Notfallsituation. Letzterer tritt dann meist erst ein, wenn der vor Ort tätige Notarzt immer mehr sedierende Medikamente appliziert, die ihrerseits dann einen Notfall induzieren.

Während des Anfalles muß vor allem darauf geachtet werden, daß Verletzungen vorgebeugt wird. Während des Anfalles darf der verkrampfte Kiefer nicht gewaltsam geöffnet werden. Die durch den erhöhten Speichelfluß besonders hohe Aspirationsgefahr wird durch Seitenlagerung vermieden.

An den Alkoholentzug gebundene Anfälle lassen sich nicht als Epilepsie verstehen. Die Anfälle hören in aller Regel sofort auf, wenn die Patienten anhaltend abstinent bleiben. Eine antikonvulsive Dauermedikation macht deswegen bei diese Patienten keinen Sinn. Die meisten dieser Patienten nehmen ihre Medikamente ohnehin nicht mehr ein, wenn sie anfangen zu trinken. Sie geraten deswegen dann neben dem Alkoholentzug zusätzlich in einen Entzug der zuvor verabreichten Anfallsmedikamente, so daß die Anfallsgefährdung steigt statt sinkt. Wenn wenig zuverlässige Patienten in Phasen reduzierten Alkoholkonsums immer wieder Anfälle bekommen, kann die Verabreichung eines Anfallsmedikamentes mit deutlich längerer Halbwertzeit Sinn machen. Zu denken ist hier am ehesten an Diphenylhydantoin (Zentropil®, Phenhydan®), das auch bei Verschiebungen in der Einnahme zunächst einen recht konstanten Serumspiegel hält und nach Absetzen der Medikation noch einige Tage einen gewissen Anfallsschutz bietet. Dauerbehandlungen mit Antikonvulsiva müssen medikamentenspiegelkontrolliert verlaufen, um die Compliance zu prüfen und die Aufrechterhaltung therapeutischer Serumspiegel sicherzustellen. Auf Barbiturate (Phenaemal, Mylepsinum etc.) sollte bei Suchtpatienten möglichst verzichtet werden.

Delirium tremens. Das alkoholbedingte Delirium tremens ist klinisch nicht von deliranten Zuständen anderer Genese zu unterscheiden. Auch bei Patienten mit bekannter Alkoholanamnese sind differentialdiagnostisch andere potentiell behandlungsbedürftige Auslöser des Delirs zu beachten (s. oben).

Das Delirium tremens ist eine potentiell vital bedrohliche Komplikation des Alkoholentzuges. Die Patienten müssen deswegen streng überwacht werden, v. a. was die Vitalzeichen sowie die Ein- und Ausfuhr betrifft. Die bestehende Medikation des Patienten sollte überprüft und entbehrliche Medikamente reduziert bzw. abgesetzt werden. Die Dosierungen der verbleibenden Medikamente sollten niedrig gehalten werden. Nach weiteren möglichen Auslösern des Deliriums sollte anhaltend gefahndet und reversible Ursachen beseitigt werden. Delirante Patienten gefährden sich durch Verhaltensstörungen und Orientierungsschwierigkeiten. Sie müssen deswegen eng begleitet werden, um Gefährdungen für sich selbst und andere Personen auszuschließen. Vertraute Personen bzw. gute Vorkenntnisse zur Person des Betroffenen erleichtern die Führung des deliranten Patienten. Wenn das Delirium abgeklungen ist, müssen die verwirrenden und ängstigenden Erlebnisse mit dem deliranten Patienten und den mitbetroffenen Angehörigen und Bekannten nachbesprochen werden.

Medikamentöse Delirbehandlung: In Deutschland hat sich bei der medikamentösen Behandlung des Delirium tremens am meisten Clomethiazol bewährt, das ohne Monitoring in einer Dosis bis zu 2 Kapseln zweistündlich verabreicht werden kann. Höhere Dosierungen werden in der Regel intravenös appliziert und bedürfen dann der Verlegung auf eine Intensivstation.

In den USA werden delirante Patienten vorrangig mit Haloperidol behandelt. Während bei psychotischen Patienten eine Haloperidol-Dosis von 10–15 mg/Tag nicht überschritten werden soll, gelten bei der Delirbehandlung auch höhere Dosierungen als effizient. Ob Haloperidol-Dosierungen über 15 mg/Tag tatsächlich sinnvoll sind, ist nicht belegt. Wenn die Delirbehandlung primär mit Clomethiazol begonnen wurde, kann diese Primärmedikation problemlos mit Haloperidol kombiniert werden, ohne deswegen eine Verlegung auf eine Intensivstation erforderlich zu machen.

Die Behandlung mit Benzodiazepinen ist beim alkoholbedingten Delirium tremens in den USA das Mittel der Wahl (s. oben). Die Effizienz kann durch zusätzliche Gabe von Haloperidol gesteigert werden (Abb. 3.2).

Literatur

American Psychiatric Association Guidelines (1999) Practice Guidelines for the Treatment of Patients with Delirium. Am J Psychiatry 156 [Suppl]:1 20

Baltes I, Gallhofer B, Leising H (1998) Neue Strategien für den akuten Alkoholentzug: Kombination von Carbamazepin und Tiaprid. Psycho 24 (Sonderausgabe IV):199–203

Collins MN, Burns T, van den Berk PAH, Tubman GF (1990) A structured programme for outpatient alcohol detoxification. British Journal of Psychiatry 156:871–874

Alkohol

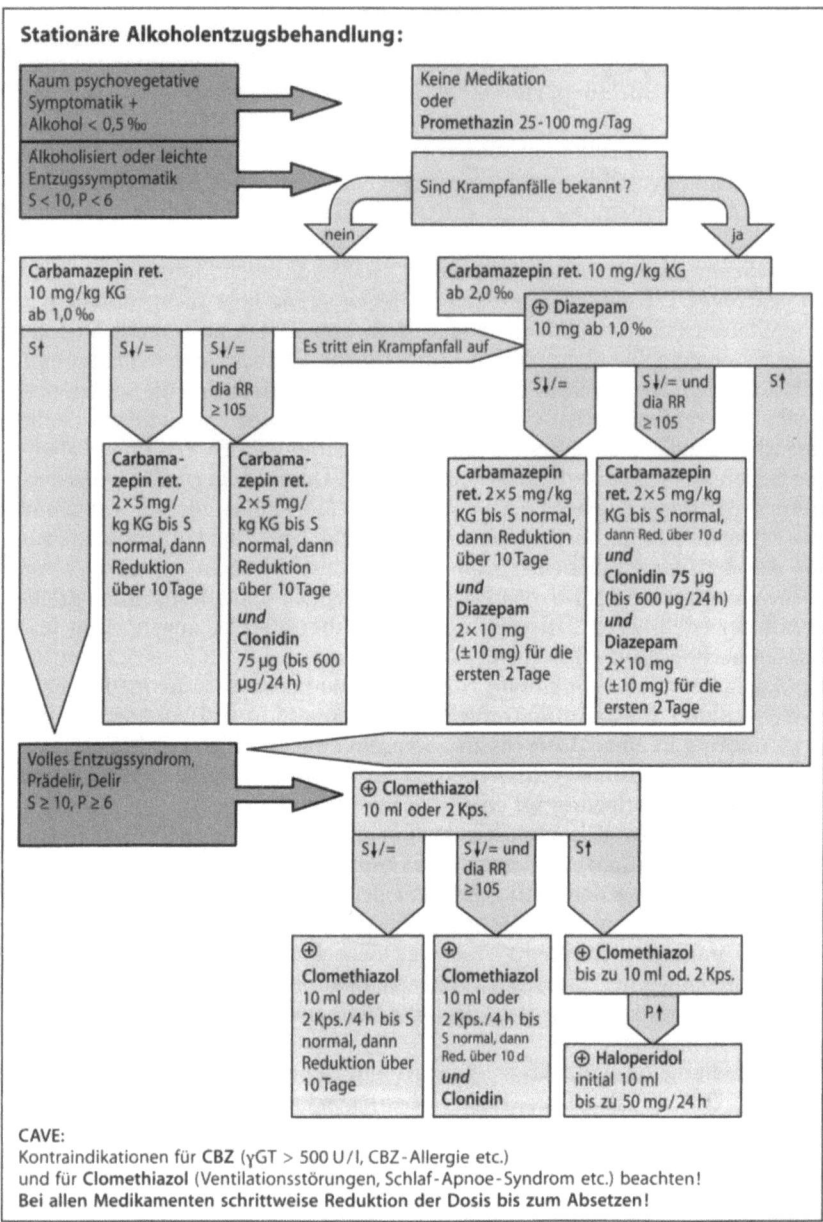

Abb. 3.2. Beispiel für einen Entscheidungsbaum in der stationären Alkoholentzugsbehandlung: Die Alkoholentzugsbehandlung erfolgt Score-gesteuert und wird auf dem Überwachungsbogen für Patienten im Alkoholentzug dokumentiert. Der Punkte-Score orientiert sich an der AES-Skala von Wetterling und Veltrup (s. S. 85). Die Score-gesteuerte Entgiftung erfolgt in der Regel mit Carbamazepin und Clomethiazol, alternativ mit Diazepam, ggf. ergänzt mit Clonidin bzw. Haloperidol. (aus: M. Berg, in: Leitlinien der Arbeitsgemeinschaft Psychopharmaka der Psychiatrischen Klinik Gilead in Bielefeld, 2000, unveröffentlicht)

Mayo-Smith MF for the American Society of Addiction Medicine, Working group on Pharmakological Management of Alcohol Withdrawal (1997) Pharmacological management of alcohol withdrawal: A meta-analysis and evidence-based practice guideline. JAMA 278 (2):144–151
O´Connor PG, Schottenfeld RS (1998) Patients with alcohol problems. The New England Journal of Medicine 338 (9):592–602
Peters DH, Faulds D (1994) Tiapride: A review of its pharmacology and therapeutic potential in the management of alcohol dependence syndrome. Drug 47 (6):1010–1032
Salloum, IM, Cornelius JR, Daley DC, Thase ME (1995) The utility of diazepam loading in the treatment of alcohol withdrawal among psychiatric inpatients. Psychopharmacology Bulletin 31 (2):305–310
Sellers EM, Naranjo CA, Harrison M, Devenyi P, Roach C, Sykora K (1983) Diazepam loading: Simplified treatment of alcohol withdrawal. Clin Pharmacol Ther 34:822–826
Soyka M (1999) Verwirrtheitssyndrome bei Alkoholabhängigkeit: Fehleinschätzung kann zu deletären Verläufen führen. Münch Med Wschr 141(33):31–34
Soyka M, Horak M, Löhnert B, Löhnert E, Rüster P, Möller HJ (1999) Ambulante Entgiftung Alkoholabhängiger: Ein Modellversuch. Nervenheilkunde 18:147–152
Täschner KL, Wiesbeck GA (1993) Zur Therapie des Alkoholentzugssyndroms – Carbamazepin oder Clomethiazol? Krankenhauspsychiatrie 4:74–78
Thome J, Wiesbeck GA, Vince GH (1994) Carbamazepin in der Behandlung des Alkoholentzugssyndroms – Eine Übersicht zum aktuellen Forschungsstand. Fortschr Neurol Psychiat 62:125–133
Wetterling T (1994) Delir – Stand der Forschung. Fortschr Neurol Psychiat 62:280–289
Zilker T (1999) Alkoholentzug und Delirium tremens: Diagnose und Therapie. Münch Med Wschr 141 (33):26–30

Behandlung von körperlichen Folge- und Begleiterkrankungen

Was unterscheidet die somatische Behandlung alkoholabhängiger Patienten von der Behandlung nichtsuchtkranker Patienten?

Wenn ein Patient mit einer Alkoholproblematik körperlich erkrankt, gelten grundsätzlich selbstverständlich die gleichen Behandlungsstandards wie für andere Patienten ohne Alkoholproblematik. Ein Überblick über die verschiedenen somatischen Störungsbilder im Kontext des chronischen Alkoholismus (alkoholtoxische Hepatitis, Pankreatitis, hämorrhagische Gastritis, Polyneuropathie etc.) verdeutlicht jedoch, daß oberstes therapeutisches Ziel auch im Rahmen der somatischen Therapie die Vermeidung der Noxe ist, also die Alkoholabstinenz. Somatische und suchtmedizinische therapeutische Zielsetzungen finden hier zusammen. Auf dem Hintergrund der Suchterkrankung übernehmen viele Patienten mit Alkoholproblematik den geforderten Teil der Behandlungsverantwortung nicht: Sie konsumieren weiter Alkohol in dem Wissen, daß die vorbestehende alkoholtoxische Erkrankung sich darunter nicht bessern, sondern weiter verschlechtern wird. Die somatische Behandlung des suchtkranken Patienten sieht sich dadurch grundsätzlich infrage gestellt.

Eine effiziente Behandlung kann in diesem Kontext nur erfolgen, wenn die somatische Behandlung einerseits und die suchtmedizinische Behandlung andererseits in ein integriertes Behandlungskonzept eingehen.

Die Thematisierung einer Veränderungsnotwendigkeit im Umgang mit dem Alkoholkonsum über die körperliche Erkrankung bietet auch suchtmedizinisch besondere Chancen: Eine moralische Bewertung des bisherigen Trinkverhaltens erübrigt sich angesichts der faktischen somatischen Schädigung. Zudem gilt der Arzt in seiner besonderen Rolle als Autorität, an dessen prognostischen Aussagen über Gesundheit, Krankheit und vitaler Bedrohung der Patient nicht einfach vorbei kann. So ist der Patient genötigt, zumindest sich selbst gegenüber Rechenschaft abzulegen. Viele Patienten kommen so von einer Phase der Überlegung in das Stadium der Entscheidung oder auch von der Entscheidung zum Handeln (Prochaska u. DiClemente 1986).

FALLBEISPIEL

> Ein Patient kommt mit Oberbauchbeschwerden zum Hausarzt. Bei der körperlichen Untersuchung und der Überprüfung verschiedener Laborparameter ergeben sich eindeutige Hinweise für eine chronische Pankreatitis. Auf Nachfrage stellt sich heraus daß der Patient im Gastronomiegewerbe tätig ist und täglich 40–60 g Alkohol zu sich nimmt. Kontakt zum suchtspezifischen Hilfesystem bestand bisher nicht. Der Patient gibt an, in seinem Berufsalltag erlebe er sein Konsumverhalten eigentlich als normal und unproblematisch. Allerdings habe seine Frau ihn letztlich schon einmal angesprochen, ob er nicht zuviel trinke. Außerdem sei er kürzlich von der Polizei mit dem Wagen angehalten worden. An dem Tag habe er eher zufällig nicht getrunken. Das habe ihm doch zu denken gegeben.

Dennoch gibt es häufig genug Situationen, in denen suchtkranke Patienten kognitiv in der Lage zu sein scheinen, die dringende Notwendigkeit zur Aufrechterhaltung von Abstinenz mit dem Ziel körperlicher Gesundung zu verstehen, aber trotzdem therapeutische Hilfe nicht oder nur sehr kurzfristig in Anspruch nehmen und ihren selbstschädigenden Alkoholkonsum weiter fortsetzen. Auf Therapeutenseite führt dies meist zu Hilflosigkeit und Unverständnis, nicht selten zum Behandlungsabbruch.

Entscheidend für das therapeutische Vorgehen ist die Frage, warum Patienten weiter Alkohol trinken, obwohl sie wissen, daß sie sich gesundheitlich dadurch schädigen und ihr Leben bedrohen. Da das fortgesetzte Rückfallverhalten die Thematisierung dieser Rückfälle zunehmend schambesetzter werden läßt, gelingen Gespräche darüber häufig nicht. Zudem versäumen Patienten in Trinkphasen meistens Termine oder erscheinen angetrunken, was das Gespräch ebenfalls erschwert. Stationäre Notaufnahmen im Krankenhaus bieten hier eher die Möglichkeit, aus der Situation heraus mit dem dann ausgenüchterten Patienten zu sprechen.

Wenn ein persönliches Gespräch in seltenen Fällen doch gelingt, wird häufig die völlige Perspektivlosigkeit der betroffenen Patienten deutlich. Gerade alkoholkranke Menschen aus der Wohnungslosenszene haben in der Regel Familie, abstinent lebende Freunde, Wohnung und Arbeit verloren und wissen dann gar nicht mehr, warum es sich lohnen sollte, sich um Aufrechterhaltung von Gesundheit und ein längeres Leben zu bemühen. Die Betroffenen äußern dann immer wieder, um sie sei es ohnehin nicht schade, sie würden von niemandem vermißt werden. Die im Leben zusammengetragene Schuld scheint hier seine angemessene Konsequenz zu finden.

Die hier nur angedeutete Dynamik selbstschädigenden Alkoholkonsums verdeutlicht, daß die frühen Vorstellungen von Jellinek, daß jeder alkoholabhängige Mensch erst seinen Tiefpunkt erreicht haben müsse, um die Notwendigkeit einer Veränderung sehen zu können, so nicht stimmt. Vielmehr müssen gerade langjährig alkoholkranke Menschen ein Ziel erkennen können, daß es ihnen lohnend erscheinen läßt, noch einmal alle Kräfte zusammenzunehmen und um Suchtmittelkontrolle zu kämpfen. Solche Ziele können nur individuell gesucht und gefunden werden: durch die Vermittlung privaten Wohnraums oder einer stundenweisen sinnstiftenden Beschäftigung, durch eine tragfähige Anbindung an eine Beratungsstelle oder Ambulanz oder durch Wiederherstellung eines Kontaktes zur verlorenen Familie.

FALLBEISPIEL

Ein schon älterer Patient mit Leberzirrhose war mit Aszites im Abdomen und Ikterus in die Klinik gebracht worden. Nach wochenlangem stationärem Aufenthalt hatte sich der Patient soweit erholt, daß Ikterus und Aszites abgeklungen waren und der Patient sich wieder eigenständig bewegen konnte. Im Zusammenhang mit der Planung der Entlassung machte der Patient schon leichtfertige Bemerkungen über möglichen zukünftigen Alkoholkonsum, wollte auch auf jeden Fall in die Unterkunft zu seinen Zechkumpanen zurückkehren. Die Unterbringung in einer Heimeinrichtung lehnte er kategorisch ab.

Das Prinzip der „harm reduction"
in der Behandlung alkoholabhängiger Patienten

Das Konzept der sog. „harm reduction" (Schadensbegrenzung) wurde im Drogenbereich konzipiert (Reymann, Bd. I, S. 67). Es geht davon aus, daß auch unter professionellsten Bedingungen somatische Schäden viele suchtkranke Patienten von selbstschädigendem Suchtmittelkonsum nicht abhalten. Umgekehrt ist auch bei langjährig selbstschädigendem Konsum das spätere Entstehen einer Abstinenz- oder zumindest Veränderungsmotivation häufig. Die Vermeidung von chronischen Folgeschäden in Konsumphasen erscheint deswegen im Querschnitt manchmal fragwürdig, im Längsschnitt sichert es Voraussetzungen für eine spätere gesamtgesellschaftliche Reintegration und relative Gesundung.

Für chronisch mehrfachgeschädigte suchtkranke Menschen gilt dies in ähnlicher Weise. Nach jahrzehntelangem ungesteuertem Alkoholkonsum und vollständiger sozialer Desintegration sind therapeutische Zielsetzungen wie stabile Abstinenz oder völlige soziale Eingliederung wünschenswert, aber meist unrealistisch. Insofern müssen hier abgestufte Ziele verfolgt werden, wie sie schon in der Zielehierarchie von Schwoon (1992) formuliert worden sind. Dabei kann für viele alkoholabhängige Patienten die Überlebenssicherung und die Aufrechterhaltung des gesundheitlichen Status quo schon als erster Behandlungserfolg gewertet werden.

Das Konzept der „harm reduction" ist vor allem in der kommunalen Wohnungslosenmedizin zum Leitbild der Behandlung geworden. Ein ambulantes

Behandlungsteam sucht hier die chronisch mehrfachgeschädigten Suchtkranken vor Ort auf, z. B. in den Unterkünften oder an bekannten Szenetreffpunkten (z. B. am Bahnhof), führt körperliche Untersuchungen und ambulante Behandlungen durch, übernimmt Gesundheitsberatung und motiviert zu selbstfürsorglichem und eigenverantwortlichem Handeln. Trinkmengenreduktion, hinreichend frühzeitiges Aufsuchen medizinischer Behandlung bei akuten Erkrankungen und Wecken von Veränderungsbereitschaft sind wesentliche Inhalte dieser Arbeit.

Behandlungsvereinbarungen mit chronisch mehrfachgeschädigten alkoholabhängigen Patienten

Viele behandelnde Ärztinnen und Ärzte in niedergelassenen Praxen und Allgemeinkrankenhäusern beschäftigen sich bei körperlich kranken, fortgesetzt alkoholkonsumierenden Patienten mit der Frage von Haftung und Verantwortlichkeit. Juristische Aspekte dieser Frage wurden an anderer Stelle diskutiert (Bd. 1, S. 143 ff.). Zur Verdeutlichung von Verantwortlichkeit und Strukturierung des eigenen therapeutischen Handelns haben sich Behandlungsvereinbarungen als hilfreich erwiesen. Zentrales Ziel solcher Vereinbarungen soll es sein, im wechselseitigen Kontakt ein möglichst hohes Maß an Verbindlichkeit herzustellen.

Der behandelnde Arzt sollte sich selbst und dem Patienten gegenüber zu folgenden Fragen Rechenschaft ablegen:
- Welche Folge- und Begleiterkrankungen bestehen aktuell im Zusammenhang mit der Alkoholerkrankung?
- Welche Risiken sind mit einem erneuten unkontrollierten Alkoholkonsum verbunden?
- Kann der Betroffene die Verantwortung für diese Risiken selbst übernehmen oder ist er krankheitsbedingt (hirnorganische Beeinträchtigung? psychiatrische Grunderkrankung?) nicht in der Lage, eigenverantwortlich zu handeln?
- Wenn der Patient grundsätzlich in der Lage ist, eigenverantwortlich zu handeln, ist er bereit, die Risiken fortgesetzten Konsums zu sehen und dessen Folgen bewußt zu verantworten?
- Auf welcher Ebene läßt sich ein weiterer Behandlungskontrakt mit dem Patienten schließen?

Wenn deutlich wird, daß der betroffene Patient aufgrund einer deutlichen hirnorganischen Beeinträchtigung oder einer anderen seelischen Erkrankung nicht in der Lage ist, seine Situation hinreichend selbst zu überschauen und eigenverantwortlich zu handeln, muß kurzfristig das Gesundheitsamt eingeschaltet und ggf. eine gesetzliche Betreuung beantragt werden. Gemeinsam mit dem sozialpsychiatrischen Dienst, dem Betreuer und anderen Personen aus dem sozialen Umfeld muß dann das weitere Vorgehen abgestimmt und ggf. eine Unterbringung zur Sicherstellung der Abstinenz sowie der somatischen Behandlung veranlaßt werden.

Ist der Patient aber in ausgenüchtertem Zustand grundsätzlich hinreichend in der Lage, seine Situation zu überschauen, bzgl. weiterer Abstinenz aber ambivalent oder in seinen Zusagen unzuverlässig, entsteht Raum für die vorgeschlagenen Absprachen zum weiteren Behandlungsverlauf.

Dabei können mit dem Patienten in einem offenen Gespräch verschiedene weitere Verläufe antizipiert werden, um im Vorfeld gemeinsam zu überlegen, welche Schlußfolgerungen daraus herzuleiten wären. Das Ergebnis einer solchen Verhandlung könnte beispielhaft folgende frei formulierte Vereinbarung sein:

> Betr.: Herrn Walter Bauer, geb. 10.10.1945, wohnhaft Badstr. 10 in 33467 Bielefeld, z.Zt. in Behandlung bei ...
> In einem gemeinsamen Gespräch mit Hrn. Bauer in Anwesenheit von ... wurde mit Herrn Bauer seine gesundheitliche Situation besprochen. Besondere Sorge bereitet eine chronische Schädigung der Nerven besonders in den Beinen (Polyneuropathie) mit Gefühlsstörungen und zwischenzeitlichen Lähmungserscheinungen beim Heben der Füße, eine langjährig bestehende Bauchspeicheldrüsenentzündung sowie eine chronische Entzündung der Leber mit Übergang in eine Leberzirrhose. Alle Erkrankungen haben bereits zu längeren Krankenhausaufenthalten geführt und bedrohen bei fortgesetztem Alkoholkonsum Leben und Gesundheit von Herrn Bauer. Herr Bauer verdient deswegen alle Unterstützung, um seinen Alkoholkonsum einzustellen und Rückfallphasen so schnell wie möglich zu unterbrechen.
> Herr Bauer hat sich selbst vorgenommen, ab sofort keinen Alkohol mehr zu trinken. Er fühlt sich nach eigenen Angaben hinreichend stark, dieses jetzt auch durchzuhalten. Herr Bauer wird von allen Helfern im Rahmen der Möglichkeiten unterstützt. So hat er das Angebot, sich einmal wöchentlich ambulant in der Ambulanz (in der Beratungsstelle, beim Hausarzt etc.) vorzustellen. In Krisensituationen meldet er sich frühzeitig. Gelingt innerhalb von 3 Tagen keine Unterbrechung einer Trinkphase, bemüht Herr Bauer sich gemeinsam mit Hrn. Dr. XY um eine Einweisung zur Unterbrechung der Trinkphase ins Krankenhaus. Entsprechende Vorabsprachen wurden mit der Klinik getroffen. Eine Kopie dieser Absprache wurde dort hinterlegt.
> Alle an der Behandlung Beteiligten sind sich mit Hrn. Bauer einig, daß eine gesundheitlich sehr bedrohliche Situation entstehen würde, wenn Herr Bauer entgegen seiner aktuellen Vorsätze doch weiter fortgesetzt Alkohol trinkt. Sollte Herr Bauer erneut in eine Trinkphase geraten, die länger als 3 Tage dauert, ohne daß er bis dahin Unterstützung für die Unterbrechung der Trinkphase gesucht hat, will er unmittelbar eine Langzeitentwöhnungstherapie antreten. Entsprechende Vorbereitungen sind in Zusammenarbeit mit der Suchtberatungsstelle bereits vorsorglich getroffen.
> Sollte Herr Bauer erneut in eine Trinkphase geraten, die er selbst nicht unterbricht, gleichzeitig aber nicht bereit sein, eine Langzeitentwöhnungstherapie anzutreten, muß beim Amtsgericht die Notwendigkeit einer gesetzlichen Betreuung geprüft werden. Ein entsprechender Antrag wird in einer solchen Situation von ... gestellt werden.
> Es wurde in x Monaten ein Folgetreffen der Beteiligten vereinbart, um den Verlauf gemeinsam zu betrachten und weitere Absprachen zu vereinbaren.
> Unterschriften aller Beteiligten inkl. Patient und dessen Vertrauensperson(en)

Das Vorgehen wurde im vorliegenden Text frei formuliert. Wesentlich in den Formulierungen ist das Angebot einer partnerschaftlichen Zusammenarbeit mit hohem Verbindlichkeitsgrad sowie der weitgehende Verzicht auf unnötig wertende Stellungnahmen. Es sollen von allen Beteiligten nur Zusagen gemacht werden, die auch tatsächlich eingehalten werden können. Auf keinen Fall dürfen vom Patienten angekündigte Veränderungsabsichten vorzeitig entwertet oder entmutigt werden. Selbst ein kleiner Schritt vorwärts wäre erst einmal ein Schritt in die richtige Richtung, der Anerkennung verdient. Dem Patienten muß für sein Vorhaben jegliche Form von Unterstützung und Solidarität zugesprochen werden unabhängig davon, wie hoch die Chance eingeschätzt wird, daß der Patient zur Umsetzung seines Vorhabens in der Lage sein wird. Lediglich als „Rückversicherung" sollen vorzeitig Vereinbarungen getroffen werden, wie in der Behandlung damit umgegangen werden müsse, wenn wider Erwarten die Umsetzung des guten Vorhabens nicht gelingt. Der vom Patienten vorgetragene gute Wille darf dabei grundsätzlich nicht infrage gestellt werden. Die Konsequenzen eines Nichtgelingens müssen im Vorfeld als vernünftige notwendige Konsequenz gemeinsam erkannt worden sein. Sie dürfen nicht den Charakter einer Bestrafung haben. Die Verbindlichkeit der getroffenen Absprachen bleibt im Gespräch miteinander oberstes Prinzip für beide Seiten. Dieses kann nur gelingen, wenn von beiden Seiten her verbindliche „Investitionen" vorgenommen worden sind.

In der Regel ist es auf diese Weise möglich, die die Behandlung bislang dominierenden Unverbindlichkeiten zunehmend zurücktreten zu lassen und in ein ernsthaftes Gespräch miteinander zu kommen. Hält der Patient seine eigenen Zusagen und Ankündigungen wiederholt nicht ein, ohne sich auf ein ernsthaftes Gespräch darüber einzulassen, stellt dies die Behandlung insgesamt infrage. Erklärt ein Patient offen und offensiv, er wolle bewußt weiter Alkohol trinken und nehme dafür alle gesundheitlichen Folgen in Kauf, hat der behandelnde Kollege die Möglichkeit, den vom Patienten selbst verantworteten Verlauf medizinisch zu begleiten oder unter diesen Umständen die Behandlung abzulehnen bzw. auf Notfallinterventionen zu beschränken. In diesen seltenen Fällen ist eine Rücksprache mit dem Gesundheitsamt oder dem Vormundschaftsgericht hilfreich, um eigene Sorgen um Haftungspflicht und unterlassene Hilfeleistung ggf. überprüfen zu lassen.

Rahmenbedingungen für eine adäquate somatische Behandlung von alkoholkranken Patienten

Die Ausführungen machen deutlich, daß eine adäquate Behandlung somatisch erkrankter alkoholabhängiger Patienten die integrale Berücksichtigung suchtmedizinischer Überlegungen letztlich voraussetzt. Die erfolgreiche Behandlung eines somatischen Krankheitsbildes unter stationären Bedingungen verläuft ins Leere, wenn befürchtet werden muß, daß der betroffene Patient durch kurzfristige Wiederaufnahme des Alkoholkonsums den Behandlungserfolg wieder zunichte macht. Gleichzeitig greift eine bloße Delegation des Suchtproblems an eine poststationäre ambulante Behandlung zu kurz. Schon die stationäre Behandlung im Allgemeinkrankenhaus oder das hausärztliche Gespräch in der Praxis mit dem

Patienten über seine gesundheitliche Situation müssen Teil einer zielgerichteten Motivationsarbeit sein.

Die Behandlung ist erfolgversprechend, wenn somatische und suchtmedizinische Behandlung ohne große Schwellen Hand in Hand gehen. Wenn sich die allgemeinmedizinische und die suchtmedizinische Kompetenz in einer Person oder in einem Arbeitsfeld verbinden (z. B. Allgemeinarzt mit Fachkunde Suchtmedizinische Versorgung), sind solche Konzepte am leichtesten umsetzbar. Gegebenenfalls müssen Kooperationsstrukturen etabliert werden, die zu vergleichbaren Ergebnissen führen. Niedergelassene Ärzte können mit Suchtberatungsstellen und erfahrenen Suchtmedizinern in Schwerpunktpraxen oder Suchtambulanzen psychiatrischer Abteilungen und Kliniken zusammenarbeiten. Allgemeinmedizinische Stationen benötigen möglicherweise einen Konsiliardienst. Umgekehrt müssen Suchtstationen auf psychiatrischen Abteilungen eine kompetente somatische Versorgung sicherstellen.

Psychotherapeutische Konzepte zur Rückfallprophylaxe

Jede Auseinandersetzung und Beschäftigung mit dem eigenen Alkoholmißbrauch bzw. der eigenen Abhängigkeit dient der Rückfallprophylaxe. Dies gilt für Menschen, die nach einer Langzeittherapie eine Selbsthilfegruppe aufsuchen, ebenso wie für diejenigen, die nach einer Entgiftungsbehandlung (zur eigenen Kontrolle) mit ihrem Hausarzt eine regelmäßige Überprüfung der Leberwerte vereinbaren. Dies gilt für Vereinbarungen zwischen dem alkoholabhängigen Mann und seiner Ehefrau, künftig keinen Alkohol mehr im Haushalt vorrätig zu haben, oder für die Bitte um Verständnis bei den Kollegen des Kegelclubs, wenn man künftig bei „Tischrunden" ausgespart werden will. Die Aufzählung dieser individuell sehr unterschiedlichen Maßnahmen zur Rückfallprophylaxe ließe sich unendlich fortsetzen. Sie zeichnen sich aus durch Alltagsnähe, Pragmatik und Flexibilität.

Klassische psychotherapeutische Methoden (etwa der Psychoanalyse, der Verhaltenstherapie oder anderer psychotherapeutischer Verfahren) zur Stabilisierung von Selbstsicherheit oder Konfliktlösungskompetenz, zur Bewältigung von Angst und Depression oder zur Festigung von Partnerbeziehungen können ebenfalls als rückfallprophylaktisch wirksam angesehen werden.

Neben den individuellen Maßnahmen des Selbstmanagements und den eher unspezifischen psychotherapeutischen Interventionen haben sich in den letzten Jahren auch professionell angeleitete spezifische „Rückfallpräventionstrainings" etabliert. Deren Grundlagen sollen hier dargestellt werden.

Zuvor aber erscheint es notwendig, die gesamte Bandbreite des (meist verkürzt interpretierten) Rückfallbegriffs zu diskutieren und in ein übersichtliches Schema einzupassen.

Zum Begriff des Rückfalls

Der deutsche Begriff „Rückfall" geht auf eine Übersetzung des englischen „relapse" zurück. Inhaltlich soll damit das Phänomen der Wiederaufnahme von (problematischem) Alkoholkonsum im Zuge einer gezielten Veränderung des Alkoholkonsums beschrieben werden. Dazu ist er jedoch ungeeignet bzw. unzureichend. Er impliziert einen (mitnichten) einheitlichen Vorgang und suggeriert Mißerfolg, Stagnation und Abstieg. Begriffe wie „Ausrutscher" bzw. „Fehltritt" (Körkel u. Kruse 1993; Kruse et al. 2000) oder „Vorfall" (Petry 1996), die eine Differenzierung des Rückfallgeschehens anerkennen, beginnen sich erst langsam in der deutschen Fachöffentlichkeit durchzusetzen.

Wenn von „Rückfall" die Rede ist, sollte bedacht werden, daß unter diesem Begriff die unterschiedlichsten Konsummuster gefaßt werden. Kein „Rückfall" gleicht dem andern. Konkret inhaltlich sind „Rückfälle" in zwei grobe Kategorien einzuteilen:

- *Kategorie A*: Wiederaufnahme von Alkoholkonsum, nachdem das Ziel „dauerhafte Abstinenz" gesetzt worden war.

FALLBEISPIEL

> Herr M., 38 Jahre alt, verheiratet, zwei Kinder, Fermeldeelektroniker, ist seit 3 Monaten arbeitslos nach einer Fülle von Versäumnissen am Arbeitsplatz im Zuge jahrelanger Trinkexzesse mit Bier und Schnaps. Herr M. entscheidet sich zur Aufnahme einer Langzeittherapie mit der Zielsetzung „Dauerhafte Abstinenz nach Beendigung der Therapie". Er absolviert die Therapie erfolgreich und findet direkt im Anschluß wieder einen Job in seinem alten Beruf. Nach einem Jahr der Abstinenz trinkt Herr M. „zur Feier des Tages" gemeinsam mit seiner Frau ein Glas Sekt.

- *Kategorie B*: Aufnahme eines nicht zielkonformen Alkoholkonsums, nachdem ein weniger problematischer bzw. kontrollierter Alkoholkonsum zum Ziel gesetzt worden war.

FALLBEISPIEL

> Derselbe Herr M. entscheidet sich zur Behandlung in einer Tagesklinik für Abhängigkeitserkrankungen mit der Zielsetzung „Anschließend 6 Monate Abstinenz, nachfolgend über 6 Monate 2mal wöchentlich Bier, niemals bis zum Rausch, kein Schnaps, Überprüfung nach einem Jahr". Er absolviert die Behandlung erfolgreich und findet noch während der Behandlung einen Job in seinem alten Beruf. Nach 6 Monaten beginnt Herr M. wie geplant wieder mit dem Bierkonsum. Zwei Monate später trinkt er zu seinem 40. Geburtstag zwei Gläschen Korn.

Wenn wir nun die beiden Fallbeispiele der Kategorien A und B weiter verfolgen, so lassen sich wiederum verschiedene Entwicklungsmuster unterscheiden.
- *Kategorie A1, leichter Rückfall*: Es bleibt bei dem einen Gläschen Sekt. Herr M. lebt fortan abstinent.
- *Kategorie A2, mittelschwerer Rückfall*: Herr M. beläßt es nicht bei dem einen Gläschen Sekt, sondern trinkt anschließend und auch an den nächsten vier Tagen jeweils 6 Dosen Bier. Nach einer Woche läßt er sich von seinem Haus-

arzt in ein Krankenhaus einweisen, bleibt dort 1 Woche zur stationären Entgiftung und besucht anschließend eine Selbsthilfegruppe. Er lebt fortan abstinent.
- *Kategorie A3, schwerer Rückfall*: Herr M. beläßt es nicht bei dem einen Gläschen Sekt, sondern trinkt danach mehrere Schnäpse. Am nächsten Tag und in den nächsten Wochen trinkt Herr M. ansteigende Mengen Schnaps und Bier und erreicht nach einem Monat sein altes Konsummuster. Er verliert erneut seinen Job. Seine Frau droht, ihn zu verlassen.
- *Kategorie B1, leichter Rückfall:* Es bleibt bei den beiden Gläsern Korn. Herr M. trinkt anschließend wie geplant 2mal wchtl. Bier, ohne betrunken zu sein, und verzichtet auf den Korn.
- *Kategorie B 2, mittelschwerer Rückfall:* Herr M. beläßt es nicht bei den beiden Gläschen Korn, sondern trinkt anschließend und auch an den nächsten vier Tagen jeweils 6 Dosen Bier sowie täglich einen Korn zusätzlich. Als er am darauf folgenden Wochenende 6 Gläschen Korn trinkt, bekommt er Angst, daß der Konsum ihm aus der Kontrolle gerät. Er läßt sich wiederum zur tagesklinischen Behandlung einweisen. Nach zwei Wochen fühlt er sich stabil genug, seine alte Zielsetzung wieder aufzunehmen. Allerdings will er sich nie wieder ein Gläschen Korn „gönnen".
- *Kategorie B 3, schwerer Rückfall:* Herr M. beläßt es nicht bei den beiden Gläschen Korn, sondern trinkt anschließend und auch an den nächsten vier Tagen jeweils 6 Dosen Bier sowie täglich einen Korn zusätzlich. In den nächsten Wochen trinkt Herr M. täglich ansteigende Mengen Schnaps und Bier und erreicht nach einem Monat sein altes Konsummuster. Er verliert erneut seinen Job. Seine Frau droht, ihn zu verlassen.

Wir müssen also prinzipiell zwischen mindestens sechs typischen Rückfallmustern unterscheiden. In der Praxis werden darüber hinaus unendlich viele Mischformen dieser Rückfallmuster beobachtet (Abb. 3.3).

Eine Analyse von „Rückfällen" setzt eine Klärung der Zielsetzungen voraus. Bei „Rückfällen" handelt es sich weniger um „Abstinenzverletzungen", als vielmehr um „Zielverletzungen". „Rückfälle" erfordern somit zur Bearbeitung eine Überprüfung der ursprünglichen individuellen Zielsetzung und die Setzung eines neuen, idealerweise angemesseneren Ziels.

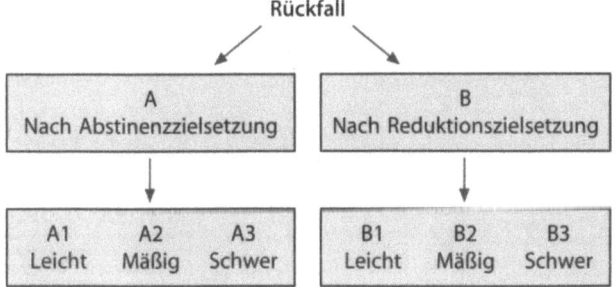

Abb. 3.3. Übersichtsschema zur Einordnung eines Rückfallgeschehens

Im Fallbeispiel der Kategorie A2 würde sich Herr M. im einwöchigen stationären Aufenthalt mit folgenden Fragen auseinandersetzen:
- War die ursprüngliche Zielsetzung meinen Kompetenzen, meinen Interessen und meiner aktuellen Lebenssituation angemessen?
- Will ich die ursprüngliche Zielsetzung aufrechterhalten oder modifizieren?
- Welche Hindernisse erwarte ich bei der Umsetzung meiner (neuen) Zielsetzung?

Eine Bearbeitung dieser Fragen könnte zum Beispiel dazu führen, daß Herr M. sich selbst eingesteht, daß er zur Zeit nicht in der Lage ist, dauerhaft auf den Alkohol zu verzichten. Er strebt die Abstinenz zwar an, rechnet allerdings mit gelegentlichen Konsumsituationen. Für diesen Fall entwickelt er gemeinsam mit seiner Frau einen detaillierten „Krisenplan" oder „Ausrutschervertrag" (Kruse et al. 2000), der Kriterien der Zielverletzung sowie konkrete Reaktionen darauf beinhaltet. Außerdem sollen ihn regelmäßige Gespräche mit der betrieblichen Suchtberaterin bei der Umsetzung seiner Zielsetzung unterstützen.

Der Begriff des „Rückfalls" eignet sich nicht zur Beschreibung und Bearbeitung von Konsumsituationen im Zuge der Veränderung von Konsumgewohnheiten. Er impliziert Versagensgefühle, wo eine sachliche Klärung von Zielsetzungen und unterstützenden Bedingungen angebracht wären, und vereinfacht ein oftmals hochkomplexes und differenziertes Geschehen. Er sollte nur im Zusammenhang mit Attributen wie „leicht", „mäßig/mittelschwer" oder „schwer" verwandt und mit Bezug auf die ursprüngliche Zielsetzung des Patienten interpretiert werden.

Aus Sicht der Behandelnden sollte somit jedes individuelle Konsumgeschehen im Zuge einer Veränderung von Alkoholkonsumgewohnheiten in seiner Entwicklung und Ausprägung analysiert werden, um daraus Rückschlüsse auf die Motivation und Zielsetzung des Betroffenen sowie entsprechende Interventionen zur Rückfallprophylaxe ziehen zu können.

Exkurs: Kontrolliertes Trinken versus Abstinenz

R. Aßfalg, Leiter einer Fachklinik für Alkoholabhängige, deren tragende Säulen auf dem sog. Abstinenzparadigma fußen, gesteht ein (1996):

> Das Ziel der Umstrukturierung der Persönlichkeit mit nachfolgend lebenslanger Abstinenz ist zu hoch gegriffen und in Wirklichkeit oft nicht erreichbar. Sucht ist als chronische Erkrankung zu sehen.

T. Redecker (1998), ebenfalls Leiter einer Fachklinik, äußert sich zur selben Frage:

> Bei einer Reihe von suchtkranken Menschen kann die lebenslange Abstinenz nicht mehr oder erst nach mehreren Schritten erreicht werden. Bei dieser Gruppe suchtkranker Menschen ist es häufig sinnvoll, die Trinkmenge zu reduzieren oder die trinkfreien Intervalle zu verlängern. ... Es ist derzeit nicht

vorstellbar, daß ein solches Therapieziel in einer traditionellen Entwöhnungseinrichtung gemeinsam mit einer abstinenzorientierten Therapie durchgeführt wird.

Das Abstinenzparadigma ist ein „auslaufendes Modell". Alle wissenschaftlichen Erkenntnisse und klinischen Erfahrungen der vergangenen Jahre lassen einzig und allein einen Schluß zu, daß nämlich Abstinenz (allenfalls) die Richtung, nicht aber das Ausmaß (*eines* wesentlichen Stranges) möglicher Veränderungsziele darstellt.

Die Diskussion des Abstinenzparadigmas geht einher mit der Diskussion eines übergreifenden Paradigmenwechsels in der wissenschaftlichen Diskussion zu alkoholbezogenen Problemen. Ritson (1997) führt aus, daß lange Zeit von alkoholbezogenen Problemen nur im Zusammenhang mit einer kleinen Gruppe von dafür „empfänglichen" Menschen gesprochen wurde, den sog. „Alkoholikern". Die Forschung der vergangenen 20 Jahre allerdings habe gezeigt, daß ...

... sich alkoholbezogene Probleme bei einem Großteil der mäßigen Trinkerinnen und Trinker entwickeln können – und nicht nur bei der kleinen Gruppe derjenigen starken Trinkerinnen und Trinker, die vom Alkohol *abhängig* sind.

In den angelsächsischen Ländern wird die Gruppe derjenigen Menschen mit Alkoholproblemen, die nach Ansicht der professionellen Helfer abstinent leben sollten, als vergleichsweise klein angesehen. Wesentlich mehr Augenmerk wird auf das Ziel der „harm reduction", d. h. „Schadensreduzierung" gelegt. Dies ist in Deutschland mitnichten der Fall.

Körkel u. Kruse (1993) heben hervor, daß die lebenslange Abstinenz als alleiniges Behandlungsziel ein Spezifikum der Suchtkrankenbehandlung ist. Nicht nur, daß es der überwiegenden Mehrheit der (behandelten und unbehandelten) Menschen mit Alkoholproblemen nicht gerecht wird, es steht auf dem Feld der Behandlungskonzepte von chronischen Krankheiten auch einmalig da. Lauer (1995) spricht von „Obskuritäten und Paradoxien" im Bereich der Suchtkrankenbehandlung:

Erneute pektanginöse Beschwerden eines an koronarer Herzerkrankung erkrankten Rauchers, die erneute Zuckerentgleisung eines noncomplianten Rauchers, das halluzinatorische Rezidiv eines krankheitsuneinsichtigen Schizophrenen und die fragliche Suizidalität eines zum nihilistischen Wahn neigenden Depressiven bewirken verstärkte therapeutische Bemühungen von seiten des medizinischen Versorgungssystems. Das Rezidiv eines in stationärer Behandlung befindlichen Alkoholabhängigen, ein Rückfall mit dem Suchtmittel Alkohol, führt hingegen nach klassischem Suchtverständnis ... in der Regel zur disziplinarischen Entlassung aus der stationären Therapie.

Dies muß um so unverständlicher erscheinen, wenn man berücksichtigt, daß die Ergebnisse der alkoholspezifischen Behandlungen im Vergleich mit anderen Behandlungen durchaus zufriedenstellend sind:

> In Wirklichkeit können sich aber die Ergebnisse der Alkoholismustherapie durchaus mit einer Vielzahl anderer medizinischer, psychotherapeutischer und sozialtherapeutischer Behandlungsergebnisse messen. So fallen beispielsweise die Rückfallquoten bei Colitis ulcerosa, Psychotherapie oder der sozialtherapeutischen Resozialisierung von Straftätern höher oder zumindest gleich hoch aus. (Körkel/Kruse 1993).

O'Brien u. McLellan (1996) vergleichen die Sucht mit anderen chronischen Erkrankungen, z.B. Diabetes, Bluthochdruck oder Asthma. Chronische Erkrankungen verlangten grundsätzlich lebenslange Aufmerksamkeit und/oder Behandlung. Rückfälle und Fortschritte wechselten einander ab. Das realistische Behandlungsziel bei Süchten (wie bei Diabetes, Bluthochdruck oder Asthma) hieße „Besserung", nicht Heilung.

Ergebnisse von Therapiestudien aus Deutschland

Gleichwohl gilt der geheilte (sprich: abstinente) Alkoholiker immer noch als das Maß aller wissenschaftlichen Effektivitätsuntersuchungen. Erbach (1996) weist darauf hin, daß das Abstinenzziel ein gut zu objektivierendes Maß für den Therapieerfolg darstelle:

> Gegenüber vielen anderen Therapiezielen in der Arbeit mit Suchtkranken, die in der Praxis kaum überprüfbar sind, wie Erhöhung der Frustrationstoleranz, erhöhte Leidensbereitschaft, Stärkung der Ich-Funktion, Autonomie etc., erscheint die Abstinenzforderung eindeutig und klar und – wie gerne geglaubt wird – auch überprüfbar. Wie sollte sonst herausgefunden werden, ob die Arbeit effektiv war?

Für etwas weniger als die Hälfte derjenigen Menschen mit einer Alkoholabhängigkeit, die abstinenzorientierte Behandlungsangebote der traditionellen Suchtkrankenhilfe (stationäre oder ambulante Rehabilitation) in Anspruch nehmen (pro Jahr etwa 1–2% aller Alkoholabhängigen), scheint das Abstinenzziel einigermaßen realistisch zu sein.

Körkel u. Lauer (1995) haben eine Übersicht verschiedener katamnestischer Studien aus Deutschland zusammengestellt und auf Abstinenz über den Katamnesezeitraum hin fokussiert. Der nachfolgenden Tabelle 3.4 ist zu entnehmen, daß nach vier Jahren noch etwa jeder zweite abstinent lebt, nach 10 Jahren noch etwa jeder vierte.

Linster u. Rückert (1998) befragten Patienten, die eine ambulante Entwöhnungsbehandlung in Baden-Württemberg durchgeführt hatten. 45% derjenigen

Tabelle 3.4. Abstinenz nach Entwöhnungsmaßnahmen. (Nach Körkel u. Lauer 1995)

Autor	Jahr	Katamnesedauer	Anteil Abstinenter [%]
Süß	1988	6 Monate	62
Fichter u. Frick	1992	6 Monate	40
Roghmann et al.	1991	18 Monate	50
Küfner et al.	1988	4 Jahre	46
Scheller et al.	1995	10 Jahre	24

Patienten, die die Fragebögen beantworteten, gaben an, während der Behandlung einmal oder mehrmals Alkohol getrunken zu haben. Dieses Ergebnis wurde von den Behandlern bestätigt. Dieses Ergebnis ist insofern bemerkenswert, als es sich bei Patienten, die eine ambulante Entwöhnungsmaßnahme aufnehmen, aufgrund enger Indikationskriterien um eine Population handelt, die gemeinhin als prognostisch *günstig* eingestuft wird: überwiegend erwerbstätig, stabiles soziales Umfeld, überwiegend in Partnerschaft oder verheiratet, gute Schulbildung. Vereinfacht ausgedrückt sind Patienten in ambulanter Entwöhnung das Beste, was derzeit auf dem „Behandlungsmarkt" herauszufiltern ist. Und selbst hier kann bei jedem zweiten Patienten die Totalabstinenz nicht sofort erreicht werden.

Als Fazit der hier vorgestellten Ergebnisse halten wir fest: Abstinenz als allein wertvolles Behandlungsziel wird von vielen Menschen mit einer Alkoholabhängigkeit, die eine ambulante oder stationäre Rehabilitationsmaßnahme abgeschlossen haben, weder angestrebt noch erreicht.

Versorgungspolitische Konsequenzen des Abstinenzparadigmas

Abstinenz kann nach Ritson (1997) nur dann als „Königsweg zu den Zielen" (Feuerlein 1996) angesehen werden, wenn dies eine Entsprechung auf der Versorgungs- bzw. Behandlungsseite findet, d. h. wenn auch auf seiten der professionellen Anbieter der Suchtkrankenhilfe der Schwerpunkt von Versorgung und Behandlung auf der Erreichung des Abstinenzzieles liegt. Dies kann für alle Fachkliniken und den größten Teil der Suchtberatungsstellen so angenommen werden. Seit Anfang der 90er Jahre allerdings sehen sich die professionellen Anbieter der Suchtkrankenhilfe dem Vorwurf ausgesetzt, daß sie mit ihren Beratungs- und Behandlungskonzepten nur einen kleinen Teil der Betroffenen erreichen, die Reichweite ihrer Maximen und Leitsätze – z.B. der der dauerhaften Abstinenz – somit möglicherweise stark eingeschränkt ist.

Mit Blick auf die Gruppe der sog. chronisch mehrfachgeschädigten Abhängigkeitskranken kritisiert Holz (1995) die traditionelle Suchtkrankenhilfe:

> Die einseitige Orientierung auf die Abstinenz – das dauerhafte Trockensein – als Generalziel verstellt den Blick für die Entwicklung und Inanspruchnahme von Hilfsmöglichkeiten, die an der realen psychischen, sozialen, gesundheitlichen und materiellen Situation orientiert sind. Die häufig vorhandene Ver-

> engung des Blickes in der traditionellen Suchtarbeit auf die Alternative „trocken oder naß" führt zwangsläufig zu einer Begrenzung beim Einsatz von Methoden und bei der Entwicklung neuer situationsangemessener Hilfsmöglichkeiten. ... Zielvorstellungen der Klienten und daran orientierte Vorgehensweisen, die nicht eindeutig dem Abstinenzparadigma untergeordnet werden können, werden in der Regel als unangemessen und uneffektiv „aussortiert". ... Alle Abhängigen, für die das Ziel der Abstinenz zumindest mittelfristig nicht realistisch ist, können in einem solchen System keine Hilfe finden.

Autoren, die das Abstinenzparadigma vertreten, übersehen häufig, daß neben der Veränderung des Alkoholkonsums noch weitere Bereiche subjektiv wertvoller Veränderungsziele eine Rolle spielen können. Schwoon (1992) nennt eine Reihe substanzunspezifischer Veränderungsziele:
- körperliche Gesundheit,
- Wohnverhältnisse,
- materielle Lebensgrundlagen,
- Stabilisierung des sozialen Umfelds.

Darüber hinaus lassen sich weitere subjektiv bedeutsame Veränderungsfelder ausmachen: Justiz, Schulden, Selbstwertgefühl, Selbstverantwortung, Verarbeitung/Integration traumatischer Erfahrungen usw. Diese Aufzählung ließe sich sicherlich noch fortführen. Deutlich werden soll hier, daß Abstinenz für den *alkoholspezifischen* Teil von „positiven" Veränderungen steht, daß daneben je nach individueller Ausgestaltung eine ganze Reihe von *alkoholunspezifischen Veränderungsmöglichkeiten* existiert, die aktuell eine höhere subjektive Wertigkeit aufweisen und eine Veränderung des Alkoholkonsums (zunächst) in den Hintergrund rücken können.

Fazit: Die ausschließlich abstinenzorientierte Zielsetzung der traditionellen Suchtkrankenhilfe entspricht nicht der Lebensrealität eines Großteils der von ihr erreichten – geschweige der von ihr *nicht* erreichten (s. oben) – Patienten: Lebenslange Abstinenz als höchstes Ziel wird nur von einem verschwindend geringen Teil der Menschen mit Alkoholproblemen erreicht. Eine konsequente Fortsetzung dieser Erkenntnisse führt zu einer Veränderung der Zielsetzungen. Dies scheint sich seit einigen Jahren in der Fachöffentlichkeit allmählich durchzusetzen.

Kontrolliertes Trinken

Die Verfechter des Abstinenzparadigmas führen immer wieder ins Feld, daß es einem Alkoholabhängigen grundsätzlich nicht möglich sei, zu einem „kontrollierten Trinken" zurückzukehren. Heather (1995) nimmt Stellung zu dieser Kontroverse um „abstinence" und „moderation" (in Deutschland in der Regel als „kontrolliertes Trinken" bezeichnet). Wissenschaftlich erwiesen sei, daß einige Menschen mit Alkoholproblemen (darunter auch Alkoholabhängige) zu einem kontrollierten, schadensfreien Konsum zurückkehren und dieses Trinkmuster über eine gewisse Zeit beibehalten könnten (vgl. Booth 1990). Es existiere allerdings keine gesicherte Grenze des Schweregrades einer Alkoholproblematik, ab

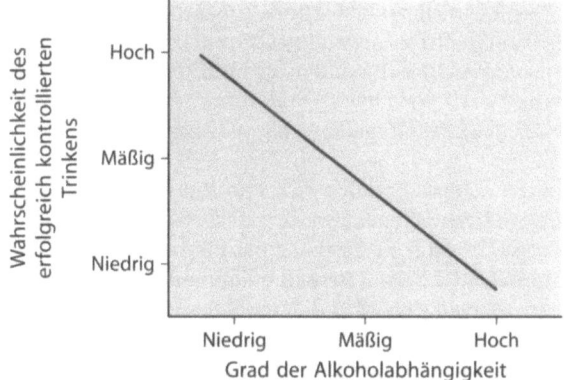

Abb. 3.4. Verhältnis von Grad der Abhängigkeit und Wahrscheinlichkeit der erfolgreichen kontrollierten Trinkens. (Modifiziert nach Heather 1995)

der das Ziel des kontrollierten Trinkens nicht mehr möglich sei. Gelegentlich sei eine Rückkkehr zum kontrollierten Trinken sogar bei chronisch alkoholabhängigen Menschen beobachtet worden. Jedoch könne man mit einiger Sicherheit sagen, daß die Wahrscheinlichkeit einer erfolgreichen Rückkehr zum kontrollierten Trinken mit steigendem Grad der Alkoholabhängigkeit sinkt (Abb. 3.4). Heather resümiert:

> Wir sollten nun nicht schlußfolgern, daß die Forschung zu diesem Thema nichts mehr zu sagen hätte. Obwohl verschiedene Studien gezeigt haben, daß die Rate kontrolliert Trinkender bei den Menschen mit einem höheren Grad der Abhängigkeit niedriger ist als bei den Menschen mit mäßigem oder niedrigem Grad der Abhängigkeit, finden sich auch Studien, die keine solche Beziehung zwischen dem Grad der Abhängigkeit und konsumbezogenen Ergebnissen nachgewiesen haben. In den meisten derjenigen Studien, die niedrige Raten kontrolliert Trinkender bei den hochgradig abhängigen Individuen gefunden haben, werden die Erfolge einer abstinenzorientierten Behandlung favorisiert, von der Idee des kontrollierten Trinkens wird abgeraten, manchmal wird sie sogar lächerlich gemacht. Es ist jedoch durchaus denkbar, daß die weitere Entwicklung systematischer Kontroll-Trainings, fundiert auf wissenschaftlichen Erkenntnissen und Forschungsergebnissen, die Rate kontrolliert Trinkender unter den Menschen mit einer höhergradigen Abhängigkeit wesentlich verbessern wird.

Bestätigt wird diese Ansicht durch eine Fallstudie, die Booth (1990) in Großbritannien veröffentlichte: Er berichtet von einem 46 Jahre alten, seit 20 Jahren alkoholabhängigen Mann, verheiratet, 3 Kinder (12, 16, 17), arbeitslos, zahlreiche körperliche und soziale Folgeprobleme, dem es nach einer 6wöchigen stationären qualifizierten Entgiftungsbehandlung gelingt, über 10 Jahre hinweg mit regelmäßiger ambulanter Begleitung vergleichsweise geringe Mengen Alkohol zu trinken, ohne jemals wieder „abzustürzen" oder stationär behandlungsbedürftig zu werden. Dieser positive Verlauf wird u. a. damit erklärt, daß „Abstinenz" nicht als das einzige wertvolle Veränderungsziel angesehen wurde.

Das Beispiel macht deutlich, daß eine individuelle Zielbestimmung von Veränderungsschritten notwendig ist. Sie sollte sich an folgenden Kriterien orientieren:
- Schweregrad der alkoholspezifischen und -unspezifischen Problematik,
- Grad der jeweiligen Veränderungsbereitschaft und
- Verfügbarkeit angemessener Hilfsangebote.

In der Literatur finden sich schon seit mehr als 20 Jahren zahlreiche internationale Studien, die nachweisen, daß die Behandlung der Alkoholabhängigkeit nicht zwangsläufig auf Abstinenz hinausläuft. In einer kanadischen Studie der renommierten „Addiction Research Foundation" (Popham u. Schmidt 1976) konnte z. B. nachgewiesen werden, daß ein Behandlungsprogramm mit der Zielsetzung „Konsumreduktion" die Rate der nach einem Jahr tatsächlich deutlich weniger Trinkenden unter den alkoholabhängigen Patienten drastisch ansteigen ließ. Moberg (1975) unterschied in einer Behandlungsstudie Patienten mit einer Alkoholabhängigkeit, die sich in einer frühen Phase ihrer Erkrankung befanden, von solchen, die eher einer chronischen Phase zuzuordnen waren. Drei Monate nach Behandlungsende war die Rate der moderat Trinkenden unter den „frühen" signifikant höher als unter den „chronischen", während das Verhältnis bei den durchweg Abstinenten genau umgekehrt war.

Zu Beginn der 90er Jahre entstanden zahlreiche Programme und Manuale zum selbstgesteuerten oder professionell angeleiteten moderaten Umgang mit Alkohol (u. a. Sobell u. Sobell 1993; Sanchez-Craig 1993). Verschiedene Programme bzw. Manuale wurden in der medizinischen Primärversorgung, insb. in Arztpraxen, eingesetzt und evaluiert (u. a. Heather et al. 1989; WHO-Workgroup 1993; Fleming et al. 1999). Dabei zeigte sich, daß die Zielsetzungen „unterhalb" der Abstinenzschwelle insbesondere für Patienten attraktiv sind, die noch keine schwere Abhängigkeit entwickelt haben. Sanchez-Craig et al. (1996) weisen darauf hin, daß vor allem Frauen von derartigen Ansätzen profitieren.

Diese sog. „Drink-Less-Programme" enthalten (bezogen auf substanzspezifische Probleme) im wesentlichen die folgenden Bausteine:
- Anregungen zur Auseinandersetzung mit den negativen Folgen des Konsums,
- Anregungen zur Auseinandersetzung mit den positiven Aspekten des Konsums,
- allgemeine Veränderungsmöglichkeiten inkl. des „Weniger-Trinkens",
- Persönliche Zielsetzungen (kurzfristig – langfristig),
- Strategien zur Identifikation und Bewältigung von Hindernissen der Zielerreichung,
- Strategien und Hilfsmittel zur Aufrechterhaltung der Veränderung.

Darauf aufbauend wurden in Deutschland in den letzten Jahren mehrere Programme entwickelt, die das „risikoarme Trinken" (Wessel u. Westermann 1998) oder das „kontrollierte Trinken" (Körkel et al. 1999) in die Zielvereinbarungen mit aufnahmen.

Psychoedukation (sprich: Anleitung zum Selbstmanagement) und Selbsthilfe sind die „Instrumente" zur Umsetzung von Zielen unterhalb der Abstinenzschwelle. Dies unterscheidet solche Programme gravierend von abstinenzorientierten Programmen. Diese werden in der Regel in einem Atemzug mit dem Königsweg der Behandlung (s. oben) genannt, der ein hohes Maß an professioneller Beteiligung und Einflußnahme erfordert und ein geringes Maß an individueller Gestaltungsfreiheit erlaubt. „Drink-Less-Programme" sind dagegen emanzipatorische Programme: Sie erheben die Eigenverantwortung der Patienten und somit ihre individuelle Zielfindung und -umsetzung zum ethischen Prinzip.

Daß kontrolliertes Trinken nicht nur im Falle des riskanten oder schädlichen Konsums in Betracht gezogen werden sollte, darauf weist Redecker (1998) hin:

> Der Begriff „kontrolliertes Trinken" soll die Fähigkeit eines Menschen beschreiben, Alkohol in den Mengen und zu den Zeitpunkten zu sich zu nehmen, an denen er dieses aus freier Entscheidung heraus möchte. Ein anderer Begriff dafür ist das soziale Trinken oder das moderate Trinken. ... Ist die Alkoholabhängigkeit noch nicht so weit fortgeschritten, ist unter bestimmten Umständen das kontrollierte Trinken im oben genannten Sinne möglich.

Im Hinblick auf die Fähigkeit, „normal" zu trinken, führt Edwards (1986) einige Aspekte auf, die bei der Zielfindung berücksichtigt werden sollten:
- die Schwere der Abhängigkeit,
- Fähigkeit zu normalem Trinken in der Vergangenheit,
- Wille des Patienten, normal zu trinken,
- Persönlichkeit des Patienten,
- Vorliegen einer psychischen Grunderkrankung,
- Unterstützung der Familie und des sozialen Umfelds.

Edwards (1986) setzt sich sodann mit der Frage auseinander, *wer* „normales Trinken" anstreben kann. Er stellt fest:

> Bei vielen Patienten wäre es offensichtlich unangebracht, dieses Ziel anzuvisieren. Für den, der lange Zeit schwer alkoholabhängig war, ist gegenwärtig die Abstinenz das einzig realistische Ziel, obwohl natürlich nicht auszuschließen ist, daß in Zukunft Behandlungsformen entwickelt werden, die die Abhängigkeit vollkommen „abbauen". Ebenso gibt es Fälle, in denen es zweifellos vernünftig ist, zumindest für eine Testperiode dem Wunsch des Patienten nachzukommen, statt der Abstinenz ein verbessertes Trinkverhalten anzustreben. Dies gilt zumeist für den Patienten, der erst seit kurzem und nur sporadisch zuviel getrunken hat. ... [Es] wäre es dennoch übertrieben zu behaupten, im Rahmen unseres heutigen Wissens ließen sich hieb- und stichfeste Richtlinien für die Wahl dieses oder jenes Trinkziels aufstellen.

An diesem Zitat sind mehrere Formulierungen bemerkenswert. Zunächst fällt auf, daß auf jegliche *ideologisch getönte Argumentation* verzichtet wird. Darüber hinaus zeichnet den Autor eine *wissenschaftliche „Nüchternheit"* und bescheidene Sachlichkeit aus, wenn er sagt, daß das heutige Wissen morgen durchaus überholt sein kann. Schließlich bezieht Edwards die Möglichkeit einer *Testperiode* ein, um die Realisierbarkeit bestimmter Zielsetzungen in einem überschaubaren Zeitrahmen zu überprüfen.

Alkohol

„Kontrolliert trinken", „moderat trinken", „normal trinken" oder „weniger trinken" stellen wertvolle substanzspezifische Veränderungsziele für Menschen mit Alkoholproblemen dar. Sie sind Ergänzungen des Abstinenzziels, nicht Ersatz. Sie verlangen von den Professionellen eine wertoffene Haltung und von den Patienten ein hohes Maß an Eigenverantwortung und Selbstmanagement.

Psychotherapeutische Konzepte und Strategien zur Rückfallprophylaxe

Die Entwicklung psychotherapeutischer Konzepte zur Rückfallprophylaxe geht im wesentlichen auf das kognitiv-behaviorale Rückfallmodell von Marlatt u. Gordon (1985) zurück (Abb. 3.5).

Spezifische Strategien zur Suchtmittelrückfallprophylaxe betonen entweder eher die kognitiven Anspekte des Rückfallgeschehens oder eher die verhaltensbezogenen Aspekte. In der Praxis ergänzen sich kognitive und verhaltensbezogene Strategien.

Kognitive Strategien zur Rückfallprophylaxe
(nach Beck et al. 1997; Arend 1996)

1. Analyse der Vor- und Nachteile des (problematischen) Alkoholkonsums. Viele Patienten neigen dazu, entweder nur die Vorteile oder nur die Nachteile eines bestimmten Alkoholkonsums bzw. einer gewählten Veränderung zu sehen. Eine sachliche Gegenüberstellung von Vorteilen und Nachteilen des problematischen Konsums und seiner Änderung (vgl. Band 1, Kap. 14) verstärkt die Realitätssicht und sensibilisiert für Risikosituationen.

2. Identifikation von Risikosituationen. Die Aufmerksamkeit des Patienten wird auf die inneren (Gefühle wie Trauer, Angst, Wut o. ä.; Empfindungen wie Nervosität, Hemmungen o. ä.) und äußeren (Orte, Menschen, Situationen etc.) Risikosituationen gelenkt. Konkrete Rückfälle werden in der nachträglichen Analyse auf auslösende Bedingungen hin überprüft. Frühe Anzeichen sich anbahnender Risikosituationen werden identifiziert.

Hochrisikoreiche Situation
⇒ Negative Gefühlszustände, interpersonelle Konflikte, sozialer Druck etc.

Mangelnde Bewältigungskompetenzen

Geringe Selbstwirksamkeitserwartung

Positive Wirkungserwartungen an den Alkohol

Erster Konsum des Alkohols

Abstinenzverletzungseffekt (Versagensgefühle, Schuld)

Weiterer Konsum: Aus „Vorfall" wird „Rückfall"

Abb. 3.5. Rückfallverlauf nach Marlatt u. Gordon. (Modifiziert nach Arend 1996)

3. Entwicklung von Gegengedanken und Gegenbildern. Diese Strategie zielt darauf, den positiven Wirkungserwartungen an das Suchtmittel Alkohol geeignete „Gegenkognitionen" gegenüberzustellen. Im folgenden dazu einige Beispiele:
- (-) „Ich brauche den Alkohol, um mich gut zu fühlen."
- (+) „Ich kann mich auch ohne Alkohol gut fühlen!"
- (-) „Ich kann mit unangenehmen Gefühlen nur mit Alkohol fertig werden."
- (+) „Ich kann unangenehme Gefühle auch ohne Alkohol bewältigen!"
- (-) „Wenn ich einmal angefangen habe zu trinken, kann ich nicht mehr aufhören."
- (+) „Ich kann jederzeit mit dem Trinken aufhören, wenn ich das will!" etc.

Den positiven Bildern und Vorstellungen zum Alkoholkonsum, wie sie bei vielen Patienten nach einer Veränderung des Alkoholkonsums etwa in (Tag-)Träumen wieder auftauchen (z.B. in Form der vielfältigen Belohnungsfunktionen des Alkohols), werden negative Bilder der unerwünschten Konsequenzen des Konsums gegenübergestellt. Ebenso sinnvoll kann es sein, negativen Vorstellungen (etwa zum Selbstbild: „Ich bin schon immer ein Versager gewesen!") positiv entgegen zu setzen (etwa: „Ich habe den Mut aufgebracht, über meinen Alkoholkonsum mit einem Profi zu sprechen!").

Verhaltensbezogene Strategien zur Rückfallprophylaxe
(nach Arend 1996; Beck et al. 1997; Wetterling u. Veltrup 1997)

1. Protokollierung der Rückfallsituation. Neben der rein gedanklichen Auseinandersetzung wird hier das Rückfallgeschehen detailliert niedergeschrieben. Das Umsetzen von Gedanken in Schrift verstärkt den Klärungsprozeß.

2. Vermeiden von Risikosituationen. Identifizierte Orte und Situationen mit Konsumrisiko werden (evtl. nur für einen Übergangszeitraum) bewußt nicht mehr aufgesucht bzw. hergestellt. Diese Strategie kann als eine der effektivsten Präventionsstrategien angesehen werden, erfordert aber vom Patienten ein hohes Maß an Disziplin und die Bereitschaft, Lebensgewohnheiten teilweise drastisch umzustellen. Bestimmte Wohnungen, Gaststätten, Spielhallen, Straßen, (Sport-)Plätze, Städte usw. werden nicht mehr aufgesucht; der Kontakt zu bestimmten

Tabelle 3.5. Risikosituationen und verhaltensbezogene Strategien zur Rückfallprophylaxe

Risikosituation	Prophylaxestrategie
Lebensmittel einkaufen	Nicht allein einkaufen gehen
Fahrt zur Tankstelle	Nur Geld zum Tanken mitnehmen
Feier im Betrieb	Zeitgrenze setzen; zu Kollegen setzen, die keinen Alkohol trinken
Eigener Geburtstag	Mit Partner einen Kurzurlaub buchen
Langes einsames Wochenende	Jeden Tag eine Verabredung organisieren
Streit mit Partner oder Arbeitskollegen	10 Minuten spazieren gehen

Menschen wird (evtl. mit diesen thematisiert und) verändert oder eingestellt; für Situationen, die mit Alleinsein und Einsamkeitsgefühlen verbunden sind, müssen neue Kontakte erschlossen werden usw.

3. Kontrolliertes Üben von Verhalten in Risikosituationen. Nicht immer lassen sich Risikosituationen vermeiden. Deshalb muß das eigenverantwortliche Bewältigungsverhalten in zu erwartenden Risikosituationen schrittweise eingeübt werden. Die Strategien basieren konsequent auf den Kompetenzen und der Kreativität des einzelnen Patienten. Aufgabe von Behandlern ist es, ausgewählte Bewältigungsstrategien gemeinsam mit dem Patienten auf ihre Angemessenheit und Effektivität hin zu überprüfen. In Tabelle 3.5 sind einige Beispiele für Risikosituationen und angemessene Bewältigungsstrategien dargestellt.

4. Ablehnungstraining. Spezielle gruppengestützte Trainings zur Ablehnung des Alkohols dienen der Erhöhung der Selbstsicherheit in Risikosituationen. In Rollenspielen werden Situationen hergestellt, die häufig zum Konsum geführt hatten und in der Zukunft ein gewisses Risiko des erneuten Konsums bergen. Die Patienten üben im Rollenspiel „Nein!" zu sagen, entwickeln dazu ihre persönliche Ausformung und erleben sich als kompetent und konsequent. Teilweise werden im Rahmen von „Hausaufgaben" reale Risikosituationen aufgesucht und die gelernten Strategien auf ihre Angemessenheit hin überprüft.

5. Abstinenzbeendigungsvertrag. Mit einer Vertrauensperson wird ein Vertrag aufgesetzt, der festlegt, was im Falle des erneuten (problematischen) Konsums geschehen solle und welche Funktionen beide Vertragspartner dabei übernehmen. Der Vertrag sollte so konkret wie möglich verfaßt werden. Unspezifische Absichten wie „Ich werde mein Leben wieder selbst in die Hand nehmen!" sind durch konkrete Operationalisierungen zu ergänzen, z.B.: „Ich werde jeden Mittwoch ohne meinen Partner, allein oder mit meiner Freundin ausgehen!" Es kann sinnvoll sein, mehrere Vertrauenspersonen (etwa auch den Hausarzt) in einen solchen Vertrag einzuweihen.

6. Planen und Umsetzen nichtalkoholbezogener Aktivitäten. Viele Aktivitäten des Alltags waren in der Vergangenheit mit dem Konsum von Alkohol verbunden. Es gilt nun, das Ausmaß derjenigen Aktivitäten, die nicht mit Alkoholkonsum verbunden waren, zu verstärken und neue, bisher nicht verfolgte Aktivitäten zu entwickeln, zu erproben und in den Alltag zu integrieren. Häufig kann hier an frühere Erfahrungen angeknüpft werden.

7. Sport. Langjähriger Alkoholmißbrauch geht in der Regel mit einem Verlust von Vitalität und einem zunehmend negativen Körperbild einher. Die Verringerung des Alkoholkonsums fördert die körperliche Gesundheit und bewirkt eine positive Veränderung des Körperbildes. Patienten, die Entwöhnungsbehandlungen absolviert haben, haben dort über die Sportangebote ihren Körper „neu entdeckt". Diese „neue Liebe" zum eigenen Körper stärkt die Motivation, künftig den Alkoholkonsum zu verringern oder einzustellen.

Sportangebote können darüber hinaus erheblich zur Entwicklung und Festigung (alkoholfreier) sozialer Kontakte beitragen.

8. Ablenkungstechniken. Verschiedene Techniken der Ablenkung können (insbesondere als Antwort auf plötzlich aufkommendes „Craving") helfen, das Verlangen nach Alkohol zu reduzieren. Die Aufmerksamkeit wird von den internalen Faktoren hin zu externen Faktoren gelenkt. Im folgenden einige Beispiele:

Beispiele für Ablenkungstechniken zur Rückfallprophylaxe

- In der Umwelt Wahrgenommenes beschreiben (Autos, Bäume, Häuser, Menschen etc.)
- Über das Verlangen reden (mit Partner, Freund, Arzt o. a.)
- Die unmittelbare Versuchungssituation verlassen
- Hausputz machen, Wäsche waschen, Rasen mähen, Reifen flicken u. ä.
- Ein Gedicht aufsagen (aufschreiben) oder ein Gebet sprechen
- Spielen (Kartenspiele, Brettspiele, Videospiele, Puzzles etc.)

9. Erinnerungskarten. In Situationen, in denen das Verlangen, Alkohol zu konsumieren, sehr stark wird oder gar schon ein erster Konsum stattgefunden hat, können Erinnerungskarten mit persönlich bedeutsamen Botschaften die zunehmende Einengung des Denkens aufhalten. Diese Botschaften können z.B. gute Gründe enthalten, warum man auf den Alkohol verzichten will; sie können eine Liste von Dingen enthalten, die man sich von dem gesparten Geld kaufen kann; sie können auch Ratschläge an sich selbst enthalten, wie man aus der Risikosituation wieder heraus kommt.

Diese Auflistung der kognitiven und verhaltensbezogenen Strategien zur Rückfallprophylaxe läßt sich im Einzelfall sicherlich noch ergänzen. Die hier aufgeführten sollen als Anregung dienen, mit dem einzelnen Patienten in einem kreativen Prozeß konkrete Strategien zu entwickeln, die ihm helfen, Risikosituationen zu bewältigen oder zu vermeiden. Dabei ist jede Kombination kognitiver und verhaltensbezogener Strategien zulässig.

Literatur

Aßfalg R (1996) Der kurze Weg zur schnellen Lösung. In: Deutsche Hauptstelle gegen die Suchtgefahren (Hrsg) Alkohol – Konsum und Mißbrauch, Alkoholismus – Therapie und Hilfe. Lambertus, Freiburg i. Br.

Arend H (1996) Rückfallprophylaxe bei Alkoholabhängigen. In: Deutsche Hauptstelle gegen die Suchtgefahren (Hrsg) Alkohol – Konsum und Mißbrauch, Alkoholismus – Therapie und Hilfe. Lambertus, Freiburg i. Br.

Beck AT, Wright FD, Newman CF, Liese BS (1997) Kognitive Therapie der Sucht. Psychologie Verlags Union, Weinheim

Booth PG (1990) Maintained controlled drinking by an alcoholic. A case study. Brit J Addiction 85:315–322

Edwards G (1986) Arbeit mit Alkoholkranken. Ein praktischer Leitfaden für die helfenden Berufe. Beltz, Weinheim

Erbach F (1996) Abstinenz als Ziel aller Hilfen? Erfahrungsbericht aus der ambulanten Suchtarbeit. In: Deutsche Hauptstelle gegen die Suchtgefahren (Hrsg) Alkohol – Konsum und Mißbrauch, Alkoholismus – Therapie und Hilfe. Lambertus, Freiburg i. Br.

Fleming MF, Manwell LB, Barry KL, Adams W, Stauffacher EA (1999) Brief physician advice for alcohol problems in older adults. A randomized community-based trial. J Fam Pract 48 (5):378–384

Feuerlein W (1996) Abstinenz – das Ziel aller Hilfen. In: Deutsche Hauptstelle gegen die Suchtgefahren (Hrsg) Alkohol – Konsum und Mißbrauch, Alkoholismus – Therapie und Hilfe. Lambertus, Freiburg i. Br.

Heather N, Robertson I, Gask L (1989) DRAMS: Skills for helping problem drinkers. Teaching videotapes, trainer notes, notes for the GP and patient self-help-booklets. Scottish Health Education Group, Edinburgh

Heather N (1995) Treatment approaches to alcohol problems. WHO Regional Publications. European Series No. 65, Copenhagen

Holz A (1995) Ambulante Versorgung chronisch mehrfachgeschädigter Abhängigkeitskranker: Naß oder trocken? Unveröffentlichtes Vortrags-Manuskript. Bochum

Körkel J, Kruse G (1993) Mit dem Rückfall leben. Psychiatrie-Verlag, Bonn

Körkel J, Lauer G (1995) Rückfälle während stationärer Alkoholismusbehandlung: Häufigkeiten, Ursachen, Interventionen. In: Körkel J, Wernado M, Wohlfarth R (Hrsg) Stationärer Rückfall – Ende der Therapie? Neuland, Geesthacht

Körkel J, Kerlin C, Langguth W, Schellberg B (1999) AKT – Ein ambulantes Gruppenprogramm zum verantwortungsvollen Umgang mit Alkohol. Internes Papier. Nürnberg

Kruse G, Körkel J, Schmalz U (2000) Alkoholabhängigkeit erkennen und behandeln. Psychiatrie-Verlag, Bonn

Lauer G (1995) Alkoholrückfall während stationärer Therapie: Empirische Fakten und praktische Vorschläge zu Rückfallaufarbeitung. Psychiat Praxis 22.19–23

Linster H-W, Rückert D (1998) Behandlungserfolg und Rückfall. Seminar auf den 3. Tübinger Suchttherapietagen

Marlatt GA (1985) Relapse prevention: Theoretical rationale and overview of the model. In: Marlatt GA, Gordon JR (eds) Relapse prevention. Maintenance strategies in the treatment of addictive behaviors. Guilford Press, New York

Moberg P (1975) Treatment outcome for earlier-phase alcoholics. Annals of the New York Academy of Sciences:543–552

O'Brien CP, McLellan AT (1996) Myths about the treatment of addiction. Lancet 347:237–240

Petry J (1996) Alkoholismustherapie: Gruppentherapeutische Motivierungsstrategien. Beltz, Weinheim

Popham RE, Schmidt W (1976) Some factors affecting the likelihood of moderate drinking by treated alcoholics. Journal of Studies on Alcohol 37 (7):868–882

Redecker T (1998) Kontrolliertes Trinken: Wunsch oder Möglichkeit? Inforum – Das Info-Medium zur Sucht in NRW 2:1–2

Ritson B (1997) Frühe Interventionen in der primären Gesundheitsversorgung. In: Aktion Psychisch Kranke (Hrsg) Innovative Behandlungsstrategien bei Alkoholproblemen. Frühe Interventionen in der medizinischen Basisversorgung und ambulante Entgiftung. Lambertus, Freiburg i. Br.

Sanchez-Craig M (1993) Saying When – How to quit drinking or cut down. An ARF Self-Help Book. Addiction Research Foundation, Toronto

Sanchez-Craig M, Davila R, Cooper G (1996) A Self-Help Approach for high-risk drinking: Effect of an initial assessment. Journal of Consulting and Clinical Psychology 64 (4): 694–700

Schwoon DR (1992) Motivation – ein kritischer Begriff in der Behandlung Suchtkranker. In: Wienberg G (Hrsg) Die vergessene Mehrheit. Psychiatrie-Verlag, Bonn

Sobell MB, Sobell LC (1993) Problem drinkers: guided self-change treatment. Guilford-Press, New York
Wessel T, Westermann H (1998) PEGPAK – Psychoedukatives Gruppenprogramm bei problematischen Alkoholkonsumgewohnheiten. Unveröffentlichtes Manuskript. Bielefeld
Wetterling T, Veltrup C (1997) Diagnostik und Therapie von Alkoholproblemen. Ein Leitfaden. Springer, Berlin Heidelberg New York
WHO-Workgroup (1993) „Drink-Less-Packages" as part of Phase III and IV of the WHO collaborative project on identification and management of alcohol-related problems in primary health care. Copenhagen

Medikamentöse Behandlung mit Anti-Craving-Substanzen und sog. Aversiva

Anti-Craving-Behandlung bei Alkoholabhängigkeit

Die biologische Forschung in der Suchtmedizin hat zu neuen Erkenntnissen über neurophysiologische Veränderungen im ZNS nach lang anhaltendem Alkoholkonsum geführt (Nutt 1999). Dieser führt zu verschiedenartigen zentralnervösen Adaptionsmechanismen, die sich klinisch in der Toleranzentwicklung, dem körperlichen und psychischen Entzug oder auch beim sog. Suchtdruck („Craving") bemerkbar machen.

Für die Entwicklung neuerer medikamentöser Ansätze hatten diese Adaptationsvorgänge im ZNS und die daraus hergeleitete Dynamik des „Craving" eine besondere Bedeutung, was hier an einem für die zentralnervöse Wirkung des Alkohols besonders bedeutsamen Transmittersystem verdeutlicht werden soll.

Das glutamaterge System

In verschiedenen experimentellen Befunden konnte gezeigt werden, daß Ethanol den NMDA-Rezeptor, einen Glutamat-Rezeptor-Subtyp, inhibieren kann. Es kommt dadurch zu einer Hemmung der an sich exzitatorischen Wirkung dieses Glutamat-Rezeptors. Eine chronische Inhibierung der NMDA-Rezeptoren führt zu deren kompensatorischer Vermehrung.

Um die angestrebte Balance wiederherzustellen, werden bei fortdauerndem Alkoholeinfluß kompensatorisch zusätzliche NMDA-Rezeptoren ausgebildet. Unter Abstinenzbedingungen besteht eine Übererregbarkeit dieses glutamatergen Systems, die klinisch zur Entzugssymptomatik bzw. zum sog. „Craving" beiträgt. Erst nach lang anhaltender Abstinenz bilden sich die dann überschüssigen NMDA-Rezeptoren spontan zurück.

Gleichzeitig weisen neurophysiologische Untersuchungen darauf hin, daß Alkohol die Affinität der GABA-Rezeptoren für diesen hemmenden Transmitter erhöht. Kompensatorisch wird die Empfindlichkeit dieser Rezeptoren für GABA herunterreguliert. Durch chronischen Alkoholeinfluß wird also in diesem Fall die Hemmung verringert, so daß unter Abstinenzbedingungen wiederum eine Übererregbarkeit dieser Nervenzellen resultiert.

Alkohol hat also prinzipiell einen dämpfenden Effekt. Bei chronischer Alkoholzufuhr kommt es kompensatorisch zu einer Neuroadaptation, die sich unter Abstinenzbedingungen als Hyperexzitation bemerkbar macht.

Die biologische Suchtforschung hat sich in den vergangenen Jahren verstärkt mit der Frage befaßt, wie das von den Patienten erlebte Craving medikamentös zu beeinflussen wäre. Die Betroffenen selbst wünschen sich am ehesten eine Substanz, die sie in Situationen, in denen sie Suchtdruck verspüren, unmittelbar anwenden können, um Rückfälligkeit in den Alkoholkonsum direkt vermeiden zu können. Medikamente wie z.B. Benzodiazepine, die unmittelbar am GABA-Rezeptor agonistisch wirken, haben selbst ein Suchtpotential und führen deswegen lediglich zu einer Suchtverlagerung. Andere dämpfende Substanzen wie niederpotente Neuroleptika können eine gewisse Unterstützung sein, bleiben in ihrem Effekt aber sehr begrenzt. Eine „Anti-Craving-Substanz", die akut als Bedarf eingesetzt werden kann, selbst aber kein Suchtpotential hat, ist aktuell nicht verfügbar.

Statt dessen haben sich im Tierversuch zwei andere Substanzen bewährt, die durch eine kontinuierliche Einnahme offensichtlich zu einer Reduktion des Cravings führen, zur kurzfristigen Krisenintervention aber nicht hilfreich sind.

In Deutschland wurde bisher nur Acamprosat als Anti-Craving-Substanz zugelassen; der Opiatantagonist Naltrexon (Nemexin®) ist mit der gleichen Indikation in den USA etabliert.

Neurophysiologische Experimente verweisen darauf, daß Acamprosat an den Rezeptoren für exzitatorische Aminosäuren, insbesondere L-Glutamat und NMDA, antagonistisch wirkt. Zudem hat die Substanz eine hohe Affinität zu GABA-Rezeptoren, wirkt aber grundsätzlich dem unter lang anhaltenden Alkoholeinfluß eingetretenen zentralnervösen Adaptationsvorgängen entgegen. Schließlich verweisen Untersuchungen darauf, daß Acamprosat durch eine Beeinflussung der neuronalen Genexpression die Rückbildungsprozesse unter Alkoholabstinenz beschleunigt (Abb. 3.6).

In insgesamt 12 kontrollierten Studien wurde die Effektivität von Acamprosat zur Aufrechterhaltung von Abstinenz untersucht. Bezogen auf eine 1-Jahres-Katamnese konnte in der deutschen PRAMA-Studie gegenüber der Plazebogruppe die Abstinenzquote von 20,7% auf 42,7% gesteigert werden. 57,3% wurden allerdings trotzdem rückfällig. Unabhängig von der Aufrechterhaltung der Abstinenz ergab sich auch in der Dauer der kumulativen Abstinenz nach 1 Jahr eine hoch signifikante Überlegenheit von Acamprosat gegenüber Plazebo.

Eigenschaften von Acamprosat: Acamprosat interagiert nicht mit Alkohol, hat keine eigene psychotrope Wirkung und – soweit erkennbar – kein eigenes Suchtpotential. Acamprosat ist nebenwirkungsarm. Im Vordergrund stehen Diarrhoen und Beeinträchtigungen der Sexualfunktion bei bis zu 10% der Patienten, gelegentlich Pruritus und andere gastrointestinale Beschwerden. Durch eine Dosisreduktion sind diese Nebenwirkungen meist zu beherrschen. Nebenwirkungsbedingte Behandlungsabbrüche sind selten nötig.

Die notwendige therapeutische Dosis ist mit einer empfohlenen Darreichung von 1,3 g/Tag relativ hoch. Eine Tablette Campral® enthält 333 mg. Für Patienten bis 60 kg wird eine Tagesdosis von 2-1-1 Tabletten, über 60 kg werden 3mal 2 Tabletten empfohlen.

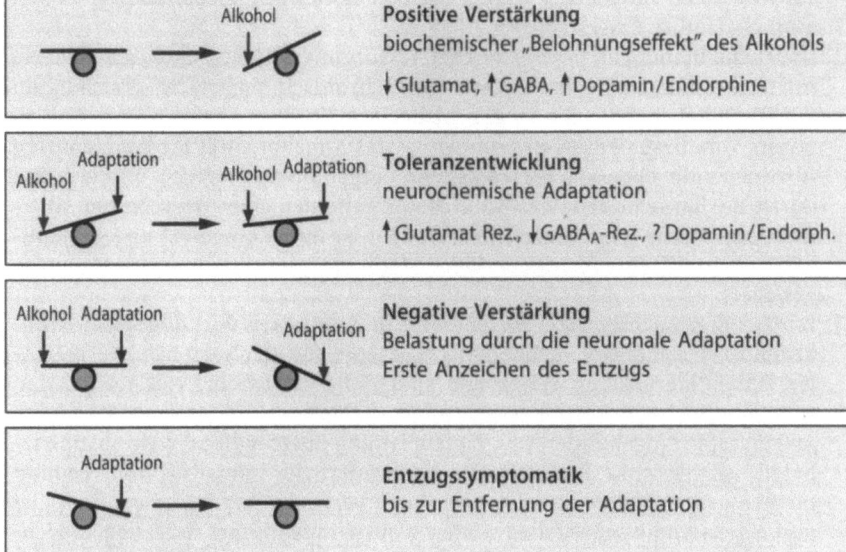

Abb. 3.6. Wirkmechanismen von Acamprosat. (Modifiziert nach Nervenarzt 67, 1996)

Die Behandlung soll möglichst zeitig nach dem körperlichen Alkoholentzug begonnen werden und mindestens 6 Monate aufrechterhalten werden.

Der Anti-Craving-Effekt ist nach frühestens 14 Tagen zu erwarten. Die Patienten sollten in den ersten 6 Monaten der Behandlung wenigstens 4wöchentlich einbestellt werden.

Acamprosat ist bislang ausschließlich als medikamentöse Unterstützung der Abstinenz zugelassen. Insofern sollte Acamprosat abgesetzt werden, wenn die behandelnden Patienten das Abstinenzziel nicht mehr aufrechterhalten.

Bisherige Erfahrung im Umgang mit Acamprosat

Die medikamentöse Unterstützung der Abstinenz mit Acamprosat hat in der deutschen Suchtmedizin bislang nicht die erwartete Akzeptanz gefunden. Hierfür scheinen verschiedene Aspekte maßgeblich:
1) Die Einführung eines Medikamentes zur Behandlung des „Craving" ist von Kolleginnen und Kollegen der etablierten Suchtkrankenhilfe kritisch begleitet worden. Traditionelle Konzepte der Suchtentstehung schienen durch diesen biologischen Anknüpfungspunkt in Frage gestellt. Insbesondere Suchtberatungsstellen und Selbsthilfegruppen sahen durch die verordnete Einnahme dieses Medikamentes den Abstinenzgedanken in Frage gestellt und den Appell an den Patienten, an sich selbst zu arbeiten, entwertet (Reker 1997). Die Tatsache, daß ein Medikament, das ausschließlich zur Aufrechterhaltung der Alkoholabstinenz eingeführt wurde, vom traditionellen Suchthilfesystem allenfalls

zurückhaltend unterstützt wurde, hat den bisherigen Verbreitungsgrad vermutlich deutlich eingeschränkt.

2) Die Suchtabteilungen psychiatrischer Versorgungskliniken und angegliederte Institutsambulanzen sind primär mit chronisch mehrfach geschädigten Suchtkranken befaßt, die in den bisherigen Studien weniger repräsentiert waren. Von diesen Patientengruppen ist das Angebot einer medikamentösen Abstinenzhilfe ebenfalls zurückhaltend aufgenommen worden. Hintergrund dürfte die Tatsache sein, daß viele dieser Patienten einer dauerhaften Abstinenz ambivalent gegenüberstehen. Zudem ist durch einen oft unregelmäßigen Lebensstil eine kontinuierliche Medikamenteneinnahme nicht immer gesichert.

3) Der Großteil suchtkranker Patient wird in Arztpraxen und Allgemein-Krankenhäusern behandelt. Behandlungskonzepte für alkoholabhängige Patienten fehlten hier bislang weitgehend, so daß die Verordnung von Acamprosat, wenn überhaupt, nur halbherzig erfolgte und in keine umfassende Alkoholismustherapie eingebunden war. Zudem lehnen überraschend viele abstinenzbereite suchtkranke Patienten die kontinuierliche Einnahme von Medikamenten grundsätzlich ab. Viele von ihnen vertreten den Anspruch, es selbst und eigenständig schaffen zu wollen. Auf therapeutischer Seite liegen wichtige Anknüpfungspunkte darin, den Patienten das Vertrauen zurückzugeben, sich selbst steuern und kontrollieren zu können („self-efficacy"). Tatsächlich gilt ein Bewußtsein hoher Selbstwirksamkeit als besonders guter prognostischer Faktor. Die gleichzeitige Einnahme einer Anti-Craving-Substanz erschwert es vielen Patienten, sich den Abstinenzerfolg selbst zuschreiben zu können.

Zusammenfassend ist folgendes festzuhalten:
- Die Verordnung einer Anti-Craving-Substanz setzt beim Patienten eine grundsätzliche Abstinenzbereitschaft voraus.
- Suchtberatungsstellen, Selbsthilfegruppen und das soziale familiäre Umfeld sollten in die Planungen einbezogen und um Unterstützung des Behandlungskonzeptes gebeten werden.
- Die Verordnung muß Teil eines umfassenden suchtmedizinischen Therapiekonzeptes werden, das zumindest monatliche Gesprächskontakte voraussetzt.
- Zusätzliche abgestimmte Termine mit einer Suchtberatungsstelle sowie regelmäßiger Besuch einer Selbsthilfegruppe sind wünschenswert (Reker 1998).
- Komorbide psychiatrische Störungsbilder bedürfen einer eigenständigen Behandlung. Die Kooperation mit einem Psychiater bzw. Nervenarzt ist daher dringend zu empfehlen.

Zum aktuellen Zeitpunkt ist es angemessen, alkoholabhängige Patienten über die Möglichkeit einer Behandlung mit einer Anti-Craving-Substanz zu informieren und bei Interesse des Patienten gemeinsam Erfahrungen mit diesem relativ neuen Behandlungselement zu sammeln.

Aversive Medikamente

Die Idee, den Konsum alkoholischer Getränke mit unangenehmen aversiven Reizen zu kombinieren, liegt gerade bei chronischem Trinkverhalten nahe und wurde schon im Alten Rom praktiziert. In der Nachfolge von Pawlow wurden lerntheoretische Konzepte zur Bestrafung suchtkranker Patienten schon in den 30er Jahren entwickelt. 1937 gelang es Williams in den USA, die aversive Reaktion durch ein regelmäßig verabreichtes Medikament, das Disulfiram, zu induzieren und bei Fabrikarbeitern anzuwenden. Erst nach dem 2. Weltkrieg fand die Verwendung von Disulfiram stärker Aufmerksamkeit und gehört bis heute in den Staaten der ehemaligen Sowjetunion zu den etablierten Behandlungsverfahren für alkoholabhängige Patienten (Hughes u. Cook 1997).

Im deutschsprachigen Raum bestehen überraschende regionale Unterschiede: Während aversive Medikamente zur Behandlung der Alkoholabhängigkeit in der Schweiz und z. T. auch in Österreich recht verbreitet sind, greifen deutsche Suchtmediziner auf aversive Medikamente nur selten zurück.

Disulfiram

Disulfiram (Antabus®) führt ähnlich wie Calciumcarbamid (Dipsan®, Colme®) in Verbindung mit Alkohol zur sog. Disulfiram-Alkohol-Reaktion (DAR). Sie wird primär auf die Inhibierung der Aldehyddehydrogenase und die damit verbundene Anhäufung des toxischen Alkoholstoffwechselproduktes Acetaldehyd zurückgeführt. Innerhalb von 10–30 Minuten kommt es zu einem sog. „Flush" mit Vasodilation in Gesicht und Nacken, Schwindel, Atemnot, Übelkeit, Erbrechen, Kopfschmerzen und Hypotension. Schwere Zwischenfälle (Kreislaufkollaps, Bradykardie, Herzstillstand) kommen vor, Todesfälle sind beschrieben. Leichte Reaktionen klingen nach etwa 60 Minuten ab. Bei schweren Reaktionen kann allgemeines Unwohlsein über Stunden erhalten bleiben. Disulfiram wird bei oraler Gabe einmal pro Tag in einer Dosis von 200–500 mg verabreicht. Die Halbwertzeit beträgt etwa 7–8 Stunden. Maximale Plasmaspiegel werden nach 8–10 Stunden erreicht. Disulfiram interagiert mit verschiedenen anderen Medikamenten. Die Kombination mit Metronidazol gilt als toxisch, ebenso mit Isoniazid. Besondere Vorsicht ist außerdem bei gleichzeitiger Gabe von Phenytoin und oralen Antikoagulantien geboten.

Als Kontraindikation gelten Hepatopathien, kardiale Schäden, Gravidität, Epilepsie, Endokrinopathien, Magen- und Darmulzera sowie Psychosen.

Disulfiram kann auch als Depot implantiert werden, was in Deutschland unüblich geworden ist. Von einer Reihe von Patienten, insbesondere Spätaussiedlern aus Osteuropa, wird von diesem Behandlungsansatz aus eigener Erfahrung berichtet. Meist wurden Implantate mit ca. 1 g Disulfiram subkutan eingesetzt. In verschiedenen Anwendungsstudien entstand der Eindruck, daß die in früheren Jahrzehnten verwendeten Dosierungen zu gering waren, um bei Alkoholkonsum tatsächlich eine Disulfiram-Alkohol-Reaktion auszulösen. Im Bereich des Implantates kam es zudem gehäuft zu Wundinfektionen.

Symptome der Disulfiram-Alkohol-Reaktion (nach Soyka 1995)

- Vasodilatation in Gesicht und Nacken (sog. Flush)
- Tachy- und Dyspnoe
- Schwindel
- Hyperventilation
- Tachykardie
- Hypotension
- Nausea
- Erbrechen
- Kopfschmerzen
- Angst
- Schweißausbrüche
- Allgemeine Schwäche
- Brustschmerzen

In schweren Fällen:
- Epileptische Anfälle
- Kreislaufversagen, Schock
- Atemdepression
- Bradykardie, kardiale Arrhythmien, Herzstillstand, myokardiale Infarkte
- Bewußtseinstörungen
- Exitus

Calciumcarbamid

Calciumcarbamid ist ein reversibler ALDH-Blocker und hat bei rascher Resorption eine kürzere Halbwertzeit als Disulfiram. Wegen der kurzen Wirkdauer muß es 2mal pro Tag in einer Dosis von 50 mg gegeben werden. Calciumcarbamid ist offenbar deutlich risikoärmer als Disulfiram. Bei bestehender Hepatitis wird von einer Behandlung abgeraten.

Klinische Studien

Die klinische Wirksamkeit von aversiven Medikamenten ist methodisch schwer zu überprüfen, weil das therapeutische Moment des Medikamentes die erwartete aversive Reaktion auf den Alkohol ist, die von den Patienten subjektiv als Drohung oder Bestrafung erlebt wird. Ob eine solche aversive Erwartung bei Alkoholkonsum verhaltensändernd wirkt, hängt von verschiedenen Faktoren ab. So ist es bedeutsam, wie stark die DAR eingestuft wird, ob in jedem Fall damit gerechnet wird, daß die DAR eintritt, wie der Charakter der Beziehung zwischen Therapeut und Patient ist, wie die Eigenmotivation des Patienten selbst ist und anderes mehr.

Um die Reaktion auf Alkoholkonsum zu verdeutlichen und glaubwürdig zu machen, wurde in früheren Jahren in der Regel zu Beginn der Disulfiram-Medikation ein Probetrunk als Exposition durchgeführt. Es kam dadurch zu einer iatrogen induzierten Flushreaktion, die in ihrem Ausmaß im Einzelfall schwer absehbar war und von beteiligten Behandlern rückblickend als kaum zumutbar beschrieben wird. Wird aber auf diese Exposition primär verzichtet, ist die Reaktion auf einen ersten Rückfall nicht absehbar. Eine Reihe von Patienten sind offenbar mit der üblichen Medikation unterdosiert, so daß es bei erfolgtem Alkoholkonsum kaum oder gar nicht zu einer Reaktion kommt. Manche Patienten trinken dann trotzdem weiter, einige Patienten mit starkem Craving lassen sich auch durch starke Disulfiram-Alkohol-Reaktion nicht vom Weitertrinken abhalten und provozieren damit schwere Zwischenfälle. Es wundert insofern wenig, daß eines der größten Probleme der aversiven Behandlung mit Medikamenten die Compliance der Betroffenen ist.

Dennoch hat eine Reihe von Studien gezeigt, daß bei einer konsequenten Disulfiram-Behandlung Mengen und Dauer des Alkoholkonsums erkennbar abnehmen. Im Hinblick auf Abstinenz beurteilen die meisten vorliegenden Studien aversive Medikamente sehr skeptisch.

Als Element von umfassenden Therapieprogrammen erscheinen Disulfiram und Calciumcarbamid z. T. sehr wertvoll, sind dann aber in ihrer spezifischen therapeutischen Bedeutung schwer einzuschätzen. Die alleinige Verschreibung von Aversiva ohne begleitende suchtspezifische Therapie ist offensichtlich wenig erfolgversprechend.

Sind aversive Medikamente eine therapeutische Alternative?

Die Tatsache, daß die Verwendung von Aversiva in Deutschland fast obsolet ist, in vielen anderen Ländern aber sehr gelobt und offenbar von einigen Patienten auch geschätzt wird, muß nachdenklich stimmen (z. B. Brewer 1990).

Die klinischen Studien zeigen, daß die Wirksamkeit aversiver Therapieverfahren umstritten ist. Insbesondere stellt sich die Frage, wie langfristig die Effekte sind und ob sie über die Behandlung hinaus erhalten bleiben.

Die Hypothese liegt nahe, daß aversive Verfahren, wenn überhaupt, nur für bestimmte Patientengruppen geeignet sind. Klinische Untersuchungen verweisen insbesondere auf sozial desintegrierte Patienten, Patienten mit eher externaler Kontrollattribution, ältere Patienten, motivierte Patienten, Patienten, die Kontakt zu AA-Gruppen haben, zwanghafte Persönlichkeitsstrukturen und Patienten in persönlichen Krisen.

Aus psychodynamischer Sicht liegt die Deutung nahe, daß der Fokus am ehesten Patienten einschließt, bei denen, psychoanalytisch ausgedrückt, entweder eine rigide Über-Ich-Struktur therapeutisch nutzbar gemacht wird oder bei denen aufgrund einer bestehenden Ich-Schwäche rigide Über-Ich-Strukturen etabliert werden, um das schwache Ich zu kontrollieren.

In humanistischen Pyschotherapietraditionen folgenden Therapiesettings fällt es schwer, aversiven Medikamenten einen Platz einzuräumen. Selbst wenn Patienten ausdrücklich aversive Therapieansätze einfordern, entsteht der Verdacht, daß selbststrafende Bedürfnisse im Hintergrund z. B. bei vorbestehender Schuldthematik bestimmend sind. Ob positive Auswirkungen auf den Alkoholkonsum diese Dynamik rechtfertigen, wird unterschiedlich beurteilt.

Aus der Erfahrung mit chronisch mehrfach geschädigten Suchtkranken mögen derartige Überlegungen unangemessen vorsichtig erscheinen. Schließlich gehört der Umgang mit Nötigung und Zwang (z. B. der Einrichtung einer Betreuung, Zwangsunterbringung und andere) zum Alltag und ist als Ausdruck des Grenzensetzens ein therapeutisches Element psychiatrischer Suchtkrankenbehandlung. In der Literatur wird zudem darauf verwiesen, daß die Behandlung mit Disulfiram letztlich nur eine Drohung darstelle, die den Patienten bei einer von ihm selbst gewünschten Verhaltensänderung unterstütze. Stattdessen bedürften strafende Verfahren in der Verhaltenstherapie immer auch der strafenden Exposition, die bei der Disulfiram-Behandlung häufig gar nicht nötig sei.

Eingebunden in ein reflektiertes Therapiesetting, von Patienten und Therapeuten gemeinsam getragen und verbunden mit dem Ziel, Patienten aus der externalen Kontrolle heraus zu verselbständigen, sind individuell Indikationen zur Disulfiram-Behandlung aus unserer Sicht vertretbar.

Eingebunden in ein sehr intensives ambulantes Betreuungs- und Behandlungsprogramm für chronisch alkoholabhängige Patienten wurde in Göttingen im Rahmen des ALITA-Programms (Ambulante Langzeit-Intensivtherapie für Alkoholkranke) Calciumcarbamid als Alkoholaversivum eingesetzt. Der Einsatz der Substanz symbolisiert eine sehr klar abstinenzorientierte Zielsetzung des Programms. Rückfälle sind sehr selten und aversive Reaktionen letztlich nur schwach ausgeprägt. Das Behandlungspaket hat sich insgesamt als sehr erfolgreich erwiesen. Welchen Stellenwert die Medikation dabei hat, ist unbestimmt.

Dennoch ist insgesamt davon auszugehen, daß eine eher vorsichtige, im Vergleich zu früheren Jahren niedriger dosierte Behandlung alkoholkranker Patienten mit Disulfiram oder Calciumcarbamid ohne primären „Probetrunk" auch in Deutschland wieder als Behandlungsmöglichkeit ernster genommen wird.

Literatur

Brewer C (1990) Combining pharmacological antagonists and behavioural psychotherapy in treating addictions, Why it is effective but unpopular? British Journal of Psychiatry 157:34–40

Brust JCM (1999) Substance abuse, neurobiology, and ideology. Arch Neurol 56:1528–1531

Hughes JC, Cook CCH (1997) The efficacy of disulfiram: a review of outcome studies. Addiction 92 (4):381–395

Kruse G, Körkel J, Schmalz U (2000) Alkoholabhängigkeit erkennen und behandeln. Psychiatrie-Verlag, Bonn

Mangholz A, Poser W, Matthies U, Wagner T, Ehrenreich H (1997) ALITA: Ein neuer Weg in die Therapie der Alkoholabhängigkeit. Niedersächsisches Ärzteblatt 70 (5):4–6

Nutt D (1999) Alcohol and the brain, pharmacological insights for psychiatrists. British Journal of Psychiatry 175:114–119

Öjehagen A, Skjaerris A, Berglund M (1991) Long-term use of aversive drugs in outpatient alcoholism treatment. Acta Psychiatr Scand 84:185–190

Reker M (1997) Vorteile eines kommunalen Suchthilfesystems, Vereinbarungen zum Umgang mit Anti-Craving-Substanzen. Westfälisches Ärzteblatt 12:16–17

Swift RM (1999) Drug therapy for alcohol dependance. The New England Journal of Medicine 340 (19):1482–1490

Notfallbehandlung der Alkoholintoxikation

Alkoholintoxikationen sind häufig und werden in den meisten Situationen vom Umfeld und den Betroffenen gar nicht als medizinisches Problem definiert. Um so bedeutsamer ist es, den Notfall unter den vielen nicht behandlungsbedürftigen Intoxikationszuständen mit Alkohol zu erkennen.

Klinischer Eindruck. Maßgeblich ist zunächst der klinische Eindruck. Solange der Betroffene wach und orientiert ist, besteht in der Regel kein Grund zur Sorge. Die zerebellären Symptome der Intoxikation sind gesellschaftlich vertraut und klingen gewohnheitsgemäß spontan wieder ab. Überwachungspflichtig wird die Situation, wenn die intoxikierten Patienten eintrüben und ggf. nicht mehr erweckbar sind. Der Alkoholspiegel kann dann so hoch liegen, daß zentrale Lähmungen der Atmung zu vital bedrohlichen Situationen führen können. Der klinische Eindruck ist hier bedeutsamer als die technisch gemessene BAK. In der Literatur wird ab etwa 4 Promille eine vitale Gefährdung gesehen. Alkoholtolerante Patienten sind bei diesem Alkoholisierungsgrad mitunter noch gut geh- und stehfähig und somit auch erfahrungsgemäß nicht intensivpflichtig.

Während zentrale Atemlähmungen durch hohe Alkoholkonzentrationen selten sind, eher akzidentell bei Kindern und Jugendlichen als bei alkoholgewöhnten Erwachsenen, so ist auf Komplikationen wegen fehlender Schutzreflexe bei hohem Intoxikationsgrad besonders zu achten. Alkoholisierte Patienten neigen zum Erbrechen und damit zur Aspiration, bedürfen deswegen dringend einer stabilen Seitenlage und kontinuierlichen Beobachtung. Sie dürfen nicht unbeaufsichtigt in einem normalen Klinikbett liegen, weil es durch Stürze aus dem Bett zu erheblichen Verletzungen kommen kann. Die Betroffenen müssen deswegen kontinuierlich unter direkter Kontrolle sein und ggf. auf einer Matratze auf dem Boden behandelt werden.

Bei der äußeren Inspektion und orientierenden klinischen Untersuchung ist auf Verletzungshinweise, insbesondere Prellmarken am Kopf, in besonderer Weise zu achten. Wenn der Patient frei atmet, Kreislauf und Blutdruck stabil sind und keine Hinweise für äußere Verletzungen gegeben sind, ist im Regelfall von einer akuten Notfallsituation nicht auszugehen.

Eigen- und Fremdanamnese. Intoxikierte Patienten können meist nur noch eingeschränkt Auskunft geben über den Anlaß des entgrenzten Alkoholkonsums. Anamnestische Angaben sind aber bedeutsam, um insbesondere suizidale Hintergründe des Intoxikationsgeschehens auszuschließen. Suizidale Äußerungen von alkoholisierten Patienten werden oft wenig ernst genommen. Dabei sollte berücksichtigt werden, daß die Suizidrate bei alkoholabhängigen Patienten etwa 15mal so hoch liegt wie im Bevölkerungsdurchschnitt.

Spielen suizidale Impulse eine Rolle, stehen mitunter auch Mischintoxikationen im Raum. Wenn Patienten zusätzlich zum Alkohol sedierende Medikamente eingenommen haben, erscheinen sie klinisch auffällig benommen und verlangsamt. Der Grad der Sedierung übertrifft dann meist den gemessen an der BAK zu erwartenden klinischen Befund. Eigen- oder fremdanamnestische Angaben geben Hinweise auf zuvor eingenommene Medikamente, manchmal haben die Patienten noch Tablettenreste dabei oder die Rettungssanitäter haben vor Ort Hinweise darauf gefunden. Im Zweifel ist eine Magenspülung erforderlich, durch die auch diagnostisch weitere Hinweise zu erwarten sind. Letzte Sicherheit geben drogenanalytische Untersuchungen in Blut und Urin, die aber meist nur mit einer gewissen Latenz zu erhalten sind und über die Aktualität des Tablettenkonsums nur bedingt Auskunft geben.

Schließlich können Hinweise aus der weiteren Anamnese Auskunft darüber geben, ob suizidale Krisen, Benzodiazepinkonsum und/oder illegaler Drogengebrauch bekannt sind und wie glaubwürdig und absprachefähig der betroffene Patient/die betroffene Patientin in solchen Krisensituationen ist. Gegebenenfalls ergeben sich auch Hinweise auf Angehörige oder Verwandte, über die weitere fremdanamnestische Angaben eingeholt werden können und die auch bei der Bewältigung der Krise behilflich sein können.

Neben psychiatrischen Risikokonstellationen müssen aber auch somatische Differentialdiagnosen der Bewußtseinstrübung berücksichtigt werden. Im Vordergrund steht der Ausschluß von intrakraniellen Blutungen und hypoglykämischen Zuständen. Hinweise für intrakranielle Blutungen bieten sich insbesondere über akute Schädelverletzungen sowie neu aufgetretene fokal-neurologische Symptome (Anisokorie, Reflexdifferenzen, Paresen etc.). Der Untersuchungsbefund wird durch eine noch bestehende Intoxikation ggf. verfälscht, sollte dennoch stets sehr aufmerksam durchgeführt werden. Hypoglykämische Zustände werden durch Alkoholintoxikationen z. T. auch bei Patienten induziert, die sonst keine diabetische Stoffwechsellage bieten. Patienten mit bekanntem Diabetes stellen natürlich in jedem Fall eine Risikogruppe dar, die einer besonders intensiven Kontrolle des Blutzuckerprofils bedarf.

Neben diesen differentialdiagnostisch naheliegenden akuten Anlässen für eine Bewußtseinstrübung müssen grundsätzlich auch seltene Anlässe, z.B. entzündliche ZNS-Prozesse, andere intrazerebrale Raumforderungen, andere Stoffwechselentgleisungen etc. erwogen werden.

Schließlich müssen aus der Anamnese Risikokonstellationen abgeleitet werden, die sich nicht im Zustand der ausgeprägtesten Intoxikation, sondern erst im Laufe des Entzugs zeigen. Dazu gehören vor allem Patienten, die im Alkoholentzug schon delirant geworden sind und/oder bei denen Entzugskrampfanfälle bekannt sind. Zudem müssen all die Patienten als Risikopatienten gelten, die wegen ihrer körperlichen Verfassung durch einen starken körperlichen Entzug besonders belastet werden. Dazu gehören vordergründig ältere und multimorbide Patienten, speziell aber auch Patienten mit Herzinsuffizienz und koronaren Herzerkrankungen sowie Patienten mit obstruktiven Lungenerkrankungen. Der körperliche Entzug, belastet durch die situationsgebundene Angst und Unruhe, führt zu z. T. vital bedrohlichen vegetativen Belastungen, die bei der Behandlungsplanung des Entzuges frühzeitig bedacht werden müssen. Vital bedrohliche Notfälle können so teilweise vermieden werden. Im Einzelfall muß der körperliche Entzug primär an eine somatische Station mit Monitorüberwachung oder sogar an eine Intensivstation delegiert werden.

Der Zustand der Volltrunkenheit als medizinischer Notfall – Herausforderung für die Helfer

Die adäquate Behandlung des alkoholintoxikierten Patienten ist rein medizinisch-fachlich betrachtet keine große Herausforderung. Trotzdem gelingt es vielen hochqualifizierten medizinischen Helfern in Krisensituationen nicht, dieses Fachwissen adäquat einzusetzen. Der Zustand hochgradiger Alkoholintoxikation wird von vielen Professionellen primär nicht als medizinisch behandlungsbedürftige Situation wahrgenommen. Die betroffenen intoxikierten Personen haben in dieser Situation oft kaum noch Kontrolle über sich, haben ggf. eingenäßt, eingekotet oder erbrochen. Sie äußern sich mitunter beleidigend und übergriffig, verhalten sich im Hinblick auf die notwendige medizinische Versorgung unkooperativ. Zu guter Letzt haben die Patienten diesen entwürdigenden Zustand mutwillig selbst hergestellt und scheinen sich noch wohl dabei zu fühlen. Viele Kolleginnen und Kollegen erleben es in dieser Situation als Zumutung, hier helfend tätig sein zu müssen (Ebi 2000). Fachlich notwendige Diagnostik wird dadurch mitunter unterlassen, so daß die entsprechend notwendige Notfallbehandlung nicht eingeleitet werden kann. Insbesondere eine mögliche Suizidalität wird nicht hinreichend wahrgenommen (Taylor et al. 1999).

Professionalität im Umgang mit Intoxikationszuständen hat deswegen zwei Ebenen: die fachlich-medizinische und die professionelle Haltung zum Geschehen. Diese professionelle Haltung ist davon geprägt, medizinisch notwendiges Handeln und persönliches Reagieren auf Entgleisungen auf Patientenseite angemessen zu trennen. Das erfordert auch einen klare grenzsetzenden Umgang mit den intoxikierten Patienten. Auf keinen Fall beinhaltet Professionalität hier, sich durch eigene respektlose Äußerungen (z. B. Duzen der Patienten oder eigene Beschimpfungen) dem Niveau der Patienten anzugleichen. Bleibt der Behandlungskontakt nicht umständebedingt auf die Notfallbehandlung beschränkt (wie z. B. bei NAW-Einsätzen), ist es therapeutisch wünschenswert, diese Situationen mit den Betroffenen nach der Ausnüchterung nachzubesprechen (s. dazu auch Reker et al., Bd. I, S. 137 f.).

Bei Herz-Kreislauf-Versagen müssen die betroffenen Patienten selbstverständlich reanimiert werden. Bei schwerer Azidose (pH 7) und BAK über 4 Promille empfiehlt Backmund (2000) „eventuell eine Hämo- oder Peritonealdialyse", was – zumindest für Erwachsene – klinisch kaum relevant werden dürfte. Hinsichtlich der BAK sollte, wie schon angesprochen, angesichts der unterschiedlichen Toleranzentwicklung der klinische Eindruck führend bleiben.

Backmund hat für die Therapie der Alkoholintoxikation folgendes Vorgehen vorgeschlagen:

Therapie der Alkoholintoxikation (nach Backmund 2000)

- Bei Benommenheit, Verwirrtheit, Somnolenz, Koma bei erhaltenen Vitalfunktionen:
  - Venenverweilkanüle legen, dabei Blutzucker bestimmen
  - Elektrolytlösung infundieren

- Blutzucker bestimmen
- Stabile Seitenlage
- Eventuell Guedel-Tubus
- Sauerstoff 2–4 l/min über Nasensonde oder Maske
• Bei Hinweisen auf chronischen Alkoholkonsum
    - Multivitamine per infusionem, v. a. Vitamin B_1 und B_6
• Bei Hypoglykämie
    - Glukose 20–40% intravenös
• Bei Hypokaliämie
    - Kaliumsubstitution
• Bei Unterkühlung
    - Zudecken, Krankenwagen heizen
• Bei Ateminsuffizienz bis Atemstillstand
    - Beatmung mit Maske oder Beutel
    - Intubation und assistierte Beatmung mit reinem Sauerstoff
• Bei Verdacht auf Schädel-Hirn-Trauma
    - Möglichst frühzeitige Intubation
    - 30% Oberkörperhochlage

Besondere Erwähnung soll der sehr seltene, dann aber bedrohliche Fall einer *Methanolvergiftung* finden. Methanolvergiftungen entstehen entweder im Rahmen von Suizidversuchen durch den bewußten Konsum von methanolhaltigen Flüssigkeiten oder akzidentell insbesondere bei Konsum illegal produzierten Branntweins. Methanol entsteht bei der alkoholischen Gärung in geringen ungefährlichen Mengen und wird von einigen Autoren auch als sensibler Labormarker für aktuellen Alkoholkonsum empfohlen (Soyka 1995). Durch illegale Alkoholdestillation kann sich Methanol in hochprozentigen Getränken stark anreichern. Zudem wird Methanol in verschiedenen Industrieprodukten verwandt. Methanol selbst ist nicht giftig. Der Abbau des Methylalkohols über die Alkoholdehydrogenase zu Formaldehyd und Ameisensäure führt einerseits zu einer bedrohlichen metabolischen Azidose, andererseits wirken hohe Formaldehyd- und Ameisensäurespiegel toxisch und führen zu Übelkeit, Erbrechen, Atemnot und Sehstörungen, z. T. zu Erblindung. In hohen Dosierungen verläuft die Methanolintoxikation letal.

Da die Verstoffwechselung des Methanols sich in aller Regel über mehrere Stunden hinzieht, bleiben die betroffenen Patienten zunächst symptomfrei. Noch nicht resorbierte Methanolmengen können durch frühzeitige Magenspülung ggf. noch entfernt werden. Aktivkohle hat vermutlich keine Wirkung auf die laufende Intoxikation.

Die Azidosebehandlung erfolgt mit Bicarbonat und Trispuffer. Da die Verstoffwechselung des Methanols durch die Gabe von Ethanol kompetitiv gehemmt werden kann, ist eine möglichst frühzeitige Anwendung von Ethanol sinnvoll. Ethanol kann oral in hochprozentiger Lösung z. B. als Likör verabreicht werden oder in 2–5%iger Lösung i.v. bis Erreichen von 1–1,5 Promille Blutalkoholkonzentration.

Literatur

Backmund M (2000) Diagnostisches und therapeutisches Vorgehen in der Klinik bei einer bewußtlosen Person. In: Backmund M (Hrsg) Suchttherapie. 1. Erg.Lfg. 5/00. ecomed, Landsberg

Ebi A (2000) Der ungeliebte Suchtpatient. Überlegungen zur Gegenübertragung und ihren Auswirkungen in der Behandlung Alkoholsüchtiger. Psyche 54 (6):521–543

Kruse JA (1992) Methanol poisoning. Intensive Care Med 18:391–397

Moecke H (1998) Notärztliche Therapie bei Drogenintoxikation. In: Gölz J (Hrsg) Moderne Suchtmedizin. Thieme, Stuttgart

Taylor C, Cooper J, Appleby L (1999) Is suicide risk taken seriously in heavy drinkers who harm themselves? Acta Psychiatr Scand 100:309–311

Behandlung bei Mehrfachabhängigkeit

Besteht neben der Alkoholproblematik eine weitere stoffgebundene Abhängigkeit, steht die Entgiftung von Alkohol immer im Vordergrund. Alkohol ist die am meisten toxische Substanz, läßt sich in keine therapeutische Darreichungsform geben und ist auch dadurch schwer steuerbar. Zudem sind Patienten unter Alkoholeinfluß selbst nicht gut kooperationsfähig. Stationäre Rahmenbedingungen lassen Alkoholkonsum ohnehin nicht zu, ambulante Verschreibung von Medikamenten letztlich auch nicht (s. oben).

Patienten mit Mehrfachabhängigkeit haben fast immer eine komorbide Problematik. Eine sorgfältige psychiatrische Diagnostik muß deswegen am Anfang stehen. Nur so wird der eigentlich notwendige psychiatrisch-psychotherapeutische Handlungsbedarf erkennbar. Zudem kann nur auf diesem Hintergrund der vermutete Selbstmedikationscharakter des Substanzkonsums herausgearbeitet werden. Patienten mit Mehrfachabhängigkeit sind selbst meist sehr in Not, stehen deswegen stark unter Druck und geben diesen Druck an ihre Behandler weiter. Strukturvorgaben, klare Vereinbarungen und deutliche Grenzen müssen deswegen schon am Anfang einer solchen Behandlung stehen. Ein mit diesem Klientel erfahrener Suchtmediziner, i. d. R. eine suchtmedizinische Schwerpunktpraxis oder eine psychiatrische Institutsambulanz, sollten deswegen so früh wie möglich an der Behandlung beteiligt werden.

Behandlung psychiatrischer Komorbidität

Für die Behandlung psychiatrischer Störungen bei gleichzeitiger Suchterkrankung steht grundsätzlich das gleiche Instrumentarium zur Verfügung wie bei Patienten mit vergleichbarer seelischer Störung ohne Suchterkrankung. Zum spezifischen Vorgehen bei psychischen Begleitstörungen wie Depression, Angststörungen, Persönlichkeitsstörungen oder Psychosen wird auf entsprechende psychiatrische Lehrbücher verwiesen.

Dennoch zeigt die bestehende Erfahrung, daß viele suchtkranke Menschen keine Gelegenheit bekommen, von diesen bewährten psychiatrischen Behandlungsmethoden zu profitieren. So vertreten viele ärztliche Kollegen die Ansicht, erst müsse die Sucht behandelt werden, bevor ein sinnvolles Vorgehen der psychischen Begleitstörung gegenüber möglich sei. Umgekehrt scheint das Suchtmittel oft kaum entbehrlich, bevor die zugrundeliegende seelische Störung behandelt wird.

So kommt es am Anfang darauf an, komorbide Patienten überhaupt erst in ein tragfähiges Behandlungssetting einzubinden, bevor dann die bewährten Behandlungstechniken zur Anwendung kommen können. Primärärzten und niedergelassenen Nervenärzten und Psychiatern kommt hier als „Case-Managern" eine besondere Verantwortung zu.

Seit den neunziger Jahren gibt es in Deutschland eine breite Diskussion darüber, ob Spezialstationen für die Behandlung komorbider Patienten eingerichtet werden müssen. Inzwischen gibt es in Deutschland sowohl im Rahmen der stationären Rehabilitation als auch in psychiatrischen Versorgungskliniken eine Reihe von hochqualifizierten Einrichtungen, die ein integratives stationäres Behandlungsangebot mit Berücksichtigung beider Störungen bereit halten. Gleichzeitig ist es vielen stationären Einrichtungen gelungen, ohne die Einrichtung von Spezialstationen komorbide Patienten auf allgemeinpsychiatrischen bzw. Suchtstationen adäquat zu behandeln, ohne den komplementären Behandlungsteil aus dem Blick zu verlieren. Wichtig ist in solchen Settings eine klare aufenthaltsübergreifende Fallverantwortung.

Im ambulanten Bereich ist häufig ein sehr flexibles und geduldiges Vorgehen erforderlich, bei dem zunächst die Schaffung einer tragfähigen Beziehung und im weiteren Verlauf eine zunehmende Kontrolle und Problematisierung des Suchtmittelkonsums im Vordergrund steht.

Wenn sich die wechselseitigen Bedingtheiten von Alkoholismus und seelischer Störung genauer differenzieren lassen, prägen diese auch die Behandlung des Patienten.

Primärer Alkoholismus und sekundäre seelische Störung

Wenn die seelische Störung eindeutig eine Folge der Alkoholproblematik ist, hat tatsächlich eine weitestgehende Kontrolle des Suchtmittelkonsums mit dem Ziel der Abstinenz oberste Priorität. Hirnorganische Störungen können so gebessert, seelische Beeinträchtigungen im Zusammenhang mit dem Entzug, insbesondere auch Delirien, vermieden werden.

Häufig ist es jedoch so, daß seelische Störungen, z.B. hirnorganische Störungen, die sekundär im Zusammenhang mit langjährigem Alkoholkonsum entstanden sind, später auch die Behandlung selbst beeinträchtigen. So ist neben der Betrachtung im Längsschnitt die Behandlungsplanung ohne Querschnittdiagnostik mit umfassender Behandlung aller Störungen nicht umsetzbar.

Wenn Patienten ihren Suchtmittelkonsum fortsetzen, obwohl davon auszugehen ist, daß sie sich über die Auslösung seelischer Störungsbilder im klaren sind, können seelische Störungen auch einen funktionalen Charakter für den Patienten gewonnen haben. So können mnestische Störungen für Patienten, deren Erinnerungen eher schambesetzt sind, eine Schutzfunktion haben, die entweder unbewußt toleriert oder sogar induziert wird. Zudem ist es für Patienten mit der Etikette „seelische Störung" oft leichter, Hilfe zu finden als mit dem Label „chronisch suchtkrank". Viele Suchtpatienten neigen in Aufnahmesituationen dazu, ihre Ängste, Depressivität oder Suizidalität in den Vordergrund zu stellen, um die Notwendigkeit von Hilfe zu betonen. Dabei sind diese Störungen oft nur zum Teil dissimuliert oder aggraviert. In vielen Fällen haben Patienten diese tatsächlich bestehenden Störungen durch den Suchtmittelkonsum gewähren lassen, im Vertrauen darauf, dann in jedem Fall Hilfe zu finden. Fehlende Selbstvorsorge und selbstschädigende Impulse werden in solchen Verhaltensmustern deutlich. Bei vielen dieser Patienten ist neben den vordergründigen suchtmittelinduzierten Störungen von schweren Persönlichkeitsstörungen auszugehen.

Primäre psychische Störung und sekundärer Alkoholismus

Bei Patienten, die auf dem Hintergrund einer psychischen Störung eine Alkoholproblematik entwickelt haben, hat das Suchtmittel in der Regel den Charakter einer Selbstmedikation bekommen. Die Funktionalität des Suchtmittels bei der Bewältigung der seelischen Störung wird schnell deutlich, wenn das Trinkverhalten in umschriebenen Situationen genau analysiert wird. Derartige Verhaltensanalysen, wie sie in der Verhaltenstherapie auch anderer Störungsbilder üblich sind, sind schon der erste Schritt der Behandlung.

In derartigen Analysen von Trinksituationen können Patienten oft sehr eindrücklich schildern, wie sie mit dem Alkohol ihr seelisches Befinden steuern können. Leider entgleist das Trinken wie das seelische Befinden oft sekundär, so daß für den Außenstehenden nur die Entgleisung, nicht aber die primäre Funktionalität deutlich wird.

Wenn der behandelnde Arzt bzw. die jeweilige Ärztin ein Psychopharmakon anbietet, um den Alkohol meiden zu können, suchen viele Patienten den Vergleich mit ihrem „Pharmakon". Viele ärztliche Kollegen sind nicht bereit, diese Diskussion zu führen und machen eigene Vorgaben. Die Zustimmung des Patienten bleibt oft nur vordergründig, die Compliance ist dann meist schlecht. Stattdessen bewährt es sich, den Patienten als Fachmann für sich selbst anzuerkennen und einen Vergleich zwischen Alkohol als Selbstmedikation und den angebotenen Therapieverfahren anzunehmen. Die betroffenen Alkoholkonsumenten hätten meist nicht den Patientenstatus, wenn sich Alkohol für sie als Selbstmedikation tatsächlich bewährt hätte. Insofern setzt sich Alkohol auch im offenen und ehrlichen Vergleich selten durch, zumal meist genügend nichtmedikamentöse Therapieverfahren zur Verfügung stehen, wenn Patienten Psychopharmaka (zunächst) ablehnen.

Die Behandlung von Patienten mit problematischem Trinkverhalten, aber auch von sozialen Trinkern zeigt, daß ein kontrollierter Umgang mit Alkohol als Pharmakon für viele Menschen durchaus möglich ist. So nutzen viele Menschen mit Schlafstörungen die schlafanstoßende sedierende Wirkung des Alkohols und kommen damit über Jahre gut zurecht.

Komorbidität von seelischer Störung und Alkoholismus

Nach langjährigem Verlauf hat die Frage, womit die Gesamtproblematik seinen Anfang genommen hat, oft nur noch historische Bedeutung. Alkoholismus und seelische Störung geraten in eine Wechselbeziehung, in der es nicht mehr möglich ist, durch die Behandlung der Ausgangsstörung quasi automatisch die komorbide Störung zu beheben. Ob in solchen Behandlungsverläufen beide Störungen schon eine autonome Dynamik gewonnen haben oder ob beide Störungen weitgehend unabhängig voneinander entstanden waren, läßt sich dann meist kaum noch beurteilen. Im Vordergrund stehen bei dieser Konstellation Fragen des Behandlungssettings. Der komorbide Patient benötigt hier ein Behandlungssetting, das beide Störungen gemeinsam in den Blick nehmen kann. Der Patient darf nicht durch die Fokussierung der Behandler auf einen Störungspol in der ersten Behandlungskrise auf den gegensätzlichen Störungspol ausweichen. Behandlungskontinuität hat hier oberste Priorität. Wenn es dennoch nötig ist, Behandlungsanteile – z. B. körperliche Entgiftungen oder die Behandlung akuter psychotischer Krisen – in ein spezifisches Setting zu delegieren, muß die Kontinuität der Behandlung über Konsiliardienste oder sehr gute Absprachen gesichert bleiben.

Gemeinsame Ursachen von seelischer Störung und Alkoholismus

Im Zeitalter der Genetik taucht immer wieder die Vision auf, man könne möglicherweise zumindest bei einzelnen Patienten die seelische Störung und die Alkoholerkrankung auf eine gemeinsame Ursache zurückführen, deren Korrektur zur Beseitigung beider Störungen führen könnte. Bislang gibt es nur wenig Hinweise darauf, daß komorbide Störungen in dieser Weise veranlagt sein könnten. Weitere Forschungsergebnisse müssen hier zunächst abgewartet werden.

Behandlung von Angststörungen bei Alkoholismus

Angststörungen sind zunächst Teil der Entzugssymptomatik und werden in deren Rahmen in das Behandlungskonzept integriert. Dabei ist eine pharmakologische Unterstützung durch eine geeignete Entzugsmedikation ähnlich bedeutsam wie die stützende Begleitung durch den Arzt bzw. das Stationsteam. Ob tatsächlich eine eigenständige Angststörung vorliegt, läßt sich frühestens 4 Wochen nach Abschluß der körperlichen Entgiftung sagen.

Unter den Angststörungen werden Panikattacken, generalisierte Angststörungen und Phobien unterschieden. Zudem treten Ängste im Zusammenhang mit schweren Persönlichkeitsstörungen auf, insbesondere auch bei Borderline-Persönlichkeitsstörungen und posttraumatischen Belastungsstörungen.

Bei der Behandlung von Angststörungen stehen verhaltenstherapeutische Behandlungsansätze im Vordergrund, die dem Patienten helfen sollen, Angstgefühle selbst zu steuern und zu kontrollieren (Margraf u. Schneider 1989). Eine geeignete medikamentöse Therapie kann die psychotherapeutische Arbeit unterstützen. Benzodiazepine sind kontraindiziert, weil die Gefahr einer Suchtverlagerung groß ist.

Bei Panikstörungen haben sich trizyklische Antidepressiva bewährt, z. B. Imipramin. Bei generalisierten Angststörungen wird als medikamentöse Strategie Buspiron empfohlen (Olivera 1990). Bei phobischen Störungen sind medikamentöse Interventionen weniger hilfreich. Frei flottierende Ängste bei Patienten mit Borderline-Persönlichkeitsstörungen und posttraumatischen Belastungsstörungen sprechen offenbar auch auf selektive Serotonin-Reuptake-Hemmer (SSRI) an.

Behandlung depressiver Störungen bei Alkoholismus

Insbesondere bei Patienten, die Alkohol zur Selbstmedikation einer depressiven Symptomatik konsumieren, liegt eine antidepressive pharmakologische Behandlung nahe. Bei leichteren Depressionen hat sich Johanniskraut als antidepressive Medikation bewährt. Wegen des pflanzlichen Ursprungs ist die Akzeptanz auch bei den Patienten mit Alkoholproblemen besonders groß. Mit komplizierenden Interaktionen ist nicht zu rechnen.

Bei mittelschweren und schweren Depressionen haben sich Medikamente wie Desipramin oder Imipramin als therapeutisch hilfreich erwiesen. Dennoch gibt es in der Suchtmedizin gegen die Anwendung von tri- und tetrazyklischen Antidepressiva bei Alkoholabhängigkeit erhebliche Vorbehalte. Aufgrund der geringen therapeutischen Breite der klassischen Antidepressiva ist die gemeinsame Einnahme von Alkohol und Antidepressiva hier mit erheblichen, z. T. vitalen Risiken belastet. Klassische Antidepressiva sollten deswegen nur bei stabil abstinenten Patienten oder unter sehr enger Anbindung, z. B. unter stationären oder teilstationären Bedingungen verordnet werden.

Demgegenüber haben sich die in den letzten Jahren auf den Markt gekommenen Serotonin-Wiederaufnahme-Hemmer (SSRI: Selective-Serotonin-Reuptake-Inhibitors) mit ihrer größeren therapeutischen Breite als sehr viel sicherer erwiesen. Fluoxetin, Fluvoxamin oder Citalopram sind in der Behandlung leichter und mittelschwerer depressiver Störungen bei alkoholabhängigen Patienten inzwischen bewährt und können auch unter ambulanten Bedingungen verschrieben werden. Bedeutsam ist hier die regelmäßige Einnahme, die insbesondere bei nicht gesicherter Abstinenz oft nicht gewährleistet ist. So bleibt die Compliance meist das bedeutsamste Problem der antidepressiven Behandlung, insbesondere bei nichtabstinenten Alkoholpatienten.

Längere stationäre Behandlungen z. B. im Rahmen einer stationären Langzeittherapie, aber auch im Rahmen längerer stationärer oder teilstationärer Behandlungen im psychiatrischen Akutkrankenhaus, sind hier zu empfehlen.

Die meisten Patienten profitieren von den geschilderten Behandlungsansätzen bezüglich ihrer depressiven Symptomatik erkennbar. Bei einem großen Teil wird allerdings die Alkoholproblematik durch die gebesserte Stimmungslage überraschend wenig beeinflußt. Offenbar ist die Depression hier als überwiegend eigendynamische Symptomatik anzusehen. Die Notwendigkeit einer eigenständigen Behandlung der depressiven Störung ist durch diesen Befund nicht infrage gestellt.

Behandlung von Persönlichkeitsstörungen bei Alkoholismus

Suchtkranke Patienten mit Persönlichkeitsstörungen haben häufig viele Probleme, besonders im sozialen Bereich, selbst aber meist wenig Einsicht in die eigenen Persönlichkeitsanteile, aus denen heraus diese Probleme entstehen. Sie sehen Schwierigkeiten eher bei anderen, haben wenig Möglichkeiten zur Selbstkritik, sind in ihren Haltungen und Affekten oft sehr labil und gelten deswegen als sehr behandlungsschwierig. Die Behandlung erfordert vom Therapeuten viel Muße, Gelassenheit, Ausdauer und Geduld.

Antisoziale Persönlichkeitsstörung: Patienten mit antisozialer Persönlichkeitsstörung wenden sich immer dann an eine Behandlungsstelle, wenn sie in akute Not geraten sind, z.B. weil eine Gerichtsverhandlung droht, sie die Wohnung verloren haben oder das Geld zum Trinken zu Ende ist. Für viele Behandler ist das kränkend, weil sie den eigentlichen Behandlungsauftrag nicht sehen.

Tatsächlich müssen Therapeuten in Vorleistung gehen, wenn sie einen tragfähigen Kontakt zu einem Patienten mit antisozialer Persönlichkeitsstörung erarbeiten wollen. Die Grundlage solcher Behandlungen ist immer ein „fairer Handel". Den Patienten wird etwas angeboten (z.B. Unterstützung bei der Lösung eines bestimmten sozialen oder juristischen Problems). Dafür werden an den Patienten Erwartungen gestellt, z.B. Gewaltverzicht, eine zunächst zeitlich befristete Abstinenz, eine angemessene verbale Umgangsform, geordnete Vorstellungen zur Aufnahme ohne Induzierung von Notfallsituationen. Die Basis eines solchen Handels ist nicht Vertrauen oder eine tragfähige Beziehung, sondern Konsequenz und Achtung vor dem anderen. Im Behandlungsteam auf einer Station ist ein konsequentes gemeinsames Vorgehen unbedingt erforderlich. Grenzziehungen, z.B. durch Strafanzeigen bei Straftaten wie Drohungen, Tätlichkeiten oder Sachbeschädigung, sind unverzichtbar. Wenn ein solch konsequenter strukturierter Rahmen für die Patienten glaubwürdig ist, passen sie sich dem Kontext an und sind dann durchaus in der Lage, sich angemessen zu verhalten. Dabei müssen sich alle Beteiligten darüber im klaren sein, daß dieses Setting meist nur solange hält, wie der Rahmen diese Glaubwürdigkeit behält. Moralisierendes Argumentieren in Krisen hilft im Umgang mit diesen Patienten wenig und sollte vermieden werden. Eine tragfähige Behandlung im Einzelkontakt gelingt meist dann, wenn der Kollege oder die Kollegin sich nicht persönlich verstricken läßt, verbindlich bleibt, sich nicht kränken läßt, Machtproben vermeidet und insgesamt die Position einer respektierten Autorität erobert.

In Situationen von Anspannung haben sich niederpotente Neuroleptika wie Promethazin oder ggf. Levomepromazin bewährt. Eine medikamentöse Dauerbehandlung wird selten eingehalten und verspricht auch sonst wenig Erfolg.

Bislang galt als zweite schwierige suchtgefährdete Personengruppe mit Persönlichkeitsstörungen das sog. *Borderline-Syndrom*. Inzwischen ist der Terminus umstritten. Stattdessen spricht man bei den meisten dieser Patienten jetzt von *posttraumatischen Belastungsstörungen*. Es wird davon ausgegangen, daß bei den meisten dieser Patienten in der frühen Lebensgeschichte eine schwere seelische und/oder körperliche Traumatisierung stattgefunden hat, die die Entwicklung zu dem angesprochenen Störungsmuster angestoßen hat (Beutel 1999). Diese Patienten sind in ihrer Beziehungsgestaltung hochambivalent und insgesamt schwer beeinträchtigt, weil eine vorbehaltlose Kontaktaufnahme zu anderen Menschen kaum möglich ist. Während sie einerseits Hilfebedarf signalisieren und zur Kontaktaufnahme einladen, weisen sie oft schroff ernsthaftere Beziehungsangebote ab oder unterwerfen sie einer Art „Prüfungssystem", indem wiederholt Situationen inszeniert werden, in denen die jeweilige Person ihre Zuverlässigkeit und Glaubwürdigkeit unter Beweis stellen muß. Krisen verlaufen oft hochdramatisch mit Selbstverletzungen und dissoziativen Verarbeitungsmustern, chronische mehr oder weniger ausgeprägte Suizidalität ist die Regel. Genauso wichtig wie Hilfe und Unterstützung sind frühzeitige Grenzziehungen. Das dialektisch behaviorale Manual (DBT)von Linehan (1987) zur Behandlung von Borderline-Patienten hat sich inzwischen auch bei alkoholkranken Patienten bewährt. Die Erarbeitung von Bewältigungstechniken steht dabei sehr stark im Vordergrund. Im therapeutischen Kontakt sind wechselseitige Grenzüberschreitungen zu vermeiden und früh zu theamatisieren, um auch bei sehr persönlich gefärbtem intensivem Behandlungskontakt eine klare Rollenverteilung mit eindeutigen Spielregeln aufrechtzuerhalten. Eine Supervision oder kollegiale Beratung ist dringend zu empfehlen.

Therapeutisch haben sich insbesondere gegen die frei flottierenden Ängste Antidepressiva, insbesondere Serotonin-Reuptake-Hemmer (z.B. 20 mg Paroxetin) bewährt. Bei paranoider Färbung der Ängste oder bei flüchtigen psychotischen Erlebnissen sind mittel- bis hochpotente Neuroleptika (z.B. 4mal 50 mg Perazin) hilfreich.

Behandlung von Psychosen bei Alkoholismus

Das „Center for Substance Abuse Treatment" (1994) hat verschiedene Richtlinien für eine integrierte psychopharmakologische und psychosoziale Behandlung von Patienten mit psychischer Erkrankung und Substanzkonsum erarbeitet (zit. nach Mueser et al. 1999):
- Weniger schwere Symptome (z.B. Ängstlichkeit, leicht ausgeprägte Depression) werden zu Beginn ohne Medikamente behandelt. Wenn dies nicht ausreicht, wird mit einer medikamentösen Behandlung begonnen. Akute und ausgeprägte Symptome der Manie, der psychotischen Depression und der schizophrenen Störung erfordern eine sofortige medikamentöse Behandlung.
- Medikamente mit einem geringen Suchtpotential sind zu bevorzugen. Von dieser Regel kann abgewichen werden, wenn aufgrund akuter und ausgeprägter Symptome Handlungsbedarf besteht.
- Spezifische Interaktionen zwischen Substanzen des Mißbrauchs (z.B. Alkohol) oder Entzugserscheinungen und Wirkungen der Pharmaka sind zu beachten. So können z.B. Alkoholintoxikationen und Entzug den Elektrolythaushalt beeinträchtigen und den Lithiumspiegel beeinflussen.

Patienten mit schizophrenen Psychosen und gleichzeitig bestehendem Alkoholismus unterliegen sonst grundsätzlich den gleichen therapeutischen Richtlinien wie schizophrene Patienten ohne Suchtprobleme. Es gibt Hinweise darauf, daß Clozapin anderen Neuroleptika überlegen ist und eine spezifische Wirkung auf den Substanzkonsum hat (Mueser et al. 1999). Zu berücksichtigen ist die oft schlechte Compliance, die eine Gabe von Depot-Neuroleptika empfehlenswert macht. Individuell mit den Patienten ausgehandelte Behandlungsvereinbarungen, die das subjektive Krankheitskonzept der Betroffenen angemessen einbeziehen, können hier eine große Hilfe sein (Reker 1999). Wegen der großen therapeutischen Breite von hochpotenten Neuroleptika führt der gleichzeitige Alkoholkonsum dieser oft schwer zu beeinflussenden Patienten selten zu medikamentösen Komplikationen. Atypische Neuroleptika können nicht als Depot appliziert werden und kommen deswegen selten zur Anwendung.

Die wiederholt formulierte Erwartung, das hochpotente Neuroleptikum Flupenthixol, das ebenfalls in Depotform appliziert werden kann, habe einen eigenen Anti-Craving-Effekt und sei deswegen für die neuroleptische Behandlung von alkoholkranken Menschen besonders geeignet, hat sich in einer umfangreichen Studie nicht bestätigen lassen (Wiesbeck et al. 2000).

Literatur

Beck AT, Wright FD, Newman CF, Liese BS (1997) Kognitive Therapie der Sucht. Beltz Psychologie Verlags Union, Weinheim
Benkert O, Hippius H (1998) Kompendium der Psychiatrischen Pharmakotherapie. 7. Aufl. Springer, Berlin Heidelberg New York
Berger M (1999) Psychiatrie und Psychotherapie. Urban u. Schwarzenberg, München Wien Baltimore
Beutel M (1999) Sucht und sexueller Mißbrauch, eine empirische Untersuchung. Psychotherapeut 44:313–319
Center for Substance Abuse Treatment (1994) Assessment and treatment of patients with coexisting mental illness and alcohol and other drug abuse. Treatment improvement protocol (TIP) series 9, Rockville, MD, US Department of Public Health
Linehan MM (1987) Dialectical behavior therapy for borderline personality disorder. Bulletin of the Menninger Clinic 5:261–276
Margraf J, Schneider S (1989) Panik, Angstanfälle und ihre Behandlung. Springer, Berlin Heidelberg New York
Möller HJ, Laux G, Deister A MLP Duale Reihe, Psychiatrie. Hippokrates, Stuttgart
Moggi F, Ouimette PC, Moos RH, Finney JW (1999) Dual diagnosis patients in substance abuse treatment: relationship of general coping and substance-specific coping to 1-year outcomes. Addiction 94 (12):1805–1816
Mueser KT, Drake RE, Schaub A, Noordsy DL (1999) Integrative Behandlung von Patienten mit Doppeldiagnosen. Psychotherapie 4 (1):84–97
Rauchfleisch U (1996) Menschen in psychosozialer Not: Beratung, Betreuung, Psychotherapie. Vandenhoeck & Ruprecht, Göttingen Zürich
Reker M (1999) Behandlungsvereinbarungen bei Komorbidität von Psychose und Sucht. Sozialpsychiatrische Informationen 29 (3):16.-20
Wiesbeck GA, Weijers HG, Lesch OM, Glaser T, Toennes PJ, Boening J (2000) Flupenthixol decanoate and relapse prevention in alcoholics – results from a placebo controlled study. Alcohol and Alcoholism 35 (im Druck)

Behandlung hirnorganischer Begleit- und Folgeerkrankungen

Wenn Patienten – meist völlig verwahrlost – mit dem üblicherweise diffus als „Korsakow-Syndrom" umschriebenen klinischen Bild in Behandlung kommen, entsteht oft ein Eindruck von Hoffnungslosigkeit. Sofern es gelingt, andauernde Abstinenz aufrechtzuerhalten, ist in den kommenden Wochen und Monaten mit deutlichen Besserungen des Gesamtbefundes zu rechnen. Da der Befund sich bei erhaltener Abstinenz ohnehin spontan deutlich bessert, bleibt im Einzelfall unklar, welchen Beitrag bestimmte ergänzende Behandlungsbeiträge leisten können.

Abstinenz als wichtigstes therapeutisches Prinzip

Die klinische Erfahrung beweist, daß sich alkoholtoxische amnestische Syndrome im Laufe von Wochen und Monaten unter Abstinenzbedingungen erheblich bessern, unabhängig von jeglicher Behandlung. Voraussetzung ist lediglich eine geregelte Lebensführung sowie die Vermeidung schädigender Einflüsse auf das ZNS, insbesondere Traumatisierungen durch Stürze und epileptische Anfälle. Rückfälle in den Alkoholkonsum können gerade in der Anfangsphase der Rekonvaleszens den Erholungsprozeß um Wochen zurückwerfen.

Rahmenbedingungen

Wichtigste therapeutische Faktoren sind eine geschützte, reizarme, wohlwollende Umgebung, Abstinenz und Zeit. Viele Patienten haben in dieser amnestischen Periode auch ihr Alkoholproblem vergessen, andere erzählen prahlerisch und distanzlos Kneipengeschichten. Nur selten drängen Patienten mit alkoholtoxischem amnestischem Syndrom stark nach draußen, um sich Alkohol zu besorgen. In diesen Fällen ist die Frage einer langfristigen geschlossenen Unterbringung zu prüfen. Rückfälle führen in der Regel zu einem deutlichen Rückschritt im Hinblick auf ansonsten schon erkennbare Besserungstendenzen. Weitere Gefährdungsfaktoren (Krampfanfälle, Sturzgefahr etc.) müssen gleichfalls berücksichtigt werden.

Ähnlich wie in der Behandlung und Betreuung von dementen Patienten haben tagesstrukturierende Maßnahmen, wiederkehrende Elemente im Tagesrhythmus sowie ein überschaubares stabiles soziales Umfeld eine herausragende Bedeutung. Diagnostik, Therapieplanung und Motivation für die Weiterbetreuung in Einrichtungen der Eingliederungshilfe sind in den ersten Wochen bis Monaten nur im Akutkrankenhaus möglich. Später stehen psychosoziale Aspekte im Vordergrund sowie viel Geduld, was in der Eingliederungshilfe am ehesten zu leisten ist. Die Unterstützung von Angehörigen aus der vertrauten Umgebung soll, sofern verfügbar, einbezogen werden. Da sich die Patienten in den ersten 1–2 Jahren meist deutlich bessern und stabilisieren können, sind sie in Alten- und Pflegeheimen in dieser Zeit deplaziert.

Während der stationären Behandlung benötigen die Patienten verläßliche Bezugspersonen mit hoher Kontinuität. Die Behandlungsplanung sollte so vorausschauend sein, daß Verlegungen von einer Station auf eine andere bzw. in eine andere Institution möglichst vermieden werden, da diese für den Patienten eine besondere Belastung darstellen.

Beziehungsarbeit

Die betroffenen Patienten gehen mit ihren mnestischen Störungen zunächst meist sehr schamhaft um. Wenn die Betroffenen im Rahmen der Besserung des Gesamtbefundes das eigene Störungsbild deutlicher wahrnehmen, reagieren sie oft depressiv. Sie bemerken dann auch, daß das ständige Vergessen dazu führt, daß sie immer wieder die gleichen Fragen stellen. Dieses wird dem sozialen Umfeld bald lästig. Wenn die Patienten wegen der vorliegenden Störungen zu z. T. sehr skurrilen Fehleinschätzungen kommen (z. B. eine Station für ein Schiff halten und die anwesenden Mitarbeiter für Matrosen), werden sie von anderen Patienten mitunter nicht mehr ernst genommen oder verlacht. Zudem führt die fehlende mnestische Präsenz von bedeutsamen Ereignissen aus der jüngeren Vergangenheit, z. B. der Verlust nahestehender Familienmitglieder oder des identitätsstiftenden eigenen Arbeitsplatzes, durch das Wiedervergessen und Wieder-Erinnert-Werden zu wiederkehrenden Retraumatisierungen, die vom Behandlungsteam jeweils neu aufgefangen werden müssen. Patienten mit alkoholtoxisch bedingten amnestischen Syndromen benötigen deswegen eine hohe Akzeptanz und viel emotionale Unterstützung.

Psychologische Therapieansätze

Ressourcenorientiertes Arbeiten ist bei Patienten mit sog. Korsakow-Syndrom von besonderer Bedeutung. Die oft sehr massiven, aber nicht allumfassenden mnestischen Störungen können durch die noch bestehenden Fähigkeiten in bedeutsamem Umfang kompensiert werden. Insbesondere die meist noch gut erhaltenen intellektuellen Fähigkeiten ermöglichen es den Betroffenen, amnestisch bedingte Fehlorientierungen über die Interpretation äußerer Hinweisreize zu korrigieren. So können die meisten Patienten, die wegen der amnestischen Störung immer wieder vergessen, wo sie sich gerade aufhalten, durch die weißen Kittel der anwesenden Mitarbeiter, den medizinischen Sprachgebrauch oder die Vergabe von Medikamenten herleiten, daß sie in einem Krankenhaus sind. Dieses Kombinationsvermögen können sich die Patienten auch in komplexeren Situationen nutzbar machen und dadurch eine erstaunliche Kompetenz erarbeiten. Zudem können sie über das Führen eines Tagebuches sowie eines Merkheftes eingeschränkte mnestische Funktionen streckenweise ausgleichen. Wenn gemeinsam mit den Patienten im Alltag die Nutzung solcher Hilfsmittel konsequent geübt wird, werden sie den Betroffenen fast so verfügbar wie ihr zentralnervöses Gedächtnis in früherer Zeit. Die damit verbundenen Trainingseffekte stabilisieren die mnestischen Funktionen über den Eigennutzen der Hilfsmittel hinaus.

In den letzten Jahren hat wie in anderen Bereichen der Neuropsychologie und der Psychiatrie Hirnleistungstraining am PC einen deutlichen Aufschwung erfahren. Die betroffenen Patienten sind meist froh, daß ihr Störungsbild überhaupt für sie plausibel behandelt wird und reagieren i. d. R. sehr dankbar. Meist machen sie bei diesem Training auch tatsächlich die Erfahrung, daß ihnen die Übungen am PC von Mal zu Mal besser gelingen. Fraglich bleibt, ob das am PC erworbene

Wissen tatsächlich die Kompetenz der Betroffenen im Alltag verbessert und damit wirklich einen Zuwachs an Lebensqualität bringt. Insofern ist begleitend auf jeden Fall ein angeleitetes alltagspraktisches Training (Küchendienst etc.) erforderlich.

Medikamentöse Ansätze

Das Wernicke-Korsakow-Syndrom wird primär mit einem Thiaminmangel in Zusammenhang gebracht. Zur allgemeinen Prophylaxe wird deswegen in Australien Mehl zum Brotbacken mit gewissem Erfolg mit Vitamin B_1 angereichert.

Während die neurologischen Symptome des Wernicke-Syndroms auf eine frühzeitige Thiaminbehandlung gut ansprechen, läßt sich der erwartete Spontanverlauf der psychiatrischen Symptomatik durch die Thiaminapplikation offenbar wenig verbessern. Da aber Thiaminmangel bei Alkoholkranken insgesamt und speziell bei Patienten mit amnestischem Syndrom häufig ist, wird eine kurzfristig eingeleitete hochdosierte Thiaminbehandlung allgemein empfohlen. Bei Patienten mit akutem oder akut drohendem Thiaminmangel (z. B. Alkoholentzugsdelir oder Hinweise für ein Wernicke-Korsakow-Syndrom) sollen initial 3- bis 4mal täglich 50–100 mg Thiamin intravenös verabreicht werden bis zur Gewährleistung einer ausgewogenen oralen Ernährung und mehrmonatigen oralen Thiaminsubstitution (Hinze-Selch 2000). Das häufig diskutierte Risiko einer anaphylaktischen Reaktion muß bedacht werden, ist insgesamt aber als sehr gering anzusehen.

Darüber hinaus hat es auf dem Hintergrund neurophysiologischer Konzepte zur Genese des Korsakow-Syndroms Versuche gegeben, den Verlauf des amnestischen Syndroms mit dem Alpha-Adreno-Rezeptoragonisten Clonidin und dem Serotonin-Wiederaufnahmehemmer Fluoxetin positiv zu beeinflussen. Da das Syndrom sich in der Regel auch spontan deutlich bessert, bleiben Verlaufsbeschreibungen ohne Doppelblinddesign ohne weitergehende Aussagekraft. Die vorliegenden Untersuchungen an kleinen Patientengruppen zeigen widersprüchliche Ergebnisse (Mrazek et al. 1999). Insgesamt ist wie bei allen hirnorganischen Störungsbildern im Umgang mit psychoaktiven Substanzen Zurückhaltung angeraten.

Mitbehandlung von hirnorganischen Begleitstörungen

Wenn die organische Diagnostik Hinweise auf Grunderkrankungen gibt, die das hirnorganische Leistungsbild zusätzlich beeinträchtigen, müssen diese mitbehandelt werden. Die Herz-Kreislauf-Funktion muß stabilisiert werden, um eine gute zerebrale Durchblutung sicherzustellen. Eine vorbestehende symptomatische Epilepsie muß auf Anfallsmedikamente eingestellt werden. Gelegenheitsanfälle, z. B. Entzugskrampfanfälle, bedürfen keiner antikonvulsiven Medikation. Infektionen des ZNS, z. B. Lues, müssen suffizient antibiotisch behandelt werden.

Verlauf

Es ist darauf zu achten, daß die Patienten häufig sehr traurig reagieren, wenn ihnen im Rahmen des Besserungsprozesses ihre eigenen mnestischen Defizite erstmals bewußt werden. Gerade wenn die Erinnerung einzelner Patienten die letzten Jahre nicht mehr berücksichtigt, wähnen sich Patienten deutlich jünger als sie wirklich sind. Selbst markante Lebensereignisse aus dem im Gedächtnis verlorenen Zeitabschnitt, z.B. Scheidung oder Tod eines nahestehenden Angehörigen, werden dann nicht erinnert, so daß die Betroffenen völlig schockiert reagieren, wenn sie vor einem Spiegel stehen oder wenn sie darauf aufmerksam gemacht werden, daß die erwartete Ehefrau schon lange verstorben ist oder nach einer längst erfolgten Scheidung vom Betroffenen nichts mehr wissen möchte.

Nach 2 Jahren ist auch unter Abstinenzbedingungen mit einer wesentlichen Besserung nicht mehr zu rechnen.

Literatur

Cook CC, Thomson AD (1997) B-complex vitamins in the prophylaxis and treatment of Wernicke-Korsakoff syndrome. Br J Hosp Med 57 (9):461–465

Hinze-Selch D, Weber MM, Zimmermann U, Pollmächer T (2000) Die Thiaminbehandlung in der Psychiatrie und Neurologie. Fortschr Neurol Psychiat 68:113–120

Kaschel R (1999) Gedächtnistraining – Ein verhaltenstherapeutisches Suchtprogramm. Psychologische Verlagsunion, Weinheim

Mrazek M, Menges C, Steffes J, Thelen B, Erkwoh R (1999) Therapeutische Erfahrungen beim alkoholbedingten Korsakow-Syndrom. Nervenarzt 70:790–794

KAPITEL 4

Erstellen eines differenzierten Behandlungsplanes

M. REKER und G. KREMER

Professionell betrachtet: Problemdefinition und Suchtdiagnose

Suchterkrankungen sind in Entstehung und Erscheinungsbild sehr komplex. Insofern ist es von zentraler Bedeutung, die Problemfelder zu ordnen, objektive Untersuchungsbefunde von subjektiven Haltungen und Einschätzungen zu trennen und erst nach der Sammlung und Ordnung aller Befunde einen strukturierten und für alle transparenten Behandlungsplan zu erstellen.

Auf ärztlicher Seite kommt es darauf an, in einem strukturierten Prozeß alle wichtigen Diagnosen zu stellen und Behandlungsindikationen zu formulieren. Die folgenden Fragen sind dabei zu prüfen:

- *Suchtmedizinische Diagnose*: Besteht ein Alkoholmißbrauch oder eine Alkoholabhängigkeit? Welchen Stellenwert haben andere Substanzen mit Suchtpotential (illegale Drogen, Beruhigungsmittel, Schmerzmittel etc.)? Bestehen gleichzeitig nichtstoffgebundene Süchte (Spielsucht, Eßstörung etc.)?
- *Psychiatrische Zusatzdiagnose*: Besteht neben der Suchterkrankung eine psychiatrische Störung bzw. Erkrankung (z.B. Angsterkrankung, Depression, Psychose, Persönlichkeitsstörung)? In welchem Wechselverhältnis steht diese Störung zur Suchterkrankung?
- *Körperliche Erkrankungen und Behinderungen*: Leidet der Patient unter körperlichen Erkrankungen oder Behinderungen? In welcher Weise beeinflussen sich Sucht, psychische Grunderkrankung und somatische Beschwerdebilder?
- *Soziale Situation*: Welche Ressourcen und welche sozialen Probleme müssen bei der Behandlungsplanung Berücksichtigung finden? Wesentlich sind insbesondere: familiäre Situation und soziale Unterstützung, Wohnsituation, Arbeitssituation, finanzielle Situation, offene Strafverfahren und bestehende Anbindung an das Suchthilfesystem.

Gemeinsam mit dem Patienten sollten in einem ersten Schritt die verschiedenen Problemfelder zusammengetragen werden. Neben dem Suchtproblem besteht häufig eine seelische Problematik, zudem sind körperliche Begleit- und Folgeerkrankungen beim Erstkontakt mit dem medizinischen Hilfesystem eher die Regel als die Ausnahme. Im Hintergrund bestimmen soziale Probleme, z.B. Ärger am Arbeitsplatz, Führerscheinverlust, Spannungen in der Familie, Strafverfolgung u.a. ganz wesentlich die Motivation des Patienten.

In einem zweiten Schritt muß eine Präferenzliste erstellt werden, die die Reihenfolge bestimmt, in der Probleme angegangen werden. Die subjektiven Wertungen des Patienten gehen in diese Präferenzliste wesentlich ein (s. unten).

Dennoch müssen auch ärztlich medizinische Ratschläge, ggf. Vorgaben in diesen Prozeß eingehen. So muß der Patient auf jeden Fall zunächst entgiften, weil ein klarer Kopf Voraussetzung dafür ist, ernsthaft miteinander im Gespräch zu sein. Mit einem alkoholisierten Patienten sollte nur bis zur nächsten Entgiftung geplant werden.

Die *seelische Begleiterkrankung* gibt wesentliche Auskünfte darüber, welchen Beitrag ein Patient zu seiner Behandlung leisten kann und wie umfangreich umgekehrt der ärztliche Beitrag zur Behandlung sein muß. So sind minderbegabte und hirnorganisch vorgeschädigte Patienten in ihrer Einsichts- und Steuerungsfähigkeit oft deutlich beeinträchtigt und benötigen bei der Behandlungsplanung viel Geduld, Gelassenheit und Nachsicht. Patienten mit schweren Persönlichkeitsstörungen sind meist leicht kränkbar. Sie benötigen einen stringenten, aber wertschätzenden Behandlungsrahmen. Ohne eine tragfähige Beziehung kann hier kein tragfähiges Behandlungskonzept entstehen. Patienten mit psychotischen Erkrankungen setzen ihre Präferenzen oft ganz anders, sehen im Suchtmittel vor allem das Genußmittel, selbst wenn schädliche Auswirkungen an vielen Stellen erkennbar werden.

Körperliche Begleit- und Folgeerkrankungen begrenzen die Ressourcen, die der Patient von somatischer Seite einbringen kann. Wenn eine akut exazerbierende chronische Pankreatitis oder ein insulinpflichtiger Diabetes jeden Rückfall zu einem lebensgefährlichen Abenteuer macht, kann nicht ernsthaft über kontrolliertes Trinken nachgedacht werden. Bei fortschreitender Leberzirrhose müssen die an der Behandlungsplanung Beteiligten wissen, daß weiteres Alkoholtrinken einem Suizid auf Raten gleichkommt. Bekannte Delirien und Entzugsanfälle oder schwere körperliche Erkrankungen wie Asthma oder koronare Herzerkrankungen bestimmen ganz wesentlich das Prozedere in der Entzugsbehandlung.

Soziale Probleme müssen auch von dem sonst eher auf Krankheitsdiagnosen fixierten Mediziner angemessen berücksichtigt werden. Eine gelungene Entzugsbehandlung oder eine erfolgreich abgeschlossene Entwöhnungstherapie machen nur Sinn, wenn die soziale Existenz gesichert ist und wenn der Betroffene weiß, wofür es sich lohnt, auf Alkohol zu verzichten.

Insofern muß vor oder begleitend zur laufenden Alkoholismusbehandlung Wohnraum gesichert werden, eine Tagesstruktur oder anderweitige sinnstiftende Beschäftigung im Alltag geschaffen werden, Schulden geordnet und bevorstehende Strafverfahren in die Planung einbezogen werden. Bestehende soziale Konflikte in der Familie, mit der Nachbarschaft oder im Freundeskreis können kaum alle angegangen und gelöst werden. Statt dessen muß der Patient ermutigt werden, die zuletzt vermeidende Grundhaltung zu verlassen und sich Kompetenzen anzueignen und Unterstützung zu suchen, um diese Konflikte zu klären. Die Vermittlung an eine mittelfristig zuverlässige und beständige Beratungsstelle ist hier ein vielversprechender Anfang.

Die subjektive Sicht des Patienten: Bedarf und Motivation

Patienten mit Suchtproblemen, die in medizinische Behandlung geraten, thematisieren selten primär ihr Suchtproblem. Im Vordergrund stehen andere Problemfelder, z. T. die subjektive Überzeugung, daß irgendetwas noch schwer zu Ortendes nicht in Ordnung sei. Im Dialog mit dem Arzt teilt sich häufig eine komplexe Lebensgeschichte mit, die aus einer aktuell krisenhaften Zuspitzung heraus (Be-)Handlungsbedarf deutlich werden läßt.

Der Arzt kann seine eigene innere Gesprächsstruktur nutzen, um die zunächst weniger strukturierten subjektiven Problemanzeigen des Patienten in eine Reihenfolge zu bringen.

- *Suchtmedizinische Diagnose*: „Warum reden immer alle immer nur über den Alkohol, wo es so viele andere Probleme gibt?!" „Ich schaffe es ja immer wieder, selbst aufzuhören und einige Tage nicht zu trinken, da kann ich ja nicht abhängig sein!" „Jetzt bin ich schon am Arbeitsplatz wegen meines Alkoholkonsums angesprochen worden. Hab ich vielleicht doch ein Problem?" „Muß es mich nicht doch beunruhigen, daß ich jetzt jeden Morgen trinke, um ruhig zu werden?" „Das ist jetzt nur eine schlechte Phase. Wenn ich mich zusammennehme, hab ich das schnell wieder im Griff!"
- *Psychiatrische Zusatzdiagnose*: „Ich brauche den Alkohol, weil ich meine Ängste sonst gar nicht ertragen könnte!" „Wenn ich schwierige Aufgaben am Arbeitsplatz zu erwarten habe, muß ich vorher etwas trinken, sonst könnte ich das gar nicht durchstehen!" „Wenn ich abends allein zuhause sitze und etwas trinke, kann ich das besser ertragen!" „Wenn ich wieder meine Stimmen höre und dann Alkohol trinke, dann sind die Stimmen zwar nicht weg, aber für mich erträglicher!"
- *Körperliche Folge- und Begleiterkrankungen*: „Hoffentlich fallen die Leberwerte beim Arzt heute besser aus als beim letzten Mal!" „Daß ich eines Tages wegen des Trinkens einen epileptischen Anfall bekommen könnte, hätte ich nicht gedacht!" „Ich mag gar nicht daran denken, wie das gesundheitlich mit mir weitergehen soll, wenn ich jetzt schon eine beginnende Leberzirrhose habe!" „Vielleicht ist es um mich sowieso egal. Eigentlich geschieht es mir ganz recht, wenn ich irgendwann an den Alkoholfolgeschäden versterbe!" „Ich bin sowieso nicht zu retten. Wenn ich an den Krankheiten sterbe, weint mir keiner eine Träne nach!"
- *Soziale Probleme*: „Ich glaube, jetzt meint es meine Frau wirklich ernst. Wenn ich jetzt nicht etwas ändere, geht die am Ende wirklich ..." „Ist mir das peinlich, am Arbeitsplatz von meinen Kollegen auf Alkohol angesprochen zu werden! Das soll mir nicht wieder passieren!" „Führerschein weg! Jetzt hab ich es wohl doch übertrieben. Wenn ich jetzt nicht aufpasse, geht es mit mir bergab!" „Jetzt kriege ich doch Angst bei all den Schulden und die Bank räumt mir keinen Kredit mehr ein. Wenn ich jetzt nichts mache. Ich muß mir Hilfe holen ..., aber vorher trinke ich noch einen, damit ich heute abend überhaupt einschlafen kann!"

Patienten mit Suchtproblemen problematisieren selten primär ihr eigenes Trinkverhalten. Insofern ist ein ausdrückliches Krankheitsverständnis („Ich bin alkoholkrank!") die Ausnahme. Vielmehr ahnen die Patienten, daß sie ihr eigenes Trinkverhalten entweder nicht mehr richtig steuern können oder daß sich aus dem subjektiv tolerierten Trinken Probleme ergeben haben, die die Betroffenen in ein Stadium der „Absichtsbildung" gebracht haben. Im Grunde sind die meisten Patienten mit Alkoholproblemen der Meinung, das Problem sei nicht das Trinkverhalten selbst, sondern die Probleme, die sich sekundär daraus ergeben. Würden sich die sekundären Probleme lösen lassen, könnte das gewohnte Trinkverhalten eigentlich beibehalten werden.

Die meisten Patienten mit Alkoholproblemen halten sich nicht für psychisch krank. Sie nehmen wohl ihre negativen Affekte, z. B. Ängste und Depressionen wahr, sehen sie aber primär im Zusammenhang mit den sozialen Problemen in ihrem Umfeld. Würden sich die sozialen Rahmenbedingungen ändern lassen, würden diese reaktiven negativen Affekte verschwinden. Den Patienten würde es besser gehen.

Eine psychiatrische Diagnose wird von vielen Patienten mit psychischen Störungen als stigmatisierend erlebt und zurückgewiesen.

Körperliche Folge- und Begleitprobleme haben auch in der subjektiven Bewertung der Betroffenen eine große Bedeutung. Immer wieder fragen Patienten im Gespräch nach den Ergebnissen der Laboruntersuchung oder reagieren erschrocken auf den ersten Entzugskrampfanfall und das erste Delirium. Die Besserung der Laborwerte und klinischen Funktionen bei konsequenter Abstinenz oder durch Verzicht auf hochprozentige Spirituosen ist ein wichtiger Verstärker im Veränderungsprozeß. Häufig muß eine subjektiv erfahrbare leibnahe Dekompensation körperlicher Funktionen spürbar werden, um tatsächlich aus diesen körperlichen Beschwerden heraus eine Entscheidung zur Veränderung vorzubereiten. Nicht selten sind angstbedingt Vermeidung und Verleugnung so stark, daß es dem Patienten ohne Hilfe nicht gelingt, sich seinen Problemen zu stellen.

Im Vordergrund steht für alkoholkranke Patienten in sehr vielen Fällen die soziale Problematik: der Verlust des Führerscheins, Ärger in der Familie und am Arbeitsplatz, aggressive Entgleisungen unter Alkoholeinfluß, Probleme mit der Justiz, Wohnungsprobleme u. v. m. Unter dem Eindruck dieser subjektiven Problembeschreibungen bereiten sie aus dem Stadium der Absichtsbildung heraus eine Entscheidung vor, die in Handlung umzusetzen ist. Aus der subjektiven Sicht des Patienten versteht sich der eigene Alkoholkonsum einerseits aus ihrem von negativen Affekten geprägten Selbsterleben und andererseits aus den nicht hinreichend steuerbaren äußeren sozialen Einflüssen. So ist für viele Betroffene – das gilt letztlich auch für die suchtkranke Familie – ein Alkoholproblem primär ein soziales Problem.

Literatur

Kruse G, Körkel J, Schmalz U (2000) Alkoholabhängigkeit erkennen und behandeln. Psychiatrie-Verlag, Bonn

Noble LM, Douglas BC, Newman SP (1999) What do patients want and do we want to know? A review of patients' requests of psychiatric services. Acta Psychiatr Scand 100:321–327

Entwicklung und Vereinbarung konkreter Therapieziele

In diesem Kapitel soll dargestellt werden, wie objektive Diagnosen und Problemaspekte sowie die subjektiven Sichtweisen des Patienten im Hinblick auf

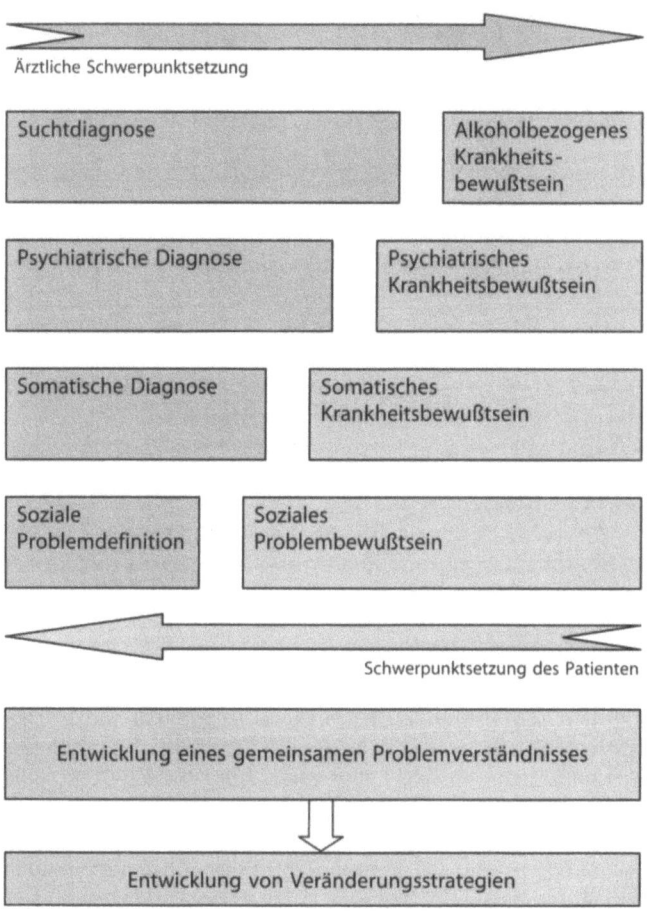

Abb. 4.1. Schwerpunkte und Therapieziele für die Behandlung von Alkoholproblemen

die Vereinbarung konkreter Therapieziele im klinischen Alltag integriert werden können (Abb. 4.1).

Zu Beginn des Verständigungsprozesses sollte sich der behandelnde Arzt selbst darüber klar werden, wie die Dinge sich in Zukunft seiner Meinung nach entwickeln sollten. Dies nicht, um dem Patienten daraufhin klare Vorgaben zu machen, sondern um ein stabiler Verhandlungspartner zu sein. Folgende Grundsatzfragen sollten sich behandelnde Ärzte hier beantworten:

1. Eigene Position klären

Grundsatzfragen zu Beginn der Zieldiskussion:
1. Sind mir alle relevanten objektiven Befunde zugänglich? (Weiß ich z.B. genügend über die soziale Situation?)

2. Will ich/kann ich alle Befunde prinzipiell mit dem Patienten besprechen? (Wie ist es z. B. mit mir vorliegenden Informationen der Angehörigen?)
3. Bin ich mir im klaren über die subjektiven Funktionen des Alkoholkonsums bei diesem Patienten? (Welchen psychologischen Nutzen haben die Konsumgewohnheiten?)
4. Will ich/kann ich alle subjektiven Funktionen prinzipiell mit dem Patienten besprechen? (Wie gehe ich z. B. mit dem Thema „Selbstzerstörung" um?)
5. Sollte im Moment vorrangig der Suchtmittelkonsum oder ein anderes Problemfeld bearbeitet werden? (Muß vielleicht zunächst eine stabile Wohnsituation hergestellt werden?)
6. Welches Ziel halte ich auf dieser Basis für das angemessenste? (Kurzfristig? Langfristig?)
7. Welchem Veränderungsstadium würde ich den Patienten dahingehend zur Zeit zuordnen? (Absichtslosigkeit? Absichtsbildung? Vorbereitung? ...)
8. Welches wäre in meinen Augen der naheliegendste nächste Schritt in Richtung einer Veränderung der Konsumgewohnheiten? (Sofortige Entgiftung? Zweites Gespräch? Termin mit Beratungsstelle? ...)

Anhand eines Fallbeispiels aus einer allgemeinmedizinischen Praxis sollen dieser erste Schritt sowie alle weiteren verdeutlicht werden:

FALLBEISPIEL

39jähriger Mann, selbständiger Kaufmann, verheiratet, ein Kind (Grundsatzfragen 1–4): Im Rahmen des Gesundheits-Check-up untersucht die behandelnde Ärztin den Patienten auch im Hinblick auf bestehende Alkoholprobleme. Labordiagnostisch finden sich erhöhte Leberwerte, im Ultraschall ist eine leicht verfettete Leber zu sehen, die Ermittlung der durchschnittlichen wöchentlichen Alkoholtrinkmengen ergibt einen Wert, den man als ansteigendes bis hohes Risiko ansehen muß (45 Standardgetränke). Zusätzlich deuten sich erste Anzeichen einer Alkoholabhängigkeit an: Dem Patienten fällt es schwer, auf den Alkohol zu verzichten (Kriterium „Starker Wunsch oder eine Art Zwang"); darüber hinaus kommt er regelmäßig am Wochenende seinen familiären Verpflichtungen nicht nach (Kriterium „Zunehmende Vernachlässigung anderer Interessen"). Im weiteren Verlauf des diagnostischen Gesprächs ermittelt die Ärztin folgende subjektive Funktionen des Alkoholkonsums: Entspannung nach der Arbeit, Schlafanstoß, sozialer Kontakt → sozialer Druck zu trinken, sich etwas Gutes tun, Genuß, Druck ablassen. Die Ärztin stellt schließlich die Diagnose: schädlicher Gebrauch (im Übergang zur Abhängigkeit).

(Grundsatzfragen 5–8): Die Ärztin entscheidet sich, auf dem Hintergrund der Leberbefunde mit dem Patienten den Suchtmittelkonsum zu problematisieren und unter Beachtung der schlafanstoßenden Wirkung über alternative Lösungswege nachzudenken. Eine Abstinenz vom Alkohol könnte in ihren Augen zum einen durch ein schlafanstoßendes pflanzliches Medikament und zum andern durch einen Verzicht auf die Trinkgelage mit den Freunden erreicht werden. Sie hält den Patienten für deutlich ambivalent gegenüber seinem Alkoholkonsum (Stadium der Absichtsbildung) und entscheidet sich zu einem vorsichtigen, eher informativen denn drängenden Vorgehen. Der nächste realistische Schritt in Richtung einer Veränderung der Trinkgewohnheiten wäre ihrer Ansicht nach die Annahme des pflanzlichen Medikaments und eine sechswöchige Erprobung, auf die Trinkgelage zu verzichten. Im Anschluß solle eine Kontrolluntersuchung der Leberwerte stattfinden.

2. Rückmeldung geben

Dem Patienten wird in klarer, verständlicher Form eine Rückmeldung über die Ergebnisse des diagnostischen Prozesses gegeben. Die Rückmeldung leitet mit einer sog. „Schlüsselfrage" zur Problembearbeitung über.

Dazu meldet die Ärztin zunächst alle relevanten Informationen in strukturierter Form zurück:
- objektive Befunde,
- Einschätzung der subjektiven Funktion des Alkoholkonsums,
- diagnostische Kriterien und daraus resultierende Diagnose,
- Einschätzung der Veränderungsbereitschaft.

Zum Abschluß der Rückmeldung sollte sich die Ärztin vergewissern, ob sie nichts Wichtiges ausgelassen oder übersehen hat („Können Sie dem so zustimmen?"/„Habe ich etwas Wichtiges ausgelassen?"). Eine anschließende Schlüsselfrage („Was bedeutet das jetzt für Sie?"/„Was folgt aus dem ganzen nun für Sie?") verlangt vom Patienten eine Reaktion auf diese Rückmeldung (ausführliche Beispiele solcher Rückmeldungen finden sich in diesem Band in Kap. 2 sowie in Band 1 in Kap. 14).

3. Verhandlungs- und Veränderungsspielraum bemessen

Gemeinsam mit dem Patienten ist eine Einigung darüber zu erzielen, welche Problemaspekte grundsätzlich und in welchem Ausmaß verhandlungs- bzw. veränderungsfähig sind.

FALLBEISPIEL

Fortsetzung: Es stellt sich heraus, daß ein völliger Verzicht auf die Trinkgelage mit den Freunden nicht verhandlungsfähig ist. Dem Patienten sind die Kontakte mit den „Kumpels" nach wie vor sehr wichtig. Gleichwohl aber ist er bereit, über eine Verringerung dieser Treffen, damit auch eine Verringerung des Konsums, nachzudenken. Ebenfalls nicht verhandlungsfähig ist eine Veränderung der Arbeitssituation. Die Ärztin hatte dem Patienten nahe gelegt, seinen beruflichen Streß zu verringern, um am Abend nicht so angespannt zu sein und ruhiger einschlafen zu können. Der Patient macht hier allerdings unmißverständlich deutlich, daß er da keinerlei Verhandlungsspielraum sieht. Er hat sich gerade selbständig gemacht und muß sehr viel Zeit und Energie investieren, um seine Firma am Markt zu plazieren. Er kann sich allerdings auf einen Ersatz der schlafanstoßenden Wirkung des Alkohols durch ein Medikament einlassen.

Neben den Aspekten „berufsbedingter Streß" und „soziale Kontakte", die in diesem Falle ein bestimmtes Trinkverhalten stützten, aber nicht oder nur bedingt verhandlungs- bzw. veränderungsfähig waren, sind einige weitere, klinisch häufig beobachtete „starre" Aspekte der sozialen Lebenssituation von Betroffenen zu nennen:
- Ehe (Partnerin trinkt auch/Partner wird gewalttätig/Ehe ist aus anderen Gründen dauerhaft instabil usw.);
- Wohnsituation (Haus mit vielen „Trinkern"/Obdachlosigkeit usw.);
- Alleinsein/Einsamkeit;
- Arbeitslosigkeit/Beschäftigungslosigkeit.

Die Diskussion verhandlungsfähiger und nicht verhandlungsfähiger Aspekte der Lebenssituation sollte deutlich machen, daß die Ansprüche und Erwartungen der Professionellen im Rahmen der Zieldiskussion in der Regel durch die subjektive Sichtweise der Betroffenen (nach unten) „korrigiert" werden. Solange die Richtung allerdings nicht aus dem Auge verloren wird (in dem hier beschriebenen Falle: weniger riskantes Trinken, Abstinenz), wäre es jedoch ein grober Fehler, auf den eigenen Ansprüchen zu beharren und das Verhandlungs- bzw. Veränderungsangebot des Patienten nicht anzunehmen.

4. Veränderungsziel(e), wichtigste Motive und konkrete Strategien festlegen

Das wesentliche Veränderungsziel (die wesentlichen Ziele) wird konkret benannt. Ebenso die wichtigsten Gründe, warum dieses Ziel angestrebt werden soll. Konkrete überprüfbare Strategien zur Erreichung dieser Ziele werden festgelegt.

Deutet sich ein Interesse an einer Veränderung der Konsumgewohnheiten an – etwa indem der Patient darauf drängt, das Gespräch fortzuführen, oder einen klaren Veränderungswunsch formuliert –, dann sollte dies durch eine Diskussion konkreter Veränderungsziele auf seine Stärke und Verbindlichkeit hin überprüft werden. Von großer Bedeutung ist hier, daß die Ärztin potentielle Zielalternativen möglichst wertfrei zur Diskussion stellt. Sie sollte ihre eigene Meinung, welche Veränderungsrichtung die geeignete sei, zunächst zurückhalten und statt dessen dem Patienten durch ihre eigene offene Grundhaltung ermöglichen, eine individuell angemessene Zielsetzung zu finden. Das Verwerfen einzelner – vielleicht von vielen Menschen mit Alkoholproblemen gewählter – Veränderungsziele impliziert für sich genommen keine Aussage über das Ausmaß der Veränderungsmotivation. Es sollte zunächst lediglich als Teil des Auswahl- und Klärungsprozesses interpretiert werden. Ferner muß zwischen eher weitreichenden, langfristigen und eher kleinschrittigen, kurzfristigen Veränderungszielen unterschieden werden.

So sollte etwa das Grob- oder Fernziel „Entwöhnungsbehandlung" bei einem Patienten mit einer Alkoholabhängigkeit operationalisiert werden als Aufgabe, eine geeignete Beratungsstelle zu finden, die möglichst in den nächsten Tagen aufgesucht werden sollte. Der nächste konkrete Veränderungsschritt könnte darin bestehen, im Anschluß an das Gespräch mit der Ärztin ein Telefonat mit der Beratungsstelle zu führen, um einen Termin zu vereinbaren.

Bei einer Patientin mit der Diagnose „riskanter Gebrauch" könnte das Grobziel lauten „risikoarm konsumieren". Konkret würde das bedeuten, in bestimmten Situationen weniger Alkohol zu trinken. Der nächste Schritt könnte eine detaillierte Bestandsaufnahme des gegenwärtigen Konsumverhaltens unter Zuhilfenahme eines Selbstbeobachtungsbogens (Trinktagebuch) sein.

Die Diskussion und Gewichtung verschiedener Veränderungsziele führt in der Regel zu einer Identifikation der wahrscheinlich angemessensten Zielsetzung und Strategie. Im ungünstigsten Fall kann sich hier allerdings herausstellen, daß zwar ein Veränderungsinteresse besteht, daß aber vorerst kein weiterer Schritt unternommen werden soll. Dies ist dadurch zu erklären, daß zwar zunächst ein unspezifisches Veränderungsinteresse bestand, daß aber erst die „drohende" Konsequenz einer konkreten Umsetzung deutlich gemacht hat, wie ambivalent der Veränderungswunsch tatsächlich ist.

Mit etwas Verhandlungsgeschick, Flexibilität und der Bereitschaft, die eigenen Ansprüche notfalls zu senken, lassen sich mit Patienten, die ihren Konsum schon so weit problematisiert haben, in der Regel konkrete Veränderungsziele erarbeiten.

FALLBEISPIEL

Fortsetzung: Die Ärztin führt das Thema „Zielfindung" folgendermaßen ein: „Herr Müller, wir haben ja vorhin schon erarbeitet, daß Sie Ihren Alkoholkonsum verringern wollen. Ich möchte dieses allgemeine Ziel nun mit Ihnen konkretisieren. Es geht darum, Ziele zu formulieren, die sich im Alltag bewähren müssen und überprüfbar sind. Wie stark soll die Verringerung des Konsums genau sein? Wir haben ja vorhin ermittelt, wieviel Standardgetränke Sie durchschnittlich in der Woche trinken (45). Wieviel sollen es in Zukunft sein? Wie wollen Sie das konkret bewerkstelligen?"

Berg u. Miller (1995) beschreiben sieben Eigenschaften „wohlgestalteter Ziele":

1. Ziele sollen bedeutsam für den Klienten sein:
   Das Behandlungsziel muß dem Klienten wichtig sein, und der Klient muß es als für sich persönlich förderlich ansehen, dieses Ziel zu erreichen. Wenn das Behandlungsziel dem Klienten wichtig ist, wird es sehr viel wahrscheinlicher, daß er sich auch dafür einsetzt.
2. Ziele sollen klein sein:
   Die Ziele, die der Klient sich setzt, müssen klein genug sein, daß er sie auch erreichen kann. Diese Eigenschaft spiegelt sich wider in dem alten Wahlspruch der Anonymen Alkoholiker: „Immer nur ein Tag." Klienten haben eher Erfolg, wenn die Therapieziele klein sind.
3. Ziele sollen konkret, präzise und verhaltensbezogen sein:
   Ziele wie „mein Leben in den Griff bekommen" und „glücklich sein" gelten als nicht „wohlgestaltet", weil sie in unpräzisen Worten ausgedrückt sind; sie sind zu vage. ... Einige Ziele, die unsere Klienten in genauen, konkreten und verhaltensbezogenen Ausdrücken formuliert haben, waren beispielsweise: ... am Montagmorgen pünktlich zur Arbeit zu kommen; zwei Bier anstatt fünf zu trinken; am Freitagabend, wenn man mit Freunden ausgeht, nichts zu trinken ....

4. Ziele sollen eher das Vorhandensein als die Abwesenheit von etwas zum Ausdruck bringen:
   Ziele müssen in einer positiven, die Aktivität fördernden Sprache über das, was der Klient tun wird, und nicht über das, was er nicht tun wird, formuliert werden.
5. Ziele sollen eher einen Anfang als ein Ende beschreiben:
   Das alte Sprichwort „Eine Reise von tausend Meilen beginnt mit dem ersten Schritt" will sagen, daß wir unser Ziel, wie groß oder komplex es auch sein mag, erreichen können, wenn wir uns mehr darauf konzentrieren, mit der Reise zu beginnen, als darauf, was schließlich bei ihr herauskommt.
6. Ziele sollen im Lebenskontext des Klienten realistisch und erreichbar sein:
   Wir sind uns dessen bewußt, daß viele Problemtrinker den Ruf haben, grandiose Versprechen zu machen, die sie häufig nicht halten. Wir glauben jedoch, daß dieser schlechte Ruf in hohem Maße auf die unrealistischen und unerreichbaren Ziele zurückzuführen ist, die professionelle Helfer bisher aufgestellt haben (z. B. lebenslange Abstinenz usw.), und nicht auf eine negative Eigenschaft, die der Population der Problemtrinker anhaftet.
7. Ziele erreichen ist „harte Arbeit":
   Den meisten Problemtrinkern ist wiederholt gesagt worden, daß das, was sie tun müssen, sehr einfach sei, wenn sie nur es täten. So zum Beispiel müßten sie „einfach nur 'Nein!' sagen", „nur jeweils einen Tag auf einmal leben" oder „sich ans Programm halten" usw. Solche Aussagen sind bestenfalls respektlos, weil sie unterschätzen, wie schwierig es für Problemtrinker sein kann, solche Lösungen in die Praxis umzusetzen. ... Wird das Ziel ... als „schwierig" beschrieben, als eines, das „harte Arbeit" mit sich bringt, dann ist der Klient gezwungen, für die Erreichung seines Ziels innerlich Verantwortung zu übernehmen, während er gleichzeitig im Fall des Mißlingens eine Möglichkeit hat, das Gefühl für seine Selbstachtung nicht zu verlieren.

Es sind Strategien des Selbstmanagements zu entwickeln, die den Anforderungen des Alltags gerecht werden und geeignet sind, auch ungünstigen „äußeren" Bedingungen standzuhalten. Dies gelingt in der Regel am ehesten, wenn wichtige Bezugspersonen in den Veränderungsplan eingeweiht bzw. einbezogen werden. Lebenspartner, Eltern, Kinder, Freunde, Kollegen usw. können in hohem Maße dazu beitragen, daß eine konkrete Veränderungsstrategie durchgehalten wird.

FALLBEISPIEL

Fortsetzung: Im weiteren Verlauf des Gesprächs erarbeitet der Patient für sich einen konkreten Plan:

Ziel: Er will weiterhin Alkohol trinken, allerdings nicht mehr als 20 Standardgetränke pro Woche.

Motiv: Hauptmotive sind für ihn die drohende körperliche Schädigung sowie die Sorgen, die er sich um sein angespanntes Beziehungs- und Familienleben macht.

Strategien: Er will auf die Treffen mit den Freunden nicht verzichten, aber künftig nur noch einmal die Woche hingehen. Dies wird er den Freunden mit seiner Verantwortung gegenüber der Familie erklären. Darüber hinaus nimmt er in den nächsten sechs Wochen zum Einschlafen ein pflanzliches Medikament.
Hilfe: Er wird seine Frau bitten, ihn bei der Erreichung seiner Ziele zu unterstützen.
Kontrolle: Führen eines Trinktagebuchs, nach sechs Wochen Nachbesprechung mit der Ärztin und Kontrolle der Leberwerte.

Alle hier angesprochenen Veränderungen des Suchtmittelkonsums sind mit Verzicht und Disziplin verbunden. Erfahrungsgemäß kann dies eher durchgehalten werden, wenn der Verzicht durch anderweitigen „Lustgewinn" ausgeglichen wird. Es ist somit wichtig zu betonen, daß Patienten, die eine Veränderung begonnen haben, sich regelmäßig überprüfen und bei Erfolg belohnen.

5. Hindernisse erkennen und Bewältigungsstrategien entwickeln

Mögliche Hindernisse der Zielerreichung und Risikosituationen sind zu identifizieren. Konkrete, darauf zugeschnittene Vermeidungs- bzw. Bewältigungsstrategien sind zu entwickeln.

Im Verlaufe einer Diskussion von Veränderungszielen und -strategien lassen sich häufig zwei Aspekte deutlich herausarbeiten:
1. Die Angemessenheit des Ziels und die entsprechende Stärke des Veränderungsinteresses: Je konkreter die Zieldiskussion verläuft, desto deutlicher werden die realen Konsequenzen für den Lebensalltag des Patienten „spürbar". Am Ausmaß des aufsteigenden Widerstands läßt sich dann die Angemessenheit des gewählten Ziels ablesen. Ziele sind möglicherweise noch einmal (in Richtung, Ausmaß oder Tempo) zu korrigieren, um eine stabile Veränderungsmotivation zu erhalten.
2. Der Einfluß von Angehörigen oder wichtigen Bezugspersonen auf Zielfindung und Veränderungsstrategien des Patienten: Aufkommender Widerstand während der Zieldiskussion läßt sich häufig darauf zurückführen, daß ein möglicher Veränderungsprozeß in einem sozialen Umfeld angesiedelt ist, das im Hinblick auf den Suchtmittelkonsum des Patienten nicht frei von Spannungen und vielfältigen – durchaus widersprüchlichen – Interessen ist. So ist es z. B. denkbar, daß eine geplante Veränderung – etwa künftig weniger Alkohol zu trinken – von der Partnerin nicht mitgetragen wird, weil diese statt dessen möchte, daß der Patient ab sofort abstinent lebt. Eine andere Problemstellung könnte sich daraus ergeben, daß ein Veränderungsvorschlag nur deshalb nicht angenommen werden kann, weil er schon seit Jahren vom Partner ganz genauso formuliert wurde und nun aus einem Autonomiebedürfnis heraus abgelehnt werden muß. Andere Konstellationen und Konflikte sind denkbar. Ihnen allen gemeinsam ist, daß sie bei der Zielvereinbarung mit bedacht werden müssen.

FALLBEISPIEL

Fortsetzung: Der Patient rechnet damit, daß seine Ehefrau seine Zielsetzung unterstützen wird. Für den Fall, daß sich hier dennoch Spannungen entwickeln, vereinbart die Ärztin mit ihm, daß ein gemeinsames Gespräch mit der Ehefrau, die auch ihre Patientin ist, stattfinden soll.

Der Patient befürchtet, von seinen Freunden belächelt und nicht ernst genommen zu werden. Er möchte das Gespräch mit den Freunden deshalb mit einem von ihnen, zu dem er großes Vertrauen hat, vorbereiten.

Für den Fall, daß die schlafanstoßende Wirkung des Medikaments nicht eintritt, wird er unverzüglich wieder in die Praxis kommen. Außerdem setzt er sich mit der Möglichkeit auseinander, mit Hilfe von Kassetten und Büchern ein Entspannungsverfahren zu erlernen.

Das hier anhand eines konkreten Fallbeispiels aus der allgemeinmedizinischen Praxis skizzierte Vorgehen läßt sich strukturell auf alle anderen Arbeitsfelder übertragen, in denen eine Problematisierung von Alkoholtrinkgewohnheiten angestrebt wird. Wesentliches Bestimmungsmerkmal der vorgestellten Behandlungsstrategie ist die Orientierung an den sachlichen Gegebenheiten im Verbund mit dem Respekt vor den individuellen Interessen der Patienten mit dem Ziel der Entwicklung eines gemeinsamen Problemverständnisses und einer darauf aufbauenden realistischen und praktikablen Lösungsperspektive. In einigen Fällen wird es sich als nötig erweisen, dem Patienten eine weiterführende Unterstützung in einer anderen Institution anzuraten. Indikationen und geeignete Interventionsstrategien dazu werden im nächsten Kapitel dargestellt.

Literatur

Berg IK, Miller S (1995) Kurzzeittherapie bei Alkoholproblemen. Ein lösungsorientierter Ansatz. Carl-Auer-Systeme, Heidelberg

Vermittlung in ambulante, (teil-)stationäre und komplementäre Beratungs- und Behandlungsangebote

In folgenden sollen anhand ausgewählter Fallbeispiele und Arbeitsbereiche wesentliche Indikationskriterien und Interventionsstrategien für eine Vermittlung in weiterführende fachspezifische Hilfsangebote beschrieben werden. Dieses Kapitel widmet sich insbesondere an diejenigen Leserinnen und Leser, die nicht in spezifischen Einrichtungen des Versorgungssystems der Suchtkrankenhilfe tätig sind. Eine ausführliche Übersicht über die verschiedenen Angebote für Menschen mit Alkoholproblemen findet sich in den Kapiteln 9 bis 11, Band 1 dieser Reihe.

Grundsätzlich gilt, daß das Interesse des Patienten selbst eine ausreichende Indikation für jede weiterführende Hilfe darstellt. Die hier aufgeführten Indikationskriterien dienen vor allem dazu, dem Behandler Strukturierungs- und Entscheidungshilfen an die Hand zu geben und somit den Beratungsprozeß zu optimieren. Zwei Fallbeispiele aus der medizinischen Versorgung sollen wesentliche Aspekte der Vermittlung in Suchtberatungsstellen und qualifizierte Entzugsmaßnahmen veranschaulichen.

FALLBEISPIEL

36jähriger Patient, Hausarztpraxis – Vermittlung in ambulante Beratungs- und Behandlungsstelle für Suchtkranke.

Der Patient, verheiratet, zwei Kinder, wird schon seit 10 Jahren in derselben Hausarztpraxis behandelt. Seit etwa einem Jahr tritt sein Alkoholproblem zunehmend in den Mittelpunkt der Behandlung. Verschiedene körperliche Beschwerden ließen sich eindeutig in Zusammenhang mit einem angestiegenen Alkoholkonsum bringen. Auch die Ehefrau des Patienten hat sich schon mehrfach beim Hausarzt über den Konsum ihres Mannes beklagt und ihn um Hilfe gebeten. Das Alkoholproblem ist zwischen Patient und Hausarzt mehrfach offen besprochen worden. Der Hausarzt stellte eindeutige Kriterien für eine Alkoholabhängigkeit fest: Toleranzsteigerung im letzten Jahr, Entzugssymptome bzw. Trinken, um Entzugssymptome zu vermeiden, Verminderte Kontrollfähigkeit, Trinken trotz des Wissens um schon eingetretene Schädigungen der Leber. Die Diagnose einer Alkoholabhängigkeit war dem Patienten vor vier Wochen mitgeteilt worden. Ein daraufhin folgender Versuch der eigenständigen Kontrolle des Konsums scheiterte nach wenigen Tagen. Vor einigen Tagen hätte der Patient, als er zum wiederholten Male in alkoholisiertem Zustand Auto fuhr, beinahe ein Kind angefahren. Er wendet sich nun an den Hausarzt, um grundlegend etwas gegen seine Alkoholproblematik zu unternehmen.

Grundlage aller Überlegungen bezüglich einer Weitervermittlung ist das Eingeständnis, daß die eigenen Möglichkeiten nicht mehr ausreichen, um dem Patienten die notwendigen Hilfen zukommen zu lassen. In diesem Fall wurde dem Hausarzt deutlich, daß seine zeitlich sehr begrenzten und vorwiegend somatisch orientierten Behandlungsangebote der Schwere der Problematik und dem subjektiven Bedarf des Patienten nicht mehr gerecht werden. Er kennt die Angebote der kommunalen Suchtkrankenhilfe und entscheidet sich auf dieser Basis, dem Patienten die Kontaktaufnahme mit einer Suchtberatungsstelle zu empfehlen. Zielsetzung ist für ihn dabei, daß der Patient eine stationäre Rehabilitationsmaßnahme antritt. Doch will er es den Mitarbeitern der Beratungsstelle überlassen zu entscheiden, ob nicht auch eine ambulante Rehabilitationsmaßnahme ausreichend sei.

Allgemeine Indikationskriterien einer Vermittlung in eine Suchtberatungsstelle

- Alkoholabhängigkeit in allen Schweregraden
- (Objektive) Notwendigkeit einer kontinuierlichen Beratung/Behandlung
- (Subjektives) Interesse an einer kontinuierlichen Beratung/Behandlung
- Soziale Probleme im Zusammenhang mit dem Alkoholkonsum

Patienten, die neben der Alkoholabhängigkeit eine behandlungsbedürftige psychiatrische Störung aufweisen (vor allem Persönlichkeitsstörungen und Psychosen, aber auch schwere Formen von Angst- und depressiven Störungen), sollten zunächst an einen niedergelassenen Psychiater verwiesen werden. Viele psychiatrische Krankenhäuser halten im Rahmen ihrer Institutsambulanzen auch Beratungsangebote für Menschen mit (zusätzlichen) Suchtmittelproblemen vor und sind im Falle von komorbiden Störungen als erste Wahl einer Weitervermittlung anzusehen. Komorbidität ist somit grundsätzlich als Ausschlußkriterium für ambulante Beratungsstellen der Suchtkrankenhilfe anzusehen.

Ein besonderes Problem stellen Patienten dar, die neben dem Alkohol illegale Drogen (z. B. Kokain) konsumieren. In vielen größeren Städten haben die einzelnen Beratungsstellen für Menschen mit Suchtmittelproblemen die Trennung zwischen legalen und illegalen Drogen auch auf struktureller Ebene umgesetzt. Insbesondere die für legale Drogen zuständigen Beratungsstellen lehnen es häufig ab, Menschen mit einem polytoxikomanen Konsummuster zu beraten. Mehrfachabhängigkeit von legalen und illegalen Drogen ist somit als bedingtes Ausschlußkriterium für ambulante Beratungsstellen der Suchtkrankenhilfe anzusehen. Eine stärkere Verzahnung von Suchtkrankenhilfe und Drogenhilfe, wie sie A. Holz im Kap. 9, Band 1 dieser Reihe fordert und in Ansätzen verwirklicht sieht, könnte diesem Problem Abhilfe schaffen.

Bei Vermittlungen aus Hausarztpraxen in Suchtberatungsstellen mangelt es in der Regel an gegenseitiger Information und Rückkoppelung. Die Mitarbeiter der Beratungsstellen erfahren nicht (wollen es allerdings oft auch nicht wissen), was der Hausarzt bis dahin mit dem Patienten besprochen und welche Behandlungserfahrungen er gemacht hat, der Hausarzt erfährt nicht (manchmal nie), was in der Beratungsstelle gelaufen ist. Neben zahlreichen berufsständischen Vorbehal-

---

Kurz-Info Hausarztpraxis-Beratungsstelle

Der Patient / die Patientin .... wird seit dem .... von mir behandelt. Wir haben am .... vereinbart, daß er/sie zur spezifischen Behandlung seiner/ihrer Alkoholprobleme den Kontakt zu Ihnen sucht.

Ich würde mich bezüglich des weiteren Vorgehens gerne mit Ihnen abstimmen. Der Patient / Die Patientin hat mich dazu von der Schweigepflicht entbunden.

Sie erreichen mich telefonisch unter ....

Am besten am .... um .... Uhr.

Stempel, Unterschrift

Abb. 4.2. Kurzbrief für Hausarzt und/oder Beratungsstelle

ten mangelt es hier an praktikablen Informationsstrukturen. Eine Abhilfe könnte der Einsatz sog. „Kurzinfos" sein, die dem Patienten bei Vermittlung vom Hausarzt mitgegeben werden.

Das Pendant stellt ein Kurzbrief der Beratungsstelle dar, in dem sie den Arzt unter Angabe konkreter Namen, Telephonnummern und Zeiten um Kontaktaufnahme bittet (Abb. 4.2).

FALLBEISPIEL

> 42jähriger Mann, Betriebsarztzentrum – Vermittlung in qualifizierten Entzug in der Pychiatrie.
>
> Ein 42jähriger Mann, unverheiratet, keine Kinder, erschien in stark alkoholisiertem Zustand im Betriebsarztzentrum einer großen Möbelfirma zur Routineuntersuchung. Die Labordiagnostik zeigte deutliche Erhöhungen der Parameter Gamma-GT, GPT und GOT. Keine weiteren akut behandlungsbedürftigen somatischen Störungen. Die Betriebsärztin diagnostiziert im anschließenden Gespräch eine Alkoholabhängigkeit. Der Mitarbeiter trank seit etwa einem Jahr, als er aus Rationalisierungsgründen seinen Arbeitsplatz innerhalb der Firma wechseln mußte, zunehmend größere Mengen Alkohol [*Toleranzsteigerung*]; immer häufiger gelingt es ihm nicht, den Konsum zu beenden, wenn er das eigentlich müßte [*verminderte Kontrollfähigkeit*]; darüber hinaus hat er kürzlich ein Gespräch mit seinem Vorgesetzten führen müssen, da er wiederholt alkoholisiert am Arbeitsplatz erschienen war. Die Betriebsärztin empfiehlt dem Mitarbeiter eine Aufnahme in der örtlichen psychiatrischen Klinik zur qualifizierten Entzugsbehandlung.

Viele Patienten mit einer Alkoholabhängigkeit, die erstmals auffällig werden, reagieren auf die Empfehlung, sich in der Psychiatrie weiter behandeln zu lassen, mit Widerstand. Sie fürchten die Stigmatisierung und wollen einer intensiveren Beschäftigung mit dem Alkoholproblem und seinen Konsequenzen möglichst aus dem Weg gehen. Eine werbende Haltung der behandelnden Ärzte, die Hervorhebung der negativen Konsequenzen des bisherigen Konsums sowie die zu erwartenden Vorteile einer qualifizierten Behandlung können derartige Bedenken zerstreuen. Ebenso sollte dem Patienten deutlich gemacht werden, daß seine persönliche Autonomie in der Psychiatrie geachtet wird und keine Entscheidungen, die ihn betreffen, gegen seinen Willen getroffen werden. Ein entsprechendes Statement könnte sich folgendermaßen anhören:

Statement zur Aufnahmeempfehlung in der stationären Entzugsbehandlung Psychiatrie

FALLBEISPIEL

> „Herr Kaiser, wir sind uns darüber einig, daß bei Ihnen eine Alkoholabhängigkeit vorliegt. Eine Besserung oder Heilung dieser Erkrankung erfordert die Behandlung in einer dafür spezialisierten Einrichtung. Der erste Schritt wäre eine qualifizierte Entgiftungsbehandlung in der Psychiatrie hier am Ort. Wenn Sie interessiert sind, will ich Ihnen gleich erläutern, wie solch eine Behandlung

ungefähr aussieht. Ich kann mir vorstellen, daß es für Sie auf den ersten Blick nicht besonders attraktiv erscheint, in die Psychiatrie zu gehen. Möglicherweise tauchen jetzt bei Ihnen Bilder von Zwangsmedikationen, Gummizellen und riesigen Bettensälen auf. Ich kann Ihnen allerdings versichern, daß Sie damit nicht rechnen müssen. Sie werden dort mit Ihren ganz persönlichen Stärken und Schwächen genauso geachtet wie hier auch. Aus meiner Sicht gibt es einige gute Gründe, warum Sie sich intensiver als bisher mit Ihrem Alkoholproblem beschäftigen sollten [*Gründe aufführen* ...]. Die Möglichkeit dazu bietet Ihnen die Psychiatrie. Wenn Sie die Behandlung ernst nehmen, können Sie für sich enormen Profit daraus ziehen [*Profit erläutern* ...]. Wie hört sich das alles für Sie an?"

Allgemeine Indikationskriterien einer Vermittlung in eine qualifizierte stationäre Entgiftungsbehandlung

- Alkoholabhängigkeit, insbesondere schweren Grades
- Ausgeprägte Entzugssymptomatik mit Gefahr von Krampfanfällen, Halluzinationen, Delir
- Interesse des Patienten an einer Auseinandersetzung mit seiner Alkoholproblematik
- Mehrfachabhängigkeit
- Akute Suizidalität

Einen Sonderfall, da nicht in jeder Kommune gegeben, stellen ambulante und teilstationäre Behandlungsangebote dar. Auch diese werden in der Regel von psychiatrischen Kliniken angeboten (vgl. Kap. 3).

Allgemeine Indikationskriterien einer Vermittlung in ambulante und teilstationäre Behandlungsangebote

- Stabile Wohnsituation
- Verläßliche soziale Kontakte
- Anamnestisch keine schweren Entzüge
- Keine ernsthaften somatischen Erkrankungen
- Nicht mehrfach abhängig oder akut suizidal

Vermittlung in Selbsthilfegruppen

Eine Vermittlung in Selbsthilfegruppen entwickelt sich häufig eher indirekt, z. B. über die Beratungsstelle oder eine Entwöhnungsbehandlung. Dennoch kann es in Einzelfällen sinnvoll sein (etwa wenn Patienten zu keiner weiterführenden suchtspezifischen Behandlung bereit sind), das Thema Selbsthilfegruppe anzusprechen. In den meisten Kommunen werden von verschiedenen Anbietern Selbsthilfegruppen für Menschen mit Alkoholproblemen vorgehalten. Der Erfahrung nach hat jede einzelne Gruppe ihr spezifisches Profil. Grundsätzlich ist den Patienten deshalb anzuraten, mehrere Gruppen anzuschauen, um so die für sie angemessene zu finden.

Allgemeine Indikationskriterien einer Vermittlung in Selbsthilfegruppen

- Wunsch, sich mit anderen Betroffenen auszutauschen
- (Drohende) Soziale Isolation
- Klarer Abstinenzwunsch

Vermittlung in komplementäre Angebote

Die Bandbreite komplementärer Angebote läßt es nicht sinnvoll erscheinen, diesbezüglich Indikationskriterien zu formulieren. Einige dieser Angebote (etwa betreutes Wohnen, Arbeits- und Beschäftigungsmaßnahmen) erfordern eine intensive (auch formelle) Vorbereitung und sind daher in der Regel nur mit Hilfe von Suchtberatern zu aktivieren. Andere jedoch (wie z.B. Kontaktzentren, alkoholfreie Treffpunkte) können im Alltag von Patienten, die eine partielle Abstinenz anstreben und von sozialen Kontakten profitieren wollen, eine wertvolle Funktion einnehmen. Entsprechende Informationen sollten deshalb vorgehalten werden.

PART II

Tabak   II

KAPITEL 5
Grundlagen 161
A. BATRA und H.M. FRIEDERICH

KAPITEL 6
Diagnostik/tabakassoziierte Störungen/psychische Komorbidität 171
H.M. FRIEDERICH und A. BATRA

KAPITEL 7
Raucherentwöhnungsbehandlungen 189
A. BATRA

KAPITEL 8
Medikamentöse Unterstützung 217
A. BATRA

KAPITEL 9
Psychologische Unterstützung 241
A. BATRA

KAPITEL 10
Die Unterstützung der Raucherentwöhnung in der Praxis 255
A. BATRA

KAPITEL 11
Behandlung von Rauchern mit psychiatrischen Störungen 279
A. BATRA

KAPITEL 12
Ambulante und (teil-)stationäre Beratungs-
und Behandlungsangebote 285
A. BATRA

KAPITEL 13
**Organisationen und Institutionen mit Material
zur Tabakabhängigkeit und Raucherentwöhnung** 287
A. BATRA

KAPITEL 14
Kontaktadressen und Informationsmaterial für Raucher 291
A. BATRA

Kapitel 5

Grundlagen 5

A. Batra, H.M. Friederich

Einleitung

Tabak, in Form von Pfeifentabak ein Utensil religiöser, ritueller und medizinischer Handlungen der Ureinwohner Mittel- und Südamerikas, wurde im 16. Jahrhundert durch die spanischen Eroberer nach Europa eingeführt. Die Bezeichnung Tabak entstand aus dem indianischen Ausdruck *tobaga* für eine Y-förmige Pfeife, mit der die mittelamerikanischen Indianer Weihrauch inhalierten. Der lateinischen Bezeichnung „tabacum" gab die französische Königin Catharine de Medici den Zusatz *nicotiana* zu Ehren von Jean Nicot, einem französischen Gesandten in Portugal, der die Tabakpflanze nach Frankreich eingeführt hatte. Das Rauchen von Tabak war in Europa zunächst noch Privileg der Reichen und erfolgte aufwendig mit Pfeifen. Doch bereits im 18. Jahrhundert stellte der Erlös aus Tabakproduktion und -steuer einen bedeutenden Wirtschaftsfaktor dar. Durch die Einführung der Zigarre und – im 19. Jahrhundert – durch die Massenfertigung der Zigaretten wurde Tabak für eine breite Bevölkerungsschicht verfügbar. Den größten Aufschwung erlebte das Rauchen schließlich im 20. Jahrhundert.

Die Pflanze *Nicotiana tabacum* und verwandte Arten bieten den Rohstoff für die Herstellung von Rauch-, Kau- oder Schnupftabak. Die Blätter dieser Tabakpflanze werden durch Trocknung und Fermentation fabrikationsreif gemacht. Dabei werden Eiweißstoffe abgebaut und Aroma- sowie Farbstoffe entwickelt. Vor der Verarbeitung zu Zigarren oder Zigaretten wird der Tabak häufig darüber hinaus einer Behandlung mit Duft-, Aroma- und Wirkstoffen unterzogen.

Tabak wird zu 90% in Form von Zigaretten oder vergleichbaren Produkten konsumiert (Tabelle 5.1).

Tabak und Tabakrauch besteht aus über 4000 Komponenten, davon rund 500 gasförmige und rund 3500 teilchenförmige. Die gasförmigen Anteile machen etwa 95% des Gewichtes von Tabakrauch aus. Es befinden sich darunter Verbindungen wie Stickstoff, Kohlenmonoxid, Kohlendioxid, Ammoniak, Schwefelwasserstoff und Benzol. Zu den teilchenförmigen Anteilen zählen Substanzen wie Acrolein, Formaldehyd, Crotonaldehyd, N-Nitrosamine, Hydrazin, Vinylchlorid, polyzyklische aromatische Kohlenwasserstoffe, Aza-arene, Arylamine, freie Radikale, Cadmium, Blei, Nickel, Aluminium und Polonium-210 (Chiba u. Masironi 1992; Miller u. Cocores 1993). Ein Hauptbestandteil dieser Gruppe ist

Tabelle 5.1. Kurze Charakteristik der verfügbaren Tabakprodukte (WHO 1997)

Zigaretten	Papierummantelter Virginia oder American Tabak mit Filter und ohne Filter, auch als selbstgedrehte oder selbstgestopfte Zigaretten gebräuchlich.
Zigarillos/Zigarren	Tabak mit einer Ummantelung aus Tabakblättern. Dabei gibt es verschiedene regionale Variationen (Stumpen und Kurzzigarren sind vor allem in Europa und Amerika populär, Chuttas und Dhumtis sind in Indien sehr verbreitet).
Kreteks	Parfümierte Zigaretten mit Nelkengeschmack, vor allem in Indonesien populär.
Sticks	In Papua Neuguinea gebräuchlich. Inhaltsstoffe sind spezifische, lokale Tabaksorten.
Bidis	Geringe Mengen Tabak mit einem Blatt einer Pflanze, vergleichbare Teer- und C0-Werte mit normalen Zigaretten, vor allem in Indien und Südostasien in Gebrauch. Der weltweite Verbrauch wird auf etwa 750 Milliarden Stück pro Jahr geschätzt.
Andere	Pfeifen, Kautabak, Schnupftabak, Snüss (Tabak, der im Mund zwischen Backe und Zahnreihe geparkt und ausgelutscht wird, und der vor allem in Schweden vertrieben wird)

außerdem das Alkaloid Nikotin, zusammen mit anderen Alkaloiden wie Nornicotin, Anatabin und Anabasin (Hoffmann et al. 1997). Die teilchenförmigen Bestandteile ohne den Alkaloid- und Wasseranteil werden auch zusammenfassend als Teer bezeichnet.

Nikotin

Pharmakologische Eigenschaften

Die Entwicklung einer Abhängigkeit von Tabak wird maßgeblich durch den Inhaltsstoff Nikotin bestimmt.

Nikotin ist ein tertiäres Amin, bestehend aus einem Pyridin- und einem Pyrrolidin-Ring ((S)-3-(1-Methyl-2-pyrrolidinyl)pyridin). Es gibt zwei Stereoisomere von Nikotin: (S)-Nikotin, das aktive Isomer aus dem Tabak, das als starker Agonist an nikotinerge Azetylcholinrezeptoren bindet, und (R)-Nikotin, das während des Rauchens in geringer Menge durch Racemisierung entsteht und das als schwacher Agonist an dieselben Rezeptoren bindet.

Beim Rauchen von Tabak wird Nikotin destilliert und zusammen mit Teer in Form kleinster Tröpfchen in die Lungen inhaliert und abgelagert. Da Nikotin eine schwache Base ist, hängt seine Absorption über die Zellmembranen vom pH-Wert des inhalierten Rauches ab.

Der pH-Wert des Rauches der meisten Zigaretten ist sauer (pH 5,5). Das Nikotin liegt somit in ionisierter Form vor und kann nicht frei durch die Zellmembran treten. Erst durch die Pufferung zum physiologischen pH-Wert in der Lunge kann es rasch in die pulmonalen Alveolarkapillaren absorbiert werden.

Der pH-Wert des Rauches von Pfeifen- und Zigarrentabak ist alkalisch (pH 8,5). Hier liegt das Nikotin in nichtionisierter Form vor und kann sogar schon über die Mundschleimhaut frei absorbiert werden.

Beim Rauchen werden etwa 30% des in der Zigarette enthaltenen Nikotins freigesetzt. Bei intensivem Inhalieren werden davon bis zu 98% resorbiert. Beim Rauchen einer Zigarette erreichen etwa 25% des inhalierten Nikotins innerhalb von 7–8 Sekunden das Gehirn. Dabei sind die im Gehirn gemessenen Nikotinspiegel auf der arteriellen Seite zwei- bis sechsmal höher als auf der venösen Seite (Gourlay u. Benowitz 1997; Henningfield et al. 1993). Das Maximum der Serumkonzentration ist nach Beendigung des Rauchvorgangs erreicht. Bei stündlichem Rauchen einer Zigarette erreicht der Blutnikotinspiegel nach der 4.–5. Zigarette ein Plateau von 20–40 ng/ml (Benowitz et al. 1982). Ein regelmäßiger Raucher nimmt täglich zwischen 20 und 40, maximal auch 60 mg Nikotin auf (Fagerström et al. 1990).

Die Aufnahmemenge von Nikotin beim Rauchen kann durch das Zugvolumen, die Zahl der Züge pro Zigarette, die Intensität des Zuges, die Tiefe der Inhalation und durch die Blockierung von Luftlöchern im Filter beeinflußt werden (Herning et al. 1983). Kein anderes Nikotinprodukt bietet eine vergleichbar exakte Kontrollmöglichkeit über die Menge der Nikotinabsorption. Das schnelle Anfluten von Nikotin im Gehirn erlaubt dem Raucher darüber hinaus, die Nikotindosis genau auf den beabsichtigten Effekt abzustimmen. Aufgrund dieser raschen arteriellen Aufsättigung ist Zigarettenrauch die effektivste Darreichungsform von Nikotin und in seiner Suchtpotenz den pharmazeutischen Produkten der Nikotinersatztherapie (Kaugummi, Pflaster, Tablette, Nasenspray und Inhaler) weit überlegen (Pomerleau 1992).

Die mittlere Halbwertszeit von Nikotin beträgt beim Nichtraucher etwa 120 Minuten. Bei regelmäßigem Nikotinkonsum kann sich die Halbwertszeit jedoch auf bis zu 30 Minuten verkürzen. Die zerebrale Halbwertszeit beträgt etwa 15 Minuten (Feyerabend et al. 1985).

Der hepatische Abbau erfolgt zu 80–90% durch Oxidation zu Cotinin, trans-3'-Hydroxycotinin und Nikotin-1'N-oxid, der Rest wird unmetabolisiert ausgeschieden. Raucher metabolisieren Nikotin langsamer als Nichtraucher. Die Umwandlung von Nikotin zu Cotinin erfolgt hauptsächlich über das Isoenzym CYP2A6 des Cytochrom-P450-Systems (Cashman et al. 1992). Die Elimination erfolgt über die Niere. Dabei kann eine Ansäuerung des Urins die Nikotinausscheidung beschleunigen (Benowitz u. Jacob 1985). Cotinin hat mit 14–20 Stunden eine sehr viel längere Halbwertszeit als Nikotin.

Wirkung und Nebenwirkung

Nikotin wirkt im gesamten ZNS auf Subtypen präsynaptischer nikotinerger Acetylcholinrezeptoren, die unterschiedlich konfiguriert und in ihrer Dichte unterschiedlich verteilt sind. Die höchste Dichte liegt im Hypothalamus, Thalamus, Hippocampus, Mesenzephalon, Hirnstamm und Kortex (Frank u. Jaen 1993). Dabei weisen Raucher als Folge einer wiederholten Rezeptordesensibilisierung eine höhere Rezeptorendichte als Nichtraucher auf. Die Nikotinaufnahme führt zu einer dosisabhängigen Zunahme der zerebralen Glukoseassimilation und wirkt auf Neurotransmitter und Hormone. Es kommt zu einem Anstieg der Katecholamine (Dopamin, Noradrenalin, Adrenalin), von Serotonin, Vasopressin, β-Endorphin, ACTH, Cortisol, Prolactin und Wachstumshormon (Balfour u. Fagerström 1996).

Nikotin führt sowohl zu peripheren als auch zu zentralen Wirkungen:
- *Periphere Wirkungen*: Vasokonstriktion, Zunahme der Herzfrequenz, Blutdruckanstieg, verstärkte Magensaftsekretion, Tonuserhöhung im Magen-Darm-Kanal, Abnahme des Hautwiderstandes, Absinken der Hauttemperatur.
- *Zentrale Wirkungen*: Beim Raucher Steigerung der psychomotorischen Leistungsfähigkeit, Aufmerksamkeits- und Gedächtnisleistungen, in höherer Dosierung beruhigend und entspannend, feinschlägiger Tremor, Stimulation der Atmung.

Bei starkem Nikotinkonsum können im EEG hochfrequente Betawellen auftreten (Neuwirth et al. 1995). Einzelne Fallberichte schreiben dem Nikotinkonsum optische Halluzinationen zu (Foulds u. Toone 1995).

Die Veränderung der Transmitterkonzentrationen im Gehirn durch Nikotin hat verschiedene Auswirkungen. Dopamin, Noradrenalin und β-Endorphin werden für die Verstärkerfunktion verantwortlich gemacht. Den Wirkungen auf das cholinerge System und Noradrenalin wird eine Steigerung der Leistungsfähigkeit und der Gedächtnisfunktionen zugeschrieben. Eine negative Verstärkung ergibt sich durch die Reduktion von Angst und Anspannung (β-Endorphin), die Gewichtskontrolle (Anstieg von Dopamin und Noradrenalin und damit Anstieg von Grundumsatz und Lipolyse) und das Nachlassen der Entzugssymptome (Pomerleau 1992).

Abhängig von der psychischen Situation des Rauchers kommt es in der Regel bei niedrigen Dosierungen durch eine cholinerge-katecholaminerge Aktivierung zu einer anregenden Wirkung, bei höheren Dosierungen durch die cholinerge Blockade und eine β-Endorphin-Freisetzung zu einer Sedierung. Erfahrene Raucher können dieses sog. „bivalente Wirkspektrum" beeinflussen, indem sie eine Balance zwischen Stimulation und Blockade aufbauen.

Im Verlauf des Rauchens kommt es zu einer partiellen Toleranzentwicklung gegenüber peripheren Effekten von Nikotin, während die psychotropen Effekte erhalten bleiben.

Die peripheren und zentralen Nebenwirkungen von Nikotin lassen sich in drei Hauptgruppen einteilen.
- Akute systemische Nebenwirkungen:
  - ZNS: Kopfschmerz, Schwindel, Schlaflosigkeit, Nervosität, Palpitationen, Tremor;
  - gastrointestinal: Mundtrockenheit, Dyspepsie, Übelkeit, Erbrechen, Diarrhoe;
  - muskuloskeletal: Arthralgie, Myalgie.
- Lokale toxische Nebenwirkungen:
  - Reizung und Ulzerationen der Mundschleimhaut bei Nikotinkaugummi;
  - nasale Irritationen wie Brennen, Juckreiz, Niesen, Tränenfluß beim Nasalspray;
  - Schweißabsonderung, Juckreiz, Brennen, Erythem beim Nikotinpflaster.

- Chronische systemische Nebenwirkungen:
  - Entstehung oder Verschlimmerung eines Hypertonus;
  - verzögerte Wundheilung;
  - Ausbildung peptischer Ulzera.

Die letale Dosis von Nikotin liegt bei 40–60 mg und ist schon in etwa einer Zigarre oder etwa 5 Zigaretten enthalten. Akute Vergiftungen kommen beim Rauchen selten vor, da ein Teil des Nikotins nicht resorbiert wird und ein Teil – ohne eingeatmet zu werden – in die Umgebungsluft übergeht. Die Vergiftungserscheinungen setzen mit Kopfschmerzen, Schwindelgefühl Übelkeit und Erbrechen, Diarrhoe, Tremor und Schwächegefühl in den Beinen ein. Bei schweren Vergiftungen kann es darüber hinaus zu tonisch-klonischen Krämpfen und schließlich zu Schock, Koma, Atemlähmung und Herzstillstand kommen.

Biologische und psychosoziale Entstehungsbedingungen des Rauchens

Die Tabakabhängigkeit umfaßt physische und psychische Komponenten. Die biologische Abhängigkeit wird maßgeblich durch Nikotin determiniert. Die oben beschriebenen, zahlreichen Veränderungen auf Transmitterebene spielen sich vor allem im dopaminergen mesolimbischen System und insbesondere im Nucleus accumbens ab. Es wird angenommen, daß hier über Dopamin Belohnungseffekte des Rauchens vermittelt werden. Nikotin führt außerdem zu einer Vermehrung zentraler nikotinerger Acetylcholinrezeptoren. Mit den beiden Rezeptorgruppen können Konsumverhalten wie bei den „peak seekers" oder bei den „trough maintainers" erklärt werden: Eine Gruppe von Rauchern zielt auf die dopaminerge Stimulation ab, die andere versucht, Entzugssymptome, die über die Vermehrung der Acetylcholinrezeptoren vermittelt werden, zu vermeiden.

Zusätzliche Risiken für die Ausbildung einer Abhängigkeit könnten sich durch Veränderungen auf Rezeptorebene aufgrund einer biologischen Prädisposition ergeben: Eine genetisch bedingte Veränderung dopaminerger oder aber cholinerger Rezeptoren erhöht das Risiko für ein starkes Rauchverhalten und eine Nikotinabhängigkeit.

Hinweise für eine genetische Belastung ergeben sich aufgrund zahlreicher epidemiologischer Studien sowie aus einzelnen genetischen Untersuchungen, die genetische Polymorphismen in der genotypischen Lokalisation für dopaminerge D2-Rezeptoren zeigen konnten. Die Befunde gehen mit der Wahrscheinlichkeit für komorbide Störungen einher: Der Polymorphismus im dopaminergen System könnte zu einer erhöhten Prävalenz von Suchterkrankungen (Alkohol, Kokain, Amphetamin) führen. Die beschriebenen, genetischen Defekte lassen jedoch bisher nur hoffen, in Zukunft Marker zur Abschätzung der Entwicklung einer Tabakabhängigkeit oder gar der Rückfallwahrscheinlichkeit zu besitzen.

Nicht-biologische Theorien zur Entwicklung des süchtigen Rauchens stammen aus der Psychoanalyse und der Lerntheorie.

Aus analytischer Sicht stellt Rauchen eine neurotische Fehlhaltung in Form einer Regression in eine orale Triebbefriedigung zur Konfliktlösung dar, mit einer

Unfähigkeit, Triebbedürfnisse aufzuschieben. Darüber hinaus wird süchtiges Verhalten als Regulativ innerpsychischer Defizite oder als unterbewußtes selbstdestruktives, autoaggressives und selbstbestrafendes Verhalten interpretiert.

Die lerntheoretische Sichtweise geht davon aus, daß die Auftrittswahrscheinlichkeit eines Verhaltens zum einen von seinen Konsequenzen bestimmt und zum anderen durch klassische Konditionierungsprozesse verankert wird (Bandura 1979). Positive und negative Verstärkermechanismen (Belohnung oder Wegfall aversiver Stimuli und Entzug positiver Verstärker und Bestrafung) erhöhen die Auftrittswahrscheinlichkeit, wenn sie kontingent erfolgen. Die Bindung an vormals neutrale Stimuli automatisiert das Verhalten. Aber auch Modelle (soziales Lernen) und kognitive Prozesse (intrinsische Attributionen, Effekterwartungen) bestimmen die Entwicklung und Aufrechterhaltung des Verhaltens.

Erwachsene, Idole und Freunde stehen als reale oder imaginäre Modelle zur Verfügung. Klassische Konditionierungsprozesse ergeben sich im Verlauf des Konsums, wenn angenehme psychotrope Effekte des Rauchens an bestimmte Tätigkeiten, Situationen oder Schlüsselreize (interne „cues": z.B. abfallender Nikotinspiegel, Rauchverlangen; externe „cues": z.B. Zigarettenschachtel, Feuerzeug) gekoppelt werden (Bühringer 1998). Auf der Ebene der Verstärker sind psychotrope Effekte, Spannungsreduktion, Selbstsicherheit, Stimmungsverbesserung, Gefühl der Zugehörigkeit, Konzentrationssteigerung, Wegfall der Entzugssymptomatik, Entlastungen durch Pausen, aber auch negative Verstärker wie die Vermeidung von Entzugssymptomen, ungeliebten Tätigkeiten u.a. wirksam. Positive Eigenattributionen und Erwartungen an die Wirkung des Tabaks erhöhen das Rauchverlangen und führen zur Beschaffung und zum Konsum von Zigaretten.

Raucherprävalenz/Zigarettenkonsum/Wirtschaft

Weltweite Raucherprävalenz

Laut Angaben der WHO rauchen weltweit mehr als 1,1 Milliarden Menschen und damit mehr als 30% der Weltbevölkerung im Alter über 15 Jahren. Dabei rauchen etwa 47% der Männer und 12% der Frauen.

In den Entwicklungsländern ist dieser Unterschied noch deutlicher ausgeprägt (insgesamt rauchen hier 48% der Männer und 17% der Frauen). In China, dem bevölkerungsreichsten Land, sind von etwa 300 Millionen Rauchern 90% Männer. Dieses Verhältnis spiegelt sich auch in den anderen Entwicklungsländern wider. Hier sind 86% der insgesamt 500 Millionen Raucher Männer.

In den Industriestaaten nähern sich die Raucherquoten von Männern (42%) und Frauen (24%) zunehmend an, z.B. in Frankreich, den Niederlanden und Schweden (Peto et al. 1996). In Mittel- und Osteuropa, Lateinamerika und in der Karibik ist der Anteil rauchender Frauen am höchsten. Die Zahlen korrespondieren mit der Emanzipation der Frau in den Industriestaaten und der häufig noch wenig veränderten sozialen Situation der Frau in einigen Entwicklungsländern oder muslimischen Regionen. So ist zu erwarten, daß sich die überregionalen

Unterschiede zwischen den Raucherprävalenzen der europäischen Länder (insgesamt 36%; Männer 46% : Frauen 26%), der afrikanischen (16%; 29% : 4%) und der westpazifischen Länder (34%; 60% : 8%) im Rahmen der Veränderung soziokultureller Unterschiede weitgehend angleichen werden.

Umfang des Zigarettenkonsums

Weltweit werden etwa 6 Billionen (6×10^{12}) Zigaretten jährlich und damit pro Person über dem 15. Lebensjahr etwa 1650 Zigaretten konsumiert. Die Raucher in den Industrieländern konsumieren täglich etwa 22 Zigaretten, in den Entwicklungsländern dagegen nur etwa 14 Zigaretten.

Der Jahresverbrauch sank in den Industrieländern von knapp 3000 Zigaretten pro Person über dem 15. Lebensjahr auf derzeit etwa 2500 Zigaretten, stieg in den Entwicklungsländern im gleichen Zeitraum allerdings auf derzeit etwa 1400 Zigaretten.

Am stärksten wird in Polen, Griechenland und Ungarn geraucht (3620, 3590 und 3260 Zigaretten pro Jahr). Deutschland steht in der Liste der insgesamt 111 erfaßten Länder mit 2360 Zigaretten pro Jahr an 16. Stelle. In den USA konsumieren die Bürger etwa 2670 Zigaretten (11. Stelle), in Österreich 2210 Zigaretten (22. Stelle). An den letzten Stellen liegen Entwicklungsländer wie Äthiopien, Afghanistan, Burma oder die Salomoninseln.

Trägt man die Raucherprävalenzen aller Länder mit einem gut organisierten Gesundheitswesen (USA, Australien und die Industrieländer Europas, mit Ausnahme von Schweden, da der dort weitverbreitete Konsum von Snüss nicht dokumentiert ist) gegen den durchschnittlichen Verbrauch von Zigaretten pro Raucher und Jahr auf, so ergibt sich ein hochsignifikanter Zusammenhang (Abb. 5.1).

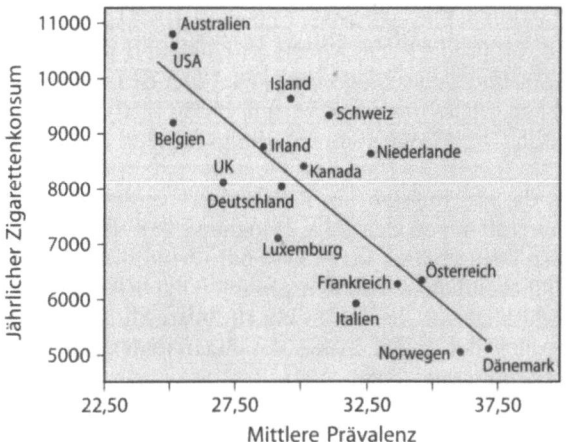

Abb. 5.1. Jährlicher Zigarettenkonsum pro Raucher in Abhängigkeit von der Raucherprävalenz in den Industriestaaten (r = -0,84; p <0,0001). (Modifiziert nach Batra 2000)

Mit sinkender Prävalenz des Rauchens steigt die Zahl der jährlich pro Raucher konsumierten Zigaretten. Die Zahl der Zigaretten pro Raucher und Jahr korreliert signifikant mit der mittleren Raucherprävalenz, (gemittelt aus den Raucherprävalenzen bei Männern und bei Frauen). Dabei weisen Dänemark und Norwegen mit über 36% die höchsten Prävalenzen und Belgien, Australien und USA mit 25–26% die niedrigsten Prävalenzen auf. Die Zahl der jährlich konsumierten Zigaretten liegt in den letztgenannten Ländern zwischen 9200 und 10.800, in Dänemark und Norwegen hingegen bei weniger als 5300. (Die Daten wurden aus dem Gesundheitsbericht der WHO von 1995 auf der Basis von Daten zwischen 1989 und 1995 gewonnen.)

Diese Zahlen lassen erkennen, daß in den Ländern mit hoher Prävalenz viele Gelegenheits- und leichte Raucher erfaßt werden, während in den Ländern mit niedrigerer Prävalenz zunehmend starke Raucher erfaßt werden und damit auch die Zahl der durchschnittlich gerauchten Zigaretten relativ hoch bleibt. Es gilt als gesichert, daß in diesen Ländern weder lokale Preisbestimmung und Besteuerung noch das Verhältnis zur Arbeitszeit, die ein Raucher für ein Päckchen Zigaretten aufbringen muß, einen starken Einfluß auf das Rauchverhalten in der Bevölkerung ausüben (Batra 2000).

Wirtschaftliche Situation

Der Tabakanbau erfolgt zu 90% in nur 25 Ländern der Welt. Dabei stellt China an führender Position mit rund 2,1 Millionen Tonnen Tabak 36,3% des Weltbedarfes her. Es folgen die USA mit 11,2%, Indien mit 8,3%, Brasilien mit 6,4% und die Türkei mit 3,1% des gesamten Anbauvolumens. Deutschland gehört nicht zu den tabakproduzierenden Ländern.

Unter den tabakimportierenden Ländern hingegen steht Deutschland mit 10,4% des gesamten Weltimportes an 2. Stelle (1. USA mit 15,0% und 3. Rußland mit 8,1%).

Bei der Herstellung von Zigaretten hingegen führt China mit 31% (1,7 Billionen Zigaretten pro Jahr) des weltweit produzierten Anteils an Zigaretten, gefolgt von USA mit 13,2%, Japan mit 4,9% und Deutschland mit 4,0%. Unter den zigarettenexportierenden Ländern stehen wiederum die USA mit 23,5% (220 Milliarden Zigaretten) an der Spitze, gefolgt von Großbritannien, Hongkong und an 4. Stelle Deutschland mit 8,7%.

In der Liste der Länder, die am meisten am Tabakexport verdienen, steht Deutschland an 4. Stelle, übertroffen von den USA, Hongkong und den Niederlanden. Die Exporteinnahmen Deutschlands lagen 1993 bei 1,04 Milliarden US$. Der prozentuale Anteil der Tabakeinnahmen an den gesamten Exporteinnahmen in Deutschland ist jedoch relativ gering, im Gegensatz zu Entwicklungsländern wie Malawi oder Simbabwe, bei denen der Anteil des Zigarettenexportes bei 64,1% bzw. 23,5% aller Exporteinnahmen liegt.

Literatur

Balfour DJK, Fagerström KO (1996) Pharmacology of nicotine and its therapeutic use in smoking cessation and neurodegenerative disorders. Pharmacol Ther 72:51–81

Bandura A (1979) Sozial-kognitive Lerntheorie. Klett-Cotta, Stuttgart

Batra A (2000) Tabakabhängigkeit – Biologische und psychosoziale Entstehungsbedingungen und Therapiemöglichkeiten. Monographien aus dem Gesamtgebiete der Psychiatrie, Bd. 97. Steinkopff, Darmstadt

Benowitz NL, Jacob P (1985) Nicotine renal excretion rate influences nicotine intake during cigarette smoking. J Pharmacol Exp Ther 234:153–155

Benowitz NL, Kuyt F, Jacob P (1982) Circadian blood nicotine concentrations during cigarette smoking. Clin Pharmacol Ther 32:758–764

Bühringer G (1998) Schädlicher Gebrauch und Abhängigkeit von illegalen Drogen. In: Reinecker H (Hrsg) Lehrbuch der Klinischen Psychologie, 3. Aufl. Hogrefe, Göttingen, S 389–416

Cashman JR, Park SB, Yang ZC, Wrighton SA et al. (1992) Metabolism of nicotine by human liver microsomes: stereoselective formation of trans-nicotine-N'-oxide. Chem Res Toxicol 5:639–646

Chiba M, Masironi R (1992) Toxic and trace elements in tobacco and tobacco smoke. Bull World Health Organ 70:269–275

Fagerström KO, Heatherton TF, Kozlowski LT (1990) Nicotine addiction and its assessment. Ear Nose Throat J 69:763–768

Feyerabend C, Ings RM, Russell MAH (1985) Nicotine pharmacokinetics and its application to intake from smoking. Br J Clin Pharmacol 19:239–247

Foulds J, Toone B (1995) A case of nicotine psychosis? Addiction 90:435–437

Frank SH, Jaen CR (1993) Office evaluation and treatment of the dependent smoker. J Subst Abuse 20 (1):251–269

Gourlay SG, Benowitz NL (1997) Arteriovenous differences in plasma concentration of nicotine and catecholamines and related cardiovascular effects after smoking, nicotine nasal spray and intravenous nicotine. Clin Pharmacol Ther 62:453–463

Henningfield JE, Stapleton JM, Benowitz NL, Grayson RF, London ED (1993) Higher levels of nicotine in arterial than in venous blood after cigarette smoking. Drug Alc Depend 33:23–29

Herning RI, Jones RT, Benowitz NL, Mines AH (1983) How a cigarette is smoked determines nicotine blood levels. Clin Pharmacol Ther 33:84–90

Hoffmann D, Djordjevic MV, Hoffmann I (1997) The changing cigarette. Prev Med 26:427–434

Miller NS, Cocores JA (1993) Nicotine dependence: Diagnosis, chemistry and pharmacologic treatments. Pediatr Rev 14:275–279

Neuwirth J, Andresen B, Seifert R, Strak FM, Spehr W, Thomasius R, Rosenkranz T (1995) Quantitatives EEG, Basisstörungen und Rauchen bei ätiopathogenetisch differenten Gruppen paranoid-halluzinatorischer Psychosen – eine explorative Studie. Fortschr Neurol Psychiat 63:78–89

Peto R, Lopez AD, Boreham J, Thun M, Heath C, Doll R (1996) Mortality from smoking worldwide. Br Med Bull 52:12–21

Pomerleau OF (1992) Nicotine and the central nervous system: Biobehavioral effects of cigarette smoking. Am J Med 93 [Suppl 1A]:2S–7S

Diagnostik/tabakassoziierte Störungen/ psychische Komorbidität

H.M. FRIEDERICH und A. BATRA

Diagnostik der Tabakabhängigkeit

Rauchen ist ein ubiquitär vorhandenes, sozial anerkanntes und sowohl wirtschaftlich als auch sozial-kommunikativ relevantes Phänomen, für das es verschiedene Erklärungen gibt: Es können zum einen eine Reihe von psychologischen und sozialen Faktoren genannt werden, die den Beginn und die Aufrechterhaltung des Rauchens erklären können. Regelmäßiges Rauchen ist ein erlerntes Verhalten, das sowohl intrinsische (Spannungsabbau, positive Selbstattribution, Konzentrationsförderung usw.) als auch extrinsische positive Verstärker (Anerkennung, sozialer Status usw.) erfährt. Darüber hinaus erklären auch spezifische Nikotinwirkungen und biologische Vulnerabilitäten die Entwicklung eines abhängigen Rauchens. Nikotin ist einerseits durch die psychotrope Wirkung ein direkter Verstärker, fungiert aber auch als negativer Verstärker, da auftretende Entzugserscheinungen durch eine erneute Nikotinaufnahme unterdrückt werden können. Die individuelle Nikotinempfindlichkeit bestimmt die Verstärkerwirkung des Nikotins und beeinflußt damit die Wahrscheinlichkeit einer Abhängigkeitsentwicklung. Erste Hinweise auf genetisch verankerte Dispositionen für eine Nikotinabhängigkeit ergeben sich aus der Transmitter- und Rezeptorforschung.

Die psychosozialen und pharmakologischen Verstärkermechanismen sind komplex und ihre Interaktion unbekannt. Demzufolge sind bei der Definition einer Tabak- oder Nikotinabhängigkeit – stärker noch als bei der Abhängigkeit von Opiaten oder Alkohol, wo körperliche Phänomene sehr viel mehr im Vordergrund stehen – sowohl biologische als auch psychologische Komponenten zu berücksichtigen.

Technische Meßmethoden zur Bestimmung des Tabakkonsums

Neben der Bestimmung der Menge des Zigarettenkonsums liefert der Serum-Cotininspiegel ausreichend valide Ergebnisse, da das Verhältnis von Nikotin zu Cotinin intraindividuell ausreichend stabil ist (Suter et al. 1995). Cotinin hat eine Halbwertzeit von 14–20 Stunden. Die Bestimmung des Cotinin im Speichel hat sich aufgrund vielfacher Fehlerquellen jedoch nicht durchgesetzt.

Die Konzentration des Kohlenmonoxids in der Ausatemluft läßt sich mit einem dafür entwickelten Handapparat bestimmen. Dabei sind die rauchanamnestisch erhobenen Daten und der tatsächliche Konsum des Rauchers nur bedingt gleichzusetzen, da die gemessenen CO-Werte großen Tagesschwankungen unterliegen, und da die Halbwertzeit von Kohlenmonoxid in der Ausatemluft (in Abhängigkeit von den jeweiligen lungenphysiologischen Parametern) bei weniger als einer Stunde liegen kann. Die Bestimmung der CO-Werte spielt jedoch oft eine nicht zu unterschätzende psychologische Kontrollfunktion. Der Raucher fühlt sich durch das Erreichen physiologischer Werte in seinem Abstinenzverhalten bestätigt und ermutigt.

Definition und Bestimmung der Abhängigkeit

Die meisten Raucher konsumieren zwischen 10 und 30 Zigaretten am Tag. Die Prävalenz der starken Raucher mit mehr als 25 Zigaretten am Tag liegt je nach Quelle zwischen 14,3 und 26,7%. Viele starke Raucher bezeichnen sich selbst auch als abhängige Raucher. Ein starkes Rauchen ist häufig (wenn auch nicht zwangsläufig) mit einer Abhängigkeit gleichzusetzen.

Die Erfassung der Tabakabhängigkeit über dimensionale Modelle ist der dichotomen Klassifikation (abhängig oder nichtabhängig) hinsichtlich ihrer prädiktiven Funktion für eine langfristige Abstinenz überlegen. Der Anteil der abhängigen Raucher wird unterschiedlich hoch angegeben: Während einige Autoren nur von 25% ausgehen, schätzen andere Autoren bei Zugrundelegen eines nichtdichotomen, sondern dimensionalen Konzeptes der Abhängigkeit (s. unten) den Anteil der abhängigen Raucher auf über 80% (Fagerström et al. 1996).

Die Höhe des Zigarettenkonsums oder die Unfähigkeit zur Abstinenz wird in der Praxis oft als relevantes diagnostisches Kriterium für die Abhängigkeitsdiagnose gewählt. Die Abhängigkeit ist allerdings nicht über die Zahl der Zigaretten definiert – die diagnostischen Klassifikationssysteme nennen differenzierte Kriterien für eine Abhängigkeitsdiagnose (Tabelle 6.1), die auf eine Unfähigkeit zur Abstinenz (Kriterium 1, 2, 6), Kontrollverlust (Kriterium 1, 2), Toleranzsteigerung (Kriterium 4), Entzugssymptome (Kriterium 3) und ein geändertes Verhalten (Kriterium 5, 7) zielen.

Während die Internationale Klassifikation psychischer Störungen in ihrer 10. Auflage das Syndrom als „Tabakabhängigkeit" beschreibt, wählten die Autoren des DSM IV die Bezeichnung „Nikotinabhängigkeit". Diese Bezeichnung ist jedoch als eine ungerechtfertigte Einengung des Abhängigkeitsbegriffes auf eine von mehr als 4000 Substanzen anzusehen. Nikotin hat zwar psychotrope und abhängigkeitsfördernde Wirkungen, kann für sich alleine aber nicht alle Phänomene des abhängigen Rauchens erklären. Für die Entwicklung einer Abhängigkeit sind darüber hinaus sowohl psychische als auch körperliche Faktoren, die individuell in unterschiedlicher Gewichtung zusammenkommen, verantwortlich zu machen.

Aus einer Analyse der in der internationalen Literatur gängigen Kriterien für eine Abhängigkeitsentwicklung geht hervor, daß die Zahl der täglich gerauchten Zigaretten (mindestens 20 Zigaretten), die Entzugssymptomatik (dysphorische oder depressive Verstimmung, Schlafstörungen, Reizbarkeit, Frustration oder Ärgerlichkeit, Angst, Konzentrationsstörungen, Unruhe, erniedrigte Herzfrequenz, gesteigerter Appetit oder Gewichtszunahme) und die Zahl der bisherigen erfolglosen Entwöhnungsversuche bei einem Abstinenzwunsch (mindestens

Tabelle 6.1. Synopse der diagnostischen Kriterien für eine Tabakabhängigkeit von ICD 10 (Dilling et al. 1991) und DSM IV (Saß et al. 1996)

Nr.	ICD 10 – Tabakabhängigkeit F 17.2x	DSM IV – Nikotinabhängigkeit 305.10
Definition	Der Konsum einer Substanz hat Vorrang gegenüber anderen Verhaltensweisen, die früher höher bewertet wurden. Ein entscheidendes Kriterium ist der oft übermächtige Wunsch, Tabak zu konsumieren. Während des vorausgegangenen Jahres sollen drei oder mehr der folgenden Kriterien erfüllt gewesen sein	Fehlangepaßter Konsum mit nachfolgenden klinisch relevanten Beeinträchtigungen. Drei oder mehr der folgenden Kriterien müssen zu irgendeiner Zeit über die Dauer von 12 Monaten aufgetreten sein.
1	Ein starker Wunsch oder eine Art Zwang, Tabak zu konsumieren	Nikotin wird häufig in größeren Mengen und länger als beabsichtigt eingenommen
2	Verminderte Kontrollfähigkeit bzgl. des Beginns, der Beendigung und der Menge des Tabakkonsums	Erfolglose Versuche oder der permanente Wunsch, den Nikotingebrauch zu reduzieren oder zu kontrollieren.
3	Ein körperliches Entzugssyndrom bei Absetzen oder Reduktion des Tabakkonsums oder Tabakgenuß mit dem Ziel, Entzugssymptome zu mildern	Entzug: a) nikotincharakteristisches Entzugssyndrom oder b) Einnahme von Nikotin, um Entzugssymptome zu lindern oder zu vermeiden.
4	Nachweis einer Toleranz. Um die ursprünglich durch niedrigere Dosen erreichten Wirkungen zu erzielen sind zunehmend höhere Dosen erforderlich.	Toleranz: a) Verlangen nach ausgeprägter Dosissteigerung, um den erwünschten Effekt oder Intoxikation herbeizuführen oder b) deutlich verminderte Wirkung bei fortgesetzter Einnahme derselben Dosis (z.B. bleiben Unruhe oder Schwindel nach Konsum aus).
5	Fortschreitende Vernachlässigung anderer Vergnügungen oder Interessen zugunsten des Tabakkonsums.	Wichtige berufliche, soziale oder Freizeitaktivitäten werden wegen des Nikotinkonsums aufgegeben oder eingeschränkt.
6	Anhaltender Tabakkonsum trotz des Nachweises eindeutiger schädlicher Folgen.	Fortgesetzter Nikotinkonsum trotz Kenntnis eines anhaltenden oder wiederkehrenden körperlichen oder psychischen Problems, das wahrscheinlich durch Nikotin verursacht oder verstärkt wurde.
7	–	Aufwenden von viel Zeit, um Nikotin zu beschaffen, zu konsumieren oder sich von den Wirkungen zu erholen

zwei) sowie das regelmäßige morgendliche Rauchen innerhalb der ersten Stunde nach dem Erwachen als entscheidende Kriterien für die Annahme einer Abhängigkeit angesehen werden (Oxley 1997).

Das dimensionale Konzept der Abhängigkeit

Während die beiden geläufigen Diagnosesysteme (ICD 10 und DSM IV) eine kategoriale Einteilung in abhängige und nichtabhängige Raucher wählen, bestimmen verschiedene psychometrische diagnostische Instrumente eine dimensionale Größe der Abhängigkeit:

Der Fagerström Tolerance Questionnaire (FTQ, Fagerström 1978), der Fagerström Test for Nicotine Dependence (FTND, Heatherton 1991) oder die Westmead Tolerance Scale (WTS, DiGusto et al. 1988) erfassen neben dem Umfang des Zigarettenkonsums auch andere Variablen des Rauchverhaltens, die mit der körperlichen (z.B. morgendliches Rauchen wegen der Entzugserscheinungen) und psychischen Abhängigkeit (z.B. Rauchverzicht in bestimmten Situationen) verbunden sind.

Da zumindest in der Gruppe der starken Raucher die Nikotinwirkung und die Abhängigkeit von Nikotin ursächlich für die Weiterführung des Rauchens zu sein scheinen, wurde der FTQ als Maß für die Stärke der körperlichen Abhängigkeit konzipiert. Er korreliert gut mit dem CO-Gehalt der Ausatemluft, dem Nikotin- und Cotininspiegel in Plasma und mit physiologischen Maßen wie der Herzfrequenz und der Körper- bzw. Hauttemperatur. Auch das Ausmaß der Entzugssymptome steht mit den FTQ-Werten in signifikantem Zusammenhang. Am bedeutsamsten ist allerdings der Zusammenhang zwischen dem FTQ-Wert und der Wahrscheinlichkeit, im Rahmen einer Raucherentwöhnung abstinent zu werden.

Einige Schwächen des FTQ, wie beispielsweise die nur schwache Verbindung zu den Entzugssymptomen und eine mangelhafte Differenzierung einzelner Unteritems wie der Frage nach der Zeit bis zur ersten Zigarette gaben Anlaß, eine adjustierte Form, den Fagerström Test for Nicotine Dependence (FTND) zu entwickeln (Abb. 6.1).

Der Fagerström Test for Nicotine Dependence (FTND) ist das international anerkannteste und geläufigste Instrument zur Erfassung der Nikotinabhängigkeit. Als entscheidende Items gelten die Fragen nach dem morgendlichen Rauchverlangen bzw. Craving (Zeit bis zur ersten Zigarette) und nach der Zahl der Zigaretten pro Tag. Insgesamt können zwischen 0 und 10 Punkte erreicht werden, wobei allein 6 Punkte über die beiden o. g. Fragen erreicht werden können: Raucher, die innerhalb von 5 Minuten nach dem Aufstehen und insgesamt mehr als 30 Zigaretten pro Tag konsumieren, erhalten bereits 6 Punkte. Die Stärke der Abhängigkeit wird als sehr gering, gering, mittel, stark und äußerst stark (0–2, 3–4, 5, 7–8, 9–10 Punkte) eingestuft.

Für die Auswertung des FTND sind bisher verschiedene Ergebnismerkmale beschrieben: So erweisen sich Männer im FTND als stärker abhängig im Vergleich zu Frauen. Ex-Raucher geben bei retrospektiven Befragungen niedrigere Werte als Raucher an, was auf eine höhere Fähigkeit zur Abstinenz rückschließen läßt. Raucher, die an einer Raucherentwöhnungsbehandlung interessiert sind, haben deutlich höhere mittlere FTND-Werte als der durchschnittliche KonsuKonsument. Bei entwöhnungswilligen Rauchern lagen die Werte in verschiedenen Untersuchungen zwischen 5,2 und 6,6 Punkten (Fagerström et al 1996).

Fagerström-Test für Nikotinabhängigkeit	
Wann nach dem Aufwachen rauchen Sie Ihre erste Zigarette?	
Innerhalb von 5 Minuten	3 Punkte
Innerhalb von 6-30 Minuten	2 Punkte
Innerhalb von 31-60 Minuten	1 Punkte
Nach 60 Minuten	0 Punkt
Finden Sie es schwierig, an Orten, wo das Rauchen verboten ist, das Rauchen sein zu lassen?	
Ja	1 Punkt
Nein	0 Punkte
Auf welche Zigarette würden Sie nicht verzichten wollen?	
Die erste am Morgen	1 Punkt
Andere	0 Punkte
Wieviele Zigaretten rauchen Sie im allgemeinen pro Tag?	
Bis 10	0 Punkte
11-20	1 Punkt
21-30	2 Punkte
Mehr als 30	3 Punkte
Rauchen Sie am frühen Morgen im allgemeinen mehr als am Rest des Tages?	
Ja	1 Punkt
Nein	0 Punkte
Kommt es vor, daß Sie rauchen, wenn Sie krank sind und tagsüber im Bett bleiben müssen?	
Ja	1 Punkt
Nein	0 Punkte

Abb. 6.1. Deutsche Übersetzung des Fagerström Test for Nicotine Dependence (Modifiziert nach Heatherton et al. 1991)

Im Vergleich von FTQ und FTND erwiesen sich beide Fragebögen als reliable Instrumente. Die interne Konsistenz und die Test-Retest-Reliabilität des FTND sind jedoch der des FTQ überlegen. Der FTND sollte deshalb als das validere und aussagekräftigere Instrument bevorzugt werden.

Während der FTQ und später der FTND konzipiert wurden, um starke Raucher und damit auch stark gefährdete Raucher zu identifizieren, gilt der FTND inzwischen auch als valides Maß für die Wahrscheinlichkeit, mit der im Rahmen einer üblichen Raucherentwöhnungsbehandlung, wie weiter unten beschrieben, eine langfristige Abstinenz erzielt werden kann. Die FTND-Scores korrelieren nicht nur gut mit den körperlichen Entzugssymptomen nach Beginn einer Abstinenz oder biologischen Maßen wie der Kohlenmonoxidkonzentration der

Ausatemluft und dem Nikotin- bzw. Cotininspiegel in Plasma bzw. Serum, sondern erlauben darüber hinaus eine Prognose zu den Abstinenzmöglichkeiten eines entwöhnungswilligen Rauchers im Rahmen einer nikotingestützten und verhaltenstherapeutisch orientierten Entwöhnungstherapie (Batra u. Fagerström 1997).

Im internationalen Vergleich der Länder mit hohen und niedrigen Raucherprävalenzen zeigt sich eine signifikante Beziehung der Raucherprävalenz zur Stärke der Abhängigkeit. Der durchschnittliche FTND-Wert bewegt sich in sechs untersuchten Ländern (Österreich, Dänemark, Finnland (Männer), Frankreich, USA, Polen) zwischen 3,1 und 4,3 Punkten. Bevölkerungen mit hohen Raucherprävalenzen haben durchschnittlich niedrigere FTND-Scores als Länder mit niedrigen Raucherprävalenzen (Abb. 6.2).

Die Zahlen bestätigen die bereits geschilderten Zusammenhänge zwischen der Prävalenz des Rauchens und der durchschnittlichen Zahl der Zigaretten pro Raucher. Sie untermauern darüber hinaus die Annahmen, daß in Ländern mit einer hohen Prävalenz viele Leicht- oder Gelegenheitsraucher erfaßt werden und daß stark abhängige Raucher durch Maßnahmen zur Raucherprävention und Raucherentwöhnung nur schlecht erreicht werden können.

Entzugssyndrom

Tabakabhängigkeit kann bereits nach Abstinenz von wenigen Stunden zu körperlichen und psychischen Entzugserscheinungen führen. Die auftretenden Symptome halten in der Regel maximal ein bis vier Wochen, nur in Ausnahmefällen über Monate an und stellen einen häufigen Rückfallgrund dar. Es besteht Konsens darüber, daß der Tabakentzug klinisch relevant sein kann. Das Ausmaß der Entzugssymptome korreliert mit der Nikotintoleranz.

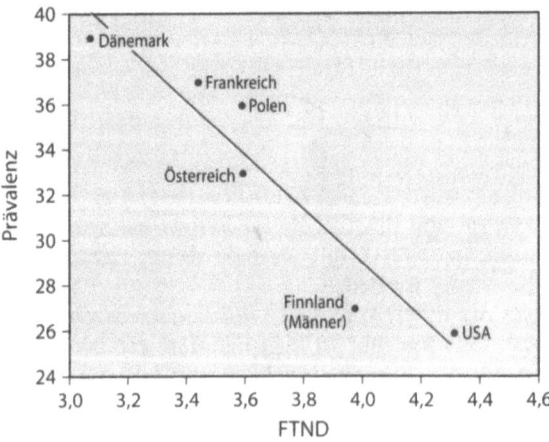

Abb. 6.2. Zusammenhang zwischen Raucherprävalenz und Stärke der Abhängigkeit (r = 0,95; p < 0,005). (Modifiziert nach Fagerström et al. 1996)

Als diagnostische Kriterien für ein Nikotinentzugssyndrom gelten folgende Entzugssymptome, die innerhalb von 24 Stunden nach Beginn der Abstinenz erwartet werden (DSM-IV, Saß et al. 1996):
- Rauchverlangen (Nikotin-Craving),
- Unruhe und Schlafstörungen,
- vermehrte Irritierbarkeit, Konzentrationsstörungen,
- verminderte Frustrationstoleranz,
- dysphorische oder depressive Stimmung,
- Ärger, Aggressivität, Angst,
- relative Bradykardie,
- gesteigerter Appetit.

In experimentellen Untersuchungen wurden darüber hinaus eine Senkung des diastolischen Blutdrucks, orthostatische Dysregulation, Hungergefühle mit erhöhter Kalorienaufnahme und Gewichtszunahme beschrieben. Die Körpertemperatur oder die Atemfrequenz unterscheiden sich zwischen Kontrollen und deprivierten Rauchern nicht. Auch eine vermehrte Flüssigkeitsaufnahme, Störungen der Reaktionszeit oder der psychomotorischen Aktivität waren nicht zu beobachten.

Tabakassoziierte Gesundheitsschäden

Neben der vornehmlich durch den Nikotinkonsum verursachten Abhängigkeitsentwicklung gibt es die insgesamt durch Tabakkonsum verursachten Gesundheitschäden.

Durch tabakassoziierte Erkrankungen starben 1995 etwa 1,2 Millionen Menschen in den Entwicklungsländern und etwa 2 Millionen Menschen in den Industrieländern. Die Länder der Europäischen Gemeinschaft, der ehemaligen UdSSR und die USA waren mit jeweils 25% der Todesfälle besonders betroffen. Die Mortalitätsziffern in den Entwicklungsländern stiegen rascher an als in den Industrieländern. Laut Hochrechnung werden im Jahr 2030 weltweit 10 Millionen Menschen, davon 70% in den Entwicklungsländern, an den Folgen des Tabakkonsums sterben (Peto et al. 1996).

Junge Menschen, die früh anfangen zu rauchen, tragen ein hohes Risiko, ihr Leben lang Tabak zu konsumieren. Etwa die Hälfte von ihnen stirbt frühzeitig an tabakassoziierten Störungen, 25% im mittleren Alter zwischen 35 und 69 Jahren und 25% in höherem Alter (älter als 70 Jahre). Jeder Raucher verliert im Schnitt 8 Jahre seines Lebens. Mehr als die Hälfte aller Todesfälle sind Raucher im Alter zwischen 35 und 69 Jahren. Etwa 30% aller Todesfälle im Alter zwischen 35 und 69 Jahren werden auf den Tabakkonsum zurückgeführt. Die Raucher im Alter zwischen 35 und 69 Jahren verlieren im Schnitt eine Lebensspanne von 23 Jahren! Eine Studie an 40.000 britischen Ärzten konnte zeigen, daß der mittlere Verlust an Lebenserwartung noch im Anstieg begriffen ist: Zwischen 1951 und 1971 verloren die Ärzte im Durchschnitt etwa 5 Jahre an Lebenserwartung, in den Jahren 1971 bis 1991 betrug die Reduktion der Lebenserwartung 8 Jahre.

Mehr als 1/3 aller Todesfälle im Alter zwischen 35 und 69 Jahren in den Industrieländern sind durch das Rauchen verursacht. Bei Frauen ist diese Zahl etwas geringer, sie beträgt derzeit noch etwa 13%. Rauchen verursacht etwa 40–45% aller Krebstodesfälle, 90–95% aller Lungenkarzinome und 75% aller chronisch-obstruktiven Lungenerkrankungen sowie 35% aller kardiovaskulären Todesfälle in diesem Altersbereich.

Neben dem Lungenkarzinom sind vor allem vaskuläre Krankheiten sowie andere Krebserkrankungen und Lungenerkrankungen die Haupttodesursachen. 1995 starben weltweit etwa 514.000 Raucher an Lungenkarzinomen, und im gleichen Zeitraum aber etwa 625.000 Raucher an Herzerkrankungen und vaskulären Störungen, die durch das Rauchen verursacht waren.

Unter den über 4000 Inhaltsstoffen im Tabak und Tabakrauch sind etliche karzinogene, teratogene und gefäßaktive Substanzen enthalten. Die Mortalität verschiedener Karzinome (Bronchial-, Larynx- und Mundbodenkarzinom) ist wesentlich durch das Rauchen bestimmt, aber auch das Risiko, an einem Magenkarzinom oder an Leukämie zu erkranken, ist bei Rauchern erhöht (Tabelle 6.2).

Rauchen begünstigt außerdem die Thromboseneigung, die Vasokonstriktion der Koronargefäße und die Schädigung der Gefäßendothelien. Das relative Risiko eines Herzinfarkts steigt auf das 3- bis 4fache des Nichtrauchers. Verantwortlich hierfür werden in erster Linie weniger das Nikotin als andere Inhaltsstoffe des Tabakrauchs gemacht. Allerdings können Myokardinfarkte oder thrombembolische Ereignisse auch durch eine spezifische Nikotinwirkung erklärt werden: Rauchen führt ebenso wie reines Nikotin, das via Nikotinkaugummi verabreicht wird, zu einem Anstieg des 5-Hydroxytryptamins (5-HT) in den Thrombozyten bei Rauchern und Nichtrauchern. Thrombozyten, die nicht in der Lage sind, selbständig 5-HT zu produzieren, beziehen dies aus dem Plasma. Möglicherweise stimuliert Nikotin die Freisetzung von 5-HT aus den enterochromaffinen Zellen. Die Folge der vermehrten 5-HT-Freisetzung können eine Vasokonstriktion oder die Aktivierung der Gerinnungskaskade (Thromboxane A2) sein (Racke et al. 1992).

Kohlenmonoxid (CO) als weiterer wichtiger, unmittelbar nach der Inhalation wirksamer Bestandteil des Tabakrauches bewirkt bei Rauchern aufgrund seiner hohen Bindungskapazität an das Hämoglobin eine relative Hypoxämie und langfristig eine kompensatorische Erythrozytose. CO erhöht das Risiko einer koronaren Minderperfusion und verschlechtert sowohl die periphere als auch zerebrale Durchblutung u. a. mit der Folge kognitiver Leistungseinbußen.

Tabelle 6.2. Anteil des Rauchens an der Mortalität (Newcomb u. Carbone 1992)

Lokalisation	Männer [%]	Frauen [%]
Lunge	90	79
Kehlkopf	81	87
Mundhöhle	92	61
Speiseröhre	78	75
Pankreas	29	34
Harnblase	47	37
Niere	48	12
Magen	17	25
Leukämie	20	20
Zervix	–	31

Vor allem die starken Raucher tragen ein hohes Risiko, an den Folgen des Tabakkonsums zu versterben. Vieles spricht dafür, daß auch die regelmäßigen „Passivraucher" (Nichtraucher, die den etwas kälteren, schadstoffreicheren „Nebenstromrauch" einatmen) einem erhöhten Gesundheitsrisiko ausgesetzt sind. Die Diskussion hierzu wird zwar kontrovers geführt, doch überwiegen die Studien, die dem Passivrauchen eine Bedeutung beimessen: Das Lungenkrebsrisiko ist für Passivraucher eindeutig erhöht. Kinder aus Haushalten, in denen regelmäßig geraucht wird, leiden häufiger unter Atemwegserkrankungen. Neugeborene rauchender Mütter zeigen ein geringeres Körpergewicht und eine reduzierte Körpergröße und tragen ein erhöhtes Risiko für Atemwegserkrankungen oder den plötzlichen Kindstod.

Rauchen und psychische Störungen

Verschiedene epidemiologische Untersuchungen belegen den Zusammenhang zwischen psychiatrischen Erkrankungen und einem gesteigerten Rauchverhalten. Psychiatrische Patienten stellen eine Risikopopulation für eine hohe Raucherprävalenz und starkes Rauchen dar.

Die Raucherprävalenz unter allen psychiatrischen Patienten wird mit 35–54% angegeben und ist damit deutlich höher als in der Allgemeinbevölkerung mit Raucherquoten zwischen 23% (z. B. Schweden), 27% (z. B. Deutschland) und 39% (z. B. Frankreich; Fagerström et al. 1996).

Vor allem unter den alkohol- und drogenabhängigen Patienten, aber auch unter den Patienten mit schizophrenen Psychosen, Depressionen oder Persönlichkeitsstörungen liegen die Prävalenzen sowohl im stationären als auch im ambulanten Bereich in mehreren übereinstimmenden Untersuchungen weit über denen der Normalbevölkerung (Hamera et al. 1995). Eine ausgeprägte Nikotinabhängigkeit (gemessen mit dem FTND) korrespondiert überzufällig häufig mit einer generalisierten Angststörung. Zwischen Rauchen und Suizidalität wurden ebenfalls Zusammenhänge entdeckt, wobei ungeklärt ist, ob dieser Zusammenhang nicht durch Kovariablen wie Depressivität oder Alkoholabhängigkeit erklärt ist.

Die Ursachen des vermehrten Rauchens bei psychiatrischen Patienten sind noch nicht ganz aufgeklärt – sowohl Langeweile als auch spezifische Wirkungen des Nikotins im Sinne einer Antriebssteigerung oder eine Dämpfung der Medikamentennebenwirkungen durch einen beschleunigten Abbau der Medikamente im Zuge einer Enzymstimulation durch Tabakinhaltsstoffe werden diskutiert. Die durch Nikotin vermittelte Dopaminfreisetzung kann die Suchtentwicklung fördern. Auch die Aktivierung nikotinerger Acetylcholinrezeptoren kann die Negativsymptomatik bei schizophrenen Psychosen mittelbar durch eine vermehrte Dopaminfreisetzung im frontalen und präfrontalen Kortex positiv beeinflussen. Nikotinwirkungen auf die kognitive Leistungsfähigkeit, die sowohl beim Menschen als auch im Tierversuch beschrieben wurden, könnten bei psychiatrischen Patienten insofern bedeutsam sein, als Nikotin die kognitiven Einschränkungen, die sich durch die Gabe von Haloperidol ergeben, zu verbessern vermag (Levin et al. 1996).

Schließlich wird diskutiert, ob der Zigarettenkonsum unter psychiatrischen Patienten nicht auch durch die Exposition mit dem Rauchen in der Klinik erklärt ist – gerade schizophrene Patienten erkranken erstmals in einem Alter, in welchem sie auch ein hohes Risiko tragen, zu Rauchern zu werden.

Rauchen und depressive Erkrankungen

Zusammenhänge zwischen Depressionen, der Prävalenz des Rauchens, der spontanen Abstinenzerwartung und den Abstinenzaussichten im Rahmen einer Raucherentwöhnungsbehandlung wurden schon häufig berichtet (Glassman 1993). Der Anteil der Raucher wird dabei jedoch nicht ganz so hoch eingeschätzt wie bei Abhängigkeitserkrankungen (Alkoholismus oder Drogenabhängigkeit) oder bei schizophrenen Störungen. Neben Alkoholismus weist die Depression allerdings im Vergleich mit dysthymen Störungen und Angst- oder Zwangserkrankungen die höchste Prävalenz auf.

Die Prävalenz des Rauchens ist nicht nur bei depressiven Störungen, sondern auch bei einer Neigung zu depressiven Reaktionen erhöht. Depressivität und Angsterkrankungen und insbesondere das kombinierte Vorliegen beider Störungen sind gehäuft mit abhängigem Rauchen verbunden. Angststörungen determinieren jedoch stärker als depressive Episoden in der Anamnese zu einem erhöhten Risiko für die Entwicklung einer Nikotinabhängigkeit oder eines starken Tabakkonsums. Raucher entwickeln andererseits aber auch häufiger depressive Ersterkrankungen im Sinne einer „major depression". Auch die erhöhte Suizidrate von Rauchern ist möglicherweise über die Komorbidität mit depressiven Störung zu erklären.

Die Depression ist ein stärkerer Prädiktor für das Rauchen als das Geschlecht. Frauen rauchen häufiger, wenn sie depressiv sind oder an Angststörungen leiden. Beobachtet wurde aber auch, daß rauchende Frauen bei einer depressiven Erkrankung schneller gesunden, was erneut auf einen therapeutischen Effekt des Rauchens hinweisen könnte.

Raucher mit einer Vorgeschichte von depressiven Episoden werden bei dem Versuch, mit dem Rauchen aufzuhören, u.U. depressiv und hören deswegen seltener auf zu rauchen, als Raucher, die diesbezüglich unbelastet sind. Damit haben die Raucher mit mindestens einer depressiven Episode in der Vorgeschichte schlechtere Chancen, auf eigenen Wunsch oder im Rahmen einer Entwöhnungsbehandlung mit dem Rauchen aufzuhören (Covey et al. 1993).

Ob Depressionen oder Angststörungen im Gefolge des Rauchens entstehen oder ob eine zugrundeliegende Ursache für beides vermutet werden muß, wird diskutiert. Derzeit existiert noch keine befriedigende Erklärung für die hohe Raucherprävalenz bei Menschen mit depressiven Störungen bzw. den hohen Anteil von depressiven Störungen bei Rauchern. Möglich sind sowohl kausale Zusammenhänge (wobei unklar ist, in welche Richtung die Kausalität geht) oder andere zugrundeliegende Faktoren, die ein erhöhtes Risiko für den Ausbruch beider Erkrankungen mit sich bringen. Die Ergebnisse von Zwillingsuntersuchungen sprechen insbesondere bei Frauen sehr für eine familiäre Belastung, die sowohl für das Rauchverhalten als auch für das Auftreten depressiver Verstimmungszustände prädisponierend zu sein scheinen.

Raucher mit Depressionen in der Vorgeschichte dekompensieren nicht selten bei dem Versuch, den Tabakkonsum aufzugeben. Dies legt nahe, daß entweder die Entzugsphänomene eine Homöostase aus dem Gleichgewicht bringen oder aber einige Raucher mehr oder minder bewußt den Tabakkonsum in therapeutischer Absicht aufrechterhalten.

Für die Annahme einer biologischen Ursache der Komorbidität spricht die zentrale Wirkung von Nikotin auf Acetylcholin und die Katecholamine in Hirnzentren, die für die Regelung des Affektes und des Wohlbefindens verantwortlich sind.

Kausale Zusammenhänge zwischen der Depressivität und dem Rauchverhalten bestehen vermutlich im antidepressiven Effekt der durch den Tabakkonsum bedingten Suppression und Inhibition der Monoaminoxidasen A und B bei Rauchern. Dieser Effekt ist jedoch nicht auf eine Nikotinwirkung zurückzuführen, sondern muß mit einem anderen, nicht bekannten Inhaltsstoff des Tabakrauchs zusammenhängen (Berlin et al. 1995).

Rauchen und schizophrene Psychosen

Schizophrene Patienten rauchen besonders häufig – einige Untersucher gehen bei schizophrenen Patienten von Raucherprävalenzen von bis zu 94% aus, dem mehr als dreifachen der Raucherprävalenz in der Allgemeinbevölkerung. Die Komorbidität zwischen einer Tabakabhängigkeit und einer schizophrenen Störung liegt je nach Untersuchung und Behandlungsbedingung (ambulant oder stationär) zwischen 68 und 94% (Tabelle 6.3).

Die relative Erhöhung der Prävalenz, wenn auch nicht die absoluten Zahlen, sind kultur- und bevölkerungsunabhängig: Auch in einer chinesischen Erhebung stieg die Wahrscheinlichkeit des Rauchens unter Patienten mit einer schizophrenen Psychose auf das Doppelte (31,8% versus 16% in der gesunden Kontrollgruppe; Chong u. Choo 1996).

Der Rauchstatus korreliert mit dem Alter (je jünger, desto wahrscheinlicher), mit dem frühzeitigen Beginn der Erkrankung und der Höhe der täglichen neuroleptischen Medikation. 50% der schizophrenen Patienten beginnen schon vor der ersten schizophrenen Episode zu rauchen. Der Anteil der Ex-Raucher unter den schizophrenen Patienten ist gering (21% versus 48% bei Gesunden).

Geringe geistige Behinderungen und eine gleichzeitige Erkrankung an einer Schizophrenie gehen mit einer etwas höheren Raucherprävalenz einher.

Tabelle 6.3. Raucherprävalenzen von Patienten mit schizophrenen oder schizoaffektiven Psychosen

Publikation	Patienten (N)	Raucheranteil [%]
Hughes 1986	24 – ambulant	88
Goff et al. 1992	78 – ambulant	73
Ziedonis et al. 1994	265 – ambulant	68
de Leon et al. 1995	201 – stationär	85
Hamera et al. 1995	17 – ambulant	94

Bei Vorliegen einer Doppeldiagnose aus geistiger Behinderung und psychiatrischer Erkrankung sind die Raucherprävalenzen allerdings deutlich niedriger (18%).

Raucher mit einer Schizophrenie sind zwei- bis dreimal häufiger als Nichtraucher auch von anderen Substanzen abhängig. Schizophrene Patienten weisen im Vergleich zur Normalbevölkerung ein 3,9fach erhöhtes Risiko für einen Alkoholmißbrauch oder eine Alkoholabhängigkeit auf (Jeste et al. 1996). Neben Nikotin und Alkohol werden auch Cannabis und Koffein häufig von schizophrenen Patienten konsumiert. Die Menge des täglichen Kaffee- oder Zigarettenkonsum korreliert darüber hinaus mit der Tagesdosis eingenommener Benzodiazepine. Offen bleibt allerdings, ob der generelle gesteigerte Gebrauch psychotroper Substanzen (Nikotin, Alkohol, Koffein, Benzodiazepine) nicht Ausdruck einer einzigen gemeinsamen zugrundeliegenden Störung ist: Bei einer Exazerbation der Grunderkrankung mit vermehrter Unruhe oder Angst geht eine Suche nach Ablenkung, Beruhigung oder Stimulation mit der vermehrten Aufnahme von Kaffee, Zigaretten und der Verordnung von Benzodiazepinen einher. Andererseits ist auch ein Antagonismus von Benzodiazepinen und Nikotin denkbar.

Neben den Berichten über eine erhöhte Prävalenz des Rauchens bei psychiatrischen Patienten gibt es eine Reihe von Daten zur Stärke des Rauchens, gemessen an biologischen Maßen wie dem Cotininspiegel in Serum oder Urin. Die Urin-Cotininspiegel bei schizophrenen Rauchern waren signifikant erhöht im Vergleich zur psychisch gesunden Bevölkerung. Einschränkend muß allerdings bemerkt werden, daß der Abbau von Nikotin zu Cotinin großen inter- und intraindividuellen Schwankungen unterworfen ist. Auch der Versuch, die Cotininausscheidung im Urin durch die Bestimmung des Kreatinins zu kontrollieren, ergibt keine befriedigend verläßlichen und stabilen Parameter. Ungeachtet der methodischen Mängel (unsichere Bestimmungsmethoden der Cotininspiegel, ungleiche Geschlechterverteilungen in den untersuchten Populationen), sind die Ergebnisse doch als sehr wichtiger Hinweis auf eine vermehrte Nikotinaufnahme durch schizophrene Patienten zu werten.

Profite und Probleme des Rauchens bei schizophrenen Patienten

Untersuchungen zu Nebenwirkungen des Rauchens bei schizophrenen Patienten zeigen ein erhöhtes Risiko für das Auftreten von tardiven Dyskinesien oder einer Akathisie. Der Nikotinkonsum korreliert mit dem Ausmaß der Dyskinesie, insbesondere für den Bereich Hals und Oberkörper, sowie mit den paranoid-halluzinatorischen Basissymptomen. Als Ursache dafür wird eine Stimulation der Dopaminausschüttung durch Nikotin angenommen.

Auf der anderen Seite leiden schizophrene Patienten seltener an Parkinsonismus, zeigen vermehrt produktive Symptome und mehr negative Symptome. Rauchende Schizophrene entwickeln die schizophrene Psychose etwa 4 Jahre früher und werden häufiger stationär behandelt als Nichtraucher.

Hypothesen zu den Ursachen des gesteigerten Rauchverhaltens schizophrener Patienten

Die zentralen Hypothesen in der Literatur konzentrieren sich darauf, ob das Rauchverhalten schizophrener Patienten durch die schizophrene Diagnose oder durch die neuroleptische Medikation erklärt ist.

Der Zusammenhang zwischen einer neuroleptischen Medikation und dem Rauchen deutete sich nur für die nicht schizophrenen Patienten an, während die schizophrenen Patienten diagnosebedingt eindeutig ein höheres Risiko für Rauchen und insbesondere auch für starkes Rauchen zeigten. Andere Untersuchungen weisen andererseits eine erhöhte Einnahme von Neuroleptika (gemessen in Chlorpromazineinheiten) bei rauchenden schizophrenen Patienten nach.

In der Literatur werden darüber hinaus zahlreiche weitere Hypothesen zur Erklärung der hohen Raucherquoten und des starken Tageszigarettenkonsums diskutiert:

- Rauchen ist ein prädiktiver Faktor für den Ausbruch einer Schizophrenie – der Zigarettenkonsum führt zu einem frühzeitigen Beginn der genetisch determinierten Schizophrenie.
- Situative Faktoren wie die geringe Ablenkung oder Langeweile während eines stationären Aufenthaltes oder aber die „Verführung" der meist jungen schizophrenen Patienten durch rauchende Mitpatienten.
- Schizophrene Patienten haben größere Schwierigkeiten, abstinent zu werden, als psychisch gesunde Raucher.
- Schizophrene Patienten mit einem hohen Grad an „novelty seeking" rauchen häufiger und trinken mehr Kaffee. Dieser Befund entspricht der Situation in der gesunden, rauchenden Bevölkerung.
- Anhedonie und autistische Tendenzen begünstigen die Entwicklung des Rauchverhaltens. Schizophrene Patienten mit einer starken Minussymptomatik sind besonders gefährdet, da sie die Stimulation durch den Tabakkonsum zur Antriebssteigerung nutzen.
- Ein vermehrter Nikotinkonsum entspricht dem Versuch eines Selbstmanagements der Krankheitssymptome. Es kann angenommen werden, daß schizophrene Patienten durch Nikotinzufuhr negative schizophrene Symptome reduzieren. Nikotin führt zu einer gesteigerten Dopaminfreisetzung im frontalen und präfrontalen Kortex.
- Schizophrene Patienten nutzen Nikotin, um die Negativsymptomatik zu überwinden. Durch die stimulierenden Effekte der chronischen Nikotinzufuhr auf die Dopaminausschüttung im präfrontalen Kortex, weniger durch die vor allem auf eine akute Gabe von Nikotin erfolgende Dopaminfreisetzung im Nucleus accumbens wird der reduzierte Antrieb ausgeglichen.
- Patienten nutzen Nikotin als Selbstmedikation, um durch den nikotinvermittelten inhibitorischen Effekt eine psychotische Übererregtheit im emotionalen Bereich zu dämpfen.
- Patienten unter Neuroleptikaeinfluß profitieren insofern vom Tabakkonsum, als dadurch die biologische Halbwertzeit der hochpotenten Neuroleptika gesenkt wird und die extrapyramidalmotorischen Nebenwirkungen als weniger quälend empfunden werden.
- Schizophrene Patienten leiden seltener an einem Parkinsonoid.

- Ein Nikotinentzug führt zu einer Exazerbation psychotischer Symptome. Andererseits kann auch die produktive Symptomatik in einer akuten Krankheitsphase durch Nikotinzufuhr gesteigert werden.
- Nikotin vermag die kognitiven Einschränkungen, die sich durch die Gabe von Haloperidol ergeben, zu verbessern. Auch Tierversuche bestätigen den Hinweis auf positive Auswirkungen des Nikotins auf kognitive Leistungen.
- Schizophrene Patienten erfahren beim Rauchen eine Stimulation durch die vermehrte Freisetzung und Zunahme von Dopamin im mesolimbischen System und insbesondere im Nucleus accumbens.
- Neue genetische Studien zur Genese der Schizophrenie finden bei den Erkrankten und ihren Angehörigen einen Zusammenhang zwischen der Expression eines auf dem Chromosom 15 kodierten zerebralen α_7-Acetylcholinrezeptors und dem Tabakmißbrauch. Der damit verbundene neurophysiologisch meßbare Defekt in Form einer verminderten Habituationsleistung bei wiederholter Darbietung akustisch evozierter Potentiale kann durch eine Nikotingabe beeinflußt werden. Eine vermehrte Nikotinaufnahme dient der Selbsttherapie durch eine vermehrte Stimulation zerebraler α_7-Acetylcholinrezeptoren.

Rauchen und Abhängigkeitserkrankungen

Eine Komorbidität zwischen Rauchen und dem Konsum anderer psychotroper Substanzen (Alkohol, Cannabis, Kokain und Opiate) liegt häufig vor. Die Mehrzahl der drogenabhängigen wie auch der alkoholabhängigen Patienten schätzen einen Verzicht auf die Zigaretten schwerwiegender ein als die Entwöhnung von der Droge oder von Alkohol, obwohl der Zigarettenkonsum im Vergleich als weniger lustvoll oder befriedigend erlebt wird (Kozlowski et al. 1989).

Tabakabhängigkeit tritt in Familien mit einer familiären Belastung für Alkoholismus gehäuft auf. Auch in Zwillingsstudien konnte dieses erhöhte familiäre Risiko nachgewiesen werden. Nikotinabhängige Alkoholiker und Drogenabhängige zeigen darüber hinaus eine Assoziation zu schweren depressiven Störungen und Phobien. Der frühe Gebrauch von Alkohol und Tabak gilt zudem als Einstiegsdroge für andere, illegale Substanzen (Bailey 1992).

Obwohl die Raucherprävalenz von Alkoholikern und Drogenabhängigen in den letzten Jahrzehnten eine gleichsinnige Veränderung wie die der Raucherquoten in der Allgemeinbevölkerung erfahren hat, rauchen immer noch zwischen 75 und 90%. Im Vergleich mit alters- und geschlechtsgematchten Populationen rauchen Alkoholkranke mehr Zigaretten pro Tag, erreichen höhere Serumnikotin- und Serumcotininspiegel und erbringen in Tests zur Messung der Stärke der Abhängigkeit (FTND) höhere Werte. Sie sind kaum in der Lage, langfristig abstinent zu werden (DiFranza u. Guerrera 1990).

Als Ursache für die hohe Komorbiditätsrate wird entweder eine generelle Vulnerabilität für beide Störungen oder aber eine sukzessive bzw. reziproke oder unidirektionale Beeinflussung zwischen Tabak- und Alkoholabhängigkeit verantwortlich gemacht. So könnte beispielsweise der Tabakgenuß dazu dienen, alkoholbedingte Störungen der Konzentration und der kognitiven Fähigkeiten auszugleichen. Andererseits könnte das Craving für eine der beiden Substanzen auch das Verlangen nach der anderen Substanz verstärken. Der Gebrauch der einen Substanz kann als Hinweisreiz („cue") für den Gebrauch der anderen Substanz wirksam werden.

Die Höhe des Zigarettenkonsums ist bei vielen Probanden mit dem Trinkverhalten korreliert. Ehemalige Alkoholiker geben das starke Rauchverhalten nicht auf, sie rauchen dagegen mehr als der Durchschnitt der Allgemeinbevölkerung. Die Neigung zu exzessivem Trinken ist mit einer hohen Rückfallwahrscheinlichkeit bei einer Raucherentwöhnung gepaart, während bei den Nichtalkoholikern die Höhe des durchschnittlichen Alkoholkonsums nicht mit der langfristigen Abstinenzerwartung korreliert. Dies weist auf eine Verbindung zwischen Pathogenese von abhängigem Rauchen und Kontrollverlust beim Trinken hin. Beide Verhalten stellen eine Form des Konsums dar, die dem „peak seeking" gleich kommt und darauf hinweisen kann, daß bei Alkoholikern und Rauchern gleichsinnige Störungen im Bereich des dopaminergen Systems vorliegen (Murray et al. 1995).

Rauchen und degenerative Hirnerkrankungen

Raucher sind unter Patienten mit einer Alzheimer-Erkrankung oder Morbus Parkinson geringer repräsentiert als in vergleichbaren Alterskohorten. Nichtraucher tragen das doppelte Risiko für beide Erkrankungen. Die geringere Prävalenz wird nur zum Teil durch die Übersterblichkeit der Raucher erklärt.

In Zwillingsstudien konnte an Zwillingspaaren, die zum Untersuchungszeitpunkt für die Alzheimer-Demenz diskordant waren, unter der Gruppe der rauchenden Individuen ein deutlich reduziertes Risiko für das Auftreten der Erkrankung nachgewiesen werden. In der Gruppe der monozygoten Zwillingen war der Unterschied jedoch weniger deutlich ausgeprägt, was zu der Schlußfolgerung führte, daß eines (oder mehrere) Gene einerseits die Wahrscheinlichkeit zum Rauchen reduzieren und andererseits das Risiko einer Alzheimer-Demenz erhöhen. Das Apolipoprotein E (APOE) konnte als möglicher Verursacher ausgeschlossen werden. Die wesentlichen Einwände gegen diese Untersuchung richten sich gegen die mangelhafte Klassifikation der Raucher und Alzheimer-Patienten (Plassman et al. 1995).

Verschiedene Hypothesen versuchen, die geringere Raucherprävalenz unter den Alzheimer-Patienten zu erklären:

Bei Alzheimer-Patienten tritt ein Verlust von nikotinergen AChR auf. Die in vivo mittels PET gemessene ^{11}C-Nikotinbindung an kortikale Azetycholinrezeptoren ist reduziert. Darüber hinaus wird angenommen, Nikotin verfüge über einen protektiven Effekt, da es die Synthese des Nerve Growth Factor (NGF) induziere, die Zahl der nikotinergen ACh-Rezeptoren sowohl in kortikalen als auch in subkortikalen Bereichen vermehre, den zerebralen Blutfluß zu steigern vermöge und die kognitiven Fähigkeiten sowohl im Tierversuch als auch beim gesunden und alzheimerkranken Menschen verbessere (Williams et al 1994).

Die bisherigen Bemühungen, Nikotin als Alzheimer-Therapeutikum einzusetzen, seien vielversprechend. Gelegentlich beobachtete Nebenwirkungen in Form von Angst oder Depressivität seien durch die nur geringe Adaptation der Probanden an dieses Agens bedingt und durch kontinuierliche Gaben von Nikotin via Pflaster beseitigbar. Von therapeutischen Erfolgen durch die Gabe von Nikotin bei Parkinsonpatienten wurde bisher jedoch nur vereinzelt berichtet (Fagerström 1994). Die geringere Inzidenz von M. Parkinson bei Rauchern könnte auch durch die in PET-Untersuchungen bei Rauchern nachgewiesene Inhibition der Monoaminooxidase B um 40% im Vergleich zu Nichtrauchern erklärt werden (Fowler et al. 1996).

Literatur

Bailey SL (1992) Adolescents' multisubstance use patterns: The role of heavy alcohol and cigarette use. Am J Public Health 82:1220–1224

Batra A, Fagerström KO (1997) Neue Aspekte der Nikotinabhängigkeit und Raucherentwöhnung. Sucht 43:277–282

Berlin I, Said S, Spreux-Varoquaux O, Launay J, Olivares R, Millet V, Lecrubier Y, Puech AJ (1995) A reversible monoamine oxidase A inhibitor (moclobemide) facilitates smoking cessation and abstinence in heavy, dependent smokers. Clin Pharmacol Ther 58:444–452

Breslau N, Kilbey MM, Andreski P (1993c) Vulnerability to psychopathology in nicotine-dependent smokers: An epidemiologic study of young adults. Am J Psychiatry 150:941–946

Chong SA, Choo HL (1996) Smoking among Chinese patients with schizophrenia. Aust N Z J Psychiatry 30:350–353

Covey LS, Glassman AH, Stetner F, Becker J (1993) Effect of history of alcoholism or major depression on smoking cessation. Am J Psychiatry 150:1546–1547

DiFranza JK, Guerrera MP (1990) Alcoholism and smoking. J Stud Alcohol 51:130–135

DiGusto E, Small D, Seres V, Batey R (1988) A new measure of nicotine-dependence – The Westmead Tolerance Scale. In: Aoki M (ed) Smoking and Health. Elsevier Science Publishers, Amsterdam, pp 853–855

Dilling H, Mombour W, Schmidt MH (1991) Internationale Klassifikation psychischer Störungen: ICD-10, Kapitel V (F). Huber, Göttingen

Fagerström KO, Kunze M, Schoberberger R et al. (1996) Nicotine dependence versus smoking prevalence: Comparisons among countries and categories and smokers. Tobacco Control 5:52–56

Fagerström KO. Combined use of nicotine replacement products. Health Values. 1994; 18:15-20

Fagerström KO (1978) Measuring degree of physical dependency to tobacco smoking with reference to individualization of treatment. Addict Behav 3:235–241

Fowler JS, Volkow ND, Wang G et al. (1996) Inhibition of monoamine oxidase B in the brains of smokers. Nature 379:733–736

Glassman AH. Cigarette smoking: Implication for psychiatric illness. Am J Psychiatry. 1993; 150:546-553

Heatherton TF, Kozlowski LT, Frecker RC, Fagerström KO (1991) The Fagerström Test for Nicotine Dependence: A revision of the Fagerström Tolerance Questionnaire. Br J Addict 86:1119–1127

Jarvik ME, Caskey NH, Wirshing WC (1996) Dopaminergic drugs modulate cigarette smoking. Poster presented at the First Annual Meeting of the Society for Research on Nicotine and Tobacco. Addiction 91:141

Jeste DV, Gladsjo JA, Lindamer LA, Lacro JP (1996) Medical Comorbidity in Schizophrenia. Schizophr Bull 22:413–430

Kozlowski LT, Wilkinson A, Skinner W, Kent C, Franklin T, Pope M (1989) Comparing tobacco cigarette dependence with other drug dependencies. JAMA 261:898–901

Murray RP, Istvan JA, Voelker HT, Rigdon MA, Wallace MD (1995) Level of involvement with alcohol and success at smoking cessation in the lung health study. J Stud Alcohol 56:74–82

Newcomb PA, Carbone PP (1992) The health consequences of smoking. Cancer. Med Clin North Am 76:305–331

Oxley S (1997) Tabakabhängigkeit – Diagnostische Kriterien und prognostische Valenz psychometrischer Methoden zur Erfassung der Stärke der Abhängigkeit für eine langfristige Abstinenz. Inaugural-Dissertation, Universität Tübingen

Peto R, Lopez AD, Boreham J, Thun M, Heath C, Doll R (1996) Mortality from smoking worldwide. Br Med Bull 52:12–21

Plassman BL, Helms MJ, Welsh KA, Saunders AM, Breitner JCS (1995) Smoking, Alzheimer's disease, and confounding with genes. Lancet 345:387

Racke K, Schwörer H, Simson G (1992) Effects of cigarette smoking or ingestion of nicotine on platelet 5-hydroxytryptamine (5-HT) levels in smokers and nonsmokers. Clin Investig 70: 201–204

Riggs JE (1996) The „protective" influence of cigarette smoking on Alzheimer's and Parkinson's diseases. Quagmire or opportunity for neuroepidemiology? Neurol Clin 14:353–358

Saß H, Wittchen HU, Zaudig M (1996) Diagnostisches und Statistisches Manual Psychischer Störungen DSM IV. Hogrefe, Göttingen Bern Toronto Seattle

Suter PM, Spitzbarth A, Gautschi K, Erdmenger L, Vonderschmitt DJ, Vetter WC (1995) Cotinin – Ein sinnvoller Biomarker für den Tabakkonsum? Schweiz Rundsch Med Prax 84:821–825

Wilkins JN (1997) Pharmacotherapy of schizophrenia patients with comorbid substance abuse. Schizophr Bull 23:215–228

Williams M, Sullivan JP, Arneric SP (1994) Neuronal nicotinic acetylcholine receptors. DN&P 7:205–223

Wilson AL, Langley LK, Monley J, Baur T, Rottunda S, McFalls E, Kovesa C, McCarfen JR (1995) Nicotine patches in Alzheimers disease: Pilot study on learning, memory and safety. Pharmacol Biochem Behav 51:509–514

Raucherentwöhnungsbehandlungen

A. BATRA

Die zuvor beschriebenen massiven und vielgestaltigen Konsequenzen des Rauchens, die hohe Morbidität und Mortalität des Zigarettenkonsums machen breit angelegte Maßnahmen zur Eindämmung des Tabakkonsums zwingend erforderlich.

Die Fülle der möglichen Interventionen reicht von präventiven Aktionen zur Veränderung der Attraktivität des Rauchens vor allem bei Kindern und Jugendlichen, über Aufklärungskampagnen über die Gefährlichkeit des Tabakkonsums mit dem Ziel, die Abstinenzbereitschaft unter den Rauchern zu fördern, bis zu den Bemühungen, die Verfügbarkeit effektiver Entwöhnungsangebote für Raucher zu garantieren.

Prävention vor Raucherentwöhnung?

In den letzten Jahrzehnten wurden in vielen Ländern Bemühungen unternommen, dem Rauchen durch Aufklärungskampagnen, Werbeverbote oder gesetzliche Maßnahmen zum Schutz von Rauchern und Nichtrauchern präventiv zu begegnen.

Die in verschiedenen Ländern, z.B. USA oder Frankreich, bereits verabschiedeten Gesetze zum Schutz der Bevölkerung vor den Folgen des Tabakkonsums zielen auf zwei Bereiche: Zum einen sollen Raucher vor den Konsequenzen eines anhaltenden selbstschädigenden Verhaltens, zum anderen Nichtraucher, Kinder, Jugendliche und Erwachsene, vor der Verführung durch die Zigarette, aber auch vor der Belästigung und Gesundheitsschädigung durch die Exposition mit Tabakrauch, geschützt werden.

Präventive Strategien, die auf die Raucher selbst zielen, umfassen folgende Vorgehensweisen:
- Warnhinweise auf Zigarettenschachteln,
- Informationen über die Konsequenzen des Rauchens durch Medien, Gesundheitsberufe und Arbeitgeber,
- erhöhte Transparenz bezüglich der durch die Zigaretten- und Werbeindustrie verwendeten Strategien zur Erhaltung ihres Marktes

Für Kinder und Jugendliche ist die Zigarette ein Statussymbol, Zeichen ihrer Emanzipation und der Schlüssel zur Welt der Erwachsenen.

Gesetzlich verankerte Restriktionen sowie freiwillige Beschränkungen bei der Tabakwerbung könnten gefährdete Kinder und Jugendliche vor dem Beginn einer Raucherkarriere bewahren. In den letzten Jahren entstanden einige Initiativen mit dem Ziel, Schulkinder über die Risiken des Tabakkonsums oder die Gefahren von Suchterkrankungen allgemein zu informieren. Ziel ist die Änderung des Raucherbildes, das – zumindest in der Werbung – mit Vielseitigkeit, Attraktivität, Extrovertiertheit, Geselligkeit, Jugend und Freiheit assoziiert ist. Nichtrauchen soll erstrebenswerter sein als „mit der Zigarette dazuzugehören". Durch eine Förderung des Gesundheitsbewußtseins bereits in einer frühen Phase der Exposition mit den Verführungen des Rauchens kann die Wahrscheinlichkeit für die Ausformung dieses Verhaltens gemindert werden.

Es ist plausibel, daß sich die gewinnorientierte Tabakindustrie nicht freiwillige Selbstbeschränkungen bei der Werbung neuer Kunden auferlegen wird. Veränderungen sind daher von politischen Initiativen und gesetzlichen Regelungen abhängig.

Bereits 1989 hatte die EG ihre Mitgliedsstaaten aufgefordert, einen gesetzlichen Nichtraucherschutz zu schaffen. Die aktuellen Bemühungen der EU, einheitliche Restriktionen bei der Tabakwerbung durchzusetzen, werden durch die Gegeninitiative Deutschlands behindert: Deutschland erhebt als einziges europäisches Land gegen die Regelungen zur Tabakwerbung der Europäischen Union offiziell Klage!

Die rechtliche Situation ist in Deutschland durch die Vielzahl der zuständigen Stellen (Bund, Länder, Bezirke und Kreise) nicht genügend und nur uneindeutig geklärt. Einzelne behördliche und nichtamtliche Aktivitäten haben zwar das Ziel, das Rauchen am Arbeitsplatz, in gastronomischen Betrieben, bei öffentlichen Versammlungen und in öffentlichen Verkehrsmitteln zu unterbinden, im wesentlichen gründen sich aber die Raucherverbote derzeit nur auf Empfehlungen und werden nicht per Gesetz geregelt.

Eine Gesetzesinitiative zum Nichtraucherschutz in Deutschland scheiterte in der 12. Wahlperiode 1994. Der danach modifizierte Entwurf, der in der darauffolgenden Legislaturperiode erneut eingebracht wurde, beschränkte sich auf den Nichtraucherschutz am Arbeitsplatz und in öffentlichen Einrichtungen mit frei zugänglichem Publikumsverkehr einschließlich der Verkehrsmittel (z.B. rauchfreie Abteile in Zügen, Rauchverbot in Bussen oder rauchfreie Inlandsflüge) und sah hier die Einrichtung von Raucherzonen vor. In der ursprünglichen Planung umfaßte diese Regelung auch das Gaststättengewerbe, wurde nach einer Zusage des Hotel- und Gaststättenverbandes, freiwillig Nichtraucherzonen einzurichten, jedoch fallengelassen. Vorgesehen war, einen Verstoß gegen diese Nichtraucherschutzbestimmungen für den Fall, daß außerhalb einer Raucherzone geraucht werden sollte, als Ordnungswidrigkeit mit einer Geldstrafe bis zu DM 100.- zu ahnden; sollte die Pflicht zur Ausweisung von speziellen Raucherzonen verletzt worden sein, waren Geldstrafen zwischen DM 100.- bis DM 5000.- in Betracht gezogen worden. Doch auch diese Initiative scheiterte überraschend abermals im Jahre 1998.

Beispielhaft sind dagegen die Entwicklungen in den USA und Frankreich: hier ist mittels Nichtraucherschutzgesetzen das Rauchen auf öffentlichen Plätzen, in allgemein zugänglichen Einrichtungen oder in öffentlichen Verkehrsmitteln beschränkt. Die Durchsetzung der Nichtraucherschutzgesetze in Frankreich, einem Land, das in unserer Vorstellung mit dem Rauchen verbunden ist, hat sich überdies allen negativen Prognosen zum Trotz besser angelassen als gedacht: 71% der Franzosen halten diese Gesetze für vorteilhaft – die erwarteten Feindseligkeiten zwischen Rauchern und Nichtrauchern blieben aus.

Auch in Deutschland stehen sowohl Raucher als auch Nichtraucher Vereinbarungen und Reglementierungen zum Nichtrauchen am Arbeitsplatz überwiegend positiv gegenüber. Ein Grund mehr, auch hier in den nächsten Jahren einen weiteren Versuch zu unternehmen, den Nichtraucherschutz gesetzlich zu verankern.

Präventive Maßnahmenpakete, Aufklärung, Warnung und die Veränderung der sozialen Akzeptanz des Rauchens in der Öffentlichkeit werden wesentlich dafür verantwortlich sein, daß weniger Kinder und Jugendliche in Zukunft zur Zigarette greifen. Viele nehmen dies als Argument, die gesundheitspolitischen Aktionen zur Eindämmung des Rauchens sollten sich überwiegend auf die Intensivierung der Prävention konzentrieren.

Eine Reduktion der Zahl der zu erwartenden Todesfälle in den nächsten Jahrzehnten läßt sich nach Ansicht der WHO jedoch nur durch eine Entwöhnung der aktiven Raucher erreichen.

Die Bemühungen um die Entwöhnung der Raucher sind überdies ein wichtiges Element bei dem Versuch, ein öffentliches Bewußtsein für die Gefährlichkeit des Tabakkonsums zu schaffen.

Qualitätsmerkmale bei der Behandlung von Rauchern

Wenigen Rauchern gelingt schon der erste Versuch, den regelmäßigen Tabakkonsum zu beenden. Meist sind mehrere Anläufe erforderlich. Manche entwöhnungswillige Raucher sind trotz einer hohen Abstinenzmotivation nicht in der Lage, den Zigarettenkonsum aus eigener Kraft aufzugeben. Nach mehreren vergeblichen Abstinenzversuchen sollte den Rauchern daher eine professionell unterstützte Raucherentwöhnungsbehandlung empfohlen werden (AHCPR 1996).

Für diese „dissonanten", d. h. veränderungsbereiten und entwöhnungswilligen Raucher wurde eine Reihe von Raucherentwöhnungshilfen und -therapien, die allerdings nur zum Teil ausreichend wirksam und wissenschaftlich fundiert sind, entwickelt und angeboten. Im folgenden werden die Grundlagen einer seriösen Entwöhnungsmethode genannt und ein Überblick über die wichtigsten Ansätze in der Raucherentwöhnungsbehandlung gegeben und kurz charakterisiert.

Nicht nur ausgewiesene Suchtexperten, sondern viele Disziplinen, Mediziner, Psychologen, Pädagogen und manche andere, engagieren sich in der Entwicklung, Vermittlung und Durchführung von Entwöhnungsstrategien.

Die Zahl der zur Verfügung stehenden Raucherentwöhnungsbehandlungen ist demzufolge hoch. Das Angebot ist vielfältig und kaum zu überblicken. Die Palette der angebotenen, z. T. sonderbar anmutenden Methoden reicht von rein suggestiven Verfahren, über medikamentöse Heilversprechen mit Kräuterextrakten, die allenfalls bei der Behandlung des Raucherhustens eine wertvolle Unterstützung geben könnten, bis zu spezifischen Therapiemethoden, die auf eine langfristige

Abstinenz durch Unterdrückung der rückfallbegünstigenden Entzugssymptome sowie eine Erhöhung der individuellen Kompetenz im Umgang mit rückfallgefährlichen Situationen zielen.

Nicht wenige der auf dem Markt befindlichen Raucherentwöhnungsverfahren entbehren einer soliden wissenschaftlichen Grundlage. Es ist an dieser Stelle nicht möglich, jede einzelne dieser Methoden vorzustellen. Voraussetzung für eine reliable Beurteilung der Qualität einzelner Raucherentwöhnungsbehandlungen ist die Definition von Qualitätsstandards:

- Wissenschaftliche Fundierung
  Das Behandlungskonzept muß einem rationalen theoretischen Konzept entspringen.
  Das der Therapie zugrundeliegende Modell der Tabakabhängigkeit und das daraus abgeleitete therapeutische Vorgehen müssen schlüssig, nachvollziehbar und sowohl für Wissenschaftler als auch für den zu behandelnden Raucher transparent sein.
- Effektivität
  Die einfache, unbelegte Annahme einer Wirksamkeit genügt nicht.
  Die langfristigen Erfolgsaussichten einer Behandlungsmethode müssen in einem wissenschaftlichen Design überprüft worden sein.
  Folgende Bedingungen sind einzuhalten:
  - Die Effektivität einer Behandlung sollte am besten an der absoluten, kontinuierlichen Abstinenz gemessen werden (oftmals wird lediglich die Punktprävalenz zum Zeitpunkt der Katamnese angegeben). Zumindest sollte transparent sein, ob es sich um Punktprävalenzen der Abstinenz oder kontinuierliche Abstinenzquoten handelt. Abstinenz wird definiert als der Konsum von weniger als einer Zigarette pro Woche (und nicht als eine mehr oder weniger erfolgreiche Reduktion des täglichen Zigarettenkonsums).
  - Die Rückfallgefahr ist innerhalb der ersten sechs Monate nach Beginn der Abstinenz in der Regel am höchsten. Die Abstinenzrate sollte daher grundsätzlich nach frühestens sechs Monaten, besser noch nach zwölf Monaten bestimmt worden sein.
  - Bei Katamneseerhebungen ist die Selbstaussage der teilnehmenden Raucher in der Regel ausreichend valide. Dennoch sollte nach Möglichkeit die Abstinenz der Patienten durch biochemische Maße überprüft werden. Möglich ist die Messung des Kohlenmonoxidgehaltes in der Ausatemluft oder die Bestimmung von Thiocyanat, Nikotin oder Cotinin im Serum oder Urin (s. Kap. 10).
  - Die Berechnung der Abstinenzquoten hat sich auf alle Raucher zu beziehen, die in die Studie aufgenommen wurden und sollte sich nicht nur auf den Anteil der Abstinenten unter allen Rauchern, die die Behandlungsphase abgeschlossen haben, beschränken.
- Generalisierbarkeit
  Die Behandlungseffekte sollten nicht durch eine Selektion von Rauchern mit einer besonderen Motivationslage zu erklären sein.
  Aussagekräftige Studien dürfen nicht durch die Anwendung besonderer Selektionskriterien nur an Rauchern durchgeführt worden sein, die einer künstlichen

Untergruppe entspringen, z.B. entwöhnungswilligen rauchenden Studenten einer Hochschule, oder Rauchern, die vor Aufnahme in die Studie Tage abstinent gewesen sind.

- Wirtschaftlichkeit
Die Kosten für die Raucherentwöhnungsbehandlung müssen – nicht zuletzt angesichts der noch unzureichenden Kostenerstattung für Raucher und Behandelnde durch die Krankenkassen – zumutbar und adäquat sein. Eine stationäre Raucherentwöhnung oder intensive Einzelbetreuung stellen vermutlich – trotz einer eventuell höheren Effektivität – eine unrealistische finanzielle Belastung für Kassen oder – im Fall des Selbstzahlers – für die Raucher dar, die therapeutische Unterstützung ist auch für den Therapeuten zeitlich und finanziell aufwendig. Eine Raucherentwöhnung kann durch Gruppenangebote, standardisierte und manualisierte Vorgehensweisen oder therapiebegleitend ausgegebene schriftliche Informationen für den Raucher ökonomisch gestaltet werden.
- Praktikabilität
Die Behandlungsmethode sollte auch in der Regelversorgung ihren Platz finden können.
Die Therapiemethode sollte aus diesem Grunde leicht zu erlernen sein und in einem einfachen Behandlungsdesign vermittelt und durchgeführt werden können, um eine reibungslose Integration in einen laufenden ärztlichen oder psychologischen/psychotherapeutischen Praxisbetrieb zu gewährleisten.

Trotz der hohen Zahl verfügbarer Therapieangebote sind nur wenige Behandlungskonzepte bekannt, die diese hohen Ansprüche an effektive und wissenschaftlich fundierte Therapien erfüllen können.

Theoretische Grundannahmen für die Raucherentwöhnung

Die eben formulierte Bedingung, das Behandlungskonzept müsse einem rationalen theoretischen Konzept entspringen, soll an dieser Stelle nochmals aufgegriffen werden.

In der Bevölkerung herrscht oft noch die Vorstellung vor, ein Raucher sei nur deswegen nicht abstinent, weil es ihm an Motivation, Charakter oder Willensstärke mangele. Dieses „moralische Abhängigkeitskonzept" ist in Frage zu stellen. Der Raucher unterliegt nicht nur seiner Inkonsequenz, ist aber andererseits auch nicht allein von Nikotin abhängig.

Das Abhängigkeitssyndrom des Rauchers ist vielgestaltig und begründet sich auf unmittelbare Substanzwirkungen, vorwiegend von Nikotin, auf biologische Prädispositionen, psychische und soziale Komponenten. Demzufolge scheint es gerechtfertigt, wie in der Internationalen Klassifikation psychischer Störungen (ICD-10, Dilling et al. 1991) geschehen, von einer Tabakabhängigkeit zu sprechen und das Abhängigkeitssyndrom nicht, wie im Diagnostic and Statistical Manual of Diseases, dem DSM-IV (Saß et al. 1996), auf den Begriff der Nikotinabhängigkeit einzuengen.

Moderne Rückfalltheorien verstehen die Abstinenzunfähigkeit des Rauchers vielmehr als Ergebnis einer frustranen Auseinandersetzung des Rauchers mit einer individuellen Versuchungssituation unter dem Einfluß seiner Erfahrungen und Fertigkeiten, sozialer Interaktionen sowie seiner momentanen biologischen und innerpsychischen Situation.

Die Tabakabhängigkeit umfaßt – vereinfachend gesagt – auch in der Erfahrung des einzelnen Rauchers sowohl physische als auch psychische Komponenten.

Psychische Komponenten werden gerne als „Macht der Gewohnheit" umschrieben und meinen nichts anderes als das heftige Rauchverlangen, eine Art *Drang und Zwang*, zur Zigarette zu greifen, verbunden mit einer *Abstinenzunfähigkeit* und *verminderten Kontrolle* über das Rauchverhalten.

Psychosoziale Komponenten werden in der *Veränderung des Lebensstils*, in dem die Zigarette immer stärker den Alltag, soziale Interaktionen, die Leistungsfähigkeit und Tagesgestaltung bestimmt, deutlich.

Physische Komponenten beziehen sich auf *körperliche Entzugssymptome*, darunter vor allem Schlafstörungen, Müdigkeit, Angst, Depression, aber auch Konzentrationsmängel, Nervosität, Unruhe, bis hin zu Obstipation und gesteigertem Appetit, die bereits wenige Stunden nach Beginn der Abstinenz auftreten können und von vielen Rauchern durch einen erneuten Tabakkonsum wirksam bekämpft werden. Biologische Bedingungen schließen außerdem, auf der Basis von neuronalen, adaptiven Veränderungen sowie einer durch den regelmäßigen Konsum von Tabak auftretenden Enzyminduktion, die Phänomene der *Toleranzentwicklung*, der Gewöhnung und Dosissteigerung mit ein.

Diese mehrschichtige Vorstellung von der Abhängigkeit des Rauchers soll die Wichtigkeit einer ausgewogenen und mehrdimensionalen Raucherentwöhnungtherapie verdeutlichen. Erfolgversprechende Raucherentwöhnungsbehandlungen dürfen nicht allein – sei es durch eine medikamentöse oder suggestive Wirkkomponente – auf die Bekämpfung der Entzugssymptome fokussieren, sondern müssen über die medikamentöse Raucherentwöhnungsbehandlung hinausgehend sowohl psychische und physische Komponenten der Abhängigkeit gleichermaßen einbeziehen. Unter der Vielzahl der Suchtmodelle sei stellvertretend ein integratives, biologisch determiniertes Suchtmodell dargestellt (Batra 2000).

Das biologisch-determinierte Rückfallmodell

Ausgehend von der Annahme, die Abstinenzunfähigkeit und das Rückfallgeschehen seien durch zahlreiche biologische, psychologische und soziale Bedingungen beeinflußt, gehen in das biologisch determinierte Rückfallmodell (Abb. 7.1) primäre und sekundäre biologische *Bedingungen*, d.h. biologische Zustände, genetisch determinierte Rezeptoranomalitäten, eine Vermehrung von Rezeptoren, eine Verstärkerwirkung der dopaminergen Stimulation, eine unmittelbare Stimulation des nikotinergen Acetylcholinrezeptors, aber auch Wechselwirkungen mit Medikamenten ein. Darüber hinaus sind primäre und sekundäre psychologische Bedingungen, z.B. schizophrene oder affektive Psychosen, Persönlichkeitsstörungen oder auch Störungen der Selbstsicherheit und Selbstwirksamkeitserwartung als auslösend oder begünstigend für einen Rückfallprozeß anzunehmen.

Die Unfähigkeit zur Abstinenz, der Rückfall, unterliegt daneben spezifischen *Auslösern*, Konflikten, Versuchungssituationen und Streßsituationen. Hier spielen

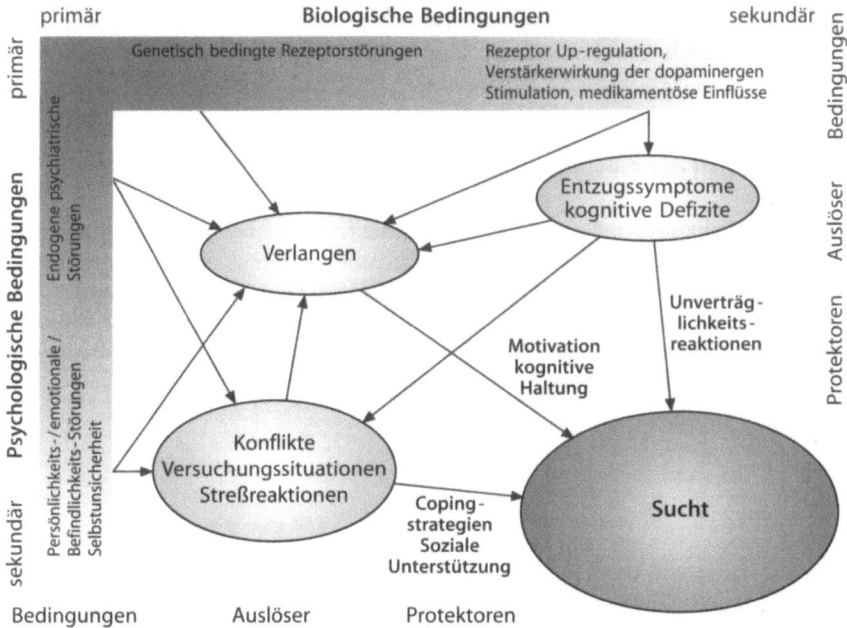

Abb. 7.1. Das biologische determinierte Rückfallmodell (Batra 2000)

also sowohl sozial determinierte Faktoren, spezifische äußere (Angebot einer Zigarette, Reklameschilder, Anblick von Zigaretten) Hinweisreize, aber auch innere „Cues" (Hinweisreize, z.B. Entzugssymptome, Konzentrations- oder Schlafstörungen) eine Rolle. Auch die Insuffizienz oder das Versagen *protektiver Faktoren* (die Abstinenzmotivation, aber auch die kognitive Haltung, die soziale Unterstützung, die von seiten der Kollegen, Freunde und Familie entgegengebracht wird und die Copingstrategien, die individuell gelernt wurden) können jederzeit den Rückfall ermöglichen.

Der Schutz vor dem Rückfall in diesem biologisch determinierten Rückfallmodell kann durch Modifikation auf allen Ebenen (Kompensation der begünstigenden Bedingungen, Schutz vor Auslösern, Stärkung der Protektoren) erfolgen. Die psychologische-psychotherapeutische Behandlung zielt auf eine Stärkung der Abstinenzmotivation, überprüft die kognitive Haltung, die Substanzerwartung und Faktoren wie Abstinenz- oder Therapieerwartung, bezieht die soziale Unterstützung mit ein, fördert Copingstrategien durch Vermittlung psychischer Fertigkeiten, und versucht, spezifische Auslöser (Konflikte, Versuchungssituationen oder Streßreaktionen), die zu einem baldigen Rückfall führen können, zu neutralisieren.

Ziel einer medikamentösen Unterstützung ist die Unterdrückung oder Beseitigung der Entzugssymptome und des Rauchverlangens.

Die Ebene der Bedingungen kann in der Regel durch Raucherentwöhnungsbehandlungen kaum beeinflußt werden, umfassende psychiatrisch-psychotherapeutische Interventionen haben keinen Platz im Rahmen der Raucherentwöhnungstherapie, ursächliche Therapien von klinisch bedingten Rezeptorstörungen oder aber Möglichkeiten zur Neutralisierung der Nikotinwirkung im neuronalen System (z. B. durch eine „Nikotinimpfung" oder Antagonisierung der Nikotinwirkung) stehen derzeit nicht zur Verfügung.

Stadienmodell der Entwöhnungsmotivation

Während Rückfallmodelle darauf zielen, Rückfallprädiktoren im Rahmen des therapeutischen Prozesses zu identifizieren und zu berücksichtigen, orientiert sich das Stadienmodell nach Prochaska u. DiClemente (1983) an den motivationalen Aspekten, den Voraussetzungen also für eine Entwöhnung bzw. Abstinenz. Prochaska u. DiClemente (1983) unterscheiden sechs Phasen der Veränderungsbereitschaft. In Tabelle 7.1 sind diese Phasen beschrieben.

Tabelle 7.1. Das Stadienmodell nach Prochaska u. DiClemente (1983)

Unbewußte Vorphase/ Vorahnungsphase (Precontemplation)	Die konsonanten Raucher befinden sich noch nicht in einem Prozeß der Überlegung. Sie sind überzeugte Raucher, wollen das Rauchen (auch langfristig) beibehalten und realisieren die Nachteile, die mit Tabakkonsum verbunden sind, nicht oder nehmen sie zumindest nicht als Anlaß, das Rauchverhalten zu überdenken oder aufzugeben.
Überlegungs- oder Nachdenkphase/ Einsichtsphase (Contemplation)	Der Raucher in der Vorüberlegungsphase schließt zwar die Möglichkeiten einer Beendigung des Rauchens nicht aus, denkt aber im Augenblick nicht daran, aktiv Schritte zur Raucherentwöhnung in die Wege zu leiten. Es liegt keine Bereitschaft vor, das Rauchen innerhalb der nächsten sechs Monate aufzugeben.
Entschlußphase (Preparation)	Der Raucher ergreift nun Maßnahmen und Schritte, um sein Vorhaben zu realisieren. Er beschließt für sich einen Abstinenztag, nimmt eine professionelle Beratung in Anspruch oder meldet sich für eine Raucherentwöhnungsbehandlung an. Raucher aus der Überlegens-, Entschluß- oder Handlungsphase unterliegen einer kognitiven Dissonanz zwischen Veränderungsbereitschaft und Wunsch nach Aufrechterhaltung eines eingeschliffenen und noch als zum Teil positiv bewerteten Konsummusters.
Aktions- oder Handlungsphase (Action)	Prochaska und DiClemente gehen davon aus, daß sich nur ein geringer Teil aller Raucher in einer handlungsbereiten Aktionsphase befindet. Dieser Rauchertyp ist in der Regel motiviert, er ist gewillt, entweder auf eigene Initiative oder mit Hilfe einer professionellen therapeutischen Unterstützung, das Rauchen alsbald aufzugeben. Er ist bereits über die Möglichkeiten informiert und hat vielleicht sogar schon eine Verhaltensänderung vorgenommen.
Erhaltungsphase (Maintenance)	Nach einer sechsmonatigen Abstinenz tritt der Raucher definitionsgemäß in die Erhaltungsphase über. Der abstinente Raucher muß auch jetzt noch – in individuell unterschiedlichem Maße – um die Beibehaltung der Abstinenz kämpfen. Auch nach einem Jahr kann die Rückfallquote noch etwa 1% pro Jahr betragen (Batra 2000).
Nichtraucherphase (Termination)	Erst nach Jahren kann sich ein ehemaliger Raucher als stabiler Ex-Raucher bezeichnen.

Das transtheoretische Modell nach Prochaska sieht eine Modifikation der therapeutischen Interventionen in Abhängigkeit von der gegenwärtigen Motivationsform des einzelnen Rauchers vor. Unterschieden werden Stadien der Absichtslosigkeit (hier fehlt die Auseinandersetzung mit dem Rauchen, der Raucher bezeichnet sich selbst als konsonanten Raucher, der eine Änderung des Rauchverhaltens nicht beabsichtigt), die Phase der Absichtsbildung (hier findet eine zunehmende Auseinandersetzung mit dem Rauchen statt, der Raucher wird zum dissonanten Raucher), die Vorbereitungsphase (hier werden erste Maßnahmen zur Änderung des Rauchverhaltens geplant, jedoch ist die Abstinenz nicht unmittelbares Ziel) und die Handlungsphase, in der sich der Raucher zur Abstinenz oder zur Teilnahme an einer professionell unterstützten Behandlung mit dem Ziel der Abstinenz entschließt. Der Ex-Raucher befindet sich in der Aufrechterhaltungsphase. In jeder dieser einzelnen Phasen sind Veränderungen in die nächst höhere Motivationsstufe oder aber eine Veränderung zu einer niedrigeren Motivationsstufe möglich.

Ziel dieses Stadienmodells der Abhängigkeit ist es, die Interventionsstrategie der Motivation, genauer der Veränderungsbereitschaft des Rauchers anzupassen. Dies gilt sowohl für Entwöhnungsmaßnahmen als auch für präventive Strategien, die durch eine individuelle, stadiengerechte Motivationsarbeit erfolgreicher werden.

Die Zahl der entwöhnungswilligen Raucher wird auf 20-30% geschätzt (Entschlußphase). Weitere 25-40% sind ambivalent bezüglich des Abstinenzwunsches, wollen das Rauchen einschränken oder haben vor, irgendwann zu einem späteren Zeitpunkt (Überlegungs- oder Nachdenkphase/Einsichtsphase) das Rauchen aufzugeben (Velicer et al. 1995).

In der Vorahnungsphase mit fehlender Motivation zur Veränderung ist der Hinweis auf pathologische Befunde, gesundheitliche Gefährdungen, zu erwartende Veränderungen durch eine konsequente Abstinenz und die Schilderung der therapeutischen Möglichkeiten hilfreich.

In der Überlegens- und Nachdenkphase ist eine eingehendere Beratung sinnvoll, um den Raucher in die Vorbereitungs- und Handlungsphase zu überführen. Hier sind nicht nur Argumente zur Gefährlichkeit des Rauchens, sondern insbesondere auch positive Informationen zur Abstinenzwahrscheinlichkeit im Rahmen einer Entwöhnungsmaßnahme angezeigt.

In der Entschlußphase, Aktions- oder Handlungsphase sollte der Raucher in der Planung konkreter Schritte und bei der Wahl einer Vorgehensweise möglichst umfassend unterstützt werden, z. B. durch Empfehlungen hinsichtlich der Bewältigung von Entzugssymptomen, durch eine Stärkung der Abstinenzerwartung oder aber auch durch Angebote einer regelmäßigen therapeutischen Begleitung.

In der Erhaltungsphase sollte zur Sicherung des Abstinenzerfolges immer wieder Hilfe bei rückfallkritischen Situationen angeboten werden, eventuell der Rückfall thematisiert und die Rückfallbewältigung vorbereitet werden.

Im Fall einer Abstinenzbeendigung, nach einem Rückfall während der Aktions-, Handlungs- oder Erhaltungsphase, können über Gesprächs- und Behandlungsangebote wirksame Unterstützungen erfolgen - der Raucher befindet sich dann wieder in der Handlungsphase.

Ursachen des Rückfalls

Rückfallgründe sind vielfältig und individuell sehr verschieden. Raucher erleben den Rückfall am Arbeitsplatz, in der Freizeit, beim Genuß von Kaffee oder Alkohol, in der Gesellschaft von Rauchern, bei Einsamkeit, bei Streit mit dem Partner oder bei beruflichem Streß. Sie – oder ihre Umwelt – leiden unter den Entzugssymptomen, erleben sich als nervös und berichten von einer schlechteren Leistungsfähigkeit oder schildern ein unstillbares Rauchverlangen. Noch nach Wochen und Monaten ist die Abstinenz bei einer starken Gewichtszunahme gefährdet.

Nicht alle Raucher können die rückfallgefährlichen Situationen gut voraussagen. Im Einzelfall ist keine sichere Prognose des Abstinenzverlaufes möglich. Die genaue Analyse der Rauchsituationen, die Dokumentation bisheriger Abstinenzverläufe und das Auftreten von Entzugssymptomen kann allenfalls einen Hinweis geben.

Die zusätzliche Berücksichtigung der aus Studien bekannten Rückfallprädiktoren kann überdies hilfreich sein.

Die Erfahrung zeigt, daß Männer das Rauchen leichter aufgeben als Frauen. Berichtet wird von einer zyklusabhängigen Rückfallgefährdung der Frauen. In der zweiten Hälfte des Menstruationszyklus erleben Frauen deutlich stärkere Entzugssymptome (Unzufriedenheit, Antriebsverlust, Depressivität und eine vermehrte Irritier- und Störbarkeit) und ein intensiveres Rauchverlangen (Gritz et al. 1996). Vermutlich addieren sich Effekte des prämenstruellen Syndromes und die depressiogene Wirkung des Nikotinentzugs. Möglich ist auch, daß manche Frauen durch den Tabakkonsum eine quasi-therapeutische, antidepressive Wirkung erfahren, deren Fehlen beim Versuch einer Abstinenz zum Rückfall führen kann (Craig et al. 1992). Niedrige Erfolgsquoten bei Frauen gehen aber auch mit einer geringeren Abstinenzmotivation einher. Frauen sind stärker als Männer von der sozialen Unterstützung abhängig – in Partnerschaften, in denen der Mann weiter raucht, fehlt der Rückhalt für die Aufrechterhaltung des Abstinenzerfolges (Minneker et al. 1989). Die Anwesenheit eines Rauchers in der privaten Umgebung und – insbesondere bei Frauen – der rauchende Partner gehen mit einer hohen Rückfallwahrscheinlichkeit einher. Dagegen kann eine Unterstützung durch Partner, Angehörige, Freunde oder Kollegen die Abstinenzerwartung günstig beeinflussen.

Langjährige Raucher im Alter über 45 Jahren aus höheren sozialen Schichten sind bei der Einhaltung einer langfristigen Abstinenz am erfolgreichsten. Für ältere, gebildetere und gesundheitsbewußtere Raucher stellt die physiologischerweise nachlassende Gesundheit und körperliche Fitneß im Alter ein Warnsignal dar, dem mit dem Versuch begegnet wird, gesünder und risikoärmer zu leben.

Dagegen haben Raucher mit psychischen Problemen, Depressionen, schizophrenen Psychosen, einer Drogen- oder Alkoholabhängigkeit deutlich schlechtere Abstinenzaussichten (Glassman u. Covey 1996). Ein geringes Selbstvertrauen bzw. Selbstwirksamkeitserwartung (subjektive Einschätzung eigener Kompetenz zur Erlangung der Abstinenz) bestimmt ebenfalls die Abstinenz.

Als wichtigster biologischer Prädiktor gilt – neben der Höhe des Tageszigarettenkonsums – die Stärke der Abhängigkeit nach Fagerström (s. Kap. 6). In einer eigenen Untersuchung (Batra 2000) konnte gezeigt werden, daß stark abhängige Raucher mit einem FTND-Wert von mehr als 6 (aus 10 möglichen) Punkten eine äußerst geringe Abstinenzerwartung haben (Abb. 7.2).

Nicht zu vernachlässigen sind schließlich auch die Form und Durchführung der Entwöhnungsmethode und die therapeutische Unterstützung, die ein Raucher erfährt. Eine unzureichende, unterdosierte Nikotinersatztherapie beispielsweise geht mit einer höheren Rückfallwahrscheinlichkeit einher.

Übersicht über Entwöhnungsverfahren

Unterschieden werden in der Regel nichtmedikamentöse, überwiegend psychologische und medikamentöse Behandlungsmethoden. Diese im folgenden vorgenommene Einteilung ist künstlich – beide sind als Behandlungsarme *einer* erfolgreichen Vorgehensweise anzusehen. Die Trennung verfolgt rein pragmatische Gründe. Es wird wiederholt darauf hingewiesen werden, daß die Kombination beider Vorgehensweisen als Behandlungsstandard anzusehen ist und als erfolgversprechender gilt, als die Anwendung nur einer Behandlungsoption.

Nichtmedikamentöse Methoden

Nichtmedikamentöse Methoden werden häufig mit psychologischen Methoden gleichgesetzt. Im weitesten Sinne schließen psychologische Verfahren sowohl Methoden mit spezifischen Vorgehensweisen (verhaltenstherapeutische Selbstkontrollmethoden, Entspannungsverfahren) als auch Programme ohne spezifische

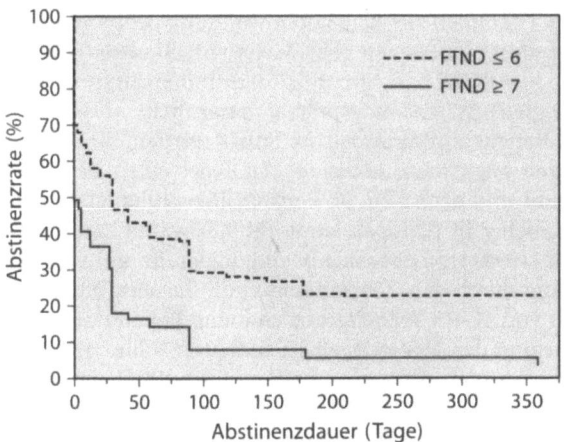

Abb. 7.2. Abstinenzkurven (Kaplan-Meier) bis zur 1-Jahreskatamnese in Abhängigkeit von der Stärke der Abhängigkeit (FTND ≤6/≥7)

Techniken, die auf der Basis von Gruppen- und Therapeuteneffekten oder der besonderen Motivationslage wirksam sind, mit ein. Zu den nichtmedikamentösen Verfahren gehören psychotherapeutische Methoden, aber auch Akupunktur und Hypnose, die neben den psychologischen Methoden im engeren Sinne als wirksame und diskussionswürdige Therapien bzw. Therapiebausteine gelten (Hajek 1994; AHCPR 1996). Die Akupunktur und suggestive Verfahren wie die Hypnose zielen auf die Überwindung der kurzfristig auftretenden Entzugserscheinungen und eine Entaktualisierung von Hinweisreizen auf das Rauchen durch eine Modifikation der inneren Erwartungshaltung, vermitteln aber keine Möglichkeiten zur Rückfallprophylaxe oder Bewältigung von Versuchungssituationen.

Die psychotherapeutischen Verfahren entstammen überwiegend der Lernpsychologie, entweder als klassisch verhaltenstherapeutisch strukturierte Selbstmodifikationsprogramme auf dem Boden der Theorien zum klassischen und operanten Konditionieren (Aversionstechniken, Selbstkontrollmethoden), oder als kognitiv-behaviorale Verfahren (Psychoedukation, kognitive Umstrukturierung).

Aversionstechniken bedienen sich der direkten Bestrafung eines unerwünschten Verhaltens durch die Applikation von Elektroschocks oder anderen Noxen. In einigen (heute nicht mehr praktizierten) Verfahren wurde der Raucher angewiesen, entweder für mehrere Tage das doppelte oder dreifache des normalen Tageskonsums (Sättigungsrauchen) oder an einem Tag eine maximale Anzahl von Zigaretten in kürzester Zeit zu rauchen („rapid smoking"). Wirkmechanismus der Aversionstherapie ist eine Koppelung neuer aversiv erlebter Qualitäten an das vormals positiv besetzte Rauchen. Aufgrund der mit der Methode verbundenen gesundheitlichen Risiken sollte die Anwendung nur bei sorgfältiger Indikationsstellung und unter ärztlicher Kontrolle zum Einsatz kommen. Die Anwendung dieser zum Teil recht erfolgreichen Verfahren wurde in neuerer Zeit aufgrund der nicht unerheblichen potentiellen kardialen Risiken aufgegeben.

Zahlreiche Metaanalysen weisen nach, daß verhaltenstherapeutische Behandlungen als die erfolgreichsten Therapien zur Raucherentwöhnung gelten können (AHCPR 1996). Das Konzept dieser Therapien geht davon aus, Rauchen sei als erlerntes Verhalten, das durch klassische und operante Konditionierungsprozesse gefestigt wurde, mit Hilfe der gleichen Techniken wieder verlernbar.

Verhaltenstherapeutische Raucherentwöhnungstherapien werden in Einzel- oder in Gruppenbehandlungen angeboten, sehen in der Regel einen Behandlungstermin pro Woche vor und sind nach 5 bis 10 Wochen abgeschlossen. Durch die Zusammenfassung der Raucher in Gruppen kann die Motivation zusätzlich gefördert werden. Nach Hajek (1994) sind optimale Bedingungen für eine verhaltenstherapeutische Behandlung durch den Zusammenschluß der entwöhnungswilligen Raucher in Gruppen von 12–15 Teilnehmern und eine Behandlung, die wenigstens 4 Wochen nach Beginn der Abstinenzphase andauern sollte, erfüllt.

Aus Gründen der Ergonomie wurden alternativ zu den zeit- und kostenintensiven Gruppenbehandlungen weniger aufwendige verhaltenstherapeutische Selbsthilfemanuale entwickelt. Der entwöhnungswillige Raucher erhält in schriftlicher Form Anweisungen zur Durchführung der erforderlichen Techniken. Selbsthilfemanuale sind weniger erfolgreich als gruppentherapeutische Programme (Brown

u. Owen 1992), sind aber wesentlich kostengünstiger. Durch die günstige Kosten-Nutzen-Relation (Zahl der entwöhnten Raucher im Verhältnis zum zeitlichen Aufwand des Therapeuten) wird eine breite Anwendung empfohlen (Hajek 1994).

Medikamentöse Methoden

Medikamentöse Unterstützungen wurden vielfach erprobt. Antidepressiva, Neuroleptika, Tranquilizer, diverse Homöopathika u. a. Medikamente wurden in Studien geprüft. Als wirksam erwiesen haben sich neben einigen dieser psychotropen Medikamente die Nikotinersatztherapeutika. Hierbei kann Nikotin in verschiedenen Darreichungsformen (Kaugummi, Pflaster, Nasenspray, Sublingualtablette, Inhaler) angewendet werden und gestattet eine vorübergehende, dosierte, nebenwirkungsarme Nikotingabe mit dem Zweck, auftretende Entzugssymptome zu unterdrücken und gegebenenfalls in rückfallkritischen Situationen als Substitution zur Zigarette zu dienen.

Akupunktur

Die Akupunktur wird in westlichen Ländern in der Raucherentwöhnung erst seit Anfang der 70er Jahre eingesetzt (Wen 1973). Studien an Drogen- und Schmerzpatienten hatten zu der Annahme geführt, die Akupunktur könne die Symptome des Nikotinentzugs unterdrücken. Erste Berichte erbrachten hohe Erfolgsquoten, vor allem in der kurzfristigen Intervention, konnten aber auch da schon langfristige Erfolgsergebnisse nicht vorweisen. Die Akupunktur ist mittlerweile dennoch eine häufig eingesetzte Methode zur Reduktion von Entzugssymptomen im Rahmen einer Raucherentwöhnungsbehandlung geworden. Der Wirkmechanismus der Akupunktur ist noch nicht vollständig erforscht, angenommen wird eine Opioid-Stimulation. Verantwortlich sind vermutlich sowohl psychologische als auch spezifische Effekte der Akupunkturbehandlung selbst. Manche Anwender berichten über außerordentlich hohe Erfolgsquoten (über 90%) innerhalb der ersten Wochen. Teilnehmer einer Akupunkturbehandlung bestätigen ein deutliches Nachlassen der Entzugssymptomatik und eine anhaltende Abstinenz. Die Beurteilbarkeit der Akupunkturbehandlung ist jedoch dadurch erschwert, daß kaum Studien über einen längeren Zeitraum vorliegen (Ter Riet et al. 1990; White et al. 2000). Außerdem wird kaum berücksichtigt, daß Raucherentwöhnungsbehandlungen mittels Akupunktur zumeist nur in kleinen Stichproben vorgenommen werden. Teilnehmer der Behandlung stellen gleichzeitig eine Selektion von Rauchern dar, die eine hohe Therapieerwartung mit sich bringen. Zugleich ist davon auszugehen, daß unspezifische Therapievariablen, wie die Einflußnahme durch den Therapeuten, nicht unerhebliche Effekte haben, die nicht einer spezifischen Akupunkturwirkung zugeschrieben werden dürften.

In einer eigenen Übersicht zu kontrollierten Raucherentwöhnungsstudien mit Hilfe einer Akupunkturbehandlung finden sich keine Hinweise auf eine langfristig erhöhte Wirksamkeit der Akupunktur im Vergleich mit Plazebo oder Nikotinkaugummi.

In den wenigen verfügbaren kontrollierten Studien wurden sowohl die mehrfache Akupunktur als auch die einmalige Elektro-Akupunktur (100 Hz) untersucht. Bei der Plazebo-Akupunktur werden in der Kontrollgruppe Punkte genadelt, von denen angenommen wird, daß sie keine Effekte auf die Raucherentwöhnung haben.

In einer der wichtigsten Studien an 1000 Rauchern, die aus der Allgemeinbevölkerung rekrutiert worden waren, stellt sich einen Monat nach Therapieende der Erfolg der Akupunktur mit einer Abstinenzquote von 22% nicht besser dar als die Erfolge der Plazebobehandlung (23%). Etwas effektiver war der Einsatz der Nikotinersatztherapie (Nikotinkaugummi: 26%). In der Folgeuntersuchung nach einem Jahr war die Verum-Akupunktur mit 6,5% weniger erfolgreich als die Nikotinkaugummi-Behandlung (10,9%; Clavel u. Paoletti 1990).

Ter Riet und Mitarbeiter (1990) stellten in ihrer jüngsten und ausführlichsten Metaanalyse, die bislang vorgenommen wurde, fest, die Akupunktur sei nicht wirksamer als eine Plazebo-Akupunktur. Allerdings sei die Akupunktur zumindest kurzfristig effektiver als ein Versuch, ohne therapeutische Unterstützung auf den Tabakkonsum zu verzichten.

Auch andere Studien zeigen eine geringe langfristige Effektivität der Akupunkturbehandlung. White und Mitarbeiter (2000) erstellten eine Metaanalyse zur Wirksamkeit der Akupunktur (Cochrane Database) auf der Basis von 18 Publikationen. Sie konnten zeigen, daß die Akupunktur langfristig (nach 6 und nach 12 Monaten) nicht effektiver ist als eine Plazebobehandlung. Verschiedene Akupunkturtechniken zeigten keine Unterschiede in der Effektivität.

Derzeit gibt es keine klaren Hinweise darauf, daß die Akupunktur in der Raucherentwöhnung wirkungsvoll eingesetzt werden könnte.

Angesichts der in den Metaanalysen vorgelegten Befunde ist aber immerhin zumindest kurzfristig ein therapieförderlicher Inhalt der Akupunkturbehandlung anzunehmen. Zu überlegen wäre, ob der Einsatz der Akupunktur in Verbindung mit einer verhaltenstherapeutischen Behandlung effektiver wäre – neben der Behandlung der Entzugssymptome durch die Akupunktur (eine wirksame Methode zumindest bei einem selektierten Klientel) könnte durch die verhaltenstherapeutische Behandlung eine langfristige Verbesserung der Bewältigungsfähigkeiten bei rückfallgefährlichen Situationen vermittelt werden.

Hypnose

Die Hypnosebehandlung hat sich bei der Behandlung zahlreicher psychosomatischer Störungen als effektiv erwiesen. Auch im Rahmen der Raucherentwöhnung hat die Hypnotherapie einen breiten Einsatz gefunden (Law u. Tang 1995). In den letzten Jahren ist allerdings die Zahl der Behandlungsangebote sehr gering, darüber hinaus besteht wenig Evidenz für eine ausreichende Effektivität dieser Behandlungsmethode. Es gibt zahlreiche verschiedene hypnotherapeutische Techniken, die allermeisten werden innerhalb einer Sitzung durchgeführt (Spiegel 1993). Die Hypnose erfolgt unter der Vorstellung, durch die Beeinflussung unterdrückter Impulse könne das Rauchverlangen reduziert oder aber der Wille zu einer Abstinenz bestärkt werden. Während einer hypnotherapeutischen Sitzung wird dem Raucher suggeriert, das Rauchen sei mit negativen Konsequenzen verbunden, Rauchen stelle ein Gift dar, der Körper müsse vor diesem Gift geschützt werden, ferner seien Möglichkeiten vorhanden, auch als Nichtraucher zu leben (Spiegel 1964).

Alternativen zur Fremdhypnose bestehen in der Autohypnose bzw. Autosuggestion. Im erweiterten Sinne gehören auch autosuggestive Techniken sowie das autogene Training in diese Gruppe von Behandlungsmöglichkeiten.

Die Behandlung mit einer Hypnose setzt zum einen eine spezifische Therapieerwartung voraus, zum anderen verlangen Therapieformen wie Autohypnose einen hohen zeitlichen Einsatz, eine hohe Motivation und Disziplin des Patienten. Damit wird gleichzeitig eine Selektion von entwöhnungswilligen und motivierten Rauchern vorgenommen.

Die Effektivität der hypnotherapeutischen Behandlung ist nur unzureichend untersucht. Die sechsmonatigen Abstinenzraten sollen zwischen 20 und 35% liegen. Es ergeben sich keine Hinweise darauf, daß die Hypnotherapie nach sechs Monaten erfolgreicher ist als eines der anderen Therapieverfahren.

Die wissenschaftliche Bewertung der Therapiemethode ist allerdings erschwert, da bei dieser Behandlungsform die Therapeutenvariablen und die Verschiedenheit der oftmals miteinander kaum vergleichbaren Therapieansätze eine große Rolle spielen.

Abbot et al. (2000) haben bei dem Versuch, eine Metaanalyse zu erstellen, aufgrund der unterschiedlichen methodischen Voraussetzungen keine geeigneten Studien auswählen können, um zu einer abschließenden Bewertung zu kommen. Es ist fraglich, ob kontrollierte Studien die aus unkontrollierten Studien oder Einzelberichten veröffentlichten Effekte der Hypnotherapie bestätigen könnten.

Abschließend kann zur Hypnotherapie bemerkt werden, daß motivationale Prozesse durch die Hypnotherapie gut beeinflußt werden können, daß aber spezifische, langfristig wirksame Techniken zur Rückfallbewältigung innerhalb der Hypnotherapie fehlen. Auch hier weiß der Raucher rückfallgefährlichen Situationen nur unzureichend zu begegnen. Es ist zwar vorstellbar, daß die initialen Erfolgsquoten respektabel hoch sind, langfristige Abstinenzquoten nach zwölf Monaten oder einem längeren Beobachtungszeitraum dürften allerdings nicht wesentlich höher als die Erfolgsquoten nach einer Plazebobehandlung sein.

Raucherentwöhnung für Risikogruppen

Unabhängig von dem intrinsischen Gefährdungspotential des Rauchens tragen Raucher mit anderen körperlichen Störungen oder Besonderheiten zusätzliche Risiken, die eine Abstinenz dringend erforderlich machen. Das hohe Abhängigkeitspotential des Tabakkonsums zeigt sich u. a. darin, daß viele dieser Raucher trotz des Bewußtseins für die Konsequenzen des Tabakkonsums in ihrer besonderen Situation nicht auf die Zigarette verzichten können. Dazu zählen Patienten mit einer koronaren Herzerkrankung, Typ-I-Diabetiker, die durch den Tabakkonsum eine Verschlechterung der diabetischen Nephropathie erfahren, Patienten mit chronischen Lungenerkrankungen, aber auch Raucher mit Depressionen in der Anamnese, die durch eine Tabakabstinenz ein Rezidiv erleiden. Frauen erfahren spezifische Gefährdungen durch das Rauchen im Hinblick auf die besondere hormonelle Situation: bei der Einnahme von Kontrazeptiva ist das Risiko für Thrombosen, Herzinfarkte und zerebrale Blutungen erhöht, die Konzeptionsfähigkeit ist auch nach Absetzen der Antikonzeptiva vermindert. Klimakterische Beschwerden und die Entwicklung der Osteoporose setzen früher und intensiver ein. Das Rauchen begünstigt eine Infertilität durch eine Senkung der Östrogen- und Progesteronkonzentrationen im Serum. Zudem ist das Risiko für ein Zervixkarzinom bei Raucherinnen um den Faktor 2,1 erhöht, der Anteil des Rauchens an der Mortalität wird mit 31% berechnet (Newcomb u. Carbone 1992).

Die negativen Auswirkungen des Rauchens auf die Schwangerschaftsbeschwerden und das Wachstum des Kindes sind vielfach untersucht und in der wissenschaftlichen und klinischen Literatur unbestritten. Sie sind auch in der Bevölkerung hinlänglich bekannt, obgleich manche Frauen lt. Befragungen die Tragweite der Beeinträchtigungen für das ungeborene Kind nicht vollständig erfassen. Viele Frauen, etwa 50% laut übereinstimmenden Untersuchungen und Schätzungen aus verschiedenen Ländern (Großbritannien, Italien, Norwegen, Österreich, Schweden, USA), nehmen die erste Schwangerschaft zum Anlaß, das Rauchen aufzugeben. Immerhin 15–49% aller Frauen rauchen nach Feststellung einer Schwangerschaft unverändert weiter. Vor allem jüngere Mütter mit einer höheren Bildung, einer kürzeren Raucheranamnese und einem geringeren täglichen Zigarettenkonsum geben mit einer höheren Wahrscheinlichkeit den Tabakkonsum auf, wenngleich viele davon innerhalb der ersten sechs bis zwölf Monate nach der Entbindung rückfällig werden (Fingerhut et al. 1990).

Schwangere tragen wie kaum andere Raucher eine soziale Verantwortung, das Rauchen aufzugeben. Die vielfältigen Auswirkungen des Rauchverhaltens der Mutter auf das ungeborene Kind sind gut dokumentiert. Es ist davon auszugehen, daß sowohl Entwicklungsverzögerungen als auch eine höhere Disposition zu pulmonalen Erkrankungen auftreten. Auch die Schwangerschaftsbeschwerden selbst, nicht zuletzt auch die Gefahr von Spontanaborten sind bei rauchenden Schwangeren höher als bei Nichtraucherinnen.

Es existieren zahlreiche Bemühungen, spezifische Raucherentwöhnungsprogramme für Schwangere zu konzipieren, um auf diese Weise die Entwöhnungserfolge zu erhöhen. Problematisch ist sicherlich, daß diese Population per se nicht zur Raucherentwöhnung motiviert ist, und durch ein Lebensereignis wie die Schwangerschaft vorübergehend zur Aufgabe der Tabakkonsumgewohnheit gezwungen wird. Dies ist für viele Schwangere angesichts der öffentlichen Forderung nach einer Tabakabstinenz problematisch. Die meisten Schwangeren sind über die negativen Konsequenzen des Rauchens durchaus informiert, viele werden von dem betreuenden Gynäkologen auf den Tabakkonsum angesprochen oder zur Tabakabstinenz motiviert.

Raucher aus den genannten Risikogruppen, die nicht spontan abstinent werden können, schneiden auch in Standardbehandlungen (Verhaltenstherapie und Nikotinsubstitution per Nikotinkaugummi oder Nikotinpflaster) schlechter ab als Raucher ohne eine komorbide Störung. Durch sog. risikogruppenspezifisch modifizierte Therapieprogramme wird versucht, durch die besondere Berücksichtigung der speziellen Risikofaktoren im therapeutischen Ansatz der Raucherentwöhnung eine effektivere Behandlung zu schaffen. Zielgruppenspezifische verhaltenstherapeutische Bausteine führen bei Patienten mit koronaren Herzkrankheiten zu deutlichen Steigerungen der langfristigen Abstinenz. Berichtet werden Abstinenzquoten von bis zu 50% (Basler et al. 1992). Trotz der kardialen Risiken sind bei therapieresistenten Rauchern Überlegungen gerechtfertigt, auch eine nikotingestützte Raucherentwöhnung mit Nikotinpflaster, -kaugummi oder -nasenspray vorzunehmen. Vereinzelt wird sogar der Einsatz von Nikotinersatzprodukten mit dem Ziel empfohlen, wenigstens den täglichen Zigarettenkonsum zu senken.

Auch Patienten mit einer chronischen Lungenerkrankung weisen eine hohe Quote an tabakabhängigen Rauchern auf. Glover et al. (1997) konnten die Entzugssymptome bei diesen Patienten durch eine hochdosierte Nikotinersatztherapie mit einem Nikotinnasenspray suffizient unterdrücken und die Abstinenzerwartungen signifikant erhöhen.

Bekannt sind die großen Schwierigkeiten in der Raucherentwöhnung von Patienten mit depressiven Störungen in der Anamnese, einer schizophrenen Psychose oder einer anderen Suchterkrankung. Nicht nur die Gefahr der Exazerbation der Grunderkrankung, sondern auch Wechselwirkungen mit der psychotropen antidepressiven oder neuroleptischen Medikation erschweren die Abstinenz. Auf diese Klientel soll an anderer Stelle (s. Kap. 10) ausführlicher eingegangen werden.

Da Raucherinnen durch eine Tabakabstinenz während der Schwangerschaft die Gefährdung des Kindes nahezu beseitigen können, ist schwangeren Raucherinnen, die aus eigener Initiative nicht auf das Rauchen verzichten können, unbedingt die Teilnahme an einer Raucherentwöhnungsmaßnahme zu empfehlen.

In Deutschland wurde ein umfassendes Motivations- und Behandlungskonzept für Schwangere durch das Bremer Institut für Prävention und Sozialmedizin (BIPS) entwickelt und von der Deutschen Bundeszentrale für gesundheitliche Aufklärung für den niedergelassenen Gynäkologen zur Verfügung gestellt.

Zwar gelingt noch einigen Schwangeren, die Tabakkonsumgewohnheiten während der Schwangerschaft zu kontrollieren bzw. aufzugeben, viele werden jedoch im Anschluß an die Schwangerschaft erneut rückfällig. Dies ist angesichts der schädlichen Wirkung des Passivrauchens insbesondere auf Kleinkinder gleichfalls problematisch. Interventionsstrategien müssen also auch auf die langfristige Abstinenz zielen und nicht alleine die Abstinenz während der Schwangerschaft zum Ziel haben.

Lummley und Mitarbeiter untersuchten die Effektivität von spezifischen Raucherentwöhnungsprogrammen für schwangere Frauen und fanden 37 Untersuchungen mit fast 17.000 Frauen, die eindeutig zeigten konnten, daß die Intervention gegenüber der Aufklärung noch einen deutlichen positiven Effekt erbringt.

Die Erfolgsaussichten eines ärztlichen Beratungsgespräches können durch ein speziell auf die Bedürfnisse schwangerer Frauen zugeschnittenes Selbsthilfemanual von 5–6% auf 10–14% gesteigert werden. Regelmäßige telefonische Kontakte oder Hausbesuche erhöhen die Effektivität auf bis zu 27%. Die Effektivität von spezifischen Raucherentwöhnungsstrategien für schwangere Raucherinnen liegt in einer Metaanalyse von Law u. Tang (1995) im Fall einer Verhaltenstherapie auf der Basis eines Selbsthilfemanuals bei sieben kontrollierten Studien zwischen 9,8 und 36,1%.

In der Regel verzichten die Entwöhnungsprogramme für Schwangere auf eine Nikotinsubstitution. Dennoch sollte insbesondere Frauen, die täglich mehr als 20

Zigaretten konsumieren und trotz verhaltenstherapeutischer Unterstützung nicht abstinent werden können, eine Nikotinersatztherapie in Erwägung gezogen werden. Mögliche Risiken dieser Behandlung werden durch den zu erwartenden Profit für die Mutter und das Ungeborene aufgehoben.

Der Effekt der Raucherentwöhnung während der Schwangerschaft läßt sich unmittelbar auch am Geburtsgewicht der Kinder ablesen: Das Geburtsgewicht normalisiert sich in der Gruppe derer, die den Tabakkonsum beenden können, während anhaltende Raucherinnen in der Regel Kinder zur Welt bringen, die leichter sind und häufiger auch Frühgeburten erleiden.

Effektivität von Raucherentwöhnungstrategien

Die Veränderungsbereitschaft und die Entwöhnungsmotivation des einzelnen Rauchers sind Voraussetzungen für eine effektive therapeutische Intervention – sei es nun in Form einer umfassenden Information, Motivation, medikamentösen oder psychotherapeutischen Unterstützung. Eine erfolgreiche Raucherentwöhnung ist jedoch nicht allein von der Motivationslage des Rauchers, sondern insbesondere auch von der spezifischen Effektivität der eingesetzten Methode abhängig.

Die Abstinenzzuversicht und Motivation alleine reichen nicht – zur Abstinenzerwartung entwöhnungswilliger Raucher ohne Inanspruchnahme einer Therapie existieren nur wenige Zahlen. Baillie et al. (1995) berechnen in einer Metaanalyse die langfristige Abstinenzwahrscheinlichkeit auf 6,4%. Die Abstinenzraten schwanken in den analysierten Studien allerdings zwischen 0% und 11,0%. Einschränkend muß bemerkt werden, daß hierbei nicht die kontinuierliche Abstinenz während des Beobachtungszeitraumes, sondern die Abstinenz zum Katamnesezeitpunkt in die Berechnung aufgenommen wurde.

Die Überprüfung der Effizienz und wissenschaftliche Fundierung von Raucherentwöhnungsbehandlungen sind das Ziel zahlreicher Metaanalysen, allen voran der Untersuchungen, die durch die Cochrane-Database zugänglich sind. Sie kommen übereinstimmend zu dem Ergebnis, daß unter sämtlichen zur Verfügung stehenden Raucherentwöhnungsverfahren, einschließlich Akupunktur, Hypnose, medikamentösen Entwöhnungsstrategien mit diversen Medikamenten, die verhaltenstherapeutische Raucherentwöhnungsbehandlung im Sinne eines Selbstkontrollmanagements in Verbindung mit der medikamentösen Unterstützung während der ersten Wochen die erfolgversprechendste Behandlung zu sein scheint (AHCPR 1996). Diese Ergebnisse waren Grundlage für die amerikanischen Leitlinien zur Raucherentwöhnung.

Die Erfolgschancen

Der spontane Entschluß, das Rauchen aufzugeben (beispielsweise als Vorsatzbildung im Rahmen von „Silvesterentschlüssen") geht mit einer hohen statistischen Wahrscheinlichkeit einher, nach einem Jahr wieder rückfällig zu sein: Ca. 95% aller Versuche sind in diesem Sinne erfolglos. Auf dieser Vergleichsbasis sind die Erfolgsaussichten der anderen Raucherentwöhnungsbehandlungen zu diskutieren: Der ärztliche Ratschlag erhöht die langfristigen Abstinenzchancen auf mehr als 5%. Die Nikotinsubstitution verdoppelt in plazebokontrollierten Studien die Erfolgsraten der Abstinenzwahrscheinlichkeit im Vergleich mit der Plazeboanwendung auf ca. 20%. Verhaltenstherapeutische Selbsthilfemanuale erzielen Erfolgsquoten zwischen 15 und 20%, die verhaltenstherapeutische Gruppenbehandlung bis zu 25% und Kombinationsbehandlungen aus verhaltenstherapeutischen Gruppentherapien und einer passageren Nikotinsubstitution erzielen zwischen 20 und 35% Abstinenz nach einem Jahr. In Ausnahmefällen können durch risikogruppenspezifisch modifizierte Therapien, beispielsweise bei Koronarpatienten, Erfolgsquoten von fast 50% erreicht werden. Zu bedenken ist allerdings, daß in diesen Gruppen die Eingangsmotivation sehr hoch ist (Basler et al. 1992).

Stationäre Raucherentwöhnungsbehandlungen sind im übrigen nicht signifikant wirkungsvoller als die ambulanten Therapien – die vergleichsweise hohen stationären Behandlungskosten sind somit nicht zu rechtfertigen.

Leitlinien zur Raucherentwöhnung

Konsensus in der Raucherentwöhnungstherapie

Bereits 1992 entstand ein erstes deutschsprachiges Papier, das einen Konsensus bei der Raucherentwöhnung formulierte: Die Raucherberatung und Raucherentwöhnungstherapie sollte demnach zu den Aufgaben eines jeden Arztes gehören. Da umfangreiche Entwöhnungsprogramme kaum in den Praxisalltag zu integrieren sind, wurde in Anbetracht der begrenzten zeitlichen Reserven empfohlen, wenigstens eine Minimalintervention zu wählen. Die Patienten sollten nach ihrem Rauchverhalten gefragt werden, Raucher sollten die Empfehlung erhalten, auf den Tabakkonsum zu verzichten. Unterstützend sollten sowohl Empfehlungen zur Vorgehensweise gegeben als auch eine Nikotinsubstitution erwogen werden.

1996 wurden umfangreiche amerikanische Leitlinien zur Raucherentwöhnung zunächst von der Agency for Health Care Policy and Research (AHCPR), dann von der American Psychiatric Association veröffentlicht. Darin werden folgende Empfehlungen an Ärzte und Raucherentwöhnungstherapeuten gerichtet:
- Jeder Erstkontakt sollte die Exploration des Raucherstatus des Patienten und gegebenenfalls die Motivation zur Raucherentwöhnung beinhalten. In der ärztlichen Praxis sollte der Rauchstatus eines jeden Patienten erfaßt werden, jeder rauchende Patient sollte danach das Angebot zur Teilnahme an einer effektiven Raucherentwöhnungsbehandlung erhalten. Sie sollten Raucher über den zu erwartenden Gewichtszuwachs informieren und Möglichkeiten zur Gewichtsreduktion, auch die Anwendung von Nikotinersatztherapie als Möglichkeit zur Gewichtsstabilisierung, nennen. Es sollte auch Anwendern von Kautabak und anderen Tabakpräparationen Unterstützung angeboten werden.
- Lang andauernde, intensivere Behandlungen sind effektiver als Kurzbehandlungen. Wenn möglich, sind längerdauernde Interventionstechniken den Minimalinterventionen vorzuziehen; ist dies nicht möglich, sind auch Kurzinterventionen ausreichend. Auch die schlichte ärztliche Anweisung ist immer noch effektiv genug, um sie auch einzusetzen!

- Die Motivation der Raucher, den Tabakkosnum zu beenden ist der erste Schritt – danach sind im Fall der erfolgreichen Abstinenzeinleitung rückfallprophylaktische Interventionen vorzustellen und mit allen Rauchern zu diskutieren.
- Nikotinersatztherapie, soziale Unterstützung sowie ein Training der sozialen Fertigkeiten sind die effektiven Bestandteile einer Raucherentwöhnungsbehandlung. Multikomponententherapien, die diese beiden Anteile vereinigen, gelten als die erfolgreichsten nichtmedikamentösen Therapien. Alternativ sollten Raucherentwöhnungstherapien wenigstens die Einübung von Selbstkontrollmethoden und, nach einer erfolgreichen Entwöhnung, Techniken zur Rückfallprophylaxe beinhalten. Aversionstechniken („rapid smoking") und der Einsatz von Selbsthilfematerialien sind ebenfalls bedingt empfehlenswert.
- Als effektivste medikamentöse Therapiemethoden wurden die Nikotinersatztherapien (Nikotinkaugummi und -pflaster) eingestuft. Dem Nikotinpflaster sollte der Vorzug vor Nikotinkaugummi gegeben werden. Allerdings seien die individuellen Vorlieben des Patienten stärker zu gewichten als diese Empfehlung. Des weiteren werden Clonidin und – trotz der noch geringen Datenbasis – auch Nikotinnasenspray als wirksame Therapeutika eingestuft.
- Nicht zuletzt wird gefordert, die Aktivitäten des Raucherentwöhnungstherapeuten sollten angemessen entschädigt werden. Zu einer erfolgreichen Raucherentwöhnung gehören somit auch umfassende Veränderungen im Gesundheitswesen, die eine Identifikation und Behandlung der Raucher unterstützen und eine Entlohnung der therapeutischen Unterstützung vorsehen.
- In Krankenhäusern tätige Ärzte sollten alle stationär aufgenommenen Raucher anweisen, während des stationären Aufenthaltes auf den Tabakkonsum zu verzichten und diese Abstinenz auch nach der Entlassung fortzusetzen.

Besondere Empfehlungen werden mit Blick auf die Untergruppen der Raucher, die besondere Risikofaktoren tragen, gegeben:
- Eine hohe Stärke der Abhängigkeit, psychiatrische Erkrankungen und eine geringe intrinsische Motivation bedürfen einer intensiveren Betreuung.
- Während einer Schwangerschaft ist eine Abstinenz aufgrund der Gefährdung des ungeborenen Kindes unverzichtbar. Schwangere Frauen sollten ermutigt werden, eine intensive Raucherentwöhnungstherapie unterstützend in Anspruch zu nehmen und im Falle, daß dies nicht ausreiche, eine Nikotinersatztherapie anwenden.
- Erforderlichenfalls solle bei einer Unfähigkeit zur Abstinenz auch der Einsatz einer Nikotinsubstitution erwogen werden – die Gefahren für das Kind seien hierbei immer noch geringer als bei einem anhaltenden Zigarettenkonsum.
- Bei der Gefahr einer übermäßig starken Gewichtszunahme kann die Entwicklung des Körpergewichts durch die längerfristige Nikotinsubstitution mit Nikotinkaugummi kontrolliert werden.

Inzwischen (2000) erschien eine aktualisierte Version dieser Leitlinien, die neben der Nikotinersatztherapie auch die medikamentöse Behandlung mit Bupropion empfiehlt. Die Leitlinie kann aus dem Internet bezogen werden (http://www.surgeongeneral.gov/).

Voraussetzungen für eine erfolgreiche Entwöhnung

Die meisten Ex-Raucher (> 90%) haben den Tabakkonsum ohne fremde Hilfe aufgegeben. Die wenigsten Raucher nehmen fremde Hilfen, Entwöhnungskurse oder medikamentöse Hilfen in Anspruch. Erst wenn eine Abstinenz aus eigener Kraft nicht möglich ist, entsteht der Bedarf nach einer therapeutischen Unterstützung.

Mit Blick auf die zahlreichen Rückfallgründe scheint der Ausgang einer Raucherentwöhnungsbehandlung auf den ersten Blick kaum vorhersehbar. Die Analyse der möglichen Rückfallprädiktoren kann den Verlauf günstig beeinflussen, wenn die genannten Gefährdungen (die potentiell hohe Gewichtszunahme, die körperlichen Entzugssymptome bei einer starken Abhängigkeit, Streßsituationen, u. a.) durch das Erlernen effektiver Techniken umgangen oder bewältigt werden.

Differenzierte Therapieansätze versuchen, die Rückfallgefahr durch die Integration verschiedener Techniken zu reduzieren: Zur Anwendung kommen Strategien der sozialen Unterstützung durch helfende Partner, Methoden zur Streßbewältigung, der Umgang mit depressiven Kognitionen, die Anwendung von Entspannungsverfahren und eine vorübergehende, evtl. hochdosierte Nikotinsubstitution.

Eine erfolgreiche Raucherentwöhnung sollte die folgenden Bausteine enthalten:

Basismodule einer Raucherentwöhnungsbehandlung

1. Information
2. Motivation
3. Verhaltensmodifikation
4. Reduktion der Entzugserscheinungen

1. Information
   In Abhängigkeit vom Kenntnisstand des Rauchers sind zunächst Informationen zur Schädlichkeit des Rauchens zu vermitteln.
2. Motivation
   Eine gute Motivation ist der Schlüssel zum Erfolg. Der Arzt hat wie kein anderer die Möglichkeit, den Raucher auf die bestehenden oder drohenden gesundheitlichen Schädigungen hinzuweisen und darüber hinaus durch eine vorurteilsfreie und nicht anklagende Vorgehensweise die Abstinenzbereitschaft zu fördern.
3. Verhaltensänderung
   Der Verzicht auf den Zigarettenkonsum zieht umfassende Verhaltensänderungen nach sich. Der häufig automatisiert ablaufende Rauchvorgang wird nun bewußt. Der Raucher erfährt erst bei dieser Gelegenheit, welche Bedeutung die Zigarette in Alltagssituationen für ihn hat. Neben der Einschränkung des Verhaltensspielraumes durch den Verzicht auf die Zigarette sind zur Sicherung des Abstinenzerfolges zahlreiche Verhaltensmodifikationen erforderlich. Verhaltenstherapeutische Raucherentwöhnungsprogramme gliedern den Therapieprozeß in drei Abschnitte (Tabelle 7.2).

Tabelle 7.2. Therapiephasen der Raucherentwöhnungsbehandlung

Selbstbeobachtungsphase	Verhaltensbeobachtung und Protokollierung mittels Strichlisten, Tagesprotokollen und Situationsfragebögen
Reduktionsphase/Rauchstopp	Stimulus- und Situationskontrolle Techniken zur operanten Selbstverstärkung Vertragsmanagement
Stabilisierungsphase	Aufbau von Alternativverhalten Muskelentspannungstraining nach Jacobson Rückfallprophylaxe Bewältigung von Versuchssituationen in Rollenspielen kognitive Modifikationen Vermittlung gesundheitsförderlichen Verhaltens / Ernährungsberatung

Nach einer Selbstbeobachtungsphase, in der das Rauchverhalten beobachtet, protokolliert und beschrieben wird, tritt der Raucher in die Reduktions- bzw. Rauchstoppphase ein. Je nach gewähltem Vorgehen (allmähliches Ausschleichen des Tabakkonsums: Reduktionsmethode, plötzlicher Rauchstopp an einem zuvor bestimmten Termin: Punkt-Schluß-Methode) wird entweder versucht, über eine Stimulus- und Situationskontrolle zunehmend die Situationen einzuengen, in denen geraucht wird, oder aber es werden mittels einer Vereinbarung oder eines Vertrages ein Datum festgelegt, an dem der Zigarettenkonsum beendet wird. In beiden Fällen werden Techniken zur operanten Selbstverstärkung eingesetzt (Belohnung), um die Abstinenzwahrscheinlichkeit zu erhöhen. In der darauffolgenden abschließenden Stabilisierungsphase erlernt der Raucher Alternativverhaltensweisen, beschäftigt sich mit Versuchungssituationen z.B. in Form von Rollenspielen, nimmt Gedankenmodifikationen im Sinne von kognitiven Umbewertungen des Rauchens vor, erlernt ein Entspannungstraining nach Jacobson, versucht rückfallgefährliche Situationen zu isolieren und zu verhindern und erhält zusätzliche Informationen zum Aufbau des gesundheitsförderlichen Verhaltens mit dem Ziel der Verhinderung der Gewichtszunahme und Steigerung der körperlichen Fitneß.

4. Reduktion der Entzugserscheinungen
Das Auftreten und der Umfang der Entzugserscheinungen ist nicht sicher vorhersehbar. Verschiedene Methoden, darunter auch medikamentöse Behandlungsprinzipien, werden eingesetzt, um die Entzugserscheinungen zu unterdrücken. Auch Verfahren wie die Akupunktur oder Hypnose sind offensichtlich geeignet, die Entzugssymptomatik zu reduzieren.

Information und Motivation zur Raucherentwöhnung

Ein wesentliches Element der Motivation des Rauchers ist die Vermittlung von Informationen.

Sinnvoll sind sachliche Darstellungen der potentiellen Gefährdungen, individuellen Risikofaktoren (z.B. koronare Herzkrankheit, Diabetes, Hypertonus,

Schwangerschaft) und die Beschreibung der Notwendigkeit des Verzichts auf einen Tabakkonsum. Die meisten Raucher sind sich hinsichtlich der potentiellen gesundheitlichen Gefahren des Tabakkonsums im klaren, verdrängen jedoch das Wissen um die nicht unerheblichen Folgeschäden.

Viele Raucher werten die eigene Abstinenzunfähigkeit als Hinweis auf eine Willensschwäche – wiederholte, frustrane Entwöhnungsversuche erhöhen zwar die kognitive Dissonanz, festigen jedoch auch eine geringe Selbstwirksamkeitserwartung und lassen die Angst vor einem neuerlichen erfolglosen Entwöhnungsversuch wachsen. Ziel des Therapeuten ist die Vermittlung eines biologisch-psychologischen Modells der Tabakabhängigkeit – für den Raucher muß transparent sein, daß sowohl psychologische Lernphänomene, Konditionierungsprozesse als auch biologische Veränderung eine Abhängigkeit begründen. Auch potentielle individuelle biologische oder psychische Prädispositionen können genannt werden. Die Vermittlung eines biologisch/psychologischen (kognitiv-behavioralen) Modells schafft die Grundlage für eine medizinische Behandlung eines bislang nicht als Krankheit erlebten Zustandes und ermöglicht einen neuerlichen Abstinenzversuch mit therapeutischer Unterstützung. Durch die höhere Transparenz steigt die Akzeptanz des vorgeschlagenen kombinierten psychologischen/psychotherapeutischen und biologischen Behandlungsansatzes.

Unbedingt sollte der beginnend Motivierte über das Abhängigkeitspotential von Tabak aufgeklärt werden, um zu verhindern, daß der Rauchkonsum in vermeintlich gutwilliger Absicht zunächst nur eingeschränkt wird: Kontrolliertes Rauchen ist für einen süchtigen Raucher kein bewältigbares Therapieziel und für einen entwöhnungswilligen Raucher kontraproduktiv!

Die Vorbereitung einer Entwöhnung schließt Informationen über die zu erwartenden Entzugssymptome in den ersten Tagen und Wochen der Abstinenz mit ein.

Die Darstellung der negativen Aspekte des Tabakkonsums kann nicht ohne anschließende Positivierung bleiben: der Raucher erfährt eine Motivation erst, wenn die positiven Konsequenzen der Abstinenz dargestellt werden (s. Übersicht).

Die positiven Konsequenzen der Abstinenz.
(Quelle: American Cancer Society, deutsche Bearbeitung:
Deutsches Krebsforschungszentrum Heidelberg)

- 20 Minuten nach der letzten Zigarette gleicht sich die Herzschlagfrequenz und die Körpertemperatur derjenigen des Nichtrauchers an.
- Schon 8 Stunden nach der letzten Zigarette hat sich das Kohlenmonoxid in den Blutbahnen verflüchtigt und dem Sauerstoff Platz gemacht.
- Schon einen Tag nach dem Rauchstopp wird das Herzinfarktrisiko kleiner.
- Zwei Tage nach dem Rauchstopp verfeinert sich der Geruchs- und Geschmackssinn.
- Drei Tage nach dem Rauchstopp bessert sich die Atmung merklich.
- Nach 3 Monaten kann sich die Lungenkapazität um bis zu 30% erhöhen.
- Ein Jahr nach dem Rauchstopp ist das Risiko von Erkrankungen der Herzkranzgefäße nur noch halb so groß.

- Zwei Jahre nach dem Rauchstopp ist das Herzinfarktrisiko auf fast normale Werte abgesunken.
- 10 Jahre nach dem Rauchstopp ist das Lungenkrebsrisiko fast gleich groß wie bei echten Nichtrauchern.
- 15 Jahre nach dem Rauchstopp ist das Risiko von Herz-Kreislauf-Erkrankungen gleich groß wie bei lebenslangen Nichtrauchern.

Nach einer ersten Informationsphase soll der Raucher durch die Darstellung seiner persönlichen Vorteile motiviert werden. Die meisten Raucher können initial eine Reihe vom Motiven nennen – dies bedeutet allerdings nicht, daß diese Motivationsfaktoren nach den ersten schwierigen Tagen der Abstinenz noch erinnert werden oder ausreichendes Gewicht haben. Die oft wenig persönlichen Motive, soweit sie sich in Ansätzen darstellen, müssen fixiert und auf die Person des Rauchers bezogen werden.

In der Regel steht die gesundheitliche Motivation ganz im Vordergrund, andere Teilnehmer von Raucherentwöhnungskursen bezeichnen finanzielle Aspekte, aber auch das Gefühl, abhängig zu sein, als Anlaß für die Teilnahme an einer Raucherentwöhnung. Für einige Raucher stellt die zunehmende Verantwortung gegenüber Familienangehörigen, insbesondere den eigenen Kindern, einen gewichtigen Grund für die Entscheidung dar, auf den Tabakkonsum künftig zu verzichten.

Die häufigsten Gründe für Raucher, den langjährigen Tabakkonsum aufzugeben, sind (Orleans 1985):
- die erheblichen Gesundheitsrisiken in Verbindung mit einem regelmäßigen Tabakkonsum,
- gesundheitliche Probleme (Husten, Kurzatmigkeit),
- Hoffnung auf verbesserte körperliche Leistungsfähigkeit,
- die Verantwortung als Modell für Kinder und Jugendliche,
- das eigene Gefühl, abhängig zu sein,
- finanzielle Aspekte.

Im Rahmen des Motivationsprozesses ist es ratsam, zu erwartende positive Veränderungen konkret zu benennen, diese zeitnah und kontingent in Aussicht zu stellen und das Bewußtsein und die Wahrnehmung des entwöhnenden Rauchers auf die auftretenden positiven Veränderungen zu lenken.

Instrumente zur Dokumentation positiver Veränderungen stehen mit der Messung des Kohlenmonoxidgehaltes der Ausatemluft oder auch mit der Bestimmung der Cotininbelastung von Urin, Speichel oder Serum zur Verfügung.

Viele Raucher erkennen in der Kohlenmonoxid- (CO-)Belastung der Ausatemluft ein Äquivalent ihrer gesundheitlichen Beeinträchtigungen durch den Tabakrauch und sehen in der Normalisierung der CO-Werte einen ersten positiven Erfolg des Nichtrauchens. Diese initiale „Reaktivität" kann (wie zum Beispiel das Wiegen bei Gewichtreduktionsprogrammen) therapeutisch genutzt werden.

Kontrolliertes Rauchen

Nur wenige Raucher (3,8% der Bundesbevölkerung, Statistisches Bundesamt 1996) betreiben einen gelegentlichen, d. h. reduzierten oder auch „kontrollierten" Tageszigarettenkonsum. Die überwiegende Zahl der Raucher konsumiert regelmäßig mehr als 5 Zigaretten pro Tag. Der Anteil der Gelegenheitskonsumenten ist in den jüngeren Altersgruppen höher. Unter den Gelegenheitskonsumenten sind vermutlich manche, die in den nächsten Jahren eine Entwicklung zum starken und abhängigen Rauchen erfahren werden.

Angesichts der hohen Abhängigkeitsgefahr, die mit dem Tabak- und Nikotinkonsum verbunden ist, sollte es Behandlungsprinzip einer jeden präventiven Maßnahme und Raucherbehandlung sein, auf eine absolute Abstinenz hinzuwirken. Dies ist insofern berechtigt, als der noch gelegentliche Konsum leicht auf den Tabakkonsum verzichten kann, sofern eine ausreichende Motivation vorhanden ist. Problematisch ist allerdings, daß vor allem bei Niedrigkonsumenten das Bewußtsein für die mögliche Schädigung durch den Tabakkonsum gering ist und das Zigarettenrauchen bagatellisiert wird.

Alle Erfahrungen aus der Behandlung von Rauchern deuteten bislang darauf hin, daß auch ein reduzierter, kontrollierter Konsum von Zigaretten bei ehemals starken oder abhängigen Rauchern nicht mehr möglich ist. Analysen von langfristigen Katamnesen zeigen, daß Raucher, die vorübergehend einen reduzierten Konsum pflegen können, bereits mittelfristig, innerhalb von weniger als sechs Monaten, wieder den alten Tageszigarettenkonsum erreichen. Das Ziel einer therapeutischen Intervention kann es also nicht sein, dem entwöhnungswilligen Raucher Möglichkeiten und Chancen des kontrollierten Konsums zu eröffnen.

Allerdings gibt es mittlerweile auch einige ernst zu nehmende und plausible Ansätze, die dies doch wieder für möglich halten. Einige wenige Studien zeigen, daß eine anhaltende Reduktion des Tageszigarettenkonsums im Sinne einer „kleinen Lösung" durchaus ein mögliches Therapieziel sein kann. In der Vergangenheit wurden in erster Linie Entwöhnungsstudien durchgeführt, die über eine Reduktion des Tabakkonsums vorgingen. Eine Auswertung dieser Studien ergab, daß Raucher, die lediglich reduziert hatten, noch nach einem Jahr bis zu 43% weniger konsumierten als zuvor. Einzelne Katamnesestudien bis zu fünf Jahren nach Beendigung der Raucherentwöhnungstherapie zeigen, daß dieser Effekt weiter anhält (Farkas et al. 1999). Bei Messung der Kohlenmonoxidbelastung der Ausatemluft läßt sich zwar nachweisen, daß ein Teil der Reduktion durch eine stärkere Inhalation kompensiert wird, dennoch läßt sich auch dann noch eine signifikante Reduktion im CO-Spiegel zeigen.

Bei dem Versuch, die tägliche Zigarettenmenge zu reduzieren, könnte die Selbstwirksamkeitserwartung des Rauchers gesteigert werden. Dies könnte mittelfristig die Wahrscheinlichkeit auf eine Abstinenz erhöhen. Kritiker dieses Denkansatzes meinen dagegen, daß mit dem reduzierten Konsum die Wahrscheinlichkeit für eine langfristige Abstinenz eher abnimmt. Die einzigen Studien, die hierzu eine Aussage machen (Farkas et al. 1999), weisen eine geringe Zunahme der Rate an Abstinenzversuchen nach. Die bisherigen Ergebnisse lassen den Ansatz, nicht entwöhnungswilligen Rauchern eine Methode zur Reduktion ihres Tabakkonsums vorzuschlagen, sinnvoll erscheinen.

Der kontrollierte Substanzkonsum ist – insbesondere beim Tabak – unter einem weiteren Gesichtspunkt in Frage zu stellen: Der kontrollierte Konsum wird häufig mit einem gemäßigten Konsum einer psychotropen Substanz ohne potentielle gesundheitliche Folgeerscheinungen gleichgesetzt. Dies ist für den Tabak, anders als womöglich für Alkohol, kritisch zu hinterfragen. Selbst ein nur geringfügiger Tabakkonsum ist kein gesundheitsunbedenklicher Konsum. Der Tabakkonsum ist stets mit einer relevanten Schadstoffbelastung verbunden. Nicht alle tabakassoziierten Erkrankungen sind reinen Dosis-Wirkungsbeziehungen unterworfen. Diskutiert wird insbesondere die dosisunabhängige Induktion von Karzinomen bei Überschreitung eines unbekannten Schwellenwertes für karzinogene Substanzen aus dem Tabakrauch.

Dennoch gewinnt der Aspekt des kontrollierten Rauchens zunehmend an Bedeutung: Wie sich zeigt, ist ein Teil der abhängigen Raucher auch unter einer intensiven medikamentösen und psychotherapeutischen Behandlungen nicht in der Lage, abstinent zu bleiben. Diese Raucher erreichen im Fagerström-Test für Nikotinabhängigkeit Werte zwischen 7 und 10 Punkten, entwickeln bei Abstinenzversuchen massive Entzugsbeschwerden; einige sind darauf angewiesen, den Nachtschlaf zu unterbrechen, um das Nikotindefizit aufzufüllen.

Nicht selten werden auch Raucher mit komorbiden Störungen (andere Abhängigkeitserkrankungen oder psychischen Störungen in Form einer Depression oder schizophrenen Psychose) auch bei einer hohen Abstinenzmotivation rasch rückfällig.

Hier liegen erste Erfahrungen mit Konzepten zum „reduzierten Rauchen" vor: Durch die Anwendung eines Nikotinersatzpräparates wird der Vorsatz des Probanden unterstützt, den täglichen Zigarettenkonsum einzuschränken. Schizophrene Patienten rauchen nach Applikation eines Nikotinpflasters signifikant weniger (Addington et al. 1997). Auch gesunde Raucher, die im Rahmen von Entwöhnungsstudien zur Wirksamkeit der Nikotinersatztherapien Nikotinkaugummi erhielten, zeigen auch bei Nichterreichen des Abstinenzzieles für die Dauer der Nikotinsubstitution eine Reduktion des Tageszigarettenkonsums. Hieraus ergeben sich Hinweise auf die Effektivität von langfristigen Nikotinersatzprogrammen. Noch ist offen, ob damit bei stark abhängigen Rauchern eine „harm reduction" im Sinne eines weniger gefährlichen Rauchens erzielt werden kann, oder ob dieser Ansatz als kontratherapeutisch zu werten ist. Die erzielten Erfolge bei der Reduktion des Tageszigarettenkonsums können die Erwartungen in die eigene Abstinenzfähigkeit steigern, so daß ungeachtet der Erfolge bei der Reduktion, Raucher regelmäßig motiviert werden sollten, einen weiteren Abstinenzversuch zu wagen.

Literatur

Abbot NC, Staed LF, White AR, Barnes J, Ernst E (2000) Hypnotherapy for smoking cessation. (Cochrane Review). In: The Cochrane Library, Issue 1, Update Software, Oxford

Addington J, el-Guebaly N, Addington D, Hodgins D (1997) Readiness to stop smoking in schizophrenia. Can J Psychiatry 42:49–52

AHCPR (The Agency for Health Care Policy and Research) (1996) Smoking Cessation: Clinical Practice Guideline. JAMA 275:1270–1280

Baillie AJ, Mattick RP, Hall W (1995) Quitting smoking: Estimation by meta-analysis of the rate of unaided smoking cessation. Aust J Public Health 19:129–131

Basler HD, Brinkmeier U, Buser K, Gluth G (1992) Nicotine gum assisted group therapy in smokers with an increased risk of coronary disease – Evaluation in a primary care setting format. Health Educ Res 7:87–95

Batra A (2000) Tabakabhängigkeit – Biologische und psychosoziale Entstehungsbedingungen und Therapiemöglichkeiten. Monographien aus dem Gesamtgebiete der Psychiatrie. Bd. 97. Steinkopff, Darmstadt

Brown SL, Owen N (1992) Self-help smoking cessation materials. Aust J Public Health 16:188–191

Clavel F, Paoletti C (1990) A study of various smoking cessation programs based on close to 1000 volunteers recruited from the general population: 1-month results. Rev Epidemiol Sante Publique 38:133-138

Craig D, Parrott A, Coomber JA (1992) Smoking cessation in women: Effects of the menstrual cycle. Int J Addict 27:697–706

Dilling H, Mombour W, Schmidt MH (1991) Internationale Klassifikation psychischer Störungen: ICD-10, Kapitel V (F). Huber, Göttingen

Farkas J (1999) When does cigarette fading increase the likelihood of future cessation? Annals of Behavioral Medicine 21:71–76

Fingerhut LA, Kleinman JC, Kendrick JS (1990) Smoking before, during, and after pregnancy. Am J Public Health 80:541–544

Glassman AH, Covey LS (1996) Smoking and affective disorder. Am J Health Behav 20:279–285

Glover ED, Glover PN, Abrons HL, Franzon M (1997) Smoking cessation among COPD and chronic bronchitis patients using the nicotine nasal spray. Am J Health Behav 21:310–317

Gritz ER, Nielsen IR, Brooks LA (1996) Smoking cessation and gender: The influence of physiological, psychological and behavioral factors. J Am Med Wom Assoc 51:35–42

Hajek P (1994) Treatment for smokers. Addiction 89:1543–1549

Law M, Tang JL (1995) An analysis of the effectiveness of interventions intended to help people stop smoking. Arch Intern Med 155:1933–1941

Minneker E, Buchkremer G, Bents H (1989) Prädiktoren erfolgreicher Raucherentwöhnungsbehandlungen. Suchtgefahren 35:91–102

Newcomb PA, Carbone PP (1992) The health consequences of smoking. Cancer. Med Clin North Am 76:305–331

Prochaska JO, DiClemente CC (1983) Stages and processes of self-change of smoking: Toward an integrative model of change. J Consult Clin Psychol 51:390–395

Saß H, Wittchen HU, Zaudig M (1996) Diagnostisches und Statistisches Manual Psychischer Störungen DSM IV. Hogrefe, Göttingen Bern Toronto Seattle

Statistisches Bundesamt (1996) Fragen zur Gesundheit 1995. Fachserie 12, Reihe S3. Metzler-Pöschel, Stuttgart

Ter Riet G, Kleijnen J, Knipschild P (1990) A meta-analysis of studies into the effect of acupuncture on addiction. Br J Gen Pract 40:379–382

Velicer WF, Fava JL, Prochaska JO, Abrams DB, Emmons KM, Pierce JP (1995) Distribution of smokers by stage in three representative samples. Prev Med 24:401–411

White AR, Rampes H, Ernst E (2000) Acupuncture for smoking cessation (Cochrane Review). In: The Cochrane Library, Issue 1. Update Software, Oxford

KAPITEL 8

Medikamentöse Unterstützung 8

A. BATRA

Entzugssymptome sind häufig verantwortlich für den raschen Rückfall in den regelmäßigen Tabakkonsum. Sie sind als Folgen des Nikotindefizits anzusehen, verschwinden nach Gabe von Nikotin, können aber auch durch andere psychotrop wirksame Substanzen unterdrückt werden. Einzelne Arbeiten zeigen sogar, daß auch sensorische Stimulanzien, z. B. eine nikotinfreie oder mit Capsaicin angereicherte Zigarette geeignet ist, Entzugsphänomene wirksam zu unterdrücken (Behm u. Rose 1994). Inwieweit diese Befunde im Rahmen einer Raucherentwöhnung sinnvoll eingesetzt werden könnten bleibt offen – die nikotinfreie, aber schadstoffhaltige Zigarette als Entwöhnungsmittel wäre nur dann sinnvoll, wenn sich dadurch eine wirksamere Löschung des Rauchverhaltens ergäbe als mit Hilfe der anderen Entwöhnungstherapeutika.

Die medikamentösen Behandlungsprogramme zielen auf eine Unterdrückung der Entzugssymptome, inklusive des Rauchverlangens und der Depressivität, die durch den Verzicht auf die Zigarette entstehen können. Verschiedenste Präparate wurden hinsichtlich ihrer Effektivität bei der Unterdrückung von Entzugssymptomen oder aber des Rauchverlangens untersucht. Unter allen vorgestellten medikamentösen Therapieansätzen werden derzeit der Nikotinsubstitution und der medikamentösen Behandlung mit Bupropion die höchste Wirksamkeit zugesprochen (AHCPR 1996). Neben Bupropion und Nikotinsubstitutionspräparaten, die im folgenden ausführlicher vorgestellt werden, sind zahlreiche Anxiolytika, Tranquilizer, Antidepressiva und Neuroleptika untersucht worden (s. S. 237 f).

Nikotinersatztherapie

Allgemeine Einführung

Nikotin steht seit 1983 in Deutschland als Medikament für die Raucherentwöhnung zur Verfügung. Es wurde zunächst als „Nikotinkaugummi", ab 1990 als „Nikotinpflaster" und im Jahre 1997 als „Nikotinnasenspray" eingeführt. Ab 2001 wird zusätzlich die „Nikotin Sublingualtablette" zur Verfügung stehen. Zugelassen wurde im August 2000 auch der „Nikotininhaler" (ein Mundstück ähnlich einer Zigarettenspitze aus Kunststoff, in das eine nikotinhaltige Kapsel eingesetzt wird, die beim Atmen durch das Mundstück Nikotin freigibt).

Dem Prinzip der Nikotinsubstitution liegt die Nikotinzufuhr zur Abmilderung der Entzugssymptomatik und des Rauchverlangens zugrunde. Damit soll der Entwöhnungsprozeß erleichtert werden. Der Raucher hat so die Chance, sich mit der Abstinenzvorbereitung, -einhaltung und -bewahrung ohne eine hinderliche Entzugssymptomatik auseinanderzusetzen.

Alle Formen der Nikotinsubstitution sind mittlerweile in ihrer Effektivität und in ihrem Nebenwirkungsprofil gut untersucht. Die Effektivität wurde nicht nur in vielen Studien überprüft, sondern auch durch etliche Metaanalysen belegt. Allen voran weisen die Untersuchungen der Cochrane Tobacco Addiction Group (The Cochrane Library) die Wirksamkeit der passageren Nikotinsubstitution nach. Die Wirksamkeit aller Substitutionsverfahren kann als gesichert gelten und liegt langfristig (üblicherweise untersuchen Langzeitkatamnesen die Abstinenzquoten nach einem Jahr) zwischen 10 und 25%.

Die Verträglichkeit aller Therapieformen ist bei bestimmungsgemäßer Anwendung gut, auch die Gefahr der Entstehung einer neuen Abhängigkeit scheint bei allen Applikationsformen gering. Nur wenige Ex-Raucher wenden regelmäßig über längere Zeit Nikotinersatzpräparate wie Nikotinkaugummi oder Nikotinnasenspray an, das Nikotinpflaster scheint überhaupt nicht geeignet zu sein, eine Abhängigkeit hervorzurufen.

Wirkprinzipien der Nikotinsubstitution

Nikotin, ein Alkaloid, vermittelt über die Acetylcholinrezeptoren in niedriger Konzentration anregende, in höherer Dosierung beruhigende psychotrope Wirkungen (Stimulation, Verbesserung von Konzentration und Aufmerksamkeit, Beruhigung), die eine psychische und physische Abhängigkeit bedingen können: Es kommt nach längerem Gebrauch zu einer Toleranzentwicklung und bei Abstinenz zu Entzugserscheinungen wie starkem Rauchverlangen, Nervosität, Aggressivität, Schlafstörungen, depressiver Stimmung, gastrointestinalen Störungen etc. Die physischen Entzugserscheinungen nach beginnender Tabakabstinenz sind u. a. durch den Nikotinmangel an den peripheren und zentralen nikotinergen Acetylcholinrezeptoren bedingt (Balfour 1994). Diese Entzugserscheinungen lassen sich durch die Gabe von Nikotin beseitigen.

Nikotin gilt als die wichtigste konsumerhaltende und suchterzeugende Substanz im Tabakrauch. Nikotin verfügt in seiner chemischen Reinform über keine bekannten teratogenen oder kanzerogenen Wirkungen. Da Nikotinersatzprodukte lediglich Nikotin enthalten, sind selbst bei langanhaltendem Gebrauch die bekannten karzinogenen oder teratogenen Folgen des Tabakkonsums nicht zu erwarten. Selbst kardiovaskuläre Schäden sind durch eine gleichmäßige Applikation von Nikotin, ohne die zusätzlichen Noxen wie z. B. Kohlenmonoxid oder andere im Tabakrauch enthaltene Substanzen, bei gesunden Personen bei bestimmungsgemäßem Gebrauch nicht zu erwarten.

In der Entwöhnungsbehandlung läßt sich dies durch den Einsatz von Nikotin als „Medikament" vor allem bei Rauchern mit einer körperlichen Abhängigkeit oder einer großen Angst vor drohenden Entzugserscheinungen zunutze machen.

Durch die Nikotinersatztherapie werden die wichtigsten Entzugssymptome und das heftige Rauchverlangen zumindest gemildert. Damit wird die initiale Phase der Raucherentwöhnungsbehandlung, durch die vorübergehende Nikotinsubstitution zur Linderung der Entzugserscheinungen erleichtert und für einzelne Raucher überhaupt erst möglich gemacht. Während der Substitutionsphase wird eine allmähliche Reduktion der applizierten Nikotinmenge angestrebt. Auf diese Weise kann der Raucher schonend und ohne gravierende Entzugssymptomatik entwöhnt werden.

Ein weiterer Vorteil der vorübergehenden Nikotinsubstitution zur Unterstützung der Raucherentwöhnung ist die Möglichkeit, reines Nikotin ohne Schadstoffe zu verabreichen, während eine bewußte Auseinandersetzung mit der eigenen Tabakabhängigkeit stattfinden kann. Unter dem „Schutz" von Nikotin können Versuchungssituationen aufgesucht und bearbeitet werden, eingeschliffene Verhaltensweisen sowie konditionierte Reaktionen auf typische Schlüsselreize können durch die Entkoppelung des Zufuhrverhaltens von der Wirkung der Substanz gelöscht werden.

Zu betonen ist außerdem, daß durch eine Nikotinsubstitutionstherapie die Nikotinspitzen und maximalen Nikotinbelastungen im Serum, wie sie der Raucher durch den Tabakkonsum erlebt, in der Regel nicht erreicht werden. Die Dosis ist bedeutend niedriger und allenfalls geeignet, Entzugserscheinungen zu lindern, ohne jedoch die positiven Verstärkereffekte des Tabakkonsums zu vermitteln. Die fehlenden Verstärkereffekte, insbesondere beim Nikotinpflaster, machen eine Abhängigkeitsentwicklung unwahrscheinlich.

Effektivität der Nikotinsubstitution

Auch die Nikotinersatztherapie ist keine Wunderwaffe in der Raucherentwöhnung – sie kann allenfalls die Abstinenzaussichten positiv beeinflussen. Immerhin scheinen Nikotinersatztherapien die Aussichten des Rauchers, langfristig abstinent zu bleiben, zu verdoppeln. Studien nennen langfristige Erfolgsaussichten von mehr als 20% bei der Anwendung der Nikotinersatztherapie in Verbindung mit einer verhaltenstherapeutischen Unterstützung. Obwohl die zu erwartenden langfristigen realistischen Erfolgsquoten bei der Anwendung des Pflasters in der ärztlichen Praxis wahrscheinlich bei weniger als 20% anzusiedeln sind, ist die Empfehlung bzw. Verordnung der Nikotinersatztherapie durch den Arzt eine potentiell erfolgreiche und vor allem kostengünstige und leicht praktikable Unterstützung der Raucherentwöhnung. Nikotinpräparate haben einen wichtigen, unverzichtbaren Stellenwert innerhalb der Raucherentwöhnungstherapie.

Eine vorübergehende, ausreichend hoch dosierte Nikotinsubstitution vermag sowohl kurzfristige Entzugssymptome, das Rauchverlangen, als auch – zumindest bei Frauen (Leischow et al. 1992) – die Gewichtszunahme nach Beginn einer Raucherentwöhnung wirksam zu unterdrücken.

Silagy et al. (2000) erstellten für die Cochrane-Database ein umfangreiches Review zur Effektivität der Nikotinersatztherapien auf der Basis von insgesamt

33.400 Behandlungen. Eine frühere Auswertung (Silagy et al. 1994) mit vergleichbaren Ergebnissen wurde 1994 publiziert (Abb. 8.1). Ausgewertet wurden nur unter strengsten methodischen Qualitätskriterien ausgewählte, kontrollierte Untersuchungen. Einbezogen wurden 49 Studien zum Nikotinkaugummi, 32 Studien zum Nikotinpflaster, 4 Studien zum Nasenspray, weitere 4 Studien zum Nikotininhaler, 2 Studien zur Nikotintablette und 3 Studien, die die Kombination verschiedener Techniken untersuchten. Die höchste Effektivität fanden die Untersucher für Nikotinnasenspray und Nikotinpflaster. Die langfristige Effektivität einer Raucherentwöhnungstherapie wird durch den Einsatz der Nikotinsubstitution um durchschnittlich 72% gesteigert (Odds ratio 1,72). Die Autoren stellen fest, daß die Wirksamkeit der Nikotinersatztherapie weitgehend unabhängig von der Form der Begleittherapie ist. Auch die langfristige Nikotinsubstitution über die Dauer von acht Wochen hinweg ist ohne sicheren Einfluß auf die langfristige Abstinenz. Es besteht eine klare Evidenz für die höhere Effektivität der 4-mg-Kaugummis, jedoch fanden sich keine Unterschiede in der Form der Nikotinpflasterkonfektion: 16-Stunden-Pflaster und 24-Stunden-Pflaster scheinen gleich effektiv zu sein. Zwar existieren bislang nur wenig Kombinationsstudien, doch scheint die Kombination von Pflaster und Nasenspray effektiver zu sein als die Gabe einer einzelnen Substanz, dieser Vorteil wurde für die Kombination von Pflaster und Kaugummi von den Autoren allerdings nicht gefunden. Nachvollziehbar ist der Befund, bei freiwilligen Studienteilnehmern seien höhere Abstinenzquoten zu erwarten als bei Patienten, die der Regelversorgung aus der Praxis entstammen. Trotz der klaren Evidenz für die Wirksamkeit der Nikotinersatztherapie formulieren die Autoren die Empfehlung, zusätzlich eine zumindest minimale therapeutische Unterstützung anzubieten.

Der Wert dieser umfangreichen Untersuchung liegt am hohen methodischen Niveau, mit dem die Auswahlkriterien für den Einschluß von Raucherentwöhnungsstudien getroffen wurden. Nur randomisierte, kontrollierte Studien mit langfristiger Katamnese von wenigstens sechs Monaten Dauer wurden einge-

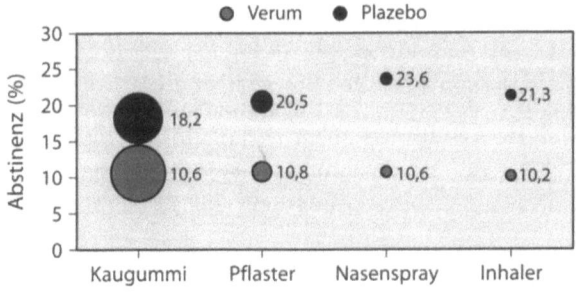

Abb. 8.1. Effizienz (in % Abstinenzerfolg) der verschiedenen Nikotinersatztherapien auf der Basis von 42 plazebokontrollierten Studien zum Nikotinkaugummi, 9 Studien zum Nikotinpflaster, 3 Studien zum Nikotinnasenspray und 3 Studien zum Inhaler. Die Größe der Kreise gibt den relativen gesamten Stichprobenumfang wieder. (Modifiziert nach Silagy et al. 1994, ergänzt um die verfügbaren Studien zum Nikotinnasenspray)

schlossen, wenn möglich wurden objektive Abstinenzkriterien sowie kontinuierliche Abstinenzraten ausgewertet.

Forschungsaufgaben der Zukunft

Eine Weiterentwicklung der Nikotinersatztherapien ist im Angebot neuer Applikationsformen (Nasenspray, Inhaler, Sublingualtablette) und der Kombination aus Nikotinpflaster und Nikotinkaugummi oder Nikotinpflaster und Nasenspray zu sehen. Anzustreben ist bei extrem starken Rauchern eine individualisierte, an der Stärke der Nikotinabhängigkeit des Rauchers adaptierte und somit optimierte Nikotinsubstitution. Mit einer ausreichend hohen Vielfalt der Anwendungsschemata kann eine differentielle Indikation in Abhängigkeit von der individuellen Situation des Rauchers erfolgen. Doch auch bei einer weiteren Optimierung der Nikotinersatztherapien ist nicht davon auszugehen, daß diese den Einsatz anderer – psychologischer/psychotherapeutischer – Techniken verzichtbar machen werden.

Allgemeine Anwendungsempfehlungen

In der Praxis kommt es häufig zu schlechteren Resultaten, als in der Literatur beschrieben, vor allem wenn die beratenden Ärzte oder Apotheker das Abstinenzvorhaben der Raucher nicht konsequent unterstützen.

Manche Enttäuschungen des Rauchers über eine mangelhafte Wirksamkeit der Nikotinersatztherapie könnte durch Beachtung einiger grundsätzlicher therapeutischer Prinzipien vermieden werden. Unerläßlich ist die Aufklärung des Rauchers über die psychologische und physiologische Komponente der Abhängigkeit. Die Nikotinsubstitution dämpft die Entzugserscheinungen, beseitigt jedoch nicht eingespielte Verhaltensweisen! Eine Aufklärung über Nebenwirkungen und zu erwartende Entzugserscheinungen soll vermeiden, daß unerwartete Begleiteffekte der Abstinenz zum Absetzen der Nikotinersatztherapie führen. Auch ohne eine begleitende verhaltenstherapeutisch orientierte Gruppenbehandlung, das derzeit wirkungsvollste Verfahren in der Raucherentwöhnung, läßt sich die Effektivität der Behandlung durch wöchentliche Kurzkontakte zur Klärung von Dosisfragen, Überprüfen unerwünschter Wirkungen und vor allem zur Motivation und Verstärkung des Rauchers in seinem Abstinenzwunsch steigern.

Eine Übersicht über die verschiedenen Nikotinersatzprodukte ist Tabelle 8.1 zu entnehmen (s. S. 232). Im folgenden sind die bei allen Applikationsformen relevanten Nebenwirkungen, Gegenanzeigen, Kontraindikationen und Anwendungsbeschränkungen aufgeführt.

Allgemeine Nebenwirkungen

Viele Nebenwirkungen der Nikotinanwendung ähneln den Erscheinungen, die Raucher kennen, wenn sie den durchschnittlichen Tageszigarettenkonsum deutlich überschreiten. Dazu gehören:

- zerebral/psychisch: Kopfschmerzen, Schwindel, Ängstlichkeit, Depressionen, Schlafstörungen;
- gastrointestinal: Übelkeit, Verstopfung, Diarrhoe, Blähungen;
- kardial: Tachykardie, Palpitationen, eine leichte Hypertonie, sehr selten reversibles Vorhofflimmern;
- generalisierte allergische Reaktionen: Hautrötung, Urtikaria.

Beschrieben werden auch unspezifische körperliche Sensationen, z. B. Hitzegefühl, Geschmacksanomalien, Gehörsensationen, eine gesteigerte Miktion, o. ä.

Vorsicht! Manche der genannten Nebenwirkungen könnten zum Teil auch Ausdruck einer Entzugssymptomatik sein und somit auch auf eine zu niedrige Nikotinsubstitution hindeuten!

Allgemeine Gegenanzeigen und Anwendungsbeschränkungen

Gegenanzeigen bestehen bei einem frischen Myokardinfarkt, bei einer Prinzmetal-Angina, einer instabilen Angina pectoris, schweren Herzrhythmusstörungen oder einem kürzlich aufgetretenen Schlaganfall.

Nicht eingesetzt werden sollten Nikotinpräparate bei bekannter Überempfindlichkeit gegen Nikotin.

Der behandelnde Arzt sollte Patienten mit schweren kardiovaskulären Erkrankungen, einem Phäochromozytom, unzureichend behandeltem Hochdruck, bei einer stabilen Angina pectoris, hochgradiger Hypertonie, bei zerebrovaskulären Erkrankungen, Vasospasmen, bei einer schweren Herzinsuffizienz, schwerer Leber- oder Niereninsuffizienz, bei einer Schilddrüsenüberfunktion sowie bei einem insulinpflichtigen Diabetes mellitus und akuten Magen- und Darmgeschwüren die Nikotinersatztherapie nicht empfehlen.

Während einer Schwangerschaft sollte auf den Einsatz von Nikotinersatzpräparaten nach Möglichkeit verzichtet werden. Ist eine Abstinenz auf diesem Wege jedoch nicht möglich, kann der Einsatz – bevorzugt des Nikotinpflasters – erwogen werden.

Anwendungsbeschränkungen bestehen überdies bei Personen unter 18 Jahren.

Wechselwirkungen

Rauchen führt über die im Tabakrauch enthaltenden polyzyklischen aromatischen Kohlenwasserstoffe zu einer Enzyminduktion mit einem daraus resultierenden beschleunigten Abbau verschiedener Arzneimittel. Dazu gehören Koffein, Theophyllin, Paracetamol, Phenazon, Phenylbutazon, Pentazocin, Lidocain, Benzodiazepine, trizyklische Antidepressiva, Neuroleptika, Vitamin B_{12} und Östrogen.

Bei einer Raucherentwöhnung ist damit zu rechnen, daß sich die Pharmakokinetik dieser Medikamente normalisiert, d. h. verlangsamt. Unter Umständen sollte deswegen eine Anpassung der Dosis vorgenommen werden.

Nikotinintoxikationen

Symptome der Nikotinintoxikation

Nikotinprodukte sollten von Nichtrauchern nicht eingesetzt werden und müssen für Kinder unzugänglich aufbewahrt werden. Nikotin ist eine toxische Substanz, die bei Überdosierung Vergiftungserscheinungen hervorruft. Die toxischen Nebenwirkungen sind dosisabhängig. Als tödliche Dosis für Nichtraucher gilt 1 mg pro Kilogramm Körpergewicht. Die tödliche Dosis kann bei Erwachsenen bereits bei 40 mg (Inhalt von 4 Zigaretten) erreicht werden.

Bei einer Überdosierung durch Nikotinersatzprodukte verspürt der Raucher – ähnlich wie nach einem übermäßigen Rauchen – zunächst Schwindel, Mattigkeit, auch Übelkeit, es kommt zu vermehrtem Speichelfluß, Tremor, Schweißausbrüchen, Stuhldrang, Diarrhoe und Erbrechen. Bei einer stärkeren Überdosierung treten auf: hochfrequenter Puls, Leibschmerzen, ein Blutdruck- oder Temperaturabfall, Atemnot, Durchfälle, Hör- und Sehstörungen, eine kardiale Arrhythmie sowie Krämpfe und Bewußtlosigkeit. Im Extremfall kann es zum Koma und zum Exitus durch Atem- und Herz-Kreislauf-Stillstand kommen.

Behandlung der Nikotinintoxikation

Bei Anwendern der Nikotinsubstitution ist bei Zeichen der beginnenden Überdosierung die Nikotinsubstitution sofort zu unterbinden (Pflaster abnehmen, Kaugummi, Sublingualtablette oder Nasenspray absetzen).

Häufig sind bei Kindern Intoxikationen durch Aufnahme von Zigaretten. Bei Kleinkindern sollte Erbrechen induziert werden, gegebenenfalls ist an eine Magenspülung zu denken. Bei Krämpfen ist der Einsatz von Biperiden, Diazepam oder Chloralhydrat empfohlen. Bei schweren Intoxikationen sollte der Körper auf Normaltemperatur erwärmt werden, bei respiratorischer Insuffizienz muß eine künstliche Beatmung eingeleitet werden und eine intensivmedizinische Kontrolle des kardiovaskulären Systems und Behandlung des Blutdruckabfalls (evtl. Adrenalin) erfolgen.

Nikotinkaugummi

Nikotinkaugummi bietet den Vorteil einer rascheren Nikotinzufuhr, als dies durch Nikotinpflaster möglich ist. Beim Kauen des Nikotinkaugummis wird Nikotin freigesetzt und über die Mundschleimhaut aufgenommen. Der Raucher erlebt zudem den Vorteil der oralen Befriedigung. Durch den oralen Stimuli erlebt er eine Ersatzbefriedigung für den Rauchvorgang. Mit Hilfe des Nikotinkaugummis gelingt es dem Raucher, auch in Situationen, in denen er nach einer raschen Nikotinaufsättigung verlangt, innerhalb von 15–30 Minuten wirksame Nikotinspiegel aufzubauen. Aus Sicht des Suchttherapeuten mag dies eher ein Nachteil sein, da die gewünschte Entkoppelung der Nikotinwirkung vom Modus der Aufnahme nicht stattfinden kann.

In sehr seltenen Fällen kommt es zu einer Abhängigkeitsentwicklung von Nikotinkaugummi. Es kann angenommen werden, daß die Gefahr der Abhängigkeitsentwicklung vom Nikotinersatzpräparat höher anzunehmen ist als beispielsweise während einer Nikotinpflasteranwendung. Dennoch berichten nur wenige Raucher von einer kontinuierlich lang anhaltenden Verwendung des Nikotinkaugummis. (Das Nikotinkaugummi stellt allerdings bei starken Rauchern, denen andernfalls eine auch nur temporäre Abstinenz nicht möglich wäre, die bessere Alternative zur Zigarette dar; s. Kap. 7.)

Indikationen für die Nikotinkaugummianwendung bestehen in der Raucherentwöhnung bei einer nur geringen bis mittelstarken Nikotinabhängigkeit, wenn vor allem ein mäßiger Tageszigarettenkonsum (ca. 5–15 Zigaretten) betrieben wird, wenn außerdem in ungleichmäßigen Abständen geraucht wird (beispielsweise bevorzugt in den Abendstunden oder unter sozialen Verstärkerbedingungen) oder wenn ein sog. Konfliktrauchen in belastenden Situationen betrieben wird.

Im Fall einer Pflasterallergie stellt die Nikotinkaugummianwendung in der Regel die beste Alternative dar.

Häufig kommt es zu Nebenwirkungen und Schwierigkeiten in der Anwendung, wenn zu heftig, d. h. genußvoll gekaut wird. Raucher berichten dann über lokale Reizerscheinungen, zum Teil auch gastrische Beschwerden, die eine Compliance für die Anwendung des Nikotinkaugummis deutlich sinken lassen. Vielmehr muß der Raucher darauf hingewiesen werden, daß ein Nikotinkaugummi als Arzneimittel und nicht als Genußmittel einzusetzen ist, d. h. regelmäßig und sparsam gekaut werden muß und insbesondere nicht zu lange gekaut werden darf. Der Nikotinkaugummi ist nicht als Kaugummi im herkömmlichen Sinne anzusehen, sondern lediglich als Träger eines Pharmakons. Der Kaugummi soll dann, wenn ausreichende Mengen an Nikotin abgegeben wurden, im Mund, z. B. in der Backentasche „geparkt" werden.

Die Effektivität des Nikotinkaugummis wurde in zahlreichen plazebokontrollierten Studien überprüft (Silagy et al. 1994). Die Raucherentwöhnung mit Nikotinkaugummi ist mit einer langfristigen Abstinenzerwartung von knapp 20% verbunden.

Nikotinkaugummi steht in zwei Dosierungen zur Verfügung: 2 mg und 4 mg. Der Therapieerfolg ist dosisabhängig: Schwer abhängige Raucher profitieren von einer Behandlung mit 4-mg-Nikotinkaugummi, zeigen jedoch keinen signifikanten Unterschied zwischen der Wirksamkeit des 2-mg-Kaugummis und des Plazebos. Die Wirksamkeit des 4-mg-Kaugummis liegt deutlich höher als die des 2-mg-Kaugummis (Silagy et al. 2000). Mit der 2-mg-Konfektion können bei *starken* Rauchern wahrscheinlich nur unzureichend hohe Wirkstoffspiegel erzeugt werden.

Nikotinkaugummi

- Anwendungsempfehlungen
Das Nikotinkaugummi sollte langsam und vorsichtig etwa 30 Minuten lang mit Pausen gekaut werden. In den Pausen sollte das Kaugummi in der Backentasche „geparkt" werden. Verschluckte Nikotinanteile sind wirkungslos. Es muß durch die Mundschleimhaut absorbiert werden.

- Dosierung
  Es stehen zwei Dosierungen zur Verfügung: 2 mg und 4 mg. Im Regelfall sollte ein Kaugummi pro Stunde gekaut werden, maximal 16 Stück pro Tag. Nach 6–8 Wochen sollte die durchschnittliche Dosis reduziert und bis zur zwölften Woche ganz ausgeschlichen werden.
- Spezifische Nebenwirkungen (s. auch S. 221 f)
  Spezifische Nebenwirkungen des Nikotinkaugummis werden beschrieben als gelegentlich bis häufig auftretende Irritationen im Mund oder Hals, vermehrten Speichelfluß, Schluckauf, gastrointestinale Beschwerden in Form von Sodbrennen oder Magenschmerzen. Nach Einstellung des Rauchens können, so die Hersteller, vermehrt Mundaphten auftreten.
- Spezifische Gegenanzeigen und Anwendungsbeschränkungen (s. auch S. 222)
  Gebißprothesen

Nikotinpflaster

Die Pflasterbehandlung ist in Deutschland seit 1990 zugelassen. Während sowohl Nikotinkaugummi als auch Nikotinnasenspray und -sublingualtablette durch einen raschen Wirkungseintritt des zugeführten Nikotins auf die sofortige Bekämpfung auftretender Entzugserscheinungen zielen, bezweckt die transdermale Nikotinsubstitution eine Dämpfung des Rauchverlangens und der Entzugssymptomatik durch Erzeugung eines kontinuierlichen Nikotinblutspiegels. Das Nikotinpflaster garantiert durch den Vorteil der kontinuierlichen Nikotinzufuhr die Entkoppelung der Nikotinwirkung vom Suchtverhalten. Der Vorteil dieses Prinzips liegt aus lernpsychologischer Sicht in der Abkoppelung der Substitution der abhängigmachenden Substanz und der Unterdrückung der Entzugssymptome vom Zufuhrverhalten. Damit wird einer Aufrechterhaltung des Suchtverhaltens entgegengewirkt.

Die Nikotinpflaster enthalten über der Klebeschicht eine definierte Menge Nikotin, das über die gesamte Dauer der Applikation kontinuierlich an die Haut abgegeben wird. Die Bioverfügbarkeit liegt bei bis zu 80%. Die Menge des aufzunehmenden Nikotins kann durch die Wahl der Pflasterstärke bestimmt werden. Die Nikotinpflaster enthalten üblicherweise je nach Dosierungsstufe das Äquivalent von 10, 20 oder 30 täglich gerauchten Zigaretten.

Indikationen bestehen vor allem in der mittelstarken bis starken Nikotinabhängigkeit. Raucher, die einen relativ hohen Tageszigarettenkonsum (10–40 Zigaretten) und darüber hinaus über den Tag verteilt einen relativ gleichmäßigen Konsum betreiben, sollten das Nikotinpflaster zur Entwöhnung verwenden. In einer Standardbehandlung erzeugen Nikotinpflaster bei regelmäßigen, starken Rauchern Cotininspiegel, die etwa halb so hoch sind wie die während des Zigarettenkonsums. Die Pharmakodynamik gestattet einen ausreichenden Nikotinspiegel allerdings erst in frühestens 30–60 Minuten.

Die Wirksamkeit ist gut und scheint der langfristigen Effektivität des Nikotinkaugummis überlegen (Silagy et al. 1994). In einer Metaanalyse zur Effektivität der Nikotinersatztherapie via Nikotinpflaster wurden Abstinenzraten von 25%

für das Verum und 13% für das Plazebo am Ende der Therapie sowie 22% bzw. 9% nach 6 Monaten berechnet (Fiore et al. 1994). Eine transdermale Nikotinsubstitution kann damit die langfristigen Abstinenzquoten im Vergleich mit einer Behandlung ohne medikamentöse Unterstützung verdoppeln.

Ein weiterer Vorteil ist die unauffällige Anwendung des Nikotinpflasters. Zu beachten ist, daß die optimale Resorption des Nikotins über die Haut nur erfolgen kann, wenn eine trockene, haarlose, saubere Hautstelle gewählt wird, das Pflaster gleichmäßig und fest angedrückt, täglich gewechselt und vor allem auch täglich an eine frische Hautstelle geklebt wird.

Die Dosis sollte nach Möglichkeit nicht zu niedrig gewählt werden, um die Compliance nicht zu stören und um die Entzugserscheinungen nicht auftreten zu lassen. Häufige Fehler in der Anwendung sind die intermittierende, notfallmäßige Applikation des Nikotinpflasters in der Hoffnung, daß innerhalb von wenigen Minuten ein ausreichender Wirkspiegel aufgebaut wird. Auch ein mehrtägiges Tragen eines Pflasters (über den Wirkzeitraum hinaus), das nächtliche Tragen des Nikotinpflasters bei nur geringen körperlichen Entzugssymptomen, der gleichzeitige Zigarettenkonsum und zu hohe oder zu niedrige Einzeldosen verschlechtern die Wirksamkeit der Behandlungsmethode und nicht zuletzt auch die Compliance des Aufhörwilligen.

Weitere Vorteile der Pflasterbehandlung im Vergleich mit dem Nikotinkaugummi liegen in der geringeren Rate gastrointestinaler Nebenwirkungen. Auch die Hautverträglichkeit des Nikotinpflasters ist gut. Reizerscheinungen treten gehäuft bei einer falschen Klebetechnik auf, wenn beispielsweise das Pflaster immer wieder an die gleiche Stelle geklebt oder zu lange getragen wird.

In Verbindung mit der Nikotinpflasteranwendung sollte stets eine verhaltenstherapeutische Unterstützung angeboten werden. Die Empfehlung eines Nikotinpflasters alleine ist nicht ausreichend! Sowohl die Vergabe des Pflasters im Rahmen einer verhaltenstherapeutischen Raucherentwöhnungsbehandlung als auch die Kombination mit einer „minimalen Intervention" in Form regelmäßiger Arztkontakte sind wirkungsvoller als die Vergabe eines Pflasters ohne ärztliche Anweisung oder der alleinige ärztliche Ratschlag zur Tabakabstinenz. Der hohe therapeutische Stellenwert des Nikotinpflasters wird entwertet, wenn zusätzlich intermittierend ein Zigarettenkonsum betrieben wird.

16-Stunden- oder 24-Stunden-Pflaster?

In Deutschland sind unterschiedliche Pflastersysteme verschiedener Hersteller im Handel. Zweckmäßig ist die Anwendung eines Produktes, das in verschiedenen Stärken zur Verfügung steht, um im Rahmen der Behandlung eine allmähliche Reduktion der Nikotindosis vornehmen zu können. Zu unterscheiden sind Pflastersysteme, die eine Anwendung über die Dauer von 16 Stunden vorsehen, und Pflastersysteme, die 24 Stunden getragen werden. Unterschiede in der Wirksamkeit konnten bislang nicht nachgewiesen werden (Silagy et al. 2000).

Für beide Systeme ergeben sich inhaltliche Argumente: Die Befürworter der 24-Stunden-Pflaster-Systeme weisen darauf hin, daß der entwöhnungswillige Patient am nächsten Morgen vor rückfallgefährlichen Situationen geschützt sei, da hier noch eine ausreichende Sättigung mit Nikotin vorhanden ist. Die Compliance mag außerdem höher sein, wenn gleichzeitig beim Abnehmen des Pflasters das nächste Pflaster geklebt wird. Die Vertreter des 16-Stunden-Pflasters betonen, daß mit der 16stündigen Anwendung eine physiologischere Nikotinsubstitution vorgenommen wird, da die wenigsten Raucher in den Nachtstunden zur Zigarette greifen müssen. Die Gefahr des morgendlichen Rückfalls werde als sehr gering eingeschätzt. Die meisten Versuchungssituationen ergäben sich beim Rauchen während der Arbeitszeit oder in der Freizeit am Abend.

Dosierungsempfehlungen

Die Tagesdosis sollte während der Zeit der akuten Entzugssymptomatik (üblicherweise 4–6 Wochen) mit der höchsten Pflasterstärke begonnen werden. Danach kann eine allmähliche Reduktion der Pflasterdosis vorgenommen werden (beispielsweise die Reduktion der ersten Pflastergröße nach vier bis sechs Wochen, weitere Reduktionen um jeweils eine Stufe alle zwei bis vier Wochen).

Extrem starke Raucher (mit einem Tageszigarettenkonsum von mehr als 40 Zigaretten) können durch die Kombination zweier Pflaster auch höhere Nikotinspiegel anstreben, wenn die Entzugssymptome sehr stark ausfallen. Eine sichere Dosis-Wirkungs-Beziehung kann aufgrund der interindividuellen Unterschiede in der transdermalen Resorption von Nikotin nicht vorausgesagt werden – auch niedrigere Tagesdosen können einen ausreichenden therapeutischen Effekt vermitteln.

Das Nikotinpflaster in der Rezidivprophylaxe

Untersuchungen zu Ursachen des Rückfalls nach erfolgreicher Behandlung zeigen, daß entscheidende Gründe für den späten Rückfall im Rauchverlangen („Craving") oder in der bei vielen Rauchern mit der Entwöhnung verbundenen Gewichtszunahme zu suchen sind. In Untersuchungen zur Wirkweise und Effizienz der Nikotinsubstitution konnte nachgewiesen werden, daß nicht nur die Entzugssymptome, sondern auch Craving und Gewichtsveränderungen durch die Nikotinpflastergabe signifikant gemildert werden können.

In einer eigenen Raucherentwöhnungsstudie in den Praxen niedergelassener Ärzte untersuchten wir an 232 Rauchern, ob mit einer längeren Anwendung des Nikotinpflasters eine höhere langfristige Abstinenzquote verbunden ist. Die Raucher erhielten eine verhaltenstherapeutische Gruppenbehandlung oder ein verhaltenstherapeutisch konzipiertes Selbsthilfemanual, jeweils in Kombination mit der Verordnung von Nikotinpflastern. Es zeigte sich, daß Raucher, die das Nikotinpflaster wenigstens 30 Tage nach einer verhaltenstherapeutischen Behandlung anwenden, eine signifikant niedrigere langfristige Rückfallquote aufwiesen. Dies unterstreicht die Bedeutung der konsequenten langfristigen Anwendung.

Hautreaktionen bei Anwendung des Nikotinpflasters

Die Patienten geben nicht selten lokale, vorübergehende und ungefährliche Reizerscheinungen in Form von Juckreiz sowie Hautrötungen an der Applikationsstelle im Verlauf der Behandlung an. Die Ausprägung der Symptome ist in der Regel jedoch gering bis mäßig und stellt keinen Grund zum Absetzen des Präparates dar. Nebenwirkungen treten in der Plazebokontrolle auch bei nichtnikotinhaltigen Präparaten in fast gleicher Häufigkeit auf, sind somit nicht sicher dem Nikotin zuzuschreiben. Berichtet wurde erstmals eine Spättypreaktion (Typ IV) gegen das Allergen Nikotin selbst. Die Entwicklung einer Allergie gegen Nikotin ist durch das geringe Molekulargewicht der Substanz, die gute Hautpermeabilität und durch den Okklusiveffekt der Pflasterapplikation begünstigt.

Nikotinpflaster

- **Anwendungsempfehlungen**
  Das Nikotinpflaster ist einfach anzuwenden. Der Raucher muß nur einmal am Tag an die Applikation denken, danach wirkt es – je nach verwendetem Pflastersystem – für die Dauer von 16 oder 24 Stunden. Das Nikotinpflaster sollte auf eine möglichst trockene, haarlose Körperstelle im Bereich des Oberkörpers, der Hüfte oder an den Oberarmen geklebt werden. Beim Baden, Duschen oder in der Sauna ist das Pflaster abzunehmen. Das 16-Stunden-Pflaster sollte am Abend – vor dem Schlafengehen – abgenommen werden.
- **Dosierung**
  Das Pflaster steht in verschiedenen Stärken zur Verfügung. Raucher, die mindestens zehn Zigaretten pro Tag konsumierten, sollten mit der höchsten Nikotinpflasterdosierung beginnen. Alle 4–6 Wochen sollte um eine Pflasterstärke reduziert werden.
- **Spezifische Nebenwirkungen** (in Ergänzung zu S. 221 f)
  Bei Nikotinpflaster können lokale Hauterscheinungen auftreten, bis zu 20% der Patienten erleben kurzdauernde Hautveränderungen, Erytheme, Juckreiz, Brennen oder Ödeme. Anhaltende Erscheinungen dieser Art, in seltenen Fällen auch Brennen, berichten weniger als 10% der Patienten. Die Erscheinungen sind reversibel, eine spezifische Behandlung ist meistens nicht erforderlich.
- **Spezifische Gegenanzeigen und Anwendungsbeschränkungen**
  (in Ergänzung zu S. 222)
  Spezifische Gegenanzeigen für die Anwendung des Nikotinpflasters bestehen bei Pflasterallergien und bei chronischen generalisierten Hauterkrankungen (Psoriasis, chronische Dermatitis, Urtikaria). Bei schweren, anhaltenden Hautirritationen sollte auf die Anwendung von Membranpflastern ebenfalls verzichtet werden.

Nikotinnasalspray

Nikotinnasenspray bietet die Möglichkeit, hochdosiert und damit äußerst effektiv Nikotin zuzuführen. Damit wird zum einen eine Nikotinsubstitution auch stark abhängiger Raucher möglich, zum anderen steht hier eine Möglichkeit zur Krisenbewältigung zur Verfügung, wenn in rückfallgefährlichen Situationen innerhalb kürzester Zeit eine Nikotinzufuhr erforderlich wird.

Indikationen bestehen also bei einem hohen Tageszigarettenkonsum mit einer starken Nikotinabhängigkeit oder in der Anwendung bei Rauchern, die in definierten Situationen ein unstillbares Verlangen nach einer Zigarette empfinden.

Die Anwendung des Nikotinnasensprays geht mit einer höheren langfristigen Effektivität einher als die Anwendung von Nikotinpflaster oder Nikotinkaugummi.

Nikotinnasalspray, das gegenüber dem Kaugummi den Vorteil der noch rascheren (maximale Nikotinspiegel nach ca. 10 Minuten) und effektiveren Substitution (zwischen 30 und 66% der Baseline-Nikotinspiegel werden ersetzt) mit sich bringt, hat in mehreren Studien langfristige Erfolgsquoten von 18–27% erbracht (Silagy et al. 2000) – die Nikotinsubstitution per Nasalspray ist somit die effektivste Form der Nikotinsubstitution. Nikotinnasenspray sollte zwar in erster Linie stark abhängigen Rauchern angeboten werden, die gute Verträglichkeit (Irritationen der Schleimhäute treten nur in den ersten Tagen auf und werden bereits nach einer Woche gut toleriert) macht einen Einsatz aber auch bei allen anderen Rauchern mit Unverträglichkeiten gegenüber Nikotinkaugummi oder -pflaster möglich.

Bei der Anwendung werden mittels zweier Nasenhübe jeweils 0,5 mg Nikotin pro Nasenloch appliziert. Nikotinnasenspray wird über die Nasenschleimhaut resorbiert. Der Wirkeintritt erfolgt innerhalb von 1–3 Minuten. Die intensive lokale Reizung der Nasenschleimhäute ist mit einer starken sensorischen Stimulation gleichzusetzen, die über diesen Mechanismus eine Reduktion des Rauchverlangens bewirken kann.

Die richtige Anwendung sieht vor, daß fest nach Schema dosiert wird. Die initiale Tagesdosis von maximal 1–2 Anwendungen/Stunde sollte innerhalb von 8–12 Wochen ausgeschlichen werden. Empfehlenswert ist auch bei der Anwendung des Nasalsprays die Kombination mit einer Verhaltenstherapie.

Häufig wird Nikotinnasenspray bereits kurze Zeit nach Beginn der Anwendung wieder abgesetzt, da die lokalen Nebenwirkungen (Reizerscheinungen der Nasenschleimhaut mit Augentränen, Niesreiz, einem Gefühl des Anschwellens der Schleimhäute) nicht toleriert werden. Die Anwender müssen darauf hingewiesen werden, daß diese Irritationen innerhalb der ersten Behandlungstage rasch nachlassen.

Die rasche Verfügbarkeit des Nikotins fast unmittelbar nach Anwendung des Nikotinnasensprays erhöht die Gefahr der Abhängigkeitsentwicklung von Nikotinnasenspray. In den ersten Studien wendeten mehr als 40% der erfolgreichen Teilnehmer das Nikotinnasenspray über die Dauer der gesamten Beobachtungszeit von 12 Monaten an (Sutherland et al. 1992). Die Gefahr ist besonders hoch bei einer häufigen, unregelmäßigen, bedarfsmäßigen und einer unreflektierten Anwendung ohne therapeutische Unterstützung.

Nikotinnasenspray

- **Anwendungsempfehlungen**
  Jeweils einen Hub Nasalspray (je 50 µl, entspricht jeweils 0,5 mg Nikotin) pro Nasenloch. Der gesamte Zeitraum der Anwendung sollte sechs Monate nicht überschreiten. Es darf nicht gleichzeitig geraucht werden.
- **Dosierung**
  1–2, maximal 3 Dosierungen pro Stunde. Empfohlen wird die Anwendung über 8–12 Wochen, anschließend soll Nikotinnasalspray innerhalb von 6–8 Wochen ausgeschlichen werden.
- **Spezifische Nebenwirkungen** (in Ergänzung zu S. 221 f)
  Die zu erwartenden Nikotinnebenwirkungen werden als geringer bezeichnet als nach dem Rauchen einer mittelstarken Zigarette. Spezifische häufige Nebenwirkungen sind Nasenreizungen, eine laufende Nase und Niesen, eine Rhinitis, gelegentlich treten Kopfkribbeln, Nasenbluten, Pharyngitis, Halsreizungen und eine wunde, empfindliche Nase sowie Gehörsensationen auf. Bei oraler Einnahme bestehe nur ein geringes Risiko einer Intoxikation, da über den Abbau in der Leber mit einem hohen First-pass-Effekt ein hoher Anteil des Nikotins abgebaut werde.
  Hinweis: Anfangs sind die lokalen Irritationen der Nasenschleimhaut unangenehm, sie verlieren jedoch sich innerhalb einiger Tage.
- **Spezifische Gegenanzeigen und Anwendungsbeschränkungen**
  (in Ergänzung zu S. 222)
  Überempfindlichkeit gegen Parabene (Alkyl-4-hydroxybenzoate). Nicht eingesetzt werden sollte Nasalspray bei Nasenbluten oder chronischen Nasenerkrankungen.

Nikotin-Sublingualtablette

Die Nikotin-Sublingualtablette ist in Deutschland bereits zugelassen und wird voraussichtlich ab 2001 als Nicorette Microtab in den Apotheken rezeptfrei erhältlich sein. Einstweilen ist ein Bezug über die internationale Apotheke möglich.

Die Sublingualtablette komplettiert das Angebot der Darreichungsformen. Die Bioverfügbarkeit von Nikotin beträgt etwa 50%, nach 35 Minuten ist die maximale Plasmakonzentration erreicht. Damit ist das Wirkprofil ähnlich dem des 2-mg-Nikotinkaugummis.

In plazebokontrollierten Studien konnten mit der Sublingualtablette sowohl Entzugssymptome als auch das Rauchverlangen signifikant reduziert werden. In einer plazebokontrollierten Studie mit insgesamt 247 Teilnehmern aus Schweden (Wallström et al. 1997) erbrachte die Verumbehandlung sechs Monate nach Abschluß der Behandlung signifikant höhere Abstinenzraten (33% vs. 18%), nach einem Jahr waren die Unterschiede (23% vs. 15%) zwar noch höher unter der Verumbehandlung, jedoch nicht mehr signifikant.

Die Behandlung ist nebenwirkungsarm und einfach in der Anwendung. Untersuchungen der Mundschleimhaut ergaben keine Hinweise auf schwerwiegende oder anhaltende Läsionen unter der Anwendung. Die häufigsten Nebenwirkungen sind Schluckauf (ca. 13%) und Übelkeit (ca. 12%).

Nikotin-Sublingualtablette

- **Anwendungsempfehlungen**
  Die Nikotin-Sublingualtablette löst sich unter der Zunge auf, das Nikotin wird über die Mundschleimhaut resorbiert. Um eine optimale Wirkung zu erzielen, sollte die Tablette nicht geschluckt oder gekaut werden.
- **Dosierung**
  Eine Tablette pro Stunde für leichte Raucher, zwei Tabletten pro Stunde für schwere Raucher (Konsum von wenigstens 20 Zigaretten/Tag oder mit einem FTND-Wert von mindestens 7). Maximal 8–12 bzw. 16–24 Tabletten/Tag. Es sollten auf keinen Fall mehr als 30 Sublingualtabletten pro Tag eingenommen werden. Die Anwendung wird für die Dauer von wenigstens 3 Monaten, nicht länger als 12 Monate empfohlen. Nach 2–3 Monaten sollte eine schrittweise Reduzierung der Dosierung erfolgen.
- **Spezifische Nebenwirkungen** (in Ergänzung zu S. 221 f)
  Vor allem zu Beginn der Behandlung treten Irritationen in Mund oder Hals auf, genannt werden ferner gastrointestinale Beschwerden, Schluckauf, Schmerzen im Mund oder Rachen, trockener Mund, Brennen im Mund, Rhinitis und Husten.
- **Spezifische Gegenanzeigen und Anwendungsbeschränkungen**
  (in Ergänzung zu S. 222)
  Keine.

Nikotininhaler

Bei der Anwendung des Nikotininhalers (in Österreich verfügbar, in Deutschland seit dem 25.8.00 zugelassen, jedoch nicht im Handel) wird Nikotin, das sich auf einem Schaumstoffträger im Inneren einer Kunststoffkapsel befindet und von dort freigesetzt wird, über ein Mundstück eingeatmet. Dadurch können allerdings nur vergleichsweise geringe Mengen von Nikotin aufgenommen werden. Das Anwendungsprinzip, das sehr an den Zigarettenkonsum selbst erinnert, hat in der Raucherentwöhnung einen geringeren Stellenwert. Die langfristige Effizienz lag in den ersten plazebokontrollierten Studien niedriger als der durchschnittliche Erfolg der anderen Nikotinersatztherapien (13–15%). Von dieser Form der Substitutionsbehandlung profitieren in erster Linie leicht und mittelschwer abhängige Raucher, eine weitere Zielgruppe stellen Raucher dar, die nur vorübergehend ihren Tabakkonsum einstellen oder reduzieren wollen.

Kombinationsbehandlungen

Indikationen für eine Kombinationsbehandlung aus Nikotinpflaster und Nikotinkaugummi bzw. Nikotinpflaster und Nikotinnasenspray liegen bei einer starken

Tabakabhängigkeit (> 6 Punkte im FTND) und hohem Tageszigarettenkonsum (> 30 Zigaretten) vor. In diesen Fällen reicht ein Nikotinpflaster oder -kaugummi oft nicht aus. Das Behandlungsschema sieht vor, Entzugserscheinungen durch die kontinuierlichen Wirkspiegel, die durch das Nikotinpflaster aufgebaut werden, zu verhindern, darüber hinaus aber für unvermutet auftretende Versuchungssituationen eine Möglichkeit zur vorübergehenden und intensiven Nikotinsubstitution zur Hand zu haben. Während die Nikotinpflasteranwendung für 8–12 Wochen vorgesehen ist, sollte das zusätzlich verabreichte Nikotinkaugummi oder Nikotinnasenspray rascher, innerhalb von 4–6 Wochen ausgeschlichen werden.

Auch hier ist zu beachten, daß die Gefahr der Aufrechterhaltung der Tabakabhängigkeit durch die Kombination mit einem schneller verfügbaren Nikotinersatzpräparat verstärkt wird. Allerdings kann auch hier diskutiert werden, daß die Abhängigkeit von einer Kombinationsbehandlung aus Pflaster und Nikotinnasenspray immer noch die bessere Alternative zur Zigarette ist.

Kosten der Behandlung

Die Kosten der Behandlung liegen in der Regel nicht höher als die bisherigen Ausgaben für Tabakwaren. Eine Übersicht über die Formen und Kosten der Nikotinersatzpräparate ist in Tabelle 8.1 dargestellt.

Bewertung

Die Wirksamkeit des Nikotinersatztherapie wurde in zahlreichen klinischen Studien bestätigt. Die Anwendung ist einfach und bei sachgemäßer Handhabung

Tabelle 8.1. Übersicht über Formen und Kosten der Nikotinersatzpräparate (Rp: rezeptpflichtig)

Produkt	Dosierung	Freigabe	Preis (N1)	
Nicorette-Nasalspray	10 mg/ml	0,5 mg /Hub	59,90	Rp
Nicorette-Pflaster	8,3 mg	5 mg /16h	38,95 (7 Stk.)	–
	16,6 mg	10 mg /16h	38,95 (7 Stk.)	–
	24,9 mg	15 mg /16 h	38,95 (7 Stk.)	–
Nicotinell-Pflaster TTS 10/20/30	17,5 mg	7 mg /24h	34,99 (7 Stk.)	–
	35,0 mg	14 mg /24h	38,95 (7 Stk.)	–
	52,5 mg	21 mg /24h	42,90 (7 Stk.)	–
Nikofrenon-Pflaster 10/20/30	17,5 mg	7 mg /24h	31,88 (7 Stk.)	–
	35,0 mg	14 mg /24h	35,55 (7 Stk.)	–
	52,5 mg	21 mg /24h	38,84 (7 Stk.)	–
Nicorette-Kaugummi	2 mg	–	14,50 (24 Stk.)	–
	4 mg	–	52,65 (96 Stk.)	–
Nicotinell-Kaugummi	2 mg	–	6,90 (12 Stk.)	–
Nicorette-Microtab	2 mg	Ca. 1mg	19,90 (30 Stk.)	–

ungefährlich. Die Bezugsmöglichkeit von Nikotinpflaster und -kaugummi als frei erhältliche Medikamente hat den Einsatz für den entwöhnungswilligen Raucher vereinfacht.

Praktische Erfahrungen zeigen, daß die alleinige Anwendung des Nikotinpflasters ohne gleichzeitige Unterstützung durch eine verhaltenstherapeutische Raucherentwöhnungsbehandlung, ein Manual oder die unterstützende Begleitung durch den Hausarzt (beispielsweise in Form einer „minimal intervention") in den meisten Fällen nur kurzfristige Erfolge mit sich bringt. Eine erfolgversprechende Raucherentwöhnung verlangt eine professionelle Anleitung des Raucherentwöhnungskandidaten. Zur Unterstützung angehalten sind Ärzte, aber auch Apotheker, Psychologen und Suchttherapeuten.

Bupropion

Bupropion [Bupropionhydrochlorid oder laut INN („Recommended International Nonproprietary Name" – WHO)-Klassifikation auch als Amfebutamon bezeichnet], ist ein nichttrizyklisches Antidepressivum, das 1988 zur Behandlung von Depressionen in den USA zugelassen wurde. Der Wirkmechanismus wird über eine schwache zerebrale Wiederaufnahmehemmung von Noradrenalin und Dopamin erklärt. Bupropion wird über Cytochrom P450 2B6 zu 70% zu Hydroxy-Bupropion abgebaut, das für sich ebenfalls psychoaktiv wirksam ist.

Basis für die Zulassung waren zwei plazebokontrollierte Untersuchungen, die der neuen Substanz, als erstem nicht nikotingestützten Raucherentwöhnungstherapeutikum, eine hohe Effektivität bei der Raucherentwöhnung zusprachen. Während der Anwendung kommt es zu einer signifikanten Reduktion von Entzugssymptomen. Darüber hinaus scheint die Anwendung von Bupropion mit einer geringeren Gewichtszunahme einherzugehen.

In den darauffolgenden umfangreichen und mittlerweile publizierten Studien, insbesondere in der von Hurt et al. (1997) sowie Jorenby et al. (1999) stellt sich Bupropion in der retardierten Darreichungsform (Zyban®) als eine effektive Raucherentwöhnungsmethode dar.

Dosisfindungs- und Effektivitätsstudien

In der ersten Dosisfindungsstudie von Hurt et al. (1997) wurden vier Gruppen von Rauchern untersucht, die entweder Plazebo, 100 mg, 150 mg oder 300 mg Bupropion/Tag erhielten. Sechs Wochen nach Beginn der Abstinenz waren in der Gruppe, die 300 mg Bupropion pro Tag erhielt, die höchsten Abstinenzquoten festzustellen. 24,4% (dagegen nur 10,5% der Patienten, die ein Plazebo erhalten hatten), blieben abstinent. Nach 12 Monaten (beschrieben ist hier die Punktprävalenz der Abstinenz) zeigen sich 12,4% der Raucher, die mit Plazebo behandelt wurden, und immerhin 22,1% der Raucher mit 300 mg Bupropion pro Tag noch abstinent. Die Gewichtszunahme fiel in der letztgenannten Gruppe deutlich geringer aus als in der Plazebogruppe (ca. 1 kg versus 2,5 kg Gewichtszunahme innerhalb von sechs Wochen).

Die wesentlichen Nebenwirkungen, die während der Anwendung von Bupropion berichtet werden, sind Schlafstörungen sowie Mundtrockenheit.

Hinzuweisen ist zudem auf die Gefahr von Krampfanfällen, die unter einer höherdosierten Behandlung mit Bupropion auftreten können. Bei Gabe von 600 mg pro Tag zeigten die ersten Untersuchungen an depressiven Patienten Inzidenzen von bis zu 4/1000. Bei Verwendung der niedrigeren Dosis (bis 300 mg pro Tag in retardierter Form) und unter Ausschluß der Risikopopulation (Patienten mit Krampfanfällen in der Anamnese, Raucher mit einer Eßstörung) ist die Gefahr des Auftretens des Krampfanfalls nicht höher als unter der Anwendung von anderen Antidepressiva (ca. 1/1000).

In einer Effektivitätsstudie, in der Bupropion, Nikotinpflaster, eine Kombination aus Nikotinpflaster und Bupropion sowie Plazebo miteinander verglichen wurden, erwies sich Bupropion als signifikant wirkungsvoller als Nikotin oder Plazebo (Abb. 8.2). Nach zwölf Monaten waren 30,3% der Bupropion-Anwender und 16,4% der Nikotinpflasteranwender noch abstinent (Punktprävalenzen). Erstaunlich hoch ist der Anteil der Patienten, die unter Plazebo nach einem Jahr abstinent waren, hier waren 15,6% nach einem Jahr rauchfrei.

Die kontinuierlichen Abstinenzquoten stellen die Effektivität etwas weniger überzeugend dar: Unter Bupropion sind nach einem Jahr 18,4% aller Teilnehmer abstinent, immer noch fast doppelt so viele wie unter der Behandlung mit Nikotinpflaster (9,8%).

Die Anwendung von Bupropion geht häufig mit Schlafstörungen einher (47,5% der Raucher, die Bupropion erhalten hatten, berichteten von Schlaflosigkeit, dagegen nur 19,5% der Patienten, die ein Plazebopräparat erhalten hatten), einige Anwender klagen auch über Mundtrockenheit (10,7% versus 4,4% unter Plazebo). Schwindel (10,7%) tritt nicht signifikant häufiger auf als unter Plazebo.

Die Kombination von Bupropion und Nikotinpflaster erbringt eine langfristige Abstinenzrate von 35,5%. Allerdings hat die kombinierte Anwendung von Bupro-

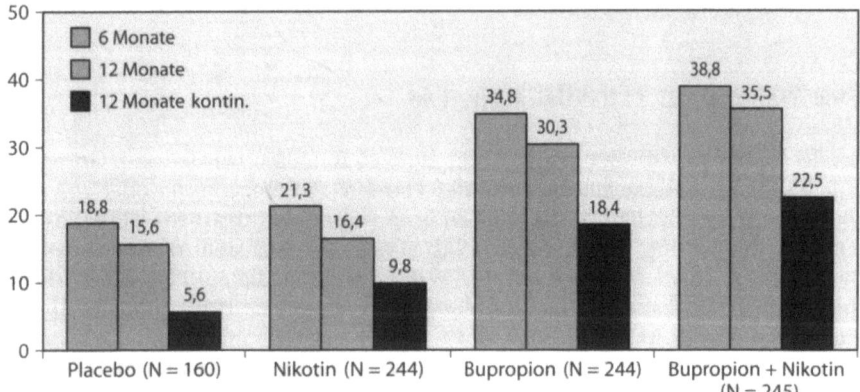

Abb. 8.2. Effektivität von Bupropion in der Raucherentwöhnung (Punktprävalenz und kontinuierliche Abstinenz nach 12 Monaten). (Modifiziert nach Jorenby et al. 1999)

pion und Nikotinpflaster auch eine höhere Nebenwirkungsrate zur Folge. Insbesondere das Auftreten von lebhaften Träumen (13,5% versus 2,5% unter Plazebo), Schlafstörungen (47,5% versus 19,5%), Übelkeit (11,5% versus 5,0%) und lokalen Irritationen durch das Nikotinpflaster (15,2% versus 6,9%) werden berichtet.

Anwendungsrichtlinien für den Einsatz von Bupropion

In den ersten drei Tagen sollte nur eine Tablette Bupropionhydrochlorid SR („sustained release", eine retardierte Form) am Morgen eingenommen werden, ab dem 4. Tag kann bei guter Verträglichkeit die Standarddosis mit 2 Tabletten pro Tag begonnen werden. Die Anwendungsrichtlinien für Bupropion sehen vor, daß zweimal pro Tag eine Tablette mit 150 mg Bupropionhydrochlorid eingenommen wird. Der Abstand zwischen beiden Einnahmen sollte wenigstens 8 Stunden betragen. Die zweite Einnahme sollte nicht wesentlich später als 17.00 Uhr erfolgen, um schwerwiegenden Schlafstörungen in der Nacht vorzubeugen.

Der Raucher sollte erst nach der ersten Woche der Tabletteneinnahme den Tabakkonsum einstellen, wenigstens sechs Wochen nach dem Abstinenzbeginn sollte die Medikation weitergeführt werden. Der Hersteller sieht keine längere Einnahme vor, wobei kritisch diskutiert werden könnte, ob nicht durch eine längere Einnahme eine höhere Effektivität erzielt werden könnte.

Aufgrund einer kanadischen Veröffentlichung über die Häufigkeit schwerwiegender Nebenwirkungen unter der Behandlung mit Bupropion wurde von der Bundesarzneimittelkommission im April 2000 die Empfehlung veröffentlicht, eine strenge Indikationsstellung bei der Rezeptierung von Bupropion vorzunehmen. Insbesondere Patienten mit Diabetes oder Krampfanfällen in der Anamnese sollten kein Bupropion erhalten.

Bupropion wurde am 17. Juli 2000 in Deutschland zur Raucherentwöhnung zugelassen. Bupropion wird zunächst als rezeptpflichtiges Medikament eingeführt werden. Die Kosten für die 7–9wöchige Behandlung müssen vom Raucher selbst getragen werden, sie betragen etwa DM 5.- pro Tag.

Bewertung

Die hohe Effektivität im Vergleich mit Nikotin und Plazebo spricht für die gute Wirksamkeit der Substanz. Ungewöhnlich sind allerdings der gute Erfolg der Plazebogruppe und die gleich wirksame Nikotinersatztherapie in der Studie von Jorenby et al. (1999). Es ist nicht zu klären, inwieweit Erwartungseffekte der Teilnehmer oder die verhaltenstherapeutisch orientierte Unterstützung die Ergebnisse beeinflußt haben mögen. Aus diesem Grund sollte die Effizienz der Behandlung mit Bupropion erst noch in weiteren klinischen Studien belegt werden, ehe eine abschließende Beurteilung erfolgen kann.

Nikotinantagonisten

Interessant ist der bislang noch nicht verwirklichte Ansatz in der Raucherentwöhnungsbehandlung, nicht über eine Nikotinsubstitution, sondern über eine direkte Blockade der Nikotinwirkung einen Entwöhnungserfolg herbeizuführen.

Mecamylamin wurde als Nikotinantagonist in der Raucherentwöhnung mit dem Ziel eingesetzt, die positiven Effekte von Nikotin während des Rauchens zu unterdrücken, um auf diese Weise über die fehlende positive Verstärkung eine Löschung des Rauchverhaltens herbeizuführen.

Mecamylamin, ein cholinerger Ganglienblocker, war ursprünglich als Antihypertensivum entwickelt worden und wurde in Raucherentwöhnungsstudien alleine oder aber in Kombination mit Nikotinersatztherapien angeboten. Die Tagesdosis lag zwischen 2,5–20 mg. Bislang existieren nur wenige Studien zur Effektivität dieser Therapiemethoden (z. B. Rose et al. 1996), die allerdings nur kleine Fallzahlen umfassen. Nach einem Jahr stellte sich die Abstinenzquote in einer Kombinationsbehandlung aus Mecamylamin und Nikotinpflaster mit 37,5% versus 4,2% in der Nikotinpflasterbehandlung erstaunlich gut dar. Auch in einer zweiten Studie an 80 freiwilligen Rauchern erwies sich die Effektivität für die Kombinationsbehandlung von Nikotinpflaster und Mecamylamin-Tabletten im Vergleich mit der Nikotinersatztherapie deutlich höher in der Kombinationsbehandlung. Nach einem Jahr waren 40% bzw. 20% der Teilnehmer abstinent.

Trotz der vielversprechenden Ergebnisse dieser ersten Untersuchungen lassen sich aufgrund der kleinen, nichtrepräsentativen Fallzahlen noch keine Therapieempfehlungen für Mecamylamin ableiten.

Nicht zuletzt wegen der häufigen Nebenwirkungen (Obstipation, Benommenheit) ist eine breite Anwendbarkeit auch nicht denkbar. In der Kombination von Nikotin mit Mecamylamin läßt sich möglicherweise eine bessere Verträglichkeit herbeiführen, möglicherweise ist die geringere Nebenwirkungsrate durch die gegensätzlichen Wirkungen von Nikotin und Mecamylamin zu erklären. Forschungsansätze der Zukunft könnten auf die Entwicklung eines Pflastersystems zielen, durch das sowohl Mecamylamin als auch Nikotin gleichermaßen freigesetzt wird.

Alternative Nikotinagonisten

Verschiedene Substanzen wurden als alternative Nikotinagonisten untersucht. Genannt werden in der Literatur u. a. Anabasin, ABT-418 und Lobelin.

Lobelin, ein Alkaloid einer indianischen Tabakpflanze (Lobelila inflata), wurde als partieller Nikotinagonist bereits Anfang des Jahrhunderts beschrieben. Bereits 1930 wurde ein erster Versuch in der Raucherentwöhnung vorgenommen. In den darauffolgenden Jahrzehnten fanden zahlreiche Versuche statt, mit Hilfe von Lobelin eine Raucherentwöhnung zu ermöglichen. Untersuchungen zur Effektivität der Raucherentwöhnung mit Lobelin wurden bereits früh unternommen, in einer ersten Metaanalyse im Jahre 1969 (Schwartz 1969) wurden 16 Studien ausgewertet. Studien, die höheren methodischen Ansprüchen genügen, wurden in den nächsten Jahren durchgeführt, zeigten aber keine Ergebnisse, die für eine wissenschaftlich fundierte Empfehlung ausreichen. Die aktuellste Übersicht stammt von Stead und Hughes, die ein Review für Cochrane-Databases erstellten. Die beiden Autoren fanden keine hinreichende Evidenz für die Wirksamkeit der Raucherentwöhnung mit Hilfe von Lobelin.

Tranquilizer, Anxiolytika, Antidepressiva

In der Vergangenheit wurden zahlreiche weitere Substanzen auf ihre Wirksamkeit in der Unterdrückung von Entzugssymptomen und Rauchverlangen untersucht. Eine der ersten Substanzen war Silberacetat, das durch eine geschmacksvergällende Wirkung die Entwöhnung erleichterte. Die meisten Substanzen sind ohne ausreichende Wirksamkeit, einige haben zudem Nebenwirkungsprofile, die eine breite Anwendung in der Raucherentwöhnung nicht möglich machen.

Untersucht wurden das Benzodiazepin Diazepam, der Tranquilizer Meprobamat (ein Propandiolderivat), sowie die Betablocker Metoprolol und Oxprenolol. Eine ausreichende Wirksamkeit konnte bei keiner dieser Substanzen nachgewiesen werden.

Odansetron, ein Serotonin-5HT$_3$-Antagonist, wurde unter der Hypothese untersucht, 5HT$_3$-Antagonisten könnten die positiven Effekte von Nikotin reduzieren. Hinweise für eine Effektivität dieser Substanz in der Raucherentwöhnung konnten ebenfalls nicht gefunden werden.

Gleiches gilt für das Anxiolytikum Buspiron, das die serotonerge Neurotransmission beeinflußt, sowie für Antidepressiva mit verschiedensten Wirkprofilen. Die untersuchten Antidepressiva waren bislang in der Regel trizyklische Antidepressiva mit einem Wirkprofil, das sowohl die serotonerge, noradrenerge als auch die dopaminerge Transmission umfaßt. Darüber hinaus wurden Antidepressiva der neueren Generationen (Serotonin- und Noradrenalinwiederaufnahmehemmer) untersucht, gleichfalls auch Monoaminooxydase-A-Inhibitoren und Serotoninpräkursoren (Tabelle 8.2), z.T. mit schwachen Wirkungen.

Bislang kann nicht sicher gesagt werden, ob damit ein Hinweis auf die generelle Wirksamkeit von Antidepressiva mit einem unspezifischen, breiten Rezeptorwirkprofil besteht oder ob spezifische Effektivitäten für einzelne Substanzen anzunehmen sind.

All diese Substanzen zeigen in der Anwendung eine hohe Drop-out-Rate, nicht zuletzt, weil die Nebenwirkungen bei mangelndem Effekt auf das Rauchverlangen und die Entzugssymptome nicht zumutbar sind. Umfassende, aussagekräftige Studien stehen in den meisten Fällen aus, zum Teil werden Ergebnisse nur auf Kongressen berichtet. Hinweise auf eine Überlegenheit dieser Substanzen im Vergleich mit den Nikotinersatztherapien bestehen derzeit somit nicht.

Nach den Erfolgen mit Bupropion ist damit zu rechnen, daß in Zukunft auch andere Antidepressiva, z. B. Nortriptylin, umfassender auf ihre Eignung in der Raucherentwöhnung untersucht werden. Insbesondere wird, wenn eine ausreichende Effektivität besteht, die Suche nach nebenwirkungsärmeren Präparaten als Bupropion bedeutsam sein.

Tabelle 8.2. In der Raucherentwöhnung untersuchte Antidepressiva

Substanz	Wirktyp	Quellen	Effektivität
Bupropion	Nichttrizyklisches Antidepressivum, vermutlich ein Dopamin- und Noradrenalinwiederaufnahmehemmer	Jorenby et al. 1999	Wirkungsvoll
Buspiron	Partieller 5-HT1A-Agonist	Cinciripini et al. 1995	Keine sichere Wirkung
Clonidin	Zentrales α_2-Sympathomimetikum	Glassman et al. 1993, Gourlay et al. 1994	Schwache Wirkung
Doxepin	Trizyklisches Antidepressivum, Noradrenalin-, gering auch Serotoninrückaufnahmehemmer, antihistaminerge Wirkung, anticholinerge und α_1-antagonistische Effekte	Murphy et al. 1990, Edwards et al. 1989	Keine sichere Wirkung
Fluoxetin	Selektiver Serotonin-Rückaufnahmehemmer	Dalack et al. 1995	Keine sichere Wirkung
Imipramin	Trizyklisches Antidepressivum, Serotonin- und Noradrenalinrückaufnahmehemmer mit anticholinergen und α_1-antagonistischen Effekten	Nunn-Thompson et al. 1989	Keine sichere Wirkung
Metoprolol Oxprenolol	β-Blocker	Hughes 1994	Keine sichere Wirkung
Moclobemid	Monoaminooxidase-A-Hemmer	Berlin et al. 1995	Keine sichere Wirkung
Naltrexon	Opiatantagonisten	Sutherland et al. 1995	Keine Wirkung
Nortriptylin	Trizyklisches Antidepressivum, Noradrenalin-, gering auch Serotoninrückaufnahmehemmer	Hughes 1994	Fraglich wirkungsvoll
Silberacetat	Geschmacksvergällung	Morrow et al. 1993	Eingeschränkt wirkungsvoll
Tryptophan	Serotonin-Präkursor	Bowen et al. 1991	Ohne Wirkung
Venlafaxin	Serotonin- und Noradrenalinrückaufnahmehemmer	Cinciripini et al. 1999	Ohne Wirkung

Literatur

Balfour DJK (1994) Neural mechanisms underlying nicotine dependence. Addiction 89: 1419–1423

Behm FM, Rose JE (1994) Reducing craving for cigarettes while decreasing smoke intake using capsaicin-enhanced low tar cigarettes. Experimental and Clinical Psychopharmacology 2:143–153

Berlin I, Said S, Spreux-Varoquaux O, Launay J, Olivares R, Millet V, Lecrubier Y, Puech AJ (1995a) A reversible monoamine oxidase A inhibitor (moclobemide) facilitates smoking cessation and abstinence in heavy, dependent smokers. Clin Pharmacol Ther 58:444–452

Bowen DJ, Spring B, Fox E (1991) Tryptophan and high-carbohydrate diets as adjuncts to smoking cessation therapy. J Behav Med 14:97-110

Buchkremer G, Bents H, Horstmann M, Opitz K, Tölle R (1989) Combination of behavioral smoking cessation with transdermal nicotine substitution. Addict Behav 14:229-238

Cinciripini PM, Tsoh JY, Friedman K, Wetter D, Cinciripini LG, Skaar KL (1998) A placebo controlled evaluation of venlafaxine for smoking cessation: preliminary findings [Abstract A18]. In: Society for Research on Nicotine and Tobacco Annual Meeting, Mar 27-29; New Orleans

Cinciripini PM, Lapitsky L, Seay S, Wallfisch A, Meyer WJ 3rd, van Vunakis H (1995) A placebo-controlled evaluation of the effects of buspirone on smoking cessation: Differences between high- and low-anxiety smokers. J Clin Psychopharmacol 15:182-191

Dalack GW, Glassman AH, Rivelli S, Covey L, Stetner F (1995) Mood, major depression, and fluoxetin response in cigarette smokers. Am J Psychiatry 152:398-403

Edwards NB, Murphy JK, Downs AD, Ackerman BJ, Rosenthal TL (1989) Doxepin as an adjunct to smoking cessation: A double-blind pilot study. Am J Psychiatry 146:373-376

Fiore MC, Smith SS, Jorenby DE, Baker TB (1994) The effectiveness of the nicotine patch for smoking cessation. JAMA 271:1940-1947

Glassman AH, Covey LS, Dalack GW, Stetner F, Rivelli SK, Fleiss J, Cooper TB (1993) Smoking cessation, clonidine, and vulnerability to nicotine among dependent smokers. Clin Pharmacol Ther 54:670-679

Gourlay SG, Forbes A, Marriner T, Kutin J, McNeil J (1994) A placebo-controlled study of three clonidine doses for smoking cessation. Clin Pharmacol Ther 55:64-69

Hughes JR, Stead LF, Lancaster T (2000) Anxiolytics and antidepressants for smoking cessation (Cochrane Review). In: Cochrane Library, Issue 1, Update Software, Oxford

Hughes JR (1994) Non-nicotine pharmacotherapies for smoking cessation. J Drug Dev 6:197-203

Hurt RD, Sachs PL, Glover ED et al. (1997) A comparison of sustained-release bupropion and placebo for smoking cessation. N Engl J Med 337:1195-1202

Jorenby DE, Leischow SJ, Nides MA et al. (1999) A controlled trial of sustained-release bupropion, a nicotine patch, or both for smoking cessation. N Engl J Med 340:685-689

Lancaster T, Stead LF (2000) Mecamlyamine (a nicotine antagonist) for smoking cessation. (Cochrane Review). In: The Cochrane Library, Issue 1, Update Software, Oxford

Leischow SJ, Sachs DPL, Bostrom AG, Hansen MD (1992) Effects of differing nicotine-replacement doses on weight gain after smoking cessation. Arch Fam Med 1:233-237

Morrow R, Nepps P, McIntosh M (1993) Silver acetate mouth spray as an aid in smoking cessation: Results of a double-blind trial. J Am Board Fam Pract 6:353-357

Murphy JK, Edwards NB, Downs AD, Ackerman BJ, Rosenthal TL (1990) Effects of doxepin on withdrawal symptoms in smoking cessation. Am J Psychiatry 147:1353-1357

Nunn-Thompson CL, Simon PA (1989) Pharmacotherapy for smoking cessation. Clin-Pharm 8:710-720

Rose JE, Westmann EC, Behm FM (1996) Nicotine/Mecamylamine combination treatment for smoking cessation. Drug Dev Res 38:243-256

Schwartz JL (1969) A critical review and evaluation of smoking control methods. Public Health Reports 84:483-506

Silagy CA, Mant DC, Fowler GH, Lancaster T (2000) Nicotine replacement therapy for smoking cessation. (Cochrane Review). In: The Cochrane Library, Issue 1, Update Software, Oxford

Silagy CA, Mant DC, Fowler GH, Lodge M (1994) Meta-analysis on efficacy of nicotine replacement therapies in smoking cessation. Lancet 343:139-142

Stapleton JA, Russell MAH, Feyerabend C, Wiseman SM, Gustavsson G, Säwe U, Wiseman D (1995) Dose effects and predictors of outcome in a randomized trial of transdermal nicotine patches in general practice. Addiction 90:31-42

Stead LF, Hughes JR (2000) Lobeline for smoking cessation. (Cochrane Review). In: The Cochrane Library, Issue 1, Update Software, Oxford

Sutherland G, Stapleton JA, Russell MAH, Feyerabend C (1995) Naltrexone, smoking behaviour and cigarette withdrawal. Psychopharmacology 120:418-425

Sutherland G, Stapleton JA, Russell MAH, Jarvis MJ, Hajek P, Belcher M, Feyerabend C (1992) Randomised controlled trial of nasal nicotine spray in smoking cessation. Lancet 340:324–329

Wallström M, Nilsson F, Hirsch JM (1997) A double-blind placebo controlled clinical evaluation of a nicotine sublingual tablet in smoking cessation [abstract 2822]. European Respiratory Society Meeting, Sept 20–24, Berlin

KAPITEL 9

Psychologische Unterstützung 9

A. Batra

Systematische psychologische Raucherentwöhnungsprogramme haben eine lange Tradition. Die Entwicklung verlief in den letzten Jahrzehnten parallel zur Evolution der Verhaltenstherapie.

Die *Aversionstherapie*, die zunächst erprobt wurde, nimmt eine Bestrafung des Rauchens oder des Rauchverlangens durch aversive Reize vor. Möglich ist hierbei die direkte Bestrafung durch Verabreichung von schmerzhaften Reizen (Schnippen eines Gummis am Handgelenk, Elektroschocks) bei einem Rückfall oder bei Gedanken an das Rauchen oder ein forciertes, exzessives (Schnell-) Rauchen mit dem Ziel, das Rauchverlangen mit einer aversiv erlebten Situation zu koppeln. Dieses Verfahren hat sich bei kardialen Vorerkrankungen als zu gefährlich erwiesen. Eine Weiterentwicklung, die auch heute noch gut einsetzbar sind, sind Vorstellungsübungen zu unangenehmen Folgeerscheinungen des Rauchens (Übelkeit, Schwindel, Kopfschmerzen) um positive Attributionen des Rauchens zu löschen. Diese verdeckte Sensibilisierung erfolgt zumeist in Verbindung mit einer Entspannungsübung.

Aus einem behavioristischen Ansatz, der vor allem Elemente des klassischen und operanten Konditionierens berücksichtigte, entstanden schließlich komplexe multimodale Selbstmodifikationsprogramme mit psychoedukativen Vorgehensweisen, der Selbstbeobachtung, dem Prinzip der operanten Verstärkung, der Verwendung sozialer Kontrakte, dem Training sozialer Fertigkeiten, kognitiven Therapiestrategien und zusätzlichen Elementen wie dem Entspannungstraining. Ergänzt werden Informationen zur Ernährung und Gewichtskontrolle, da in Folge der Abstinenz mit einer Gewichtszunahme zu rechnen ist, außerdem die Vermittlung rückfallprophylaktischer Maßnahmen in Versuchungssituationen unter Einsatz von Techniken wie dem Rollenspiel.

Erste Raucherentwöhnungsstudien der 70er Jahre berichteten langfristige Abstinenzquoten von mehr als 30% bei Einsatz von verhaltenstherapeutischen Behandlungsprogrammen auf der Basis von reinen Selbstkontrollmethoden. Die Kombination von verhaltenstherapeutischen Selbstkontrollbehandlungen mit aversiven Verfahren erbrachte immerhin eine Abstinenzrate von 47% nach sechs Monaten (Best et al. 1978).

Die Ergebnisse aus diesen ersten Studien sind nicht mehr auf die heutige Situation übertragbar – der Anteil der Raucher hat seit den 70er Jahren abgenommen, die Stärke der Abhängigkeit dagegen hat zugenommen, die verbleibende Klientel ist damit möglicherweise weniger leicht zur Abstinenz zu führen.

Wirkelemente der Verhaltenstherapie

Die Wirkelemente der psychologischen Unterstützung sind in zwei Bereichen zu sehen:

Sowohl initial als auch therapiebegleitend findet ein Motivationsprozeß durch die Übermittlung sachlicher Informationen und den Einsatz von Gesprächstechniken zur operanten Verstärkung statt mit dem Ziel, die Motivation anhaltend zu sichern und zu erhöhen.

Im Therapieprozeß sollen alte Verhaltensmuster gelöscht und neue – mit dem Rauchen nicht kompatible – Verhaltensweisen aufgebaut werden. Selbstkontrollmethoden, operante Methoden und der Aufbau eines Alternativverhaltens sind schnell wirksame und effiziente Erfolgsstrategien, die auch ohne medikamentöse Unterstützung in Abhängigkeit von der Ausgangsmotivation des Rauchers ansehnliche Erfolge vermitteln können.

In Tabelle 9.1 wird eine Übersicht über die Methoden und Techniken der Verhaltenstherapie in der Suchtbehandlung gegeben.

Im folgenden sollen die verhaltenstherapeutischen Techniken und Therapieelemente vorgestellt und erläutert werden.

Tabelle 9.1. Verhaltenstherapeutische Ansätze und Effektivität. (Nach Arend 1994, modifiziert für die Tabakabhängigkeit)

Methode	Techniken	Wirksamkeit
Klassische Konditionierung	Chemische Aversion (Emetika)	Wirksamkeit nicht sicher nachgewiesen
Exposition und Reaktionsverhinderung	–	Erfolgreich
Operante Ansätze	Kontingenzmanagement	Erfolgreich
Coping-Skills-Training	Entwicklung von interpersonellen (sozialen/kommunikativen) Kompetenzen: Selbstsicherheitstraining Ablehnungstraining berufsbezogene Fertigkeiten	Erfolgreiche Behandlungsstrategie
	Entwicklung von intrapersonellen Kompetenzen: Entspannungstraining Systemat. Desensibilisierung	Nur bescheidene Erfolgsquoten
	Entwicklung von kognitiven Kompetenzen	Gute Behandlungsergebnisse (aber: es fehlen Studien, die die Effektivität der kognitiven Restrukturierung belegen)
Multimodale Ansätze	–	Wirksam
Selbstkontroll- und Selbstmanagementansätze	Therapeutischer Vertrag Gedankenstopp Problemlösetraining Selbstsicherheit	Wirkung empirisch belegt

Motivationsförderung und Informationen

Bei der Informationsvermittlung soll der Raucher sowohl die Risiken des Tabakkonsums aufgezeigt als auch Modelle zur Tabakabhängigkeit und zur Entstehung des abhängigen Rauchens vermittelt bekommen. Den Nachteilen des Rauchens werden Informationen über mögliche positive Veränderungen mit beginnender Abstinenz gegenübergestellt. Neuere Behandlungsprogramme erhöhen die Eingangsmotivation durch gezielte Informationen zu den Vorteilen des Nichtrauchens und verzichten weitgehend auf eine Darstellung der negativen Konsequenzen des Rauchens. Letztere sind hinlänglich bekannt. Die damit verbundene kognitive Dissonanz kann durch zusätzliche Informationen zu den Gefahren des Rauchens, die bislang ohnehin verleugnet wurden, nicht wirksam erhöht oder besser umgesetzt werden.

Teil der Informationsvermittlung sind überdies Informationen über die zu erwartenden Entzugssymptome. Der Raucher soll ausreichend vorbereitet auf die Entzugsphase zugehen, damit keine Verunsicherungen durch die Nervosität, Konzentrationsstörungen oder Schlafstörungen auftreten. Er soll erfahren, daß die meisten Entzugsphänomene nach etwa zwei bis vier Wochen abklingen, daß aber ein anhaltend starkes Rauchverlangen eine hohe Rückfallgefahr mit sich bringt. Zum Umgang mit den Entzugsbeschwerden sind Empfehlungen sinnvoll, der Nervosität und Unruhe, den Konzentrationsstörungen, Schlafstörungen oder aber dem starken Drang nach einer Zigarette adäquat zu begegnen.

Der Raucher wird zur Motivationsförderung angewiesen, selbständig die für ihn typischen Vor- und Nachteile des Rauchens zu notieren, dabei lang- und kurzfristige Konsequenzen zu erwägen und eine umfassende, möglichst schriftliche Bilanzierung vorzunehmen, die ihn in seinem Abstinenzwunsch bestärkt. Bei konsonanten Rauchern könnte damit die Entscheidung zur Fortsetzung des Rauchens in Frage gestellt werden.

Verhaltensbeobachtung und -registrierung

Zur Verhaltensänderung ist die genaue Kenntnis der bisherigen Verhaltensweisen und typischen Rauchmuster, auch im Hinblick auf rückfallgefährliche Situationen, die zu einem späteren Zeitpunkt die kontinuierliche Abstinenz gefährden könnten, wichtig.

Die Verhaltensbeobachtung erfolgt über Strichlisten oder Tagesprotokolle, in denen nicht allein die Zahl der Zigaretten registriert, sondern die Tätigkeit beschrieben wird, bei der geraucht wird. Dazu gehört auch die Registrierung von Versuchungssituationen. Der Prozeß der Verhaltensbeobachtung sollte nicht länger als 7–10 Tage anhalten, um die Motivation des Rauchers zur baldigen Beendigung des Tabakkonsums nicht zu unterlaufen.

Das Instrument der Selbstbeobachtung hat zum einen den Zweck, den Tageszigarettenkonsum zu quantifizieren, um einigermaßen objektive und valide Angaben zu erhalten. Zum anderen hilft die Selbstbeobachtung, rückfallgefährliche Situationen zu isolieren, d. h. Situationen herauszuarbeiten, in denen der

Raucher häufig zur Zigarette greift oder das Rauchverhalten an bestimmte Hinweisreize bindet.

Nicht zuletzt hat die Selbstbeobachtung auch den Vorteil, daß in der Phase der Protokollierung eine erste Reduktion des Tabakkonsums stattfindet; dieser als „Reaktivität" beschriebene Vorgang wird nicht nur beim entwöhnungswilligen Raucher, sondern auch bei anderen verhaltenstherapeutischen Selbstmodifikationsprogrammen (z. B. im Rahmen einer Gewichtsabnahme) eingesetzt und ausgenutzt.

„Punkt-Schluß-" versus Reduktionsmethode

Wichtig ist die baldige Festlegung eines Aufhörtermines. Kontrovers diskutiert werden zwei prinzipiell unterschiedliche Vorgehensweisen:

Eine Methode, die „Reduktionsmethode", sieht die allmähliche Reduktion des täglichen Zigarettenkonsums mit Hilfe von Selbstkontrollregeln vor. Die Stimuluskontrolle, -einengung und -beseitigung dient der Reduktion und Aufgabe des Rauchverhaltens. Bei der Reduktionsmethode, die eine Abstinenz durch eine allmähliche Reduktion der täglich konsumierten Zigaretten anstrebt, werden die Situationen (nur noch auf dem Balkon, nur in der Freizeit), Bedingungen (nur noch geschnorrte Zigaretten) und Modalitäten des Rauchens (nur noch halbe Zigaretten) systematisch eingeengt. Dabei wird allerdings in Kauf genommen, daß die Abstinenzmotivation mit dem Sinken der Zahl der täglich konsumierten Zigaretten abnimmt. Der Raucher erlebt den Konsum nur weniger Zigaretten pro Tag schließlich als weitaus weniger gesundheitsgefährdend und stellt gleichzeitig fest, daß mit jeder Zigarette, auf die er verzichtet, die Abstinenz schwerer durchzuhalten ist. Viele beschließen zu diesem Zeitpunkt, bei einem – langfristig nicht aufrechtzuerhaltenden – mäßigen Konsum zu bleiben.

Bei Verwendung der „Punkt-Schluß-Methode" wird der Beginn der Abstinenz auf einen bestimmten Tag gelegt. Damit ist sofort auch eine unterstützende Nikotinsubstitution möglich.

Situations-/Reizkontrolle

Bereits wenige Tage nach Beginn der Abstinenz stellen sich erste rückfallgefährliche Situationen ein. Hier ist es hilfreich, dem Raucher Möglichkeiten in die Hand zu geben, verführerische Situationen zu vermeiden, Cues (Schlüssel-/Hinweisreize), zu erkennen und auszuschalten. Dies kann bedeuten, daß bisherige Frühstücks- oder andere Essensgewohnheiten aufgegeben werden, vorübergehend die abendlichen Aktivitäten anders gestaltet werden, Rauchutensilien, Aschenbecher, Zigaretten oder Feuerzeuge entfernt und typische, mit dem Rauchen verbundene Beschäftigungen vermieden werden.

Soziale Kontrakte

Die Festlegung des Aufhörtermins sollte vertraglich vereinbart werden. Hierfür bietet sich entweder der Therapeut oder aber eine im sozialen Kontext wichtige Person als Vertragspartner an. Vertragliche Regelungen werden zwar von Teilnehmern an Raucherentwöhnungskursen ungern angenommen, haben sich aber als erfolgreiche Unterstützung erwiesen.

Hierbei werden Raucher gebeten, eine Person ihres Vertrauens – dies können Angehörige, Kollegen aber auch der Therapeut selbst sein – um Unterstützung zu bitten. Es wird vertraglich festgelegt, daß eine bestimmte Leistung erbracht wird, wenn ein Therapieziel nicht erreicht wird, anders aber auch eine bestimmte Belohnung in Anspruch genommen wird, wenn der angestrebte Erfolg sich eingestellt hat.

Operante Verstärkung

Raucher sollten sich der Möglichkeiten der operanten Verstärkung bedienen. Der erfolgreiche Rauchstopp ist initial und in definierten Zeitabständen zu belohnen. Mißerfolge, d. h. das Nichterreichen des Abstinenzzieles oder Abstinenzverletzungen könnten bestraft werden.

Wirksam sind nur kurzfristige und für die betreffende Person wertvolle Verstärker (Alltagstätigkeiten und generalisierte Verstärker haben oft wenig Erfolg).

Der Abstinenzerfolg muß auch langfristig noch verstärkt werden, am besten durch intermittierende Erinnerungen zu bestimmten Daten (z. B. nach 3 Monaten, 6 Monaten, 12 Monaten), um die Abstinenzmotivation durch die Verdeutlichung bis dahin erlebten Erfolges weiter zu erhöhen.

Alternativverhalten

Die Belohnung des Verzichts auf den Zigarettenkonsum ist zwar initial wirkungsvoll, verliert aber rasch an Wert, wenn zunehmend präsent wird, welcher Wert, welches Lebensgefühl und welche Verstärkermechanismen verlorengegangen sind, weil auf den regelmäßigen Tabakkonsum verzichtet wird. Aus diesem Grunde ist es wichtig, parallel hierzu ein Alternativverhalten aufzubauen, häufig sportliche oder auch mit dem nun begonnenen „gesunden Leben" in Einklang stehende Beschäftigungen aufzunehmen. Im Einzelfall muß das Freizeitverhalten geändert werden, wenn Kontakte mit Freunden vor allem in einer rauchertypischen Umgebung (z. B. Gaststätten, Vereinslokal o. ä.) betrieben wurden. Neu auftretende Verhaltensweisen und Elemente in der Lebensgestaltung müssen genauso wie der Verzicht auf den Zigarettenkonsum positiv verstärkt werden, auch hierfür müssen zusätzliche Verstärker gesucht und Belohnungen eingesetzt werden.

Rückfallprophylaxe

Die Rückfallgefahr wächst in dem Augenblick, in dem initiale Motivationsstrategien, Verstärker und alternative Verhaltensweisen an Wert verlieren. Daneben sind Defizite in den zur Verfügung stehenden Copingstrategien für baldige Rückfälle verantwortlich. Versuchungssituationen und beruflicher oder privater Streß sind die häufigsten Rückfallursachen. Es gilt also, im Rahmen einer verhaltenstherapeutisch orientierten psychotherapeutischen Behandlung Copingfertigkeiten zu erhöhen, d. h. die Bewältigungsfertigkeiten des Einzelnen im Hinblick auf rückfallgefährliche Situationen zu stärken. Rückfallgefährliche Situationen sind individuell und müssen in Abhängigkeit von der persönlichen Erfahrungslage thematisiert und diskutiert werden. Auch hier sind soziale Kontrakte in Form von Verträgen, Vereinbarungen oder Wetten hilfreich, zum anderen aber sollten rückfallgefährdende Versuchungssituationen im Rahmen von Rollenspielen durchgespielt und Bewältigungsmöglichkeiten trainiert werden.

Eine starke Gewichtszunahme wird vom Raucher selten toleriert und führt oft zum Rückfall. Die Gewichtszunahme kann durch Informationen zur gesunden Ernährung oder aber vermehrte körperliche Aktivität und sportliche Betätigungen begrenzt werden. Darüber hinaus erfährt der Raucher durch die regelmäßige körperliche Bewegung eine steigende körperliche Leistungsfähigkeit.

Im Bereich der Rückfallprophylaxe werden zwei Zielrichtungen verfolgt. Strategien zur Rückfallprophylaxe mit Rollenspielen werden in bestehende verhaltenstherapeutische Gruppenprogramme eingebunden. Von zentraler Bedeutung ist dabei der Aufbau von Bewältigungsstrategien in Versuchungssituationen (Davis u. Glaros 1986). Zum anderen werden Stützsitzungen im Anschluß an die Behandlung angeboten (Kamarck u. Lichtenstein 1985). Die Rückfallquote konnte mit diesen Vorgehensweisen jedoch nicht entscheidend reduziert werden (Brandon et al. 1987). Auch Unland et al. (1991) beschrieben keine signifikante Steigerung der Effektivität durch die Aufnahme von Präventionsmaßnahmen (Bewältigungsstrategien sowie Stützsitzungen) in bestehende Programme. Dies führte zu der Empfehlung, Strategien zur Rückfallprophylaxe nicht auf Kosten des Standardprogramms, sondern erst nach dem Erreichen der Abstinenz einzuführen.

Feedbackmechanismen

Eine Bestimmung des Kohlenmonoxidgehaltes der Ausatemluft dient nicht nur der Abstinenzkontrolle, sondern läßt sich zudem als Feedbackinstrument zur Stärkung der Abstinenzmotivation einsetzen: Der entwöhnungswillige Raucher erhält eine anschauliche Rückmeldung über die gesundheitlichen Verbesserungen, die sich unmittelbar mit Beginn einer Abstinenz einstellen.

Progressive Muskelentspannung

Entspannungsübungen sollen eine innere Distanzierung zum Rauchen ermöglichen. Die progressive Muskelrelaxation nach Jacobson ist besser zu intergrieren als das Autogene Training. Die Entspannungsübung ist zwar supportiv wirksam, für sich alleine aber als Entwöhnungshilfe nicht ausreichend.

Verhaltenstherapeutische Selbsthilfemanuale

Selbsthilfemanuale zur Raucherentwöhnung sollen dem entwöhnungswilligen Raucher die nötigen Basiskenntnisse, Motivationshilfen und Fertigkeiten zur Raucherentwöhnung vermitteln. Sie stellen zugleich eine kostengünstige und leicht verfügbare Alternative zu den aufwendigeren Gruppenbehandlungen dar. Für manche Raucher, die eine Gruppensituation als künstlich und für sich als nicht passend erleben, sind sie nicht nur aus Kostengründen oder Zeitgründen eine willkommene alternative Form der Unterstützung. Der wesentliche Vorteil der Selbsthilfemanuale liegt nicht zuletzt auf der Seite der Therapeuten, da sie diese Form der Unterstützung ohne großen Aufwand verteilen können und wirtschaftlich sowie mit geringem zeitlichen Aufwand eine breitere Gruppe von Rauchern versorgen können.

In der wissenschaftlichen Literatur konnte nachgewiesen werden, daß die Raucherentwöhnung unter Einsatz von Selbsthilfemanualen durchaus eine erfolgreiche und empfehlenswerte Form der Rauchertherapie darstellt. Die Erfolgsaussichten der Selbsthilfemanuale werden in der Literatur zwar im Vergleich mit gruppentherapeutischen Programmen als geringer eingeschätzt, die ausschließliche Vergabe von Selbsthilfemanualen ist aber immer noch mit Erfolgsquoten um 6–15% verbunden (Brown u. Owen 1992). Diese Erfolgsquoten erhöhen sich zudem entscheidend bei der Einführung von zusätzlichen, sog. „minimalen therapeutischen Kontakten" (Glasgow 1978). Darüber hinaus ist zu erwarten, daß sich über Selbsthilfemanuale bei systematischem Einsatz aufgrund ihrer großen Reichweite eine höhere absolute Zahl von erfolgreich Entwöhnten erzielen läßt als mit herkömmlichen Gruppenprogrammen, auch wenn die Erfolgsquoten insgesamt geringer sind.

Lancaster u. Stead (2000) stellten im Rahmen eines Review für die Cochrane-Database eine umfassende Metaanalyse aus 44 Einzelstudien zusammen. Sie verglichen hierbei Selbsthilfematerialien in Form von Schriftmaterialien, aber auch Video- oder Audiobänder. Ihre Analyse zeigt, daß die Anwendung der Selbsthilfemanuale die Abstinenzwahrscheinlichkeit im Vergleich mit der Spontanremission deutlich erhöht. Auch im Vergleich mit therapeutischen Kurzkontakten oder in Verbindung mit einer mündlichen Unterstützung zeigen die Selbsthilfemanuale eine ausreichende Effektivität. Als Begleitmanuale unterstützen sie die anderen Behandlungsformen. Selbsthilfematerialien sind ähnlich erfolgreich wie die Kurzinterventionen beim Arzt. Die umfangreichen Untersuchungen von Lancaster und Stead zeigen auch, daß eine individualisierte oder personalisierte Unterstützung durch adaptierte Materialien die Effektivität weiter erhöhen kann.

Auch in einer eigenen Untersuchung (Batra et al. 1994) konnte gezeigt werden, daß die langfristigen Effekte der Raucherentwöhnungsbehandlung mit einem Selbsthilfemanual dem der verhaltenstherapeutisch orientierten Gruppenbehandlung keineswegs unterlegen sind, wenn darauf geachtet wird, auch hier die gleichen verhaltenstherapeutischen Wirkelemente zu integrieren. 232 Raucher waren randomisiert entweder einer verhaltenstherapeutischen Gruppenbehandlung oder aber der Behandlung mit einem Selbsthilfemanual zugeteilt worden. Dabei konnte gezeigt werden, daß die Kombination aus einem Selbsthilfemanual mit einem wöchentlichen Kurzkontakt einer verhaltenstherapeutischen Intervention in einer Gruppe nicht wesentlich unterlegen ist – die langfristigen Abstinenzquoten nach einem Jahr lagen bei 19 bzw. 22%.

Selbsthilfemanuale reichen von einfachen Broschüren, die den Nikotinsubstitutionspräparaten beigelegt sind, über ausführliche Ratgeber und Bücher, die in gestuften Programmen die Inhalte, die auch in einem verhaltenstherapeutischen Raucherentwöhnungskurs vermittelt würden, in Schriftform anbieten, bis hin zu verschiedenen anderen, nicht näher klassifizierbaren Büchern, die empathisch auf den Raucher eingehen, ihm Mut machen, unterstützen und stärken, informieren und zum Teil auch auf humorvolle Weise den Weg in die Abstinenz vorbereiten. Ergänzend wurden in den letzten Jahren auch vermehrt Audiokassetten und Compact Disks auf den Weg gebracht, die zusätzlich Entspannungsmusik oder suggestive Anweisungen als Entwöhnungshilfen einsetzen.

Selbsthilfemanuale können unterschiedlich intensiv Informationen zur Raucherentwöhnung vermitteln. Darüber hinaus spielt sicher auch eine Rolle, inwieweit Materialien attraktiv genug aufbereitet sind, um den Raucher anzusprechen und zum Studium zu motivieren.

Im folgenden sollen die Inhalte der eher verhaltenstherapeutisch konzipierten Selbsthilfemanuale vorgestellt werden.

Das Ziel des Selbsthilfemanuals ist es zu allererst, entwöhnungswillige und -unwillige Raucher, die bislang keine Auseinandersetzung mit dem eigenen Rauchverhalten begonnen und eine Änderung des Raucherverhaltens noch nicht in Erwägung gezogen haben, in eine Überlegungsphase zu bringen.

Hierzu sollen Informationen dienen, die zum einen die Gefahren des Rauchens sachlich und eindrücklich darstellen, darüber hinaus aber auch die Situation des Nichtrauchers attraktiv darstellen und damit versuchen, die Aufhörmotivation zu begründen und zu fördern. Theoretische Wissensvermittlung und emotionale Argumente werden häufig vermischt. Der Raucher fühlt sich möglicherweise sogar entlastet, wenn negative Kognitionen, Befürchtungen, unbewußte Ängste versachlicht und in das rechte Licht gerückt werden. Auch die Schilderung der Probleme bei der Stabilisierung der Abstinenz kann das Problem übersichtlicher erscheinen lassen und unbewußte und unbegründete Ängste nehmen.

Einfache, kurzgefaßte Raucherentwöhnungsmanuale zählen schlicht Aufhörgründe auf. Umfangreichere Konzepte versuchen, den Raucher in eine innere Diskussion zu verwickeln, um die eigenen Meinungen, Werthaltungen und Vorurteile in Bezug auf den Tabakkonsum zu überprüfen.

Der Raucher, der sich zunehmend mit den Konsequenzen des Rauchens sowie mit seiner eigenen Abhängigkeit auseinandersetzt, erhält in Selbsthilfemanualen Empfehlungen zur Vorgehensweise, einschließlich konkreter Tips und Verhaltensmaßregeln, um den Abstinenzplan erfolgreich umzusetzen. Kurzgefaßte Broschüren enthalten lediglich Tips, wie mit Versuchungssituationen im alltäglichen

Leben umzugehen ist, bieten Empfehlungen für gesunde Ernährung oder alternative Verhaltensmöglichkeiten. Inhaltlich orientieren sich die ausführlicheren Selbsthilfemanuale an der Lernpsychologie und leiten den Raucher an, ein Selbstmodifikationsprogramm zu erstellen. Sie fördern die Selbstkontrolle, unterstützen bei der Kontrolle der Stimuli, die Rauchverlangen auslösen könnten, erklären die Methode der operanten Selbstverstärkung durch den Einsatz von Belohnungen und Selbstbestrafungen und geben Empfehlungen zum Aufbau eines Alternativverhaltens.

Selbsthilfemanuale könnten und sollten – unter Berücksichtigung des Stadienmodells nach Prochaska u. DiClemente (1983) – alle Motivationsstadien des Rauchers berücksichtigen. Es ist davon auszugehen, daß konsonante Raucher kaum empfänglich sind für handlungsorientierte Empfehlungen, während handlungswillige Raucher Motivationsförderung kaum noch benötigen. Dennoch sind Selbsthilfemanuale in den meisten Fällen auf Raucher zugeschnitten, die sich bereits in der Vorbereitungs- oder Handlungsphase befinden. Ihre Funktion hat die Motivationsförderung auch in der Rückfallprävention. Rückfallprozesse und erneute Vorsatzbildungen zur Abstinenz sind jederzeit denkbar. Durch Festigung der Motivation, durch die Anleitung, diese zu Beginn der Entwöhnung z.B. schriftlich zu fixieren, können günstige Bedingungen für die Bewältigung von Rückfallprozessen geschaffen werden.

In einer aktuellen und umfangreichen Arbeit von Schumann und Mitarbeitern (1999) wurde eine umfassende Bewertung deutschsprachiger Raucherentwöhnungsmanuale nach inhaltlichen und formalen Kriterien vorgenommen.

Die 24 untersuchten Manuale wurden unter formalen Aspekten nach Umfang, Anzahl von Abbildungen und zeitlichen Ansprüchen an den Raucher, daneben nach inhaltlichen Kriterien, beispielsweise der Anzahl der therapeutischen Bausteine, dem zugrunde liegenden Therapieansatz und den Zielvorstellungen überprüft. Die wesentlichen inhaltliche Bausteine der Selbsthilfemanuale werden von Schumann et al. (1999) beschrieben als: Informationsvermittlung, Selbstbeobachtung, Generieren von Vor- und Nachteilen des Rauchens, Situations-Reiz-Kontrolle, Vertragsmanagement, Selbstverstärkung, soziale Unterstützung, Umgang mit Entzugsbeschwerden, Lernen eines Entspannungsverfahrens, Informationen zur gesunden Ernährung, Informationen zu körperlicher Aktivität/Sport und Rückfallprävention.

Bewertet wurde auch, in welchem Umfang das Stadienmodell nach Prochaska u. DiClemente (1983) Berücksichtigung fand.

Die fünf wichtigsten Manuale, die nach Ansicht von Schumann und Mitarbeitern die meisten Qualitätsmerkmale erfüllen, werden im folgenden kurz mit den Bewertungen nach Schumann et al. vorgestellt:

Nach Schumann et al. (1999) erfüllen die Manuale von Becker (1995), Mohl (1995) sowie Rihs u. Lotti (1993) die höchste Anzahl an formalen und inhaltlichen Kriterien und enthalten, entsprechend den Vorgaben des transtheoretischen Modells (TTM, Stadienmodell), die erforderlichen therapeutischen Bausteine sowohl für frühe als auch für späte Stadien der Änderungsbereitschaft (Tabelle 9.2). Die inhaltlichen Bewertungskriterien werden sowohl vom Manual des Arbeitskreises Raucherentwöhnung (1997; 12 von 12 Kriterien) sowie vom Manual nach Prochaska et al. (1997; 10 von 12 Elementen) ebenfalls vorbildlich

Tabelle 9.2. Zusammenfassung der von Schumann et al. (1999) vorgestellten Selbsthilfemanuale

Manual	Beschreibung
Arbeitskreis Raucherentwöhnung (1997) Nichtraucher in sechs Wochen. Preuss, Ratingen	Ein Manual, in dem verhaltenstherapeutische Strategien zur Raucherentwöhnung per Schluß-Punkt-Methode mit Nikotinsubstitution kombiniert werden. Der Raucher soll viele Aufgaben und Übungen durchführen. Informationsvermittlung, Selbstbeobachtung, Selbstbelohnung, Situations-Reiz-Kontrolle und das Generieren von Vor- und Nachteilen des Rauchens sind wichtige Bestandteile des Manuals.
Becker H (1995) Aktion Nichtraucher! Wege zur Suchtüberwindung. Hartmut Becker, Marburg	Ein Manual, das unterschiedlichste Entwöhnungsmethoden vorstellt und dabei die Eignung für bestimmte Zielgruppen von Rauchern, wie Konsumenten mit vielen vergeblichen Abstinenzversuchen, langjährige oder besonders starke Raucher, beurteilt. Einige spezielle Methoden, z.B. Zauberbergmethode, Fastenmethode, Supliminalmethode, neuroelektrische Therapie werden beschrieben.
Mohl H (1995) Rauchen? Der erfolgreiche Ausstieg. Springer, Berlin	Ein Manual, in dem die Schluß–Punkt-Methode für die Raucherentwöhnung empfohlen wird und das zahlreiche verhaltenstherapeutische Bausteine wie Informationsvermittlung, Selbstbeobachtung, Selbstbelohnung Vertragsmanagement, Umgang mit Entzugsbeschwerden und Rückfallprävention enthält.
Prochaska J, Norcross J, Di Clemente C (1997) Jetzt fange ich neu an. Das revolutionäre Sechs-Schritte-Programm für ein dauerhaft suchtfreies Leben. Knaur, München	Diesem Manual liegt explizit das transtheoretische Modell (TTM) zugrunde, es sollen Raucher in allen Stadien der Änderungsbereitschaft angesprochen werden. Die Raucher werden zur Selbstbeobachtung und zur Generierung von Vor- und Nachteilen des Rauchens angehalten. Informationen werden vermittelt und Techniken zur Situations-Reiz-Kontrolle, zum Vertragsmanagement und zur Rückfallprävention eingesetzt.
Rihs M, Lotti H (1993) Frei vom Rauchen. Gezielt aufhören – und das Leben neu genießen. Huber, Bern	Ein verhaltenstherapeutisch orientiertes Manual, bei dem das Rauchen mit der Schluß-Punkt-Methode beendet wird. Der Raucher soll zahlreiche Fragebögen, Arbeitsblätter und Aufgaben bearbeiten, und es werden Strategien und Techniken z.B. zur Selbstbeobachtung, zur Selbstbelohnung, zum Vertragsmanagement, zur Situations-Reiz-Kontrolle, zum Generieren von Vor- und Nachteilen des Rauchens, zum Umgang mit Entzugsbeschwerden, zur Rückfallprävention, zur gesunden Ernährung und zur körperlichen Betätigung vermittelt.

erfüllt – beide berücksichtigen zudem die Vorgaben des Stadienmodells, setzen 6 der genannten 6 TTM-Bausteine um und werden aus diesem Grunde besonders erwähnt.

Die genannten fünf Manuale setzen sich in einer Clusteranalyse von allen anderen 19 untersuchten Manualen ab. Sie beinhalten die Vermittlung von Handlungskompetenz auch bei einer ersten Auseinandersetzung mit dem problematischen Rauchverhalten und vermitteln Strategien und Techniken für nicht entwöhnungswillige Raucher und Personen, die nur gering abstinenzmotiviert sind.

Als Hauptkritikpunkt an allen Selbsthilfemanualen ist zu nennen, daß individuelle Charakteristika des Rauchers und Probleme bei der Einhaltung der Abstinenz zuwenig berücksichtigt werden können. Verständnisprobleme, eine geringe Compliance, redundante oder nicht auf den Bedarf des Rauchers zugeschnittene Informationen können die Akzeptanz des Manuals reduzieren und damit zu einem Abbruch der „Selbstbehandlung" führen. Versuche, die Behandlung auf die individuellen Bedürfnisse des Rauchers abzustimmen, sind zwar mit mehr Erfolg verbunden, beinhalten aber auch einen deutlich höheren therapeutischen Aufwand.

Häufig erwähnt wird – nicht zuletzt von vielen Rauchern – ein Buch, das international zum Bestseller geworden ist: Allan Carr ist mit seinem Taschenbuch „Endlich Nichtraucher! Der einfache Weg, mit dem Rauchen Schluß zu machen", erschienen in seiner neuesten Auflage 1998 bei Goldmann (München), zum internationalen Erfolgsautor geworden. Gemessen an den eben vorgestellten inhaltlichen und formalen Gesichtspunkten erfüllt dieses Buch indes nur wenige dieser Qualitätsmerkmale. Auf einer wissenschaftlichen Betrachtungsbasis könnte dieses Buch die Erwartungen in eine empirisch überprüfte und theoretisch untermauerte Raucherentwöhnungsbehandlung somit nicht befriedigen. Der entwöhnungswillige, dissonante Raucher erhält in diesem Buch aber dennoch eine Reihe von Argumenten für die eigene geplante Abstinenz. Carr appelliert dabei sehr an die Verantwortung des einzelnen Rauchers. Verhaltenstherapeutische Unterstützungen werden explizit abgelehnt. Der unbestreitbare Erfolg des Buches ist möglicherweise auf eine Selektion motivierter, entwöhnungswilliger Rauchern zurückzuführen, die mit diesem Buch einen Teil ihrer eigenen Motivation und kognitiven Dissonanz bestätigt sehen. In der Diskussion mit dem interessierten Raucher sollte auf darauf hingewiesen werden, daß dieses Buch von einigen Rauchern sehr positiv besetzt wird, daß aber wissenschaftliche Daten zur Effektivität des Programmes im Vergleich mit anderen fehlen.

Auch dieses Buch sollte dem interessierten und entwöhnungswilligen Raucher zumindest zur Ansicht empfohlen werden. Die Entscheidung für eine der vorgeschlagenen Raucherentwöhnungstherapien sollte der Raucher stets nach erfolgter umfassender Information über alle zur Verfügung stehenden Methoden in eigener, selbständiger Entscheidung treffen.

Selbsthilfemanual oder Gruppentherapie?

Häufig stellt sich diese Frage für den Raucher nicht – in unmittelbarer Nähe des entwöhnungswilligen Rauchers sind nur selten Therapieangebote, ob Einzel- oder Gruppentherapien, verfügbar.

Wenn außerdem eine ausreichende Motivation zur Teilnahme an einer verhaltenstherapeutischen Gruppenbehandlung zur Raucherentwöhnung nicht besteht, sollte dem Raucher empfohlen werden, sich im Buchhandel mehrere der genannten Manuale im Vergleich anzusehen und zu prüfen, um schließlich das Manual zu erwerben, das am ehesten seinen persönlichen Vorlieben und seinem Stil entspricht.

Bei gleicher Effektivität der Behandlungsmethoden darf bei einer Raucherentwöhnung der Kostenaspekt nicht außer Acht gelassen werden: aufwendige verhaltenstherapeutische Gruppentherapien beanspruchen wesentlich mehr Zeit als Kurzinterventionen oder Informationsveranstaltungen, die zudem bedeutend mehr Raucher erreichen können. Letztlich werden – gemessen am zeitlichen Aufwand des Therapeuten – in der kürzesten Variante, der Kurzinformation der Raucher über die Notwendigkeit einer Raucherentwöhnung in Verbindung mit der Vergabe von Materialien oder Nikotinproduktion, mehr Raucher entwöhnt als durch eine intensive Gruppenbehandlung mit einer durchschnittlichen Erfolgsrate von 25% nach einem Jahr (Hajek 1994).

Bei der Entscheidung des Therapeuten für eines dieser beiden Angebote spielen verschiedene Argumente eine Rolle: Die Durchführung von Gruppen zur Raucherentwöhnung ist personal- und zeitintensiv und so mit nicht unerheblichen Kosten verbunden. Darüber hinaus ist ein großer Teil entwöhnungswilliger Raucher nicht bereit, an Gruppen zur Raucherentwöhnung teilzunehmen. Eine Alternative zu den verhaltenstherapeutischen Gruppenprogrammen stellen daher die Selbsthilfemanuale dar, die eine große Zahl von entwöhnungswilligen Rauchern erreichen und aufgrund ihrer einfachen Handhabung ohne größeren Aufwand in den ärztlichen Praxisbetrieb einzubeziehen sind.

Literatur

Arend H (1994) Alkoholismus – Ambulante Therapie und Rückfallprophylaxe. Beltz Psychologie Verlags Union, Weinheim

Batra A, Brömer A, Grüninger K, Schupp P, Buchkremer G (1994) Verhaltenstherapeutische Raucherentwöhnung in Arztpraxen. Verhaltensmodifikation und Verhaltensmedizin 15(4):364–376

Best JA, Owen LE, Trentadue L (1978) Comparison of satiation and rapid smoking in self-managed smoking cessation. Addict Behav 3:71–78

Brandon TH, Zelman DC, Baker TB (1987) Effects of maintenance sessions on smoking relapse: Delaying the inevitable? J Consult Clin Psychol 55:780–782

Brown SL, Owen N (1992) Self-help smoking cessation materials. Australien Journal of Public Health 16 (2):188–191

Davis JR, Glaros AG (1986) Relapse prevention and smoking cessation. Addict Behav 11:105–114

Glasgow RE (1978) Effects of a self-control manual: Rapid smoking and amount of therpist contact and smoking reduction. J Consult Clin Psychol 46(6):1439–1447

Hajek P (1994) Treatment for smokers. Addiction 89:1543–1549

Kamarck TW, Lichtenstein E (1985) Current trends in clinic-based smoking control. Ann Behav Med 7:19–23

Lancaster T, Stead LF (2000) Self-help interventions for smoking cessation. (Cochrane Review). In: The Cochrane Library, Issue 1, Update Software, Oxford

Orleans CT (1985) Understanding and promoting smoking cessation: overview and guidelines for physician intervention. Annual Review of Medicine 36:51–61

Prochaska JO, DiClemente CC (1983) Stages and processes of self-change of smoking: Toward an integrative model of change. J Consult Clin Psychol 51:390–395

Schumann A, Hapke U, John U (1999) Selbsthilfemanuale zur Raucherentwöhnung: Bewertung anhand inhalticher und formaler Kriterien. Sucht 45:250–262

Raw M, McNeill A, West R (1998) Smoking Cessation Guidelines for Health Professionsls. Thorax 53 [Suppl 5]:S1–S18

Unland H, Minneker E, Buchkremer G (1991) Rückfallprävention in der Raucherentwöhnung. Verhaltensmodif u Verhaltensmed 12:19–27

Die Unterstützung der Raucherentwöhnung in der Praxis

A. Batra

Eine noch so kurzdauernde Unterstützung, selbst ein minimaler therapeutischer Kontakt, der nicht mehr beinhaltet als kurze Informations- und Motivationsgespräche, ist mit nachweisbaren Erfolgen verbunden (Law u. Tang 1995). Aus diesem Grund werden seit vielen Jahren in den USA niedergelassene Ärzte in die Raucherentwöhnung systematisch und erfolgreich einbezogen. Die interessierten Ärzte und das Praxispersonal, das mit der Raucherentwöhnung zu tun haben wird, erhalten eine Einführung in die Raucherentwöhnung (Slama et al. 1990), Empfehlungen zu einer Strukturierung des Praxisablaufs, um die systematische Erfassung von Rauchern zu erleichtern, eine Schulung zu Informationsstrategien über die Risiken des Rauchens und die Begleitung entwöhnungswilliger Raucher durch den Arzt, dem Einsatz von Nikotinsubstitutionspräparaten und in einigen Fällen dem Einsatz von Selbsthilfemanualen. Die Erfolge eines solchen systematischen Vorgehens konnten in mehreren Studien nachgewiesen werden (Glynn et al. 1990).

In der Behandlung von abhängigen Rauchern muß man sich im klaren sein, daß bei der Behandlung von Süchtigen Rückfälle und Mißerfolge immer dazugehören. Dies ist bei der Therapie der Tabakabhängigkeit vielleicht sogar noch mehr als bei der Behandlung von Drogen- oder Alkoholabhängigen der Fall. In der Raucherentwöhnung ist bei mehr als 80% der Raucher mit einem Rückfall zu rechnen. Auch ein frustraner Abstinenzversuch sollte das Arzt-Patienten-Verhältnis nicht trüben, sondern Anlaß geben, eine Vereinbarung über einen neuen Rauchstopp in absehbarer Zukunft zu treffen. Der Raucher soll willkommen bleiben, auch wenn er nicht abstinent wird. Oftmals müssen Motivationsprozesse mehrfach durchlaufen und mehrere ernstgemeinte Vorsätze zur Verwirklichung der Abstinenz formuliert werden, ehe ein Erfolg zu verbuchen ist.

Sowohl die Gruppenbehandlung in der ärztlichen Praxis als auch die Vergabe eines Selbsthilfeprogramms in Verbindung mit regelmäßigen ärztlichen Kurzkontakten können, wie eigene Studien gezeigt haben (Batra et al. 1994), ausreichen, um eine erfolgreiche Entwöhnungsbehandlung durchzuführen. Erfahrungen aus eigenen Raucherentwöhnungskursen zeigen, daß insbesondere die Behandlung in der Gruppe, aber auch das Selbsthilfemanual sehr positiv angenommen werden.

Gruppenbehandlungen erscheinen manchen Patienten attraktiver. Dagegen ist die Vergabe eines Selbsthilfemanuals, vorzugsweise in Verbindung mit regelmäßigen therapeutischen Gesprächen zur Anhebung der Motivation, leichter in den

Praxisalltag zu integrieren. Bei Rauchern mit einer nicht zu vernachlässigenden körperlichen Abhängigkeit (bei hohem täglichem Zigarettenkonsum, bei körperlichen Entzugsbeschwerden, bei starkem Rauchverlangen bereits am frühen Morgen) ist eine begleitende medikamentöse Unterstützung empfehlenswert. Die Überwachung der Nikotinersatztherapie oder die Rezeptierung von Bupropion kann durch den behandelnden Arzt erfolgen.

Umsetzung der Leitlinien zur Raucherentwöhnung in der Praxis

Bislang existieren keine deutschsprachigen Leitlinien zur Raucherentwöhnung in der ärztlichen Praxis. Die „Agency for Health Care Policy and Research" gibt in ihren 1996 erschienenen „Clinical Practice Guidelines" jedoch umfangreiche Empfehlungen zur Raucherentwöhnung (AHCPR 1996). In Anlehnung an die wichtigsten Vorschläge der AHCPR werden folgende Strategien zur Integration der Raucherentwöhnungsbehandlung in den ärztlichen Praxisalltag vorgeschlagen.

Die wenig umfangreiche und damit praktikable Lösung für den Praxisalltag sieht vor, reguläre Konsultationen zur Motivation und Vorbereitung einer Entwöhnungsmaßnahme zu nutzen. Folgende Schritte werden genannt:

1. Ask
Ziel: Systematische Erhebung des Raucherstatus bei jeder Konsultation.

Es wird vorgeschlagen, die Raucheranamnese standardisiert zu erheben und die Karteieinträge von Rauchern und Nichtrauchern mit einer Markierung zum Rauchstatus des Patienten zu versehen. Ein ausführlichere Raucheranamnese (s. unten) schließt auch Besonderheiten des Rauchens, soziale und medizinische Aspekte mit ein.

Beispielfragen zur Erhebung einer ausführlichen Raucheranamnese

- Rauchen Sie?
- Haben Sie früher geraucht?
- In welchem Alter haben Sie angefangen?
- Wann haben Sie mit dem Rauchen aufgehört?
- Rauchen Sie jetzt noch gelegentlich eine Zigarette/Pfeife/Zigarre?
- Wieviel Zigaretten rauchen Sie jetzt?
- Was für eine Zigarettenmarke rauchen Sie?
- Müssen Sie in der Nacht aufstehen, um zu rauchen?
- Haben Sie schon Versuche gemacht, das Rauchen aufzugeben?
- Haben Sie irgendwelche Entwöhnungshilfen benutzt, um den Tabakkonsum aufzugeben?
- Würden Sie gern jetzt/innerhalb der nächsten Monate/irgendwann das Rauchen aufgeben?
- Wünschen Sie Unterstützung bei der Raucherentwöhnung?
- Rauchen Ihre Angehörigen?
- Rauchen Ihre nächsten Kollegen am Arbeitsplatz?

Um die Stärke der Nikotinabhängigkeit schnell und valide bestimmen zu können, könnte dem Raucher auch der FTND (Fagerström-Test zur Nikotinabhängigkeit; Heatherton et al. 1991, s. Kap. 6), ein kurzer Fragebogen zur Bestimmung der Stärke der Nikotinabhängigkeit, vorgelegt werden. Ist die erreichte Punktzahl größer als 6, so kann von einer starken Nikotinabhängigkeit ausgegangen werden.

2. Advise
Ziel: Empfehlung eines Rauchstopps.
Alle Raucher sollen systematisch und dringend aufgefordert werden, das Rauchen aufzugeben. Empfohlen wird eine individualisierte, an den persönlichen Risikofaktoren angepaßte Intervention. Es wird außerdem nahegelegt, die Praxismitarbeiter bei der Motivationsarbeit mit einzubeziehen.
Vorgeschlagen werden folgende Interventionen:

> „Ich denke, für Sie ist es wichtig, nun mit dem Rauchen aufzuhören. Ich bin gerne bereit, Ihnen zu helfen. Es genügt nicht, nur weniger zu rauchen, solange Sie krank sind."
> „Als Ihr Arzt kann ich Ihnen sagen, daß Raucherentwöhnung das Allerwichtigste ist, was Sie derzeit unternehmen können, um Ihre jetzige und künftige Gesundheit zu erhalten."

3. Attempt
Ziel: Identifikation aller Raucher, die einen Rauchstopp versuchen wollen.
Jeder Raucher sollte nach seiner gegenwärtigen Bereitschaft, den Tabakkonsum aufzugeben, befragt werden. Unterstützen Sie ihn. Geben Sie Empfehlungen auch für ein intensiveres Behandlungsvorgehen, als Sie selbst anbieten können, wenn der Raucher danach verlangt. Überweisen Sie ihn gegebenenfalls an einen Raucherentwöhnungstherapeuten. Sinnvoll ist es, sich über professionelle Angebote zur Raucherentwöhnung in der näheren Umgebung zu informieren, um motivierten Patienten Adressen, Hinweise oder Anlaufstellen nennen zu können. In diesem Zusammenhang sei auch auf die Kap. 12 bis 14 verwiesen.
Sollte der Raucher derzeit nicht an einer Raucherentwöhnung interessiert sein, versuchen Sie ihn weiter zu motivieren, indem Sie sowohl die akuten als auch langfristigen Konsequenzen des Tabakkonsums aufzeigen (Kurzatmigkeit, Impotenz, Infertilität, kardiale Gefährdungen, Risiko für Schlaganfall und Herzinfarkt, Karzinome). Weisen Sie auch darauf hin, daß Partner und Kinder ebenfalls ein erhöhtes Risiko für tabakassoziierte Erkrankungen mit sich tragen (Lungenkrebs, plötzlicher Kindstod, Asthma, respiratorische Infektionen). Nennen Sie zugleich die positiven Folgen der Abstinenz (verbesserte körperliche Fitneß, besseres Geschmacksempfinden, wachsende Selbstsicherheit, suchtmittelfreies Leben, finanzielle Einsparungen, Vorbildfunktionen).

4. Assist
Ziel: Unterstützung des Rauchers bei dem Versuch, aufzuhören.
Bestimmen Sie mit dem Patienten einen Abstinenztag innerhalb der nächsten zwei Wochen. Ermutigen Sie ihn, sowohl Familie, Freunde oder Mitarbeiter zu

informieren und zu bitten, die Abstinenz zu unterstützen. Empfehlen Sie ihm, alle Rauchutensilien zu beseitigen und sich zu vergegenwärtigen, bei welchen Gelegenheiten in der Vergangenheit Schwierigkeiten in der Aufrechterhaltung der Abstinenz auftraten. Verstärken Sie ihn darin, Wetten und Vereinbarungen über den ersten Abstinenzversuch abzuschließen.

Geben Sie Verhaltensmaßregeln, weisen Sie darauf hin, daß eine absolute Abstinenz unerläßlich ist, bereits eine einzige Zigarette einen Rückfall darstellt. Weisen Sie darauf hin, daß Alkoholkonsum die Rückfallgefahr begünstigt, ermutigen Sie ihn, andere Raucher im Haushalt in die Entwöhnung mit einzubeziehen und diese anzuweisen bzw. zu bitten, auf das Rauchen in der Gegenwart des Patienten zu verzichten.

Überlassen Sie, wenn vorhanden, dem Raucher unterstützendes Material, Informationen und Informationsschriften von offiziellen Stellen, eventuell auch Telefonnummern von professionellen Raucherentwöhnungsstellen bzw. Beratungsstellen.

Ermutigen Sie ihn auch dazu, eine Nikotinersatztherapie (Nikotinpflaster, Nikotinnasenspray oder Nikotinkaugummi) zur Raucherentwöhnung einzusetzen, prüfen Sie die differenzielle Indikation für die Anwendung von Bupropion (Zyban®), insbesondere dann, wenn der Patient bereits Nikotinersatztherapeutika eingesetzt hat, stärker abhängig ist oder er den speziellen Wunsch nach der Anwendung eines Medikamentes äußert. Klären Sie Risiken und Kontraindikationen ab, klären Sie über Nebenwirkungen auf.

Empfehlungen der AHCPR zur Nikotinersatztherapie

Exkurs

In den amerikanischen Leitlinien wird empfohlen, die Nikotinersatztherapie möglichst generell einzusetzen, da die Effektivität hinreichend überprüft ist. Neben dem genannten Risiko sind vor allem Gelegenheits- oder leichte Raucher mit besonderer Vorsicht durch Nikotinersatztherapeutika zu behandeln. Mit Ausnahme der sehr leichten Raucher sollten alle Raucher möglichst mit der höchsten Dosis behandelt werden. Nach Möglichkeit sollte das Nikotinpflaster bevorzugt werden, es geht mit weniger Complianceproblemen einher und verlangt weniger therapeutische Instruktionen. Allerdings sollten die Wünsche des Patienten, vorangegangene Erfahrungen mit der Anwendung des Nikotinpflasters sowie Kontraindikationen, z.B. hautlokale Reaktionen Anlaß sein, Nikotinkaugummi einzusetzen. Kontraindikationen ergeben sich bei Patienten, die ein unmittelbares und nennenswertes Risiko für einen akuten Herzinfarkt mit sich tragen, aber auch direkt nach einem Herzinfarkt sowie bei einer instabilen Angina pectoris liegen absolute Kontraindikationen vor. Eine Schwangerschaft stellt eine relative Kontraindikation dar. In diesem Fall sollte die Nikotinersatztherapie verwendet werden, wenn alternative, nichtmedikamentöse Therapieansätze nicht erfolgreich sind.

Anmerkung: Die zitierten amerikanischen Leitlinien wurden vor Einführung der medikamentösen Behandlung mit Bupropion entwickelt. Aufgrund der neueren Literatur ist Bupropion als rationale und effektive Therapie anzusehen.

5. Arrange
Ziel: Weiterbetreuung.

Machen Sie weitere Folgetermine mit dem Raucher aus, möglichst rasch nach dem vereinbarten Abstinenztag, dann aber im Abstand von ein bis zwei Wochen, vergeben Sie weitere Kontakte wenigstens im Abstand von etwa einem Monat. Bei diesen Kontakten sollte unbedingt eine positive Verstärkung erfolgen, sollten Schwierigkeiten hinsichtlich der Anwendung der medikamentösen Unterstützungshilfe oder Verführungssituationen durch Freunde, Familienangehörige oder Kollegen besprochen werden.

Der entwöhnungswillige Raucher soll darauf hingewiesen werden, daß die Gewichtszunahme häufig einen Rückfallgrund darstellt. Folgende Informationen können gegeben werden: Die Gewichtszunahme beträgt in der Regel zwei bis vier Kilogramm, sie kann in einem gewissen Ausmaß durch spezielle Diät, Fitneßtraining oder vermehrte körperliche Aktivität beeinflußt werden, allerdings ist auch die Stoffwechselumstellung verantwortlich für die Gewichtszunahme. Diese kann nicht immer durch Diäten oder körperliche Bewegung beeinflußt und aufgehoben werden. Dennoch ist die Gewichtszunahme gegenüber dem Rauchen ein geringeres Gesundheitsrisiko. Aus diesem Grunde sollten Sie unbedingt das Ziel der Raucherentwöhnung als vordringlich ansehen und eine Gewichtsreduktion als zweiten Schritt anstreben. Untersuchungen zeigen, daß mittelfristig, z.B. nach zwei Jahren, das alte Gewicht durchaus wieder erreicht werden kann. Machen Sie sich die Vorteile der Tabakabstinenz im Vergleich mit der Gewichtszunahme immer wieder klar.

Tips für die Raucherentwöhnung in der Praxis

Faßt man die amerikanischen Leitlinien zur Raucherentwöhnung (AHCPR 1996) zusammen, so kommt der Motivierung des entwöhnungswilligen Rauchers in einem ärztlichen Gespräch hinsichtlich der langfristigen Abstinenz eine große Bedeutung zu. Einen hohen Stellenwert hat die medikamentöse Unterstützung, zusammen mit den Unterweisungen, besser noch verhaltenstherapeutischen Interventionen, zur Minderung der Rückfallgefahr, sei es in Form einer Gruppenbehandlung, im Einzelgespräch oder durch die Vergabe eines Selbsthilfemanuals.

Grundsätzliche Empfehlungen der AHCPR (1996):
- Selbst dreiminütige kurze Interventionen sind als wirksam anzusehen.
- Die Intensität der Unterstützung bestimmt die langfristige Abstinenzwahrscheinlichkeit.
- Derzeit erbringen Nikotinersatztherapien oder der Einsatz von Bupropion in Kombination mit der Durchführung eines Selbstmodifikationsprogrammes unter therapeutischer Anleitung und Unterstützung die höchste Effektivität.

Zwei therapeutische Positionen sollen nochmals kurzgefaßt dargestellt werden:
Basler et al. (1992) versprechen sich von der Einführung verhaltenstherapeutischer Entwöhnungsprogramme eine Erhöhung der bisher erreichten Erfolgsquoten.

Die Durchführung von Raucherentwöhnungsprogrammen sollte wenigstens vier bis sieben Sitzungen umfassen. Diese sollten sich über einen Zeitraum von wenigstens zwei, wenn möglich länger als acht Wochen erstrecken, die einzelnen Sitzungen sollten wenigstens 20–30 Minuten lang sein. Eine Durchführung ist sowohl in der Gruppe als auch im Einzelkontakt möglich, die zusätzliche Vergabe von Selbsthilfemanualen wird empfohlen. Nach erfolgreicher Durchführung des Programms sollten weitere Kontakte zur Überprüfung der Abstinenz vereinbart werden. Inhalte des verhaltenstherapeutischen Programms sollten sowohl die Abstinenzmotivation als auch eine Rückfallprophylaxe umfassen. Darüber hinaus sollten sowohl Problemlösestrategien als auch ein Training der sozialen Fertigkeiten Teil des Programms sein.

Die Rekrutierung von Teilnehmern für einer Raucherentwöhnungsgruppe könnte in vereinfachter Weise mittels Informationsschriften, die im Wartezimmer ausgelegt werden, erfolgen. Besser ist die direkte Nachfrage beim Patienten. Nach der Anmeldung sollten die potentiellen Teilnehmer nicht länger als 4 Wochen auf den Beginn der Veranstaltung warten müssen. Andernfalls schwindet die Motivation und die Teilnahme wird wieder abgesagt.

Kunze et al. (1992) schlagen als einfache Alternative sog. „Minimalinterventionen" vor (Rauchverhalten erfragen, Abstinenzerfolg berichten lassen, Nikotinersatztherapie etc.), die sich leicht in den Praxisalltag des Arztes integrieren lassen und einen wichtigen Beitrag zur Abstinenzmotivation leisten. Im folgenden sollen wichtige Prinzipien der therapeutischen Intervention, die auch eine Kurzintervention erfolgreich machen können, kurz zusammengefaßt werden.

Kurzinterventionen im Umfang von 5–10 Minuten pro Woche sollten folgende Grundregeln berücksichtigen:
- Positive Rückmeldung bezüglich der erreichten Fortschritte,
- Betonung der Eigenverantwortung,
- Beratung hinsichtlich weiterer Ziele und Vorgehensweisen,
- Informationen über Risiken, Nebenwirkungen und Komplikationen,
- einfühlendes Verstehen,
- Förderung von Selbstwirksamkeitserwartungen.

Empfehlungen für die Einleitung und Durchführung der Raucherentwöhnung

Tips für den Therapeuten
Empfohlene Vorgehensweise:
- Kontakt herstellen
- Aufbau einer vertrauensvollen therapeutischen Beziehung
- Aufklärung über gesundheitliche Risiken
- Bezug zu persönlichen gesundheitlichen Problemen des Rauchers herstellen
- Motivation zur Abstinenz stärken
- Erarbeiten persönlicher Nichtrauchervorteile
- Angebot des Raucherentwöhnungstrainings oder Vermittlung in eine externe Entwöhnungsbehandlung

- Einschätzung der Stärke der Nikotinabhängigkeit und Empfehlung geeigneter Entwöhnungshilfen
- Bei Rauchern mit einer nicht zu vernachlässigenden körperlichen Abhängigkeit ist eine Nikotinsubstitution unbedingt empfehlenswert

Zu vermeidende Fehler:
- Fehlende Aufklärung und Motivation
- Fehlen einer kontinuierlichen Unterstützung
- Alleinige Anwendung der medikamentösen Therapie ohne psychologische Hilfe
- Falsche oder unzureichende Informationen zur Anwendung der medikamentösen Therapie
- Unzureichende Dosierung der Nikotinsubstitution

Es ist wichtig, den Patienten zur Raucherentwöhnung zu motivieren. Ein isolierter Hinweis auf die Gefahren des Rauchens ist wenig tauglich, bewirkt in der Regel keine Verhaltensänderung und ist weniger wirksam als die Formulierung der positiven Alternativen zum Rauchen.

Die Motivation des Rauchers muß überdauernd sein. Eine Fremdmotivation ist daher wenig hilfreich, nicht tragfähig genug, führt eher zu frustralen Therapieversuchen.

Fallbeispiele für die Intervention

An einigen typischen Falldarstellungen sollen Strategien zur medikamentösen und psychologischen Unterstützung vorgeschlagen werden.

FALLBEISPIEL 1

Peter S., 46 Jahre, Bürokaufmann, verheiratet mit einer Nichtraucherin, 2 Kinder, raucht seit seinem 17. Lebensjahr, seit etwa 30 Jahren, seit vielen Jahren 20 Filterzigaretten/Tag. Er raucht vor allem während der Arbeitszeit, während angestrengter Bürotätigkeit, zusammen mit den Kollegen. Fagerström-Score: 5 Punkte. Bislang zwei nicht ernstgemeinte Abstinenzversuche, die nur wenige Tage anhielten.

Keine gesundheitlichen Beschwerden.

Entwöhnungsmotivation: Einige Kollegen haben den Tabakkonsum beendet, er selbst spürt eine nachlassende körperliche Leistungsfähigkeit, die Familienmitglieder sind Nichtraucher.

Entwöhnungsempfehlungen: Aufgrund der bisher fehlgeschlagenen Abstinenzversuche Empfehlung zur Teilnahme an einer Raucherentwöhnungsbehandlung. Regelmäßige Terminvereinbarung zu 5- bis 15minütigen Gesprächen, für die nächsten sechs Wochen. In wöchentlichen Abständen soll der Erfolg der Maßnahme überprüft werden. Herr S. soll zunächst den Tageszigarettenkonsum protokollieren, die Motivation wird eingehend besprochen, zusammen mit Familienmitgliedern und Freunden werden Belohnungen erörtert, mit Arbeitskollegen werden Wetten vereinbart, der Arbeitsplatz soll rauchfrei werden. Empfehlung einer medikamentösen Unterstützung. Herr S. entscheidet sich für eine Nikotinersatztherapie mittels Nikotinpflaster, zunächst ist die höchste Dosis für die Dauer von sechs Wochen vorgesehen, dann soll eine schrittweise Reduktion erfolgen.

Begründung: Gute, ausreichend hohe Entwöhnungsmotivation, jedoch große Unsicherheit, deswegen intensive therapeutische Unterstützung, Nikotinpflaster zur Verhinderung starker Entzugssymptome.

FALLBEISPIEL 2

Stefan L., 32 Jahre, Angestellter, ledig. Herr L. raucht 5–20 Zigaretten/Tag, je nach momentaner Belastung. In der Regel raucht er erst nach 13.00 Uhr. Die morgendliche Zigarette schmeckt ihm nicht, er erwache morgens gelegentlich mit einem schalen Geschmack im Mund, häufig Kopfschmerzen. Fagerström-Score: 3 Punkte.

Entwöhnungsmotivation: Die Freundin, Nichtraucherin, drängt ihn, den Tabakkonsum aufzugeben. Ihn selbst stören die gesundheitlichen Konsequenzen, die Nebenwirkungen des Tabakkonsums. Bislang noch kein Abstinenzversuch.

Ermutigung, den Tabakkonsum zunächst aus eigener Kraft, nicht in einer Gruppenbehandlung, aufzugeben, Besprechen der Motivation, Festlegung eines ersten Nichtrauchertages. Erläuterung von mittelfristigen und langfristigen Verstärkern. Beobachtung der zunehmenden körperlichen Fitneß, Protokollierung von nachlassenden morgendlichen Beschwerden. Unter Umständen auch eingehende Besprechung der unangenehmen Erscheinungen im Sinne einer aversiven Konditionierung mit der Möglichkeit, immer wieder aversive Konsequenzen zu erinnern. Bei Auftreten von Entzugserscheinungen Empfehlung der Anwendung von Nikotinkaugummi, Anwendung nach eigenem Ermessen bis zu 24 Stück/Tag (Aufklärung über die Konsequenzen und Nebenwirkungen der Einnahme).

Begründung: Leichte bis mittelstarke Abhängigkeit; da bislang noch kein Abstinenzversuch erfolgte, soll zunächst versucht werden, ohne professionelle Hilfe abstinent zu werden; in rückfallgefährlichen Situationen kann auf Nikotinkaugummi zurückgegriffen werden.

FALLBEISPIEL 3

Martin S., 39 Jahre, ledig, adipös, starker Raucher seit 25 Jahren, zuletzt 30–40 Zigaretten/Tag, raucht schon vor dem Aufstehen, bislang kein ernsthafter Abstinenzversuch, befürchtet, nicht abstinent werden zu können. Geringe Selbstwirksamkeitserwartung. Fagerström-Score: 8 Punkte. Muß vor dem Zubettgehen rauchen, wacht gelegentlich nachts auf, um noch eine Zigarette zu rauchen.

Entwöhnungsmotivation: Befürchtet gesundheitliche Konsequenzen.

Entwöhnungsvorschlag: Engmaschige Betreuung während der ersten Zeit, ein bis zwei Kontakte pro Woche, Begleitung für wenigstens 6–10 Wochen. Währenddessen Positivierung des Abstinenzerfolges.

Medikamentöse Unterstützung durch Einleitung einer Behandlung mit Bupropion, Gabe von Bupropion für drei Tage, jeweils 150 mg am Morgen, anschließend Aufdosierung auf 2mal 150 mg, Aufklärung über die zu erwartenden Nebenwirkungen, Anwendung über die Dauer von wenigstens 7 Wochen, Rauchstopp in der zweiten Anwendungswoche.

Begründung: Starke Abhängigkeit, starkes Craving, eventuell günstiger Einfluß auf Craving und Gewichtszunahme durch Bupropion.

FALLBEISPIEL 4

Friedrich H., 43 Jahre alt, raucht seit 24 Jahren täglich mehr als 40 Zigaretten, Fagerström-Score: 8 Punkte. Typ-I-Diabetiker, sonst keine gesundheitlichen Beschwerden. Mehrfache Entwöhnungsversuche mit Nikotinkaugummi oder Nikotinpflaster. Hat Akupunktur und Hypnose bereits erfolglos absolviert. Wird jedes Mal wegen der starken Entzugssymptome rückfällig, längste Abstinenzphase zwei Wochen. Ist nun nochmals bereit zu einer Raucherentwöhnung.

Therapieempfehlung: Angebot einer Hochdosis-Nikotinbehandlung. Zum Schutz vor Entzugssymptomen Anwendung von Nikotinpflaster, zusätzlich wird Herrn H. empfohlen, in rückfallgefährlichen Situationen und bei starkem Craving Nikotinnasenspray anzuwenden (bis zu 10 Dosierungen/Tag). Empfehlung einer begleitenden verhaltenstherapeutischen Raucherentwöhnungsgruppe.

Begründung: Starke Nikotinabhängigkeit, Unfähigkeit zur Abstinenz, deswegen „Maximaltherapie". Bupropion ist wegen des Diabetes nicht geeignet, außerdem sollte an die Möglichkeit einer langfristigen Nikotinsubstitution gedacht werden.

FALLBEISPIEL 5

Helga F., 28 Jahre, konsumiert ca. 5–12 Zigaretten/Tag, seit 16 Jahren, Konsum trotz Schwangerschaft, Kinder sind jetzt 3 und 5 Jahre alt. Noch keine körperlichen Folgeerscheinungen.

Mäßige Entwöhnungsmotivation, fühlt sich von der Familie gedrängt.

Empfehlung: Verhaltenstherapeutische Raucherentwöhnung in der Gruppe. Nikotinersatztherapie oder Bupropion wird wegen des unregelmäßigen Konsums ohne Entzugsbeschwerden von Frau F. abgelehnt.

Begründung: Noch schwankende Entwöhnungsmotivation, Gruppe zur Verstärkung und sozialen Unterstützung.

CO-Messung

Die Messung des Kohlenmonoxidgehaltes der Ausatemluft ist nicht nur eine einfache Methode zur Abstinenzkontrolle (sie gibt Auskunft über einen Zigarettenkonsum im Verlauf der letzten 4–8 Stunden), sondern läßt sich als Feedback-Mechanismus im Sinne einer Motivationshilfe im Gespräch mit dem Raucher überzeugend einsetzen. Die meisten Raucher haben eine Vorstellung von der

Schädlichkeit des Kohlenmonoxids und erkennen in der Darstellung des CO-Gehaltes der Ausatemluft erstmals einen meßbaren Parameter für die Schädlichkeit des Rauchens.

Derzeit sind in Deutschland zwei verschiedene CO-Meßgeräte zu beziehen („Smokerlyzer" der Firma Bedfont über Neomed GmbH, Köln oder „Micro CO Meter", Micromedical Ltd., Rochester, Kent). Der Raucher wird bei beiden Systemen angewiesen, nach einer wenigstens 15minütigen Rauchkarenz für 10 bzw. 15 Sekunden die Luft anzuhalten, um dann langsam und gleichmäßig durch ein Ventil zu atmen. Das Gerät bestimmt in der ausströmenden Luft den Anteil der CO-Moleküle und berechnet die Konzentration als ppm („parts per million"). Möglich ist eine Umrechnung in den prozentualen Anteil des Hämoglobins, das durch CO gebunden und inaktiviert ist. Durch grüne, gelbe und rote Leuchtdioden wird die Gefährlichkeit der CO-Belastung für den Raucher visualisiert: Ab 10 ppm leuchtet die rote Diode auf. Je nach Gerätetyp sind zudem eine graphische Darstellung und ein Ausdruck durch den Anschluß an einen PC möglich.

Die Kosten für die Anschaffung der CO-Meßgeräte liegen je nach Modell zwischen DM 600.- und DM 2000.-.

Andere Methoden zur Abstinenzbestimmung sind zwar ebenfalls vorhanden, jedoch weniger gut praktikabel. In Studien eingesetzt wird zum Beispiel die Bestimmung von Thiocyanat oder die Analyse von Nikotin oder Cotinin im Serum, Speichel oder Urin. Während Thiocyanat und Nikotin in der Regel nur zu Forschungszwecken bestimmt werden können, ist eine, wenn auch vergleichsweise teure Bestimmung von Cotinin im Serum oder Urin auch durch ein Routinelabor möglich.

Der Vorteil der CO-Messung der Ausatemluft liegt in der kostengünstigeren Messung mit einem sofort verwendbaren Ergebnis. Allerdings läßt sich damit allenfalls der Tabakkonsum der vergangenen acht Stunden abbilden, für die Abstinenzdokumentation eines längeren Zeitraumes sind die Messungen von Cotinin erforderlich.

Manche Autoren empfehlen zusätzlich den Einsatz der Lungenfunktionsmessung als Feedbackinstrument in der Raucherentwöhnung. Dies ist angesichts der nur bei wenigen Patienten vorhandenen Einschränkung in der Lungenfunktion u. E. wenig sinnvoll.

Abrechnung der Raucherentwöhnung in der Praxis

Die Raucherentwöhnung ist bislang von den Krankenkassen noch nicht als ärztliche oder psychologische/psychotherapeutische Leistung anerkannt und nur unter eingeschränkten Bedingungen abrechnungsfähig (Klein-Lange 1992): Erforderlich ist für eine begründete Abrechnung eine weitere, rechtfertigende Diagnose. Abrechnungsfähig ist dann die gezielte, auch wiederholte ärztliche Einzelberatung (Ziffer 1 BMÄ) sowie die Beratung einschließlich symptombezogener klinischer Untersuchungen (Ziffer 4 BMÄ).

Bei der Erörterung und Planung gezielter therapeutischer Maßnahmen zur Beeinflussung chronischer Erkrankungen kann Ziffer 10 BMÄ einmal im Quartal, bei entsprechender Begründung mehrfach, angewendet werden. Zusätzlich durchgeführte übende Verfahren, z. B. ein Autogenes Training oder die progressive Muskelentspannung nach Jacobson können nach BMÄ (Ziffern 855 bis 857) abgerechnet werden. Hierfür sind jedoch gesondert nachzuweisende Qualifikationen erforderlich.

Die verhaltenstherapeutische Raucherentwöhnungsbehandlungen oder aber die Rezeptierung von Raucherentwöhnungspräparaten sind nicht abrechnungsfähig.

Auch der Raucher kann Aufwendungen für die Raucherentwöhnung (Kursgebühren oder medikamentöse Verordnungen) in der Regel nicht geltend machen. Einzelne Klienten haben Anträge bei ihren Privatkassen gestellt, nur in Ausnahmefällen kann es gelingen, eine Erstattung zu erwirken. (Einen Versuch dürfte es allerdings wert sein.)

Nichtraucher in 6 Wochen – ein Entwöhnungsleitfaden für Therapeuten

Das sechswöchige Raucherentwöhnungsprogramm des Arbeitskreises Raucherentwöhnung der Universität Tübingen wurde – z.T. auch in zielgruppenspezifisch modifizierten Formen für Schwangere oder stark abhängige Raucher – bereits in Forschungsprojekten mit Unterstützung der Deutschen Forschungsgemeinschaft eingesetzt.

Vorteile liegen in der strukturierten, manualisierten Vorgehensweise, die sich streng an verhaltenstherapeutischen Grundsätzen orientiert.

Die Aufteilung des nikotingestützten, abstinenzorientierten Programms für die Raucherbehandlung in sechs Abschnitte hat sich in der Gruppenbehandlung als zweckmäßig erwiesen.

Die einzelnen Abschnitte sollten sinnvollerweise im Abstand von einer Woche durchgeführt werden, können aber auch z.B. im Rahmen stationärer Angebote für Patienten in einer psychosomatischen- oder Rehabilitationseinrichtung in kürzerer Zeit absolviert werden. Die Durchführung erfolgt zweckmäßigerweise in Gruppen mit sechs bis zehn Teilnehmern. Die einzelnen Abschnitte nehmen zwischen 90 Minuten (Sitzungen 1–3) und 60 Minuten (Sitzungen 4–6) in Anspruch.

Die Kosten für den Teilnehmer belaufen sich auf ca. DM 450.- für die Nikotinersatztherapie. Für die Teilnahme an der verhaltenstherapeutischen Gruppenbehandung kann zusätzlich eine Gebühr von z.B. DM 120.- erhoben werden.

Eine als Selbsthilfemanual konzipierte Version ist im Buchhandel erhältlich. Im folgenden soll in Anlehnung an dieses schriftliche Manual die Vorgehensweise für die Einzel- oder Gruppenbehandlung in der Praxis vorgestellt werden.

Nichtrauchen in 6 Wochen – Ein verhaltenstherapeutisches Programm
(Arbeitskreis Raucherentwöhnung, 1997)

1. Stunde

Therapeutische Ziele
- Verstärkung des Abstinenzvorhabens, Motivationsförderung
- Vermittlung von Informationen zum Tabakkonsum und zur Tabakabhängigkeit

- Abschätzung der Stärke der Abhängigkeit, z.B. nach den ICD-Kriterien für Abhängigkeit oder aber mit Hilfe des Fagerström-Tests für Nikotinabhängigkeit. Physiologische Messung der Rauchbelastung, z.B. mit Hilfe eines Kohlenmonoxidmeßgerätes zur Visualisierung der Kohlenmonoxidbelastung der Ausatemluft. Planung der medikamentösen Unterstützung.
- Erklärung der Therapierationale
- Einleitung der Selbstbeobachtungsphase zur erweiterten Diagnostik

Therapeutische Bausteine
Gratulation, positive Verstärkung des Entschlusses, das Rauchen aufzugeben:

> Ich gratuliere Ihnen zu Ihrem Entschluß, das Rauchen aufzugeben. Ein wichtiger Schritt, der für Sie bald mit vielen Vorteilen verbunden sein wird.

Untersuchung und Verstärkung der unmittelbaren Motivation, Suche nach individuellen Motiven, das Rauchen aufzugeben, z.B. Gesundheit, Gefühl der Abhängigkeit, finanzielle Aspekte:

> - Nennen Sie mir zuallererst Ihre Gründe, nunmehr Nichtraucher/Nichtraucherin werden zu wollen.
> - Spielen neben den genannten Gründen auch die folgenden eine Rolle?
>   - Die hohen Gesundheitsrisiken?
>   - Die eingeschränkte körperliche Leistungsfähigkeit?
>   - Die Klagen Ihrer Mitmenschen?
>   - Die Kosten?
>   - Der stets schlechte Geschmack und Geruch?
>   - Das Gefühl der Abhängigkeit?
> - Haben Sie durch das Rauchen persönliche Nachteile erlebt oder fürchten Sie drohende Nachteile?
> - Glauben Sie, daß die Abstinenz für Sie mit Nachteilen verbunden sein wird?

Diskussion häufiger Gegenargumente gegen die Abstinenz, z.B.:

> - Rauchen kann nicht schädlich sein, wenn so viele Ärzte rauchen (auch Ärzte unterliegen der Sucht, dies macht das Rauchen nicht ungefährlicher, viele Ärzte würden das Rauchen ebenfalls gerne aufgeben)
> - Ich rauche weniger gefährlich, da ich Filterzigaretten oder Light-Zigaretten verwende („Lightrauchen" birgt zusätzliche Gefahren in sich, da der geringere Nikotingehalt durch eine tiefere Inhalation mit einer deswegen höhere Schadstoffaufnahme kompensiert wird)
> - Ich fürchte mich vor der Gewichtszunahme, Nervosität, vor den Entzugsbeschwerden, der Unruhe und den Schlafstörungen ... (die Entzugssymptome sind in der Tat bei manchen Rauchern stark ausgeprägt. Wir können versuchen, das Ausmaß der Beschwerden durch eine Nikotinersatztherapie/medikamentöse Unterstützung zu reduzieren.)

Fixierung der Anfangsmotivation/Motivationskarte:

> Fertigen Sie eine Liste mit Ihren persönlichen Vor- und Nachteilen an. Deponieren Sie diese gut sichtbar. Holen Sie diese Liste immer wieder hervor und vergegenwärtigen Sie sich nochmals Ihre Anfangsmotivation.
> Sind weitere Gründe hinzugekommen?

Motivationsförderung durch Benennung positiver Veränderungen, die mit dem Nichtrauchen auftreten werden. Informationen zur Unterstützung des Entschlusses. (Genannt werden Konsequenzen des Rauchens, die wirksamen Schadstoffe im Tabakrauch, die zeitliche Latenz der tabakassoziierten Gesundheitsschäden, Risikoabschätzung. Erklärungen über das Wesen der Sucht.)

> Ich gebe Ihnen im folgenden einige Informationen, die Sie in Ihrem Entschluß weiter bestärken sollen. Ich erzähle Ihnen etwas über die „tabakassoziierten Gesundheitsschäden" und das Passivrauchen, will aber auch die positiven Veränderungen, die sich nach Beginn der Abstinenz einstellen, nennen. Vielleicht haben Sie das eine oder andere noch nicht gewußt. Gerne will ich Ihnen auch erklären, was die Experten meinen, wenn Sie von der Sucht sprechen und damit auch die Raucher ansprechen.

Erläuterungen der Therapierationale (bewährt haben sich folgende Instruktionen zur Vermittlung der Therapierationale), Erklärung des lerntheoretischen Modells unseres Verhaltens (konsequenzenorientierte Handlungsweise, Bevorzugung kurzfristiger Verstärker (z.B. Entspannung) vor langfristigen Gefährdungen). Abschätzung der Kosten, die durch die Raucherentwöhnungsbehandlung auf den Raucher zukommen werden, Verrechnung mit den eingesparten, nicht gerauchten Zigaretten.

> Ein erfolgreiches Raucherentwöhnungsprogramm berücksichtigt sowohl die psychische als auch die körperliche Abhängigkeit. Dieses Nichtraucherprogramm soll Ihnen helfen, beide Anteile zu überwinden. Es gibt einige biologische Veränderungen, die durch das Rauchen auftreten und das Rauchen so wichtig für den Körper machen, z.B. die positive Befriedigung, die durch die Wirkungen des Nikotins auf das Gehirn vermittelt wird. Diese Wirkung ähnelt der von Heroin oder Morphin.
> Die Überwindung der *psychischen Abhängigkeit* gelingt durch ein Neulernen des Nichtrauchens in 3 Schritten:
> Das Vorgehen wird in drei Schritte unterteilt, zunächst in die Beobachtung des Rauchverhaltens, damit Sie sich Ihrer persönlichen Rauchsituation bewußt werden. Danach werden wir den Aufhörtermin festlegen. Wichtig ist die Beachtung der rückfallgefährlichen Situation unter Berücksichtigung der zuvor gemachten Beobachtungen. In einer dritten Phase geht es um die langfristige Stabilisierung und den Versuch, mit rückfallgefährlichen Situationen adäquat umzugehen.

> Bei der Überwindung der *körperlichen Abhängigkeit* soll Ihnen (*Nikotinpflaster/Nikotinkaugummi/Nikotinnasenspray/Bupropion*) behilflich sein, das Sie während der nächsten Wochen anwenden sollen. Es dämpft die Entzugserscheinungen (z.B. Müdigkeit, Verdauungsstörungen, Reizbarkeit, Nervosität, Konzentrationsstörungen), senkt dadurch die Rückfallgefahr, die zu Beginn sehr hoch ist, und hilft Ihnen, den Kopf beim Lernen des Nichtrauchens freizuhalten. Das Nikotinpflaster (-kaugummi/-nasenspray) enthält reines Nikotin, das an den Körper weitergegeben wird. Die übrigen gesundheitsgefährdenden Inhaltsstoffe der Zigarette entfallen. Oder: Diese Tablette enthält einen Wirkstoff, der nicht nur die Entzugssymptome wirksam unterdrückt, sondern auch das Rauchverlangen spürbar mildert.
>
> Entwöhnungshilfen haben einige Nachteile, die ich Ihnen kurz schildern möchte, bedenken Sie aber, daß die Nachteile des Zigarettenkonsums weitaus schwerer wiegen ... .

Eintritt in die Selbstbeobachtungsphase:

> Es ist wichtig, daß Sie sich klarmachen, in welchen Situationen und warum Sie rauchen. Ich stelle zunächst einige grundsätzliche Fragen und bitte Sie, auch in den nächsten Tagen wiederholt über die Antworten nachzudenken.
>
> Wie haben Sie das Rauchen erlernt? Wie hat sich Ihr Rauchen gesteigert? Haben Sie zunächst nur in bestimmten Situationen geraucht? Welche waren dies? Welche Wirkungen des Rauchens haben Sie verspürt? Haben Sie an die Gefahren des Rauchens gedacht?

Erläuterung der verhaltenstherapeutischen Prinzipien. Kurze Einführung über auslösende Stimuli, Erläuterung der Bedeutung positiver und negativer, kurz- und langfristiger Konsequenzen.

> Das Rauchverhalten wird durch eine Vielzahl von unbewußten Reizen gesteuert. Wichtig ist auch, daß unser Verhalten weniger von langfristigen negativen Konsequenzen als von kurzfristig wirksamen Belohnungen bestimmt wird. Ich will Ihnen eine Reihe von Beispielen geben, vielleicht entdecken Sie ja manches bei sich wieder.

Beginn der *Selbstbeobachtungsphase* (Abb. 10.1 und 10.2):

> Ändern Sie bitte in dieser ersten Woche nichts an Ihrem Rauchverhalten, beobachten Sie nur Ihr Rauchverhalten. Es ist wichtig festzustellen, in welchen Situationen Sie besonders rückfallgefährdet sein könnten.
> - Wieviel Zigaretten rauchen Sie am Tag?
>   Führen Sie eine Strichliste, auf der Sie vor dem Anzünden jede Zigarette vermerken. Bewahren Sie diese Strichliste in der Zellophanhülle Ihrer Zigaret-

tenschachtel auf. So gewinnen Sie einen Überblick über die tägliche Rauchmenge, vielleicht rauchen Sie durch diese Kontrolle sogar unbeabsichtigt schon weniger!
- Finden Sie Ihre bevorzugten Rauchsituationen heraus.
Lesen Sie sorgfältig den beigefügten Situationsfragebogen, kreuzen Sie Ihre typischen Rauchsituationen an.
- In welchen Situationen rauchen Sie automatisch?
Führen Sie eine Tageskarte an 2 Tagen der Woche. Führen Sie ein Protokoll über Ihre Aufenthaltsorte, die Tätigkeiten und die Zahl der dabei gerauchten Zigaretten, auch wenn dies sehr aufwendig sein kann!
Bringen Sie den Situationsfragebogen, die Strichliste und Tageskarte zum nächsten Treffen mit!

Ort	Tätigkeit (Beispiele)	Zahl der Zigaretten
Küche	Frühstück	III
Auto	Fahrt zur Arbeit	I
Büro	Telefonat, Arbeitspause	IIII

Woche 1 Tag	Striche	Summe
1		
2		
3		
4		
5		
6		
7		
	Gesamt	
	Mittelwert	

Woche 2 Tag	Striche	Summe
1		
2		
3		
4		
5		
6		
7		
	Gesamt	
	Mittelwert	

Abb. 10.1. Material für die 1. Stunde I

Tabak

Situationsfragebogen				
	\multicolumn{4}{c}{Die Feststellung trifft zu}
	Immer	Häufig	Selten	Nie
1. Ich rauche zwischen den Gängen einer Mahlzeit.	☐	☐	☐	☐
2. Ich rauche nach dem Essen.	☐	☐	☐	☐
3. Ich rauche, wenn ich auf das Essen warte.	☐	☐	☐	☐
4. Ich rauche den ganzen Tag über gleichviel.	☐	☐	☐	☐
5. Ich rauche während der Arbeitszeit, unabhängig davon, was ich gerade tue.	☐	☐	☐	☐
6. Ich rauche bereits kurz nach dem Aufwachen im Bett.	☐	☐	☐	☐
7. Ich rauche während der Arbeitszeit, wenn ich gerade Lust dazu habe.	☐	☐	☐	☐
8. Ich rauche noch vor dem Frühstück.	☐	☐	☐	☐
9. Ich rauche auf dem Weg zur Arbeit.	☐	☐	☐	☐
10. Ich rauche noch nach dem abendlichen Zähneputzen.	☐	☐	☐	☐
11. Ich rauche noch direkt vor dem Zubettgehen.	☐	☐	☐	☐
12. Ich rauche am Abend, wenn ich im Bett liege.	☐	☐	☐	☐
13. Ich rauche noch eine Zigarette kurz vor dem Einschlafen.	☐	☐	☐	☐
14. Ich rauche eine Zigarette nach der anderen.	☐	☐	☐	☐
15. Ich rauche mehr als gewöhnlich bei langen Autofahrten.	☐	☐	☐	☐
16. Ich rauche mehr Zigaretten, wenn ich mich konzentrieren muß.	☐	☐	☐	☐
17. Ich rauche auch bei kurzen Fahrten im Stadtverkehr.	☐	☐	☐	☐
18. Ich rauche auf der Straße.	☐	☐	☐	☐
19. Ich rauche beim Fernsehen.	☐	☐	☐	☐
20. Ich rauche am Morgen, auf nüchternen Magen.	☐	☐	☐	☐
21. Ich greife automatisch zur Zigarette, wenn sich jemand eine anzündet.	☐	☐	☐	☐
22. Ich rauche bei Gesprächen und Besprechungen mehr als gewöhnlich.	☐	☐	☐	☐
23. Ich rauche bei jeder Gelegenheit, die sich bietet.	☐	☐	☐	☐
24. Ich kann es nicht erwarten, eine Zigarette anzuzünden, wenn andere noch essen.	☐	☐	☐	☐

Fällt Ihnen noch mehr ein? Schreiben Sie doch Ihre persönlichen Rauchsituationen in den nachfolgenden Zeilen auf:

1. _____	☐	☐	☐	☐
2. _____	☐	☐	☐	☐
3. _____	☐	☐	☐	☐

Abb. 10.2. Material für die 1. Stunde II

Ausblick auf die Inhalte der nächsten Stunde

> In der nächsten Woche setzen wir den Aufhörtermin fest, Sie beenden dann endgültig Ihre Raucherkarriere. Sie erhalten dann auch eine Empfehlung für eine medikamentöse Unterstützung.

2. Stunde

Therapeutische Ziele
- Besprechen der Selbstbeobachtung
- Festlegen des ersten Nichtrauchertages
- Entwicklung von Rauchalternativen
- Veränderung der Umgebung, Aufsuchen einer rauchfreien Umgebung, Beseitigung von Rauchutensilien
- Versuchungssituationen beobachten, protokollieren und mögliche Rauchalternativen diskutieren
- Einsatz sportlichen Ausgleichs, um die körperliche Fitneß zu steigern
- Empfehlungen und Anleitung zur Anwendung der medikamentösen Unterstützung

Therapeutische Bausteine
Besprechung der Strichliste, der Tageskarte und des Situationsfragebogens

> In welchen Situationen rauchen Sie besonders viel/wenig? Gibt es Situationen, in denen Sie ohne weiteres/nur ganz schwer auf des Rauchen verzichten könnten? Wann erleben Sie das Rauchen als unangenehm?

Festlegen des ersten Nichtrauchertages:

> Nennen Sie aufgrund Ihrer bisherigen Aufzeichnungen einen Tag, der Ihnen besonders geeignet scheint, mit dem Rauchen aufzuhören. Fällt es Ihnen am Wochenende oder werktags leichter?

Entwicklung von Rauchalternativen, Veränderung der Umgebung, Aufsuchen einer rauchfreien Umgebung, Beseitigung von Rauchutensilien:

> Geben Sie alte Gewohnheiten auf – suchen Sie sich vorübergehend andere Freizeitbeschäftigungen, vermeiden Sie Situationen, in denen die Gefahr für einen Rückfall groß ist, entfernen Sie alle Aschenbecher, Feuerzeuge etc. aus Ihrer Wohnung, ...

Versuchungssituationen beobachten, protokollieren und mögliche Rauchalternativen diskutieren. Einsatz sportlichen Ausgleichs, um die körperliche Fitneß zu steigern:

Setzen Sie sich mit Versuchungssituationen auseinander, stellen Sie fest, wie groß Ihr Rauchverlangen in bestimmten Situationen ist. Welche automatischen Gedanken drängen sich Ihnen dabei auf? Wie können Sie sich in Gedanken unterstützen/ablenken/loben für Ihren Erfolg? Rufen Sie sich immer wieder Ihren Erfolg ins Gedächtnis.
Beginnen Sie mit Sport, registrieren Sie die anwachsende körperliche Fitneß.

Empfehlungen und Anleitung zur Anwendung der medikamentösen Unterstützung:
Die Therapieinstruktionen zum Gebrauch der Begleitmedikation richten sich nach den Empfehlungen des Herstellers.
Aufklärung über Wirkweise, Unverträglichkeiten, Nebenwirkungen und Risiken.

3. Stunde

Therapeutische Ziele
- Besprechen des Therapieerfolges
- Einführung operanter Verstärker im Falle des Erreichens des Therapieziels, ggf. auch Benennung negativer Konsequenzen.
- Bei Scheitern des Abstinenzvorhabens, Festlegen eines weiteren Nichtrauchertages
- Abschluß von Vereinbarungen, die Abstinenz mittelfristig und langfristig aufrecht zu erhalten (Abb. 10.3)
- Einbeziehung eines Kurshelfers (Freund, Partner oder Therapeut), Adaptation der medikamentösen Unterstützung, Besprechen von Nebenwirkungen, unter Umständen von fehlerhaften Anwendungsstrategien
- Aufbau einer gesunden, wenig belastenden, kalorienarmen Ernährung

Therapeutische Bausteine
Besprechen des Erfolges/Mißerfolges

Wenn Ihnen eine Abstinenz nicht gelungen ist, versuchen Sie eine Reduktion der täglichen Zigarettenzahl durch Selbstkontrollregeln:
Erstellen Sie eine Liste von Situationen, in denen Sie in den nächsten Tagen nicht mehr rauchen wollen. Nehmen Sie sich in den nächsten Tagen immer 2–3 neue Situationen vor. Einige Beispiele:
- Ich lehne alle angebotenen Zigaretten ab.
- Ich rauche nicht mehr während der Arbeitszeit.
- Ich rauche nicht mehr im Restaurant.
- Ich kaufe immer nur eine Schachtel Zigaretten.
- Ich warte 5 Minuten, ehe ich mir die gewünschte Zigarette anzünde.
- Ich nehme kein Feuerzeug/keine Streichhölzer mit.
- Ich rauche die Zigaretten nur zur Hälfte.

Nehmen Sie sich in einigen Tagen einen erneuten „ersten Nichtrauchertag" vor.

Vereinbarung

Hiermit treffe ich: ....
mit Herrn / Frau: ....
folgende Vereinbarung: **Ich verpflichte mich,**

ab .... nicht mehr zu rauchen!
Oder:
Weiterhin nicht mehr zu rauchen!

Ich hinterlege DM ...., die ich zurückerhalte, wenn ich abstinent bleibe. Gelingt mir dies nicht, fällt dieser Betrag an: ....
oder:
Ich hinterlege einen Gutschein über folgende Dienstleistung:
....

Wenn ich die Vereinbarung einhalte, erhalte ich den Gutschein zurück. Falls ich die Vereinbarung verletze, erbringe ich am............... um .... Uhr die folgende Dienstleistung:

Wenn ich mein Ziel erreicht habe, werde ich mich folgendermaßen belohnen:
....

Ort: ....   Datum: ....
Kurshelfer: ....   Vertragspartner: ....

Abb. 10.3. Material für die 3. Stunde

Einführung operanter Verstärker, Abschluß von Vereinbarungen:

Belohnen Sie sich! Auch kleine Erfolge müssen belohnt werden. Machen Sie den anfänglichen Erfolg sichtbar, indem Sie den täglich gesparten Betrag separat aufheben. Gönnen Sie sich etwas für Ihren Erfolg – was wollten Sie schon lange einmal unternehmen/anschaffen/ ...
  Was ist Ihnen die Aufrechterhaltung Ihrer Abstinenz wert?
  Planen Sie langfristige Belohnungen!

Einbeziehung eines Kurshelfers (Freund, Partner oder Therapeut):

> Oft stellt die Einbeziehung Dritter eine wertvolle Unterstützung dar. Kennen Sie jemanden, dem Sie vertrauen und der die Funktion eines Raucherentwöhnungshelfers übernehmen könnte? Er sollte nichts anderes tun, als Sie in Ihrem Abstinenzvorhaben zu unterstützen und zu kontrollieren. Schließen Sie eine schriftliche Vereinbarung mit ihm über das Erreichen Ihres Reduktionsziels. Lassen Sie sich belohnen, wenn Sie Ihr Ziel erreicht haben, verpflichten Sie sich, für Sie unangenehme Dinge zu erledigen, wenn Sie dem Ziel nicht nachkommen konnten (z. B. Fensterputzen, Autowaschen, Einkäufe für eine Woche übernehmen ...).

Aufbau einer gesunden, wenig belastenden, kalorienarmen Ernährung:

> Achten Sie auf leichte Ernährung. Ein Teil der Gewichtszunahme ist auf eine Mehraufnahme an Kalorien zurückzuführen! Versuchen Sie insbesondere auf Süßigkeiten zu verzichten.

4. Stunde

Therapeutische Ziele
- Rückmeldung über die erreichten Ziele
- Motivationserhöhung durch Rückmeldung der positiven Veränderungen, zunehmender körperlicher Fitneß, Verstärkung durch ehemalige „Mitraucher" oder der Familie
- Rückbesinnung auf die ursprünglichen Motivationen und Überprüfung/ Ergänzung derselben
- Bei Rückfällen oder Konfrontation mit rückfallgefährlichen Situationen ausführliche Besprechung der Kognitionen, Emotionen und physiologischen Wahrnehmungen, Motivation zum erneuten Versuch einer Abstinenz
- Ausführliches Besprechen von rückfallkritischen Situationen, Suche nach alternativen Bewältigungsstrategien, Vorbereitung auf rückfallgefährliche Situationen durch Rollenspiele
- Vermittlung einer Entspannungstechnik, z. B. der progressiven Muskelrelaxation nach Jacobson
- Ermutigung zur konsequenten und langfristigen Anwendung der medikamentösen Unterstützung; Hinweis darauf, daß innerhalb der ersten drei Monate die höchste Rückfallgefahr besteht

Therapeutische Bausteine
Überprüfung der Motivation:

> Überprüfen Sie Ihre Nichtraucherziele! Vergleichen Sie Ihre Einstellung jetzt mit den Notizen auf Ihrer Motivationskarte. Haben Sie schon Vorteile durch das Nichtrauchen?

Intensivierung der operanten Verstärkung:

> Erstellen Sie eine Liste von möglichen Belohnungen, die Sie nach Ihrer Attraktivität sortieren und bestimmten, künftigen Zielen zuordnen. Überlegen Sie sich schon jetzt die ganz große Belohnung für den 100. Tag, an dem Sie nicht mehr rauchen!

Ausbau des Alternativverhaltens:

> Suchen Sie nach neuen *Alternativen* zum Rauchen. Welche neuen Freizeitaktivitäten möchten Sie gerne einmal ausprobieren? Gibt es Alternativen, die Sie in Versuchungssituationen sofort wählen können? (z. B. Telefonieren, im Garten arbeiten, Fahrrad fahren ...) Durchbrechen Sie so den Mechanismus des automatischen Rauchens!

5. Stunde

Therapeutische Ziele
- Rückmeldung über die erreichten Ziele
- Einsatz operanter Verstärker
- Fortführung der Vereinbarungen, Muskelentspannungstraining, Alternativverhaltensweisen

Therapeutische Bausteine
Protokoll der Versuchungssituationen

> Notieren Sie alle Situationen, in denen Sie gerne geraucht hätten. Führen Sie Ihre Rauchalternativen auf. Was konnten Sie unternehmen, um nicht zu rauchen?

Interventionen für den Fall, daß noch geraucht wird:

> - Überprüfen Sie Ihren Abstinenzwunsch
> - Schließen Sie nochmals einen Vertrag ab
> - Überprüfen Sie die Liste „wirksamer" Belohnungen
> - Beginnen Sie nochmals mit dem Ausfüllen der Selbstbeobachtungsinstrumente
> - Beobachten Sie sich in Rauchsituationen. Was sind die gefährlichsten Verführungssituationen?
> - Leiden Sie unter Entzugssymptomen?

6. Stunde

Therapeutische Ziele
- Positive Rückmeldung
- Motivationsgespräch
- Ermutigung zum Abschluß langfristiger Vereinbarungen mit dem Kurshelfer
- Suche nach weiteren operanten Verstärkern, die nach 4 Wochen, 3, 6 oder 12 Monaten eingesetzt werden sollen
- Besprechen von Versuchungssituationen, gegebenenfalls Durchführung von Rollenspielen
- Suche nach Rauchalternativen und alternativen Freizeitbeschäftigungen
- Vorbeugen einer Gewichtszunahme durch Beachtung der Ernährungstips, Anwendung der Entspannungstechnik
- Ermutigung zur aktiven und selbstbewußten Übernahme der neuen Rolle als Nichtraucher

Therapeutisches Vorgehen
Was ist zu tun im Falle eines Rückfalls?

> Nehmen Sie sich einzelne Bausteine (Selbstkontrollregeln, Vereinbarungen, Belohnung) nochmals vor, suchen Sie Hilfe und Unterstützung durch den Entwöhnungshelfer, durch den Therapeuten, Freunde oder Familie.

Motivation zu einem neuen Selbstverständnis als Nichtraucher:

> Treten Sie selbstbewußt auf, achten Sie auf Ihre Rechte als Nichtraucher. Seien Sie dabei nicht „militant", vertreten Sie fest Ihren Wunsch, Nichtraucher zu bleiben. Gönnen Sie sich etwas Besonderes an Ihrem 30./60./90. Nichtrauchertag!

Literatur

AHCPR (The Agency for Health Care Policy and Research) (1996) Smoking Cessation: Clinical Practice Guideline. JAMA 275:1270–1280

Arbeitskreis Raucherentwöhnung, Batra A, Buchkremer G (1997) Nichtraucher in 6 Wochen – Ein Selbsthilfeprogramm für alle, die das Rauchen aufgeben wollen. Preuss, Ratingen

Basler HD, Brinkmeier U, Buser K, Gluth G (1992) Nicotine gum assisted group therapy in smokers with an increased risk of coronary disease – Evaluation in a primary care setting format. Health Educ Res 7:87–95

Batra A, Brömer A, Grüninger K, Schupp P, Buchkremer G (1994) Verhaltenstherapeutische Raucherentwöhnung in Arztpraxen. Verhaltensmodifikation und Verhaltensmedizin 15:364–376

Glynn TJ, Manley MW, Pechacek TF (1990) Physician initiated smoking cessation programs: The National Cancer Institiute Trials. In: Advances in cancer control. Wiley-Liss, pp 11–25

Heatherton TF, Kozlowski LT, Frecker RC, Fagerström KO (1991) The Fagerström Test for Nicotine Dependence: A revision of the Fagerström Tolerance Questionnaire. Br J Addict 86:1119–1127

Klein-Lange M (1992) Die Abrechnung ärztlicher Leistungen. In: Wissenschaftlicher Aktionskreis Tabakentwöhnung (W.A.T.) e.V. (Hrsg) Gesundheitsberatung zur Tabakentwöhnung. Ein Handbuch für Ärzte. Gustav Fischer, Stuttgart New York, S 105–106

Law M, Tang JL (1995) An analysis of the effectiveness of interventions intended to help people stop smoking. Arch Intern Med 155:1933–1941

Kunze M, Schoberberger R, Abelin T, Gutzwiller F, Keil U, Kruse W, Matthys H (1992) Rauchertherapie: Konsensus in den deutschsprachigen Ländern. Soz Präventivmed 37:223–230

Slama K, Redman S, Perkins J, Reid ALA, Sanson-Fisher RW (1990) The effectiveness of two smoking cessation programmes for use in general practice. BMJ 300:1707–1709

Behandlung von Rauchern mit psychiatrischen Störungen

A. BATRA

Psychiatrische Patienten, insbesondere Patienten mit schizophrenen und affektiven Psychosen sowie alkohol- oder drogenabhängige Patienten, sind häufig starke Raucher, denen eine Tabakabstinenz aus eigener Kraft kaum gelingt.

Die Raucherentwöhnung ist zudem mit zusätzlichen Problemen verbunden: die mögliche Exazerbation der psychischen Grunderkrankung, im Tabakentzug auftretende Symptome der Unruhe, Angst oder Depressivität, Wechselwirkungen des Tabakkonsums mit Neuroleptika und Antidepressiva und die soziale Umgebung mit einem hohen Anteil an Rauchern erschweren den Beginn der Abstinenz und führen zu raschen Rückfällen.

Die Raucherentwöhnung psychiatrischer Patienten wird von den Betroffenen und Therapeuten gleichermaßen kontrovers diskutiert. Befürchtet wird neben der Intensivierung der psychiatrischen Symptomatik eine Abstinenzunfähigkeit mit dem Gefühl der Frustration, eine Suchtverlagerung auf andere Substanzen (Alkohol, Opiate) und nicht zuletzt ein Verlust an Lebensqualität. Dennoch ist die Raucherentwöhnung auch sinnvoll: Die gesundheitlichen Risiken des Rauchens in dieser Population, die ohnehin durch eine Reihe von Faktoren (Immobilität, Suizidgefahr, geringes Körpergefühl und geringe Bemühungen um eine Gesundheitsvorsorge) gefährdet ist, sind erheblich. Der Wunsch nach einer Abstinenz ist oft vorhanden, ohne daß Möglichkeiten zur adäquaten Unterstützung zur Verfügung stehen.

Hierzu ist prinzipiell zu bemerken, daß in der Tat eine Raucherentwöhnung bei Patienten mit einer floriden affektiven oder schizophrenen Psychose nicht indiziert ist. Zwar ist es in amerikanischen Kliniken gelungen, rauchfreie Stationen auch in der Psychiatrie zu schaffen und dem Patienten auch mit einer temporären Nikotinsubstitution zu einem geringeren Rauchverlangen mit der Möglichkeit einer temporären Abstinenz zu verhelfen, doch ist dies nicht zwangsläufig mit einer langanhaltenden Rauchfreiheit verbunden.

Bei der Entwöhnungsbehandlung von depressiven und schizophrenen Patienten ist folgendes zu beachten:
- Das Auftreten depressiver Symptome, Angst, Unruhe, Schlafstörungen, Konzentrationsstörungen im Tabakentzug könnte Symptome der Grunderkrankung maskieren, umgekehrt könnten Entzugssymptome als Symptome der Grunderkrankung mißgedeutet werden und zu unbegründeten Interventionen führen.
- Die psychopharmakologische Behandlung muß nach Beginn der Tabakabstinenz überprüft werden – die Metabolisierung vieler Psychopharmaka ist durch

den Tabakkonsum beschleunigt. Rauchende Patienten erhalten kompensatorisch oft höhere Dosierungen, die nach Beginn der Abstinenz zu einer relativen Überdosierung führen. Die Raucherentwöhnung beeinflußt den Abbau zahlreicher Psychopharmaka. Als bekannteste Vertreter seien Haloperidol, Clozapin, Fluphenazin, Doxepin, Imipramin, Desipramin, Clomipramin oder Oxazepam genannt. Amitriptylin oder Lorazepam hingegen scheinen in ihren Spiegeln durch eine Tabakabstinenz nicht wesentlich beeinflußt zu werden. Durch die Tabakabstinenz gelingt in den meisten Fällen eine Reduktion der Medikation auf geringere Tagesdosen – mit dem Vorteil einer effektiveren und nebenwirkungsärmeren Behandlung für den Patienten. Die Wechselwirkungen zwischen Tabakkonsum und Medikamentenserumkonzentrationen erfordern im Rahmen einer Raucherentwöhnung unbedingt eine Überwachung der neuroleptischen Medikation, insbesondere von Haloperidol, aber auch von Phenothiazinen und Clozapin (Batra 2000).
- Die Erfolge und Schwierigkeiten bedürfen einer intensiveren therapeutischen Begleitung – die Verunsicherung psychiatrischer Patienten ist größer als die anderer Raucher, die Motivation gelegentlich schwankend.

Raucherentwöhnung bei alkohol- und drogenabhängigen Patienten

Die ambulante Raucherentwöhnungsbehandlung von abstinenten Alkohol- oder Drogenabhängigen stellt in der Regel ein geringeres Problem dar. Nachstationäre Raucherentwöhnungsbehandlungen erzielen eindeutig höhere Erfolge und erreichen fast die Erfolgsaussichten der Therapien bei gesunden Rauchern (Hughes 1993).

Im folgenden sollen die Möglichkeiten der stationären Raucherentwöhnungsstrategien bei alkohol- und drogenabhängigen Patienten diskutiert werden.

Die Diskussionen um die Raucherentwöhnung bei Alkohol- oder Drogenpatienten wird nach wie vor kontrovers geführt. Folgende Argumente für eine Raucherentwöhnungsbehandlung während einer stationären Entwöhnungs- oder Entgiftungsbehandlung werden genannt:

Pro:
- Die Rauchfreiheit auf Station und Angebote einer Raucherentwöhnungstherapie könnten die Abstinenz für Alkohol und Drogen durchaus fördern (Joseph et al. 1993).
- Eigenen Erfahrungen zufolge wären bis zu 50% der rauchenden stationären Alkoholabhängigen interessiert an einer Raucherentwöhnungsbehandlung, bis zu 25% der rauchenden Alkoholpatienten können im Rahmen einer stationären Therapie abstinent werden.
- Drogenabhängige äußern gelegentlich selbst den Wunsch, im Rahmen der Entgiftungsbehandlung auch vom Tabak zu entwöhnen.

Contra:
Es wird befürchtet,
- die Tabakabstinenz begünstige Rückfälle in die Alkohol- oder Drogenabhängigkeit,

- die Behandlung sei mit einer hohen Frustrationswahrscheinlichkeit für die Teilnehmer verbunden,
- die schlechten Erfolge in der Raucherentwöhnung und eine obligate Raucherentwöhnung könnten die Popularität einer Therapieeinrichtung mindern,
- die Dringlichkeit einer Raucherentwöhnungstherapie sei als nachrangig anzusehen,
- der Verzicht auf Zigaretten wiege für die Patienten schwerer als der Drogenentzug.

Tatsächlich rauchen Suchtpatienten während der stationären Entgiftung häufiger und intensiver. Neben der akuten Entzugssymptomatik, dem Bedürfnis, Unruhe und Unwohlsein durch eine Zigarette auszugleichen, spielen Langeweile und das Stationsklima, vor allem die Kommunikation innerhalb der Patientengruppe, eine große Rolle. Das Rauchen in der Gemeinschaft ist eine eingeschliffene Verhaltensweise, die einen Teil der Wohlbefindlichkeit auf Station wiederherstellt.

In der Literatur gibt es wenige Beispiele für Behandlungen bei stationären Suchtpatienten. Joseph et al. (1993) behandelten 314 stationäre Patienten, die sich freiwillig für die Aufnahme auf einer Entwöhnungsstation entscheiden konnten, auf der während der gesamten Therapiedauer ein Rauchverbot herrschte. Zwar blieben nur wenige Patienten abstinent, doch zeigte die Rauchfreiheit auf Station letztlich einen nachweisbar positiven signifikanten Einfluß auf die langfristige Abstinenz von Alkohol oder illegalen Drogen.

Die Erfolgsrate unter 38 drogenabhängige Patienten, die während der stationären Entwöhnungstherapie randomisiert einer Raucherentwöhnungsbehandlung oder einer Wartebedingung zugewiesen wurden, lag bei einer Untersuchung von Burling et al. (1991) bei 26%. Rauchfreie Drogenpatienten waren zugleich langfristig erfolgreicher in der Wahrung ihrer Drogenabstinenz. Eine Nikotinabstinenz geht langfristig auch mit einer besseren Prognose für eine Alkoholabstinenz einher (Olbrich 1985).

Eine erfolgreiche stationäre Raucherentwöhnung ist nur möglich, wenn bestimmte Rahmenbedingungen geschaffen werden:

Angebote für eine Raucherentwöhnung sollten im Rahmen einer längerdauernden stationären Behandlung, die wenigstens 6 Wochen umfaßt, implementiert werden. Die Teilnahme an der Raucherentwöhnungsbehandlung selbst darf nicht zur Pflicht gemacht werden, allerdings sollten die Patienten die Auflage erhalten, an einer Informationsveranstaltung zum Thema Tabakabhängigkeit teilzunehmen. Inhalt dieser Informationsveranstaltung sollte die Darstellung der Risiken des Tabakkonsums, aber auch der Möglichkeiten und Fallstricke einer Entwöhnung sein. Diskussionen sind erwünscht – das Angebot einer Raucherentwöhnung erfolgt im Anschluß daran.

Sinnvoll ist die Durchführung der Therapie in kleinen Gruppen (vier bis sechs Raucher), in denen weniger der kompetitive Aspekt in den Vordergrund gerückt wird als die Sonderstellung der Kleingruppe, die sich durch die Abstinenz profilieren kann. In Verbindung mit der Raucherentwöhnung könnten weitere Vergünstigungen, z. B. Teilnahme an Fitneßprogrammen u. ä. die Motivation unterstützen. Gleichzeitig muß die tägliche Konsultation zur Besprechung von Entzugssymptomen möglich sein. Raucher, die sich den sozialen Strukturen der Station damit bedingt entziehen, dürfen keineswegs als Außenseiter erscheinen, sondern sollten in ihrem Vorhaben aufgewertet werden. Nichtraucherräumlichkeiten müssen attraktiver gestaltet werden als die Aufenthaltsbereiche für Raucher.

Dringend zu empfehlen ist der medikamentöse Schutz durch eine ausreichend hochdosierte Nikotinersatztherapie mit der Option einer längerfristigen Einnahme. Zu erwägen sind der kombinierte Einsatz von Nikotinpflaster und Nikotinkaugummi oder die Verwendung von Nikotinnasenspray, um eine effektivere Substitution zu gewährleisten

Alternativ scheint die Anwendung von Bupropion (Zyban) auch bei Patienten mit Alkoholproblemen sehr erfolgreich (Hayford et al. 1999). Bedacht werden sollte auch unter Umständen eine Antidepressivagabe bei auftretender depressiver Symptomatik.

Nach Abschluß der stationären Therapie können in der Regel aufgrund der z. T. weiten Anfahrtswege der Patienten keine weiterführenden Therapiesitzungen mehr veranstaltet werden. Telefonische Konsultationen stellen eine Alternative dar.

Bewertung

Die stationäre Behandlung alkohol- oder drogenabhängiger Patienten kann optimal genutzt werden, um einzelne Patienten zu einer Modifikation ihres Tabakkonsums und zu einer langfristigen Tabakabstinenz zu motivieren. Der Anspruch des Patienten auf Gesundheitsförderung sollte auch das Angebot einer Raucherentwöhnung mit einschließen. Zumindest eine verbesserte Aufklärung und Motivation zur Abstinenz sollte ihren Platz in Therapieeinrichtungen für Suchtpatienten finden. Durch entsprechende Angebote in therapeutischen Versorgungseinrichtungen, seien es nun Akutkrankenhäuser oder Langzeiteinrichtungen, sollten dem Raucher Entwöhnungsmöglichkeiten zur Verfügung gestellt werden. Es ist an der Zeit, auch in der Psychiatrie und in Suchtfachkliniken zumindest rauchfreie Stationen einzuführen.

Literatur

Batra A (2000) Tabakabhängigkeit und Raucherentwöhnung bei psychiatrischen Patienten. Fortschr Neurol Psychiatr 68:80–92

Burling TA, Marshall GD, Seidner AL (1991) Smoking cessation for substance abuse inpatients. J Subst Abuse 3:269–276

Hayford KE, Patten CA, Rummans TA, Schroeder DR, Offord KP, Croghan ED, Sachs DPL, Hurt RD (1999) Efficacy of bupropion for smoking cessation in smokers with a former history of major depression or alcoholism. Br J Psychiatry 174:173–178

Hughes JR (1993) Treatment of smoking cessation in smokers with past alcohol/drug problems. J Subst Abuse Treat 10:181–187

Joseph AM, Nichol KL, Anderson H (1993) Effect of treatment for nicotine dependence on alcohol and drug treatment outcomes. Addict Behav 18:635–644

Olbrich R (1985) Zum Stellenwert des Nikotin- und Kaffekonsums bei der Rehabilitation von Alkoholkranken. Inaugural-Dissertation zur Erlangung der Doktorwürde der Philosophischen Fakultät der Albert-Ludwigs-Universität zu Freiburg i. Br.

Ambulante und (teil-)stationäre Beratungs- und Behandlungsangebote

A. Batra

Die Situation in Deutschland ist insofern bemerkenswert, als nur wenig öffentliche Institutionen als Beratungsstellen für Raucher zur Verfügung stehen. Suchtberatungsstellen, Gesundheitsämter, Krankenkassen und andere öffentliche Einrichtungen haben kaum Angebote, auch in ärztlichen oder psychologischen Praxen wird Raucherentwöhnung kaum betrieben. Nur wenige Stellen haben sich darauf spezialisiert, Entwöhnungstherapien oder auch nur Beratungen für Raucher anzubieten.

Ambulante Raucherentwöhnungsangebote. Dem Raucher, der an einer professionell geleiteten Raucherentwöhnungsbehandlung interessiert ist, bleibt nur die Möglichkeit, sich an den Hausarzt, an niedergelassene Psychologen oder Psychotherapeuten zu wenden oder aber nach einer spezialisierten Einrichtung Ausschau zu halten, die hinsichtlich des Themas Raucherentwöhnung besonders sachkundig ist.

Gelegentlich lohnt sich eine Anfrage bei Krankenkassen oder Volkshochschulen.

Stationäre Raucherentwöhnungsangebote. In Deutschland stehen keine Angebote speziell für eine stationäre Raucherentwöhnung zur Verfügung. Allerdings bieten einige Suchtfachkliniken, psychotherapeutische und psychosomatische Krankenhäuser, manche Rehabilitationseinrichtungen und wenige andere internistische Kliniken während der stationären Behandlung auch Raucherentwöhnungsbehandlungen an – eine gute Gelegenheit für manche Raucher, in einer streßfreien Umgebung einen Abstinenzversuch zu wagen.

Medikamentöse Unterstützung. Dem Raucher sei auf alle Fälle empfohlen, wenn die Entscheidung für eine medikamentöse Unterstützung des Abstinenzversuches gefallen ist, vor allem bei Einnahme anderer Arzneimittel oder bei Vorliegen körperlichen Störungen, eine Auswahl des Präparates in Absprache mit seinem Hausarzt zu treffen.

Beratungen zur medikamentösen Unterstützung bieten neben den Hausärzten auch Apotheken an.

Zusätzlich sei dem Raucher empfohlen, sich Informationsmaterial, Schriften oder Bücher zu besorgen. Die medikamentöse Behandlung alleine ist wenig effektiv, wenn nicht parallel ein Versuch unternommen wird, eine Verhaltensänderung zur Sicherung der langfristigen Abstinenz herbeizuführen.

Selbsthilfemanuale. Einige schriftliche Materialien sind in Buchhandlungen vorrätig. Auf alle Fälle lohnt sich eine vergleichende Lektüre vor dem Kauf, um das Buch auszuwählen, das einem persönlich zusagt. Es sei darauf hingewiesen, daß einige der im folgenden genannten Stellen kostenlose Broschüren und Informationsmaterialien abgeben.

In den folgenden Kapiteln sollen einige Anlaufstellen, Kontaktadressen, Anschriften zum Bezug von Informationsmaterialien zum Thema Raucherentwöhnung bzw. Beratung und Unterstützung bei der Raucherentwöhnung für Raucher genannt werden. (Für die freundliche Überlassung der Adressensammlung danken wir der Stabsstelle Krebsprävention und dem Rauchertelefon des Deutschen Krebsforschungszentrums in Heidelberg.)

Organisationen und Institutionen mit Material zur Tabakabhängigkeit und Raucherentwöhnung

A. BATRA

Arbeitsgemeinschaft für Gesundheit und Umwelt
Postfach 20 01 62
63087 Rodgau
Tel./Fax: 06106 - 2074
Material: Raucher – blind für die Risiken? Magazin zur Auslage in Klinik und Praxis.

Arbeitskreis Raucherentwöhnung
Universitätsklinik für Psychiatrie und Psychotherapie Tübingen
Herrenberger Straße 23
72074 Tübingen
Tel.: 07071 - 29 87 346
Fax: 29 41 41
Material: Informationsbroschüre, Selbsthilfemanual: „Nichtraucher in 6 Wochen – ein verhaltenstherapeutisches Selbsthilfeprogramm".

Ärztlicher Arbeitskreis Rauchen und Gesundheit e.V.
Postfach 1244
85379 Eching/München
Tel./Fax: 089 - 316 2525
Material: Newsletter viermal jährlich, Plakate, Informationen zum Passivrauchen.

Bremer Institut für Präventionsforschung und Sozialmedizin (BIPS)
Postfach 10 67 67
28067 Bremen
Tel.: 0421 - 59 59 60
Fax: 0421 - 59 59 665
Material: Material zur Entwöhnungsberatung für Schwangere

Bundesärztekammer
Dezernat Fortbildung und Gesundheitsförderung
Herbert-Lewin-Straße 1
50931 Köln
Tel.: 0221 - 4004-415
Material: Handbuch: Frei von Tabak. Ein Stufenprogramm zur Raucherberatung und Rauchtherapie in der Arztpraxis. Bezug: Deutscher Ärzteverlag, Formularverlag, Dieselstraße 2, 50859 Köln, Fax: 02234 - 7011-470, Schutzgebühr: DM 6.-

Bundesvereinigung Deutscher Apothekerverbände (ABDA)
Deutsches Apothekerhaus
Carl-Mannich-Straße 26
65760 Eschborn
Tel.:   06196 - 92 81 46
Fax: 06196 - 92 81 40

Bundeszentrale für gesundheitliche Aufklärung (BZgA)
Postfach 91 01 52
51071 Köln
Tel.:   0221 - 8992-0
Bezugsadresse:
BzgA
51101 Köln
Fax: 0221 - 899 22 57
Material: Handbuch „Rauchfreies Krankenhaus" sowie verschiedene Broschüren und Materialien zum Nichtrauchen.

Curriculum Tabakabhängigkeit und Raucherentwöhnung
Arbeitskreis Raucherentwöhnung
PD Dr. Anil Batra
Universitätsklinik für Psychiatrie und Psychotherapie
Osianderstr. 24
72076 Tübingen
Tel.:   07071-29 82 311
Fax: 07071-29 41 41
Email: albatra@med.uni-tuebingen.de
3-tägige Schulungskurse für Suchttherapeuten, die Raucherentwöhnungsbehandlungen durchführen wollen. Durchführung im Rahmen der jährlich stattfindenden „Tübinger Suchttherapietage" (jährlich Ende September). Inhalt ist die Vermittlung von Grundlagen, Kenntnissen und Fertigkeiten in der Raucherberatung und -entwöhnung.

Deutsche Gesellschaft für Nikotinforschung e.V.
Nordhäuser Straße 78
99089 Erfurt
Tel.:   0361 - 7 41 13 54
Fax: 0361 - 7 41 12 00

Deutsche Hauptstelle gegen die Suchtgefahren
Westring 2
59065 Hamm
Tel.:   02381 – 9 01 50
Fax: 02381 – 1 53 31
Material: Broschüre: „Tabakabhängigkeit. Eine Information für Ärzte".

Organisationen und Institutionen mit Material zur Tabakabhängigkeit und Raucherentwöhnung

Deutsche Herzstiftung e.V.
Vogtstraße 50
60322 Frankfurt/Main
Tel.: 069 - 95 51 28-0
Fax: 069 - 95 51 28-313
Material: Broschüre: „Methoden der Raucherentwöhnung".

Deutsches Krebsforschungszentrum, Stabsstelle Krebsprävention
Im Neuenheimer Feld 280
69120 Heidelberg
Tel.: 06221 - 42 30 07
Fax: 06221 - 42 30 20
Material: Faltblatt zur Auslage in Praxis und Klinik: „Nichtrauchen lohnt sich".
Rauchertelefon: 06221 - 42 42 00, Hotline zur Raucherentwöhnung, Montag bis Freitag von 15.00–19.00 Uhr.

Deutsche Krebshilfe e.V.
Thomas-Mann-Straße 40
53111 Bonn
Tel.: 0228 - 729 90-0
Fax: 0228 - 7 29 90-11
Material: Broschüre „Aufatmen – Erfolgreich zum Nichtraucher".

Deutsche Lungenstiftung e.V.
Lönsweg 9
38110 Braunschweig
Tel./Fax 05307 - 7067

Forschungsstelle Rauchen und Nikotinabhängigkeit
c/o Prof. Dr. K.-D. Stumpfe
Fachhochschule Düsseldorf
Universitätsstraße 1
40225 Düsseldorf
Tel.: 0211 - 811 46 49
Fax: 0211 - 811 46 17
Besonderheit: Schulungskurse zur Durchführung von Kursen zur Nikotinentwöhnung.

Institut für Präventive Pneumologie am Klinikum Nürnberg Nord
Medizinische Klinik 3
Flurstraße 17
90419 Nürnberg
Tel.: 0911 - 398-28 35
Fax: 0911 - 398-24 41
Material: Wissenschaftliche Arbeiten, Motivationsstrategien.

IFT Institut für Therapieforschung
Parzivalstraße 25
80804 München
Tel.:   089 - 36 08 04-0
Fax: 089 - 36 08 04 59
Besonderheit: Schulungen zum Kursleiter in Raucherentwöhnung.

IFT Nord – Institut für Therapie- und Gesundheitsforschung
Düsternbrooker Weg 2
24105 Kiel
Tel.:   0431 - 5 70 29-0
Fax: 0431 - 5 70 29 29
Besonderheit: Prävention des Rauchens in Schulen, Programm „Be smart – don't start".

Robert-Koch-Institut
Abteilung Gesundheitsberichterstattung
General-Pape-Straße 62–66
12101 Berlin
Tel.:   030 - 45 47 31 98
Fax: 030 - 45 57 35 31

SALSS – Sozialwissenschaftliche Forschungsgruppe GmbH
Lennéstraße 25
53113 Bonn
Fax: 0228 - 241815

Wissenschaftlicher Aktionskreis Tabakentwöhnung
c/o Frau E. Keim
Eschersheimer Landstr. 426
60433 Frankfurt/Main
Tel.:   069 - 53054870
Fax: 069 - 53054872
Material: Wissenschaftliche Materialien zur Tabakabhängigkeit und -entwöhnung.

Kontaktadressen und Informations- material für Raucher

A. Batra

Arbeitskreis Raucherentwöhnung
Der Arbeitskreis Raucherentwöhnung der Universitätsklinik für Psychiatrie und Psychotherapie Tübingen bietet telefonische Beratungen, Informationsmaterial (Informationsbroschüre, Selbsthilfemanual: „Nichtraucher in 6 Wochen") sowie ambulante Raucherentwöhnungsbehandlungen an (Verhaltenstherapie in der Gruppe, Unterstützung durch medikamentöse Entwöhnungshilfen). Informationen sind erhältlich über Tel.: 07071 - 29 87 346, Fax: 07071 - 29 41 41.
Postanschrift: Herrenberger Straße 23, 72074 Tübingen.

Bundeszentrale für gesundheitliche Aufklärung
Kostenfreie Materialien kann der entwöhnungswillige Raucher beziehen über die Bundeszentrale für gesundheitliche Aufklärung (BZGA). Zu beziehen ist hier die Broschüre „Ja, ich werde rauchfrei" (Bestellnummer 31350000). Weitere Angebote der BZgA können direkt über die Telefonnummer 0221 - 89 20 31 erfragt werden.

**Infotelefon zur Suchtvorbeugung der Bundeszentrale
für gesundheitliche Aufklärung**
Die Bundeszentrale für gesundheitliche Aufklärung (BZgA) betreibt ein Info-Telefon zur Suchtvorbeugung: Tel.: 0221 - 89 20 31 (Mo.–Do. 10.00–22.00 Uhr, Fr.–So. 10.00–18.00 Uhr).

Rauchertelefon des deutschen Krebsforschungszentrums
Das Rauchertelefon des deutschen Krebsforschungszentrums, angegliedert an die Stabsstelle Krebsprävention, steht Montag bis Freitag von 15.00–19.00 Uhr unter der Telefonnummer 06221 - 42 42 00 (Hotline zur Raucherentwöhnung) zur Verfügung.

**Rauchersprechstunde des Instituts
für Nikotinforschung und Raucherentwöhnung**
Das Institut für Nikotinforschung und Raucherentwöhnung in Erfurt betreibt Montags bis Freitags zwischen 7.00 und 15.30 Uhr ein Beratungstelefon (Telefon 0361 - 64 50 816) und bietet hier fachkundige Unterstützung an. Termine in der Rauchersprechstunde (Anschrift: Johannesstraße 85-87, 99084 Erfurt) zur Raucherentwöhnungstherapie (Montag nachmittags) können nach telefonischer Vereinbarung wahrgenommen werden. Erhältlich ist zudem eine Informationsbroschüre mit Tips zur Raucherentwöhnung.

Nichtraucher-Initiative Deutschland (NID) e.V.
Zu beziehen ist diverses Material zum Nichtraucherschutz (z. B. „Gastronomieführer für Nichtraucher", Schutzgebühr DM 5.-, oder die Broschüre: Informationen rund um den Nichtraucherschutz und das Nichtraucher-Info (erscheint viermal jährlich).

Anschrift: Carl-von-Linde-Straße 11, 85716 Unterschleißheim, Tel.: 089 - 3 17 12 12, Fax: 089 - 3 17 40 47

PART III

Medikamente

III

KAPITEL 15
Abhängigkeit und Mißbrauch von Medikamenten – Epidemiologie,
Diagnostik und Therapieprinzipien 295
T. REKER

KAPITEL 16
Arzt-Patient-Beziehung bei Medikamentenabhängigkeit
und -mißbrauch 303
W. POSER

KAPITEL 17
Besonderheiten bei Mißbrauch und Abhängigkeiten 313
D.K. WOLTER-HENSELER, J. JAGE, R. MEERMANN und A. FROMME

KAPITEL 18
Behandlung und Vermittlung medikamentenabhängiger Patienten 373
T. REKER

Abhängigkeit und Mißbrauch von Medikamenten – Epidemiologie, Diagnostik und Therapieprinzipien

T. REKER

Gegenüber der Alkohol- oder Tabakabhängigkeit weisen der Mißbrauch oder die Abhängigkeit von Medikamenten einige Besonderheiten auf. Zunächst ist die Vielzahl der Substanzen zu beachten, die aufgrund ihrer unterschiedlichen pharmakologischen Eigenschaften, ihrer Wirkungen und Nebenwirkungen zu ganz unterschiedlichen Problemen führen können. Aus diesen Gründen weicht die Gliederung dieses Abschnittes etwas von den vorhergehenden ab. Die Pharmakologie, die klinischen Aspekte der Abhängigkeit oder des Mißbrauches sowie die Therapie werden für die einzelnen Substanzgruppen in getrennten Unterkapiteln abgehandelt (Kap. 17.1–17.4)

Unter Medikamentenmißbrauch und -abhängigkeit werden gemeinhin nur diejenigen Suchtprobleme gefaßt, die durch legal erworbene Medikamente entstehen. Läßt man die Problematik polytoxikomaner Patienten außer acht, die neben illegalen Drogen sehr häufig auch Benzodiazepine oder opiathaltige Analgetika konsumieren (sie wurden an anderer Stelle ausführlich erörtert, s. Band 1 dieser Reihe), so ist Beschaffungskriminalität bei medikamentenabhängigen Patienten eher die Ausnahme und stellt sich praktisch meist als Rezeptdiebstahl oder Fälschung von Rezepten dar. Die ganz überwiegende Mehrzahl der medikamentenabhängigen Patienten bekommen ihre Pharmaka jedoch von ihrem Arzt oder mehreren Ärzten verordnet. Etwas überspitzt könnte man formulieren, daß bei der Medikamentenabhängigkeit meist „der Arzt der Dealer" ist. Diese Überlegung stellt die Arzt-Patient-Beziehung in den Mittelpunkt und trägt vielleicht zur Tabuisierung des Problems in der Ärzteschaft bei. Aus diesem Grunde sind dem Verordnungsverhalten (s. unten) und den Problemen und Interaktionsmustern in der Arzt-Patient-Beziehung besondere Kapitel gewidmet (Kap. 16).

Epidemiologie und Verordnungsverhalten

Medikamente sind aus der sozialen Wirklichkeit westeuropäischer Länder nicht mehr wegzudenken. Legt man Verkaufszahlen zugrunde, wurden 1997 insgesamt 1,6 Milliarden Packungen Arzneimittel verkauft, wobei der Umsatz in der Größenordnung von 50 Milliarden DM lag. Diese abstrakten Zahlen werden etwas konkreter und vorstellbarer, wenn man sie auf eine einzelne Person umrechnet: Demnach entfielen auf jeden Einwohner Deutschlands im Mittel

20 Packungen mit etwa 1250 Tabletten, Kapseln, Zäpfchen oder Teelöffeln Saft (Glaeske 1999). Dabei handelt es sich nicht ausschließlich um ärztlich rezeptierte Medikamente, sondern zu gut einem Drittel um nicht verordnete, freiverkäufliche Medikamente.

Exakte epidemiologische Daten zur Häufigkeit von Medikamentenmißbrauch und -abhängigkeit in Deutschland liegen nicht vor. Das liegt an den Schwierigkeiten einer exakten Abgrenzung, einer hohen Dunkelziffer und nicht zuletzt an dem Mangel an epidemiologischen Studien. Qualifizierte Schätzungen gehen von 1-1,5 Millionen Menschen in der BRD aus, die von Tranquilizern, Hypnotika oder Analgetika abhängig sind (Glaeske 1997; John 1999). In einer Untersuchung von Kraus u. Bauernfeind (1998) an Personen, die nicht an schwerwiegenden Krankheiten litten, gaben 0,9% der Männer und 2% der Frauen an, ohne Schlaf- oder Beruhigungsmittel nicht auskommen zu können.

Epidemiologisch gesichert sind deutliche Geschlechtsunterschiede. Anders als bei allen anderen Formen von Suchterkrankungen sind Frauen von Medikamentenabhängigkeit häufiger betroffen als Männern (Franke 1999). Neben dem Geschlecht hat das Lebensalter einen deutlichen Einfluß. Das Risiko einer Medikamentenabhängigkeit (v. a. von Tranquilizern und Hypnotika) ist bei älteren Patienten deutlich größer.

Teilweise unabhängig von Geschlecht und Lebensalter lassen sich vier weitere Risikogruppen beschreiben (Salzmann et al. 1990):
1) Patienten mit manifesten Suchterkrankungen oder anamnestischen Hinweisen auf Mißbrauch oder Abhängigkeit von anderen Substanzen (Alkohol, Drogen),
2) Patienten mit chronisch verlaufenden körperlichen Erkrankungen, vor allem solchen, die mit chronischen Schmerzsyndromen einhergehen,
3) Patienten mit chronischen Schlafstörungen,
4) Patienten mit neurotischen Störungen oder Persönlichkeitsstörungen. Diese Patienten laufen – besonders wenn die Diagnosen nicht ausreichend abgeklärt sind – Gefahr, statt einer spezifischen psychiatrischen Behandlung (Psychotherapie, spezifische Psychopharmakotherapie) längerfristig mit Benzodiazepinen behandelt zu werden.

Auch das Verordnungsverhalten von Ärzten ist aus methodischen und praktischen Gründen nur schwer direkt zu untersuchen. Indirekte Hinweise geben neben den Umsatzzahlen Abrechnungsdaten und andere Daten von Krankenversicherungen (Glaeske 1997, 1999). Faßt man die Befunde zum Verordnungsverhalten bei Schlaf- und Beruhigungsmitteln zusammen, so ergibt sich folgendes Bild:
- Etwa 7% aller Patienten erhalten Medikamente mit Abhängigkeitspotential über so lange Zeiträume, daß eine Abhängigkeitsentwicklung sehr wahrscheinlich ist.
- Wenn Medikamente mit Abhängigkeitspotential über einige Wochen verordnet werden, entstehen daraus meistens Langzeitverordnungen. 80% der Patienten erhalten die Medikamente in zwei Quartalen und fast 60% in drei aufeinander folgenden Quartalen.
- Mehr als 80% der Langzeitverordnungen gehen an Patienten über 55 Jahre.
- Zwei Drittel aller Medikamente mit Abhängigkeitspotential werden Frauen verordnet.

- Bei mehr als einem Drittel aller Patienten liefern die Diagnosen keine Hinweise auf eine psychische Befindlichkeitsstörung oder psychiatrische Krankheitsbilder.
- Bei weniger als 20% aller Patienten mit Langzeitverordnungen sind ausführlichere diagnostisch-therapeutische Beratungsgespräche oder psychotherapeutische Hilfen dokumentiert.
- Etwa zwei Drittel aller Benzodiazepinverordnungen erfolgen von Allgemeinmedizinern oder praktischen Ärzten, ein Viertel von Internisten und etwa 10% von Nervenärzten.
- Noch Anfang der 90er Jahre waren Tranquilizer und Hypnotika vom Benzodiazepintyp die meistverordneten Psychopharmaka. Insgesamt ist die Verordnungshäufigkeit dieser Medikamente in den letzten Jahren deutlich rückläufig und von einem Anstieg der Verordnungen von Antidepressiva, Phytotherapeutika und Neuroleptika begleitet.

Der letzte Befund ist aus unterschiedlichen Perspektiven zu bewerten. Positiv ist hervorzuheben, daß sich in diesen Veränderungen des Verordnungsverhaltens ein zunehmendes Bewußtsein für die Problematik von Abhängigkeit und Mißbrauch widerzuspiegeln scheint. Darüber hinaus könnte man vermuten, daß v. a. depressive Störungen häufiger diagnostiziert und spezifisch behandelt werden. Kritisch wäre anzumerken, das Neuroleptika zwar kein Abhängigkeitspotential haben, ein Ersatz von Tranquilizern durch niedrigpotente Neuroleptika auf Grund der potentiellen Nebenwirkungen und Spätfolgen jedoch auch eine problematische Strategie ist. Bemerkenswerterweise konnte bisher nicht belegt werden, daß der Rückgang der Benzodiazepinverordnungen von einem Anstieg psychotherapeutischer Leistungen begleitet wurde.

Unter Versorgungsgesichtspunkten ist der Befund, daß die Hälfte aller Tranquilizer und Hypnotika von nur knapp 10% aller Ärzte verordnet werden, besonders problematisch. Einerseits weist dies auf bestimmte Weiterbildungsdefizite hin. Andererseits bestärkt dieser Befund möglicherweise die resignative Überlegung in der Praxis, daß die Ablehnung einer Benzodiazepinverordnung ohnehin sinnlos ist, da die Patienten „dann zu einem anderen gehen".

Diagnostik

Wie bei allen anderen Suchtformen ist auch bei Medikamenten grundsätzlich zwischen drei Kategorien zu unterscheiden, wobei nur die beiden letzten Diagnosen darstellen. Selbstverständlich gibt es bei einigen Suchtstoffen wie z.B. Heroin die erste Kategorie nicht.
- *Unproblematischer Konsum*, hier also eine regelgerechte Einnahme von Medikamenten, z.B. nach ärztlicher Verordnung oder entsprechend den Angaben des Beipackzettels;
- *schädlicher Gebrauch*, dieser Begriff hat in der ICD-10 die immer noch sehr geläufige Bezeichnung „Mißbrauch" ersetzt;
- *Abhängigkeitssyndrom*.

Schädlicher Gebrauch (Mißbrauch)

Geht man von der Definition der ICD-10 aus, so liegt schädlicher Gebrauch dann vor, wenn der Konsum einer Substanz zu einer Gesundheitsschädigung führt. Dabei erfordert die Diagnose des schädlichen Gebrauchs eine tatsächliche Schädigung der psychischen oder physischen Gesundheit des Konsumenten und nicht nur ein von den üblichen Normen oder Vorstellungen abweichendes Konsummuster. In diesen Fällen – wenn also „nur" eine potentielle Gefährdung besteht, aber noch kein nachweisbarer Schaden entstanden ist – wird von riskantem Konsum gesprochen.

Grundsätzlich können alle Medikamente und nicht nur Psychopharmaka in Bezug auf die Dauer der Einnahme, auf die Dosis oder auf den Grund der Einnahme mißbräuchlich eingenommen werden und zu einer Schädigung des Konsumenten führen. Anders als bei anderen Suchtstoffen wird im Falle von Medikamenten aber auch Abgrenzungsproblematik deutlich. Eine gesundheitliche Schädigung durch die Einnahme von Pharmaka kann auch im Rahmen einer korrekt nach ärztlicher Verordnung durchgeführten Medikamenteneinnahme auftreten, nämlich dann, wenn Nebenwirkungen in Kauf genommen werden müssen, um einen therapeutischen Effekt zu erzielen. Die Problematik der Abgrenzung zwischen medikamentöser Behandlung und mißbräuchlicher Einnahme kann vor allem bei chronisch verlaufenden Erkrankungen, wenn es um die Abwägung von positiven Effekten einer Behandlung und den in Kauf zu nehmenden Nebenwirkungen und möglichen Schädigungen geht, schwierig sein. Für die Praxis folgt daraus, daß die Diagnose eines Medikamentenmißbrauches nur unter genauer Berücksichtigung der individuellen Gegebenheiten gestellt werden kann. Dabei geht es um eine Abwägung zwischen der Symptomatik der Grunderkrankung, der durch die Medikamenteneinnahme bedingten physischen oder psychischen Schädigung und möglicher therapeutischer Alternativen. Darüber hinaus sind aber auch die subjektiven Motive der Betroffenen, ihre Einstellungen zu der regelmäßigen Medikamenteneinnahme, ihre derzeitige Lebenssituation und ihre Veränderungsbereitschaft zu berücksichtigen. Gerade bei schwer und chronisch Kranken sind die Auswirkungen auf die subjektive Lebensqualität besonders zu beachten. Abstinenz und Medikamentenfreiheit ist nicht in allen Fällen den Patienten als Ziel zu vermitteln, praktisch erreichbar oder zumutbar. Es geht um längerfristig tragbare, individuelle Lösungen mit einem möglichst geringen Risiko.

Abhängigkeitssyndrom

Das Abhängigkeitssyndrom ist in der ICD-10 durch 6 Kriterien definiert. Abhängigkeit soll nur dann diagnostiziert werden, wenn im Zeitraum des letzten Jahres drei oder mehr der folgenden Kriterien gleichzeitig vorhanden waren:
1) Ein starker Wunsch oder eine Arzt Zwang, psychotrope Substanzen zu konsumieren;
2) verminderte Kontrollfähigkeit bzgl. des Beginns, der Beendigung und der Menge des Konsums;
3) ein körperliches Entzugssyndrom bei Beendigung oder Reduktion des Konsums, nachgewiesen durch die substanzspezifischen Entzugssymptome oder

durch die Aufnahme der gleichen oder einer nahe verwandten Substanz, um Entzugssymptome zu mildern oder zu vermeiden;
4) Nachweis einer Toleranz. Um die ursprünglich durch niedrige Dosen erreichten Wirkungen der psychotropen Substanz hervorzurufen, sind zunehmend höhere Dosen erforderlich;
5) fortschreitende Vernachlässigung anderer Vergnügen oder Interessen zugunsten des Substanzkonsums, erhöhter Zeitaufwand, um die Substanz zu beschaffen, zu konsumieren oder sich von den Folgen zu erholen;
6) anhaltender Substanzkonsum trotz Nachweises eindeutiger schädlicher Folgen. Es soll dabei festgestellt werden, daß der Konsument sich tatsächlich über Art und Ausmaß der schädlichen Folgen im klaren war oder daß zumindest davon auszugehen ist.

Entsprechend dieser Definition kann ein Abhängigkeitssyndrom nur durch solche Substanzen hervorgerufen werden, die selbst eine psychotrope Wirkung haben. In diesem Sinne ist ein Abhängigkeitssyndrom durch Medikamente nur bei opiathaltigen Analgetika und den Benzodiazepinen möglich. Auf die besondere Problematik der häufigen Low-dose-Abhängigkeit bei Benzodiazepinen wird im Kap. 17.1 näher eingegangen.

Die Diagnostik einer Abhängigkeit oder eines schädlichen Gebrauchs von Medikamenten ist ein individueller Prozeß. Praktikable und wissenschaftlich abgesicherte standardisierte Fragebögen gibt es im Gegensatz zu anderen Abhängigkeitsformen nicht. Auch technische Verfahren spielen in der Regel nur eine untergeordnete Rolle. Im Urin sind die meisten Opiate (z. B. aber nicht: Buprenorphin, Pentazocin, Tramadol, Tilidin) sowie Benzodiazepine nachweisbar. Die in der Praxis gebräuchlichen Screeningtests sind Immunoassays, die qualitative bzw. semiquantitative Nachweise erlauben und verschiedene potentielle Fehlerquellen beinhalten (Soyka 1998).

Grundlage der Diagnostik bleibt die Anamnese und Befunderhebung im ärztlichen Gespräch. Neben der Exploration der aktuellen Beschwerden und der allgemeinen Vorgeschichte sind dabei die folgenden Punkte zu klären:
- eine möglichst exakte Quantifizierung des aktuellen Medikamentenkonsums;
- die zeitliche Entwicklung des Medikamentenkonsums, v. a. Hinweise für eine Dosissteigerung (Toleranzentwicklung);
- die Art der Dosierung und Einnahmegewohnheiten (regelmäßige Einnahme zu festen Zeitpunkten oder Einnahme im „Bedarfsfall" oder nur in bestimmten Situationen);
- die subjektiv erlebte Wirkung der Medikamenteneinnahme
- der Umgang mit dem Medikament (trägt es der Patient immer bei sich, trifft er besondere Vorkehrungen, nie ohne Medikament zu sein, werden besondere Anstrengungen bzgl. der Beschaffung unternommen etc.).
- Was passiert in der Vorstellung oder real, wenn die Medikamente nicht oder in bestimmten Situationen nicht eingenommen werden?
- Welche persönlichen Theorien haben die Patienten über ihre Erkrankung, die Behandlung und die Funktion der Medikamente, wie bewerten die Patienten ihre regelmäßige Medikamenteneinnahme?

- Werden verschiedene Medikamente eingenommen oder in Kombination mit Alkohol bzw. anderen Suchtstoffen?
- Gibt es subjektiv erlebte Nebenwirkungen der Medikamenteneinnahme, lassen sich Nebenwirkungen objektivieren?

Für die Gesprächsführung gelten die gleichen Prinzipien wie sie im Umgang mit anderen Suchtpatienten bereits erläutert wurden (s. Kapitel zur motivierenden Gesprächsführung). Vorwürfe, moralische Vorhaltungen oder das drastische Ausmalen von Komplikationen und Gefahren sind nicht hilfreich und verstärken eher die Widerstände der Patienten als ihre Bereitschaft, sich mit der Problematik auseinander zu setzen. Von besonderer Bedeutung ist die subjektive Sichtweise der Patienten. Viele Betroffene reagieren überrascht, vielleicht sogar empört und ablehnend, wenn sie auf ein mögliches Abhängigkeitsproblem angesprochen werden, da sie ja ärztlich verordnete Medikamente nehmen.

Behandlungsprinzipien

Die übergroße Mehrzahl aller Medikamentenabhängigkeiten entsteht durch ärztlich verordnete Pharmaka. Von daher bestehen erhebliche Möglichkeiten der primären Prävention. Bei der Verordnung von Medikamenten, die ein Abhängigkeits- oder ein hohes Mißbrauchspotential haben, bedarf es einer besonderen Sorgfalt und Abwägung der therapeutischen Wirkungen gegenüber der Gefahr einer Abhängigkeitsentwicklung. Bei der Indikationsstellung und Verordnung sollten folgende Prinzipien beachtet werden:

- Grundlage jeder Verordnung muß eine ausreichende Diagnostik sein. Dies bezieht sich sowohl auf die körperlichen als auch auf die psychischen Störungen.
- Patienten müssen ausführlich über das Risiko einer Abhängigkeitsentwicklung bei längerfristiger oder unkontrollierter Einnahme aufgeklärt werden.
- Medikamente mit Abhängigkeitspotential sollten nur bei engem persönlichen Kontakt verschrieben werden (keine Wiederholungsrezepte ohne Arztkontakt, regelmäßige Überprüfung der Indikation).
- Es sollte die geringst wirksame Dosis für einen definierten Zeitraum verordnet werden. Besteht aus der Sicht des behandelnden Arztes die Notwendigkeit, ein Benzodiazepin länger als 4-6 Wochen zu verordnen, sollte ein Psychiater zur weiteren diagnostischen Abklärung bzw. zur Frage von alternativen Behandlungsstrategien hinzugezogen werden.
- Eine manifeste Abhängigkeit von anderen Substanzen oder Suchtprobleme in der Vorgeschichte sollten bekannt und bei der Entscheidung über die Verordnung besonders berücksichtigt worden sein.
- Wenn irgend möglich, sollte ein festes Einnahmeregime vereinbart und Bedarfsmedikationen vermieden werden. Bedarfsmedikationen – also die Einnahme nur dann, wenn die Symptomatik nicht anders zu beeinflussen, nicht mehr erträglich ist – haben den Nachteil, die Lernerfahrung „in diesen Situationen hilft nur das Medikament" zu verstärken und zu fixieren. Darüber hinaus kann eine solche Verordnung einer unkontrollierten Einnahme Vorschub leisten.

- Bei Patienten, die den oben beschriebenen Risikogruppen angehören, sollte die Indikationsstellung besonders sorgfältig abgewogen werden.
- Mögliche therapeutische Alternativen (pharmakologisch, psychotherapeutisch, physiotherapeutisch etc.) sollten mit dem Patienten ausführlich besprochen werden.
- Die explizite Forderung eines Patienten nach einem Medikament mit Abhängigkeitspotential ist ein Warnsymptom und sollte Anlaß zu einer besonders kritischen Indikationsstellung sein.
- Im Erstkontakt sollten möglichst keine Medikamente mit Abhängigkeitspotential verordnet werden, ggf. müssen fremdanamnestische Angaben oder Informationen von vorbehandelnden Ärzten einholt werden.
- Bei Benzodiazepinen sollte wegen der Möglichkeit von Reboundsymptomen auch nach kürzeren Einnahmezeiträumen ein kontrolliertes und schrittweises Absetzen der Medikation erfolgen.

Die Behandlungsmöglichkeiten bei schädlichem Gebrauch oder manifester Abhängigkeit im einzelnen werden in den folgenden Kapiteln beschrieben und im Kap. 18 noch einmal zusammengefaßt.

Literatur

Franke A (1999) Frauenspezifische Aspekte der Abhängigkeit. In: Gastpar M, Mann K, Rommelspacher H (Hrsg) Lehrbuch der Suchterkrankungen. Thieme, Stuttgart New York, S 144–152

Glaeske G (1997) Psychotrope und andere Arzneimittel mit Mißbrauchs- und Abhängigkeitspotential. In: Deutsche Hauptstelle gegen die Suchtgefahren (ed) Jahrbuch Sucht 98. Neuland, Geesthacht, S 43–66

Glaeske G (1999) Medikamentengebrauch und Abhängigkeit bei Frauen in Deutschland. In: Stadt Münster (ed) Gesundheitsberichte Band 9: Frauen und Medikamente – Gebrauch oder Mißbrauch. Münster

John U (1999) Epidemiologie. In: Gastpar M, Mann K, Rommelspacher H (Hrsg) Lehrbuch der Suchterkrankungen. Thieme, Stuttgart New York, S 3–14

Kraus L, Bauernfeind R (1998) Repräsentativerhebung zum Gebrauch psychoaktiver Substanzen bei Erwachsenen in Deutschland 1997. Sucht 44 (Sonderheft 1):3–82

Salzmann C et al. (1990) American Psychiatric Association Task Force on Benzodiazepine dependency, toxicity and abuse. American Psychiatric Press, Washington

Soyka M (1998) Drogen und Medikamentenabhängigkeit. Wissenschaftliche Verlagsgesellschaft, Stuttgart

Arzt-Patient-Beziehung bei Medikamentenabhängigkeit und -mißbrauch

W. POSER

Vorbemerkung: Die Prävention von Medikamentenmißbrauch und -abhängigkeit

Die Termini Arzneimittel und Medikamente werden hier als Synonyme gebraucht, ebenso auch die abgeleiteten Begriffe wie Arzneimittelabhängigkeit und Medikamentenabhängigkeit. Mißbrauch, Abusus und schädlicher Gebrauch (im Sinne von ICD-10) werden auch als Synonyme verwendet. Sucht wird als Oberbegriff benutzt, der Abhängigkeit und Mißbrauch einschließt.

Medikamentenmißbrauch und -abhängigkeit sind alte Suchtkrankheiten, die eher zurückgehen, weil präventive Maßnahmen greifen und immer mehr Arzneimittel ohne Abhängigkeitspotential verfügbar werden. Trotzdem sind sie immer noch existent. Die Prävalenz aller Formen von Medikamentenmißbrauch und -abhängigkeit in Deutschland ist unbekannt, sie wird auf 0,3–1,5% der Bevölkerung geschätzt. Die Betroffenen haben eine deutlich erhöhte Frequenz von Arzt- und Krankenhausbesuchen, zum einen wegen der notwendigen Rezepte, zum anderen wegen der Folgekrankheiten. Daher begegnen sie jedem berufstätigen Arzt gelegentlich. Substituierende Ärzte haben täglich mit dem Problem zu tun.

Keine Gruppe von Suchtkrankheiten ist so gut zu verhindern wie Medikamentenmißbrauch und -abhängigkeit (Poser u. Poser 1996). Zahlreiche präventive Maßnamen sind denkbar, die z. T. das Arzt-Patienten-Verhältnis berühren, vor allem Punkt 8 und 9. Diese Maßnahmen sollten von Universitäten, Fachhochschulen, Ärzten, Apothekern, Psychologen, Sozialarbeitern, Medien, Administration, Polizei und Justiz, Arzeimittelherstellern und der allgemeinen Bevölkerung verwirklicht werden.

1) Intensivierung der Forschung über Arzneimittelmißbrauch und -abhängigkeit;
2) Verbesserung der universitären Lehre zu den Arzneimittelsüchten in den Studiengängen Pharmazie, Medizin, Psychologie und Sozialarbeit;
3) Intensivierung von Fortbildungsmaßnahmen;
4) Herausnahme ungeeigneter Arzneimittel vom Markt, einschließlich der Verkleinerung der Packungsgrößen und Verringerung des Wirkstoffgehaltes im Bedarfsfall;
5) Anregung von Medienarbeit durch Suchtforscher und Suchtpraktiker;
6) Ausschaltung irreführender Werbung für suchtstoffhaltige Arzneimittel;

7) Entwicklung neuer Arzneimittel ohne Suchtpotential, z. B. Schmerzmittel von der Wirksamkeit des Morphins, aber ohne sein Suchtpotential;
8) Vermeidung der Verschreibung suchtstoffhaltiger Arzneimittel an bereits Suchtkranke (z. B. Alkoholiker und Drogensüchtige), außer in Form einer beaufsichtigten Verabreichung in Ausnahmefällen, z. B. bei Narkosen oder terminal Kranken;
9) häufige Überprüfung der Notwendigkeit einer Weiterverschreibung auch bei gegebener Indikation, damit die Expositionszeiten kurz bleiben;
10) medizinisch richtige Beratung in Apotheken beim Bezug nicht rezeptpflichtiger Arzneimittel. So sollten keine stimulierenden Laxanzien gegen Obstipation empfohlen werden;
11) strikte Einhaltung der Rezeptpflicht für rezept- und betäubungsmittelrezeptpflichtige Arzneimittel in allen Apotheken (einschließlich Internetapotheken);
12) Ausschaltung „schwarzer Schafe", d. h. von leichtfertigen Verschreibern suchtstoffhaltiger Arzneimittel sowie von Apothekern, die die Rezeptpflicht nicht beachten;
13) Aufdeckung und Ausschaltung neuer, illegaler Vertriebswege durch Polizei und Justiz;
14) Unterlassung ungeeigneter Selbstmedikationen durch die Konsumenten selbst;
15) Unterlassung der Weitergabe von Arzneimitteln an Dritte. Vermittlung eines suchtpräventiven Selbstmedikationsstiles in Familie und Bekanntenkreis.

Ein großer Teil dieser Maßnahmen ist in Gang gesetzt, die Wirkungen zeigen sich bereits. So sind die hochgefährlichen Barbiturate praktisch vom Markt verschwunden. Sie hatten früher nicht nur zu zahlreichen Vergiftungstodesfällen, sondern auch zu schwersten Suchtkrankheiten geführt. Die Werbung der Hersteller für suchtstoffhaltige Arzneimittel ist heute viel zurückhaltender als noch vor einigen Jahren. Suchtstoffverherrlichung findet hier praktisch nicht mehr statt, eher in den Medien, bei den Betroffenen selbst und in manchen Suchttherapeutenkreisen. Die Internetapotheken sind ein neues Problem, dessen Tragweite bisher nicht abgesehen werden kann. Es ist die Überzeugung des Autors, daß nicht eine einzelne Maßnahme, sondern nur gebündelte Aktivitäten auf vielen Ebenen das Problem der Arzneimittelsüchte verringern können. Zu Ende sein wird es erst, wenn es keine suchtstoffhaltigen Arzneimittel mehr gibt.

Der Autor ist fast immer auf Verständnis bei seinen Patienten gestoßen, wenn er eine Medikation unter Hinweis auf das erhöhte Risiko einer Suchtkrankheit verweigert hat. Er hat dabei aber mehr den drohenden Wirkungsverlust (Toleranzentwicklung) betont, weniger die bevorstehende „Sucht". Außerdem hat er versucht, Alternativen für die jeweilige Indikation zu finden. Patienten spüren meistens, wenn ihr Arzt die Medikation sorgfältig auswählt und überprüft. Sie akzeptieren eine Verweigerung am ehesten, wenn Alternativen geboten werden. Wenn diese Alternativen (z. B. Monosubstanzen bei Migräne an Stelle von Mischpräparaten) ebenso wirksam sind wie die Arzneimittel mit Mißbrauchspotential, dann kann in diesem Fall eine Suchtentwicklung verhindert werden.

Die obige Liste berührt das Arzt-Patienten-Verhältnis scheinbar nur in 2 Punkten. Der Autor hat aber vor allem in Gruppentherapien von Medikamentenabhängigen oft auch Fragen zu den anderen Punkten gestellt bekommen. Dabei wurde deutlich, daß die Betroffenen sich auch für die anderen Punkte interessieren und Antworten von ihrem Therapeuten erwarteten. Erstaunlicherweise waren die Patienten dann doch zufrieden, wenn die Antwort lautete: „Das weiß ich nicht" oder „Damit habe ich mich noch nie befaßt".

Besonderheiten von Arzneimittelmißbrauch und -abhängigkeit

Medikamentenmißbrauch und -abhängigkeit sind keine einheitlichen Krankheitsbilder. Der suchtmedizinische Kontext der Einnahme ist durchaus unterschiedlich, es lassen sich mindestens 4 Grundmuster unterscheiden:
- Nur ein Medikament oder eine Medikamentenklasse,
- Medikamente aus verschiedenen Klassen gemischt bis zur Polytoxikomanie,
- Alkohol und Medikamente kombiniert,
- illegale Drogen und Medikamente kombiniert.

Dazu kommt noch, daß die Medikamente mit Abhängigkeitspotential außerordentlich unterschiedlichen pharmakologischen Wirkstoffklassen entstammen. (s. Übersicht):

Suchtstoffgruppen mit zugehörigen Arzneimitteln (Beispiele). Die Gruppenzuordnung erfolgt in Anlehnung an ICD-10. Nur in der Gruppe der reinen Halluzinogene sind keine Arzneimittel vertreten; für diese Gruppe sind die illegalen Drogen LSD, Meskalin und Psilocybin typisch

1) Opioidrezeptoragonisten (= Opioide; „Opiate"): Morphin
2) GABA-Rezeptor-Agonisten: Benzodiazepine
3) Schnüffelstoffe = Inhalanzien: Narkosegase
4) Psychostimulanzien: Methylphenidat
5) Xanthine: koffeinhaltige Mischanalgetika
6) Cannabionide: Nabilon
7) Reine Halluzinogene: keine Arzneimittel auf dem Markt
8) NMDA-Rezeptor-Antagonisten: Ketamin
9) Azetylcholinrezeptor-Agonisten = Cholinomimetika: Nikotinkaugummis
10) Azetylcholinrezeptor-Antagonisten = Anticholinergika = Cholinolytika: Biperiden
11) Sonstige Suchtstoffe: Anabolika
12) Mißbrauchsstoffe ohne ZNS-Wirkung: stimulierende Laxanzien

Damit ist die Situation bei keinem Suchttyp so komplex wie bei den Arzneimitteln. Dieser Sachverhalt sollte aber nicht darüber hinweg täuschen, daß rund 70% Fälle von Arzneimittelmißbrauch und vor allem Arzneimittelabhängigkeit mit Benzodiazepinen geschehen.

Die Glaubwürdigkeit des behandelnden Arztes

In dieser entscheidenden Frage muß zwischen dem verschreibenden und dem entziehenden Arzt strikt getrennt werden. Der verschreibende Arzt ist für den Suchtkranken in aller Regel als entziehender oder substituierender Arzt unglaubwürdig geworden, so daß die beiden Rollen nicht nacheinander wahrgenommen werden können. Einzige Ausnahme ist die vorübergehende Verabreichung abnehmender Dosen zur Entzugserleichterung („Ausschleichen", „Abdosieren"). Diese Funktion wird von Abhängigen als Teil des Entzuges akzeptiert. Auch Substituierte nehmen das Herunterdosieren von Substanzen des Nebenkonsums hin, zuerst oft zähneknirschend, später respektvoll. Zur Glaubwürdigkeit des Arztes gehören aber für den Medikamentenabhängigen noch weitere Punkte, vor allem gute Fachkenntnisse auf dem Gebiet der Arzneimittelsüchte und ruhige Festigkeit in Hinblick auf die Therapieziele (meist Suchtstoffabstinenz oder nebenkonsumfreie Substitution). Die Fachkenntnisse haben es in sich: die Komplexität des Medikamentengebiets (s. Übersicht) ist sehr hoch. Da die Mehrzahl der Ärzte sich hier nicht gut auskennt, wird die Rolle des Entzugs- oder Substitutionsarztes Spezialisten zufallen, meist Allgemeinärzten mit suchttherapeutischer Zusatzausbildung oder Psychiatern. Medikamentenabhängige habe immer viele Fragen an ihre Ärzte, vor allem zur Pharmakologie der von ihnen genommenen Suchtstoffe; sie erwarten dabei fachlich richtige und überzeugende Antworten.

Wie in allen anderen Bereichen der Medizin ist ohne eine respektvolle Einstellung des Arztes zu seinem Patienten eine vertrauensvolle und erfolgreiche Zusammenarbeit mit Medikamentenabhängigen nicht zu erreichen. Diese Einstellung schließt aber keineswegs aus, daß der Arzt Vertrauensbrüche durch den Patienten, semikriminelle und kriminelle Handlungen sowie Aggressionen und Abwertungen entgegentritt, z.B. durch Ablehnung, Mißbilligung, Tadeln und Kontaktaufnahme mit anderen Beteiligten, z.B. Parallelverschreibern.

Wenn eine vertrauensvolle Zusammenarbeit nicht erreichbar ist, sollte die Behandlung abgebrochen werden. Sie kann dann später unter besseren Voraussetzungen oft wieder aufgenommen werden: Zum Schluß schätzen auch Suchtkranke einen konsequenten und strukturierten Arzt, auch wenn sie es zunächst anders behaupten.

Herkunft der suchterzeugenden Arzneimittel

Medikamentensüchtige beziehen ihren „Stoff" aus verschiedenen Quellen:
1) Verschreibungen vom Haus- oder Facharzt (wichtigster Weg für isoliert Medikamentenabhängige, u. a. auch durch Verschreibungen mehrerer Ärzte gleichzeitig);
2) Ausgabe im Krankenhaus (selten);
3) Beschaffung über Dritte (meist aus der engeren Familie);
4) Kauf beim „Tablettendealer" (nur Drogenabhängige);
5) Rezeptdiebstahl (mehr Drogenabhängige);
6) Rezeptfälschung (mehr Drogenabhängige);
7) Medikamentendiebstahl (Medizinpersonen am Arbeitsplatz, Drogenabhängige);

8) Praxis- oder Apothekeneinbruch (nur Drogenabhängige).
Problematisch ist vor allem *Beschaffungsweg 1*. Der Psychiater Pönitz hat vor vielen Jahrzehnten die suchtstoffverschreibenden Ärzte in 5 Klassen unterteilt:
- versehentlich verschreibende Ignoranten,
- leichtgläubig Gutmütige,
- leichtfertig Fahrlässige,
- Gewinnsüchtige,
- Süchtige.

Dieser etwas bösartigen Charakteristik ist aus heutiger Sicht eine weitere Gruppe hinzuzufügen, die natürlich die häufigste ist:
- medizinisch indiziert und korrekt Verschreibende.

Immerhin ist es nicht schlecht, wenn auch gewissenhafte Verschreiber sich gelegentlich klarmachen, daß sie jederzeit von manipulativen Patienten in die anderen Gruppen gelockt werden können. Wichtigstes Argument ist hier: „Ihr Kollege verschreibt das aber ohne solche Schwierigkeiten". Abgesehen davon, daß diese Behauptung meistens nicht stimmt, ist ein Fehlgriff eines Kollegen noch lange keine Grund, selbst einen zu begehen.

Die Verweigerung oder Reduktion von suchtstoffhaltigen Arzneimitteln führt oft zu bitteren Kontroversen zwischen Patient und Arzt. Der Arzt tut gut daran, sich in diesem Bereich strikt an die gesetzlichen Vorschriften und an die Regeln der medizinischen Wissenschaft zu halten. Das wird letztendlich auch von den Patienten gewürdigt. Erfahrungsgemäß können Medikamentenabhängige genau zwischen einer medizinisch indizierten Verschreibung und einer nicht indizierten Suchtstoffversorgung unterscheiden. Wenn der verschreibende Arzt leichtfertige Verordnungen ausstellt, betrachten ihn vor allem Drogenabhängige als „Dealer in Weiß". Sie geben dann seine Adresse mitsamt seinen Verschreibungsgewohnheiten in oft grotesk übertriebener Form in der Drogenszene weiter.

Beschaffungsweg 2 ist zur Dauerversorgung natürlich nicht geeignet, induziert aber manchmal Rückfälle bei nüchtern gewordenen Ehemaligen. Interessanterweise verübeln die Betroffenen dem Krankenhausarzt in diesen Fällen die Suchtstoffverabreichung. Bester Schutz vor Zwischenfällen dieser Art ist eine sorgfältige Anamnese auf frühere Suchtkrankheiten.

Die *Beschaffungswege 3-7* sind wenig problematisch: Wenn Ärzte daran beteiligt sind, werden sie nach Kräften intervenieren, um jede rechtswidrige Beschaffung zu unterbinden. Diese Wege werden überwiegend von medikamentenabhängigen Drogenkranken und von den „Tablettendealern" der Drogenszene benutzt. Letztere beziehen ihre Medikamente oder Rezepte aber auch gelegentlich von Ärzten, manchmal über Komplizen unter den Arzthelferinnen. Überhaupt sollte der Arzt seine Rezeptblöcke immer gut wegschließen, wenn er sie nicht gerade bearbeitet. Das geschilderte Mißtrauen gegenüber suchtkranken Patienten ist natürlich vor allem gegenüber unbekannten Personen aus der Drogenszene angebracht, die einen neuen Arzt auf Suchtstoffverschreibungen „antesten" wollen. Dieser Vorgang kommt bei rein Medikamentenabhängigen nur selten vor, wurde allerdings auch für diese Patientengruppe von dem Schriftsteller Hans Fallada beschrieben, der selbst Morphinist war (Fallada 1967).

Rechtliche Probleme

Die Berufsordnung der Ärzte bestimmt in §24 Abs. 3: *Der Arzt darf einer mißbräuchlichen Anwendung seiner Verschreibungen keinen Vorschub leisten* (Berufsordnung 1991). Dieser Satz ist so zu interpretieren, daß der Arzt Sorge tragen muß, daß durch seine Verschreibungen oder Medikamentenausgaben oder seinen Medikamentenumgang bei seinen Patienten kein Mißbrauch der entsprechenden suchtstoffhaltigen Medikamente ermöglicht wird. Vorschub leisten heißt sicherlich nicht, daß die Verschreibung von Suchtstoffen an Suchtkranke generell verboten ist. Es muß aber alles vermieden werden, was eine Progression der Suchtkrankheit ermöglicht. Das wären unkontrollierte Dosissteigerungen, Weitergabe suchtstoffhaltiger Arzneimittel an Dritte, Hinzunahme weiterer Suchtstoffe und Entwicklung einer Polytoxikomanie aus einer Monotoxikomanie. Entzug und Rückführung einer Polytoxikomanie in eine Monotoxikomanie bedeuten *nicht*, daß der mißbräuchlichen Anwendung Vorschub geleistet wird, im Gegenteil: sie zielen in Richtung Milderung der Abhängigkeit und Abstinenz.

Ob die Aufrechterhaltung einer stabilen Abhängigkeit eine mißbräuchliche Anwendung i. S. der Berufsordnung ist, wird kontrovers diskutiert. Nach Ansicht des Autors ist das indikationslose Verschreiben eines Suchtstoffes *in jedem Fall* ein Verschreibungsfehler, dagegen die Verschreibung bei gegebener Indikation korrekt, auch wenn dadurch eine Arzneimittelabhängigkeit entstehen kann oder schon entstanden ist. Dies ist dann eine unerwünschte Arzneimittelwirkung, die (wenn sie eingetreten ist) vom Arzt möglichst gut bekämpft werden muß, evtl. auch mittels Weiterbehandlung durch einen kompetenteren Kollegen (s. oben)

Da abhängigkeitserzeugende Arzneimittel bei vielen Krankheiten unverzichtbar sind, stellt sich oft die Frage nach der Verantwortlichkeit des verschreibenden Arztes, wenn eine Abhängigkeit eingetreten oder durch Übernahme von einem Kollegen fortgesetzt worden ist. Bei korrekter Indikation entstehen hierbei nur selten Probleme. Auch schwer medikamentenabhängige Patienten ergreifen gegen ihren Verschreiber praktisch nie gerichtliche Schritte. Dies geschieht eher durch Angehörige oder Kollegen.

> **Exkurs**
>
> Der Autor erinnert sich an einen Gutachtenfall, in dem er die Verschreibungspraxis eines Arztes in über hundert Fällen bewerten sollte. Die beschuldigte Allgemeinarzt hatte seine Landpraxis an einen Nachfolger übergeben. Dieser stellte nach der Übernahme schnell fest, daß er die Praxis eines massiven Benzodizepinverschreibers übernommen hatte. Er sollte mehrere hundert Abhängige auf Dauer mit Benzodiazepinen versorgen. Dazu war er nicht bereit und erstattete Strafanzeige gegen seinen Vorgänger. Wegen der Schwere vieler Fälle beschlagnahmte die Staatsanwaltschaft die gesamte Patientenkartei und ließ über 100 Fälle begutachten. Dabei stellte sich heraus, daß in einigen Fälle weder eine Indikation zur Benzodiazepinverschreibung bestand, noch waren Dosierung und Zustand des Patienten überwacht worden; es hatte sich aber eine Abhängigkeit entwickelt. In diesen Fällen kam es zur Verurteilung des Erstverschreibers. Die Mehrzahl der fehlbehandelten Patienten dagegen war nicht abhängig geworden; damit war auch kein Schaden eingetreten. In diesen Fällen wurde der Erstverschreiber freigesprochen

Diagnostische Probleme

Arzneimittelabhängigkeit ist schwerer festzustellen als Alkohol-, Nikotin- oder Drogenabhängigkeit. Immerhin: Wenn ein Alkoholabhängiger Clomethiazal (Distraneurin) oder ein Drogenabhängiger Diazepam wünscht oder verlangt, wird man davon ausgehen müssen, daß zusätzlich eine Arzneimittelabhängigkeit besteht. Vor allem die Drogenabhängigen sind hier problematisch, sind sie doch in der Mehrzahl der Fälle auch medikamentenabhängig, meist von Benzodiazepinen. Die Neigung zur Polytoxikomanie ist bei Drogenabhängigen schon seit Jahrzehnten bekannt und ganz gewiß kein neues Phänomen (Gould u. Kleber 1974). Allerdings kann man es heute durch die besseren Urinkontrollmöglichkeiten leichter feststellen.

Keine Suchtkrankheit ist so schwer zu diagnostizieren wie die isolierte Arzneimittelabhängigkeit. Neben der fehlenden Auffälligkeit und der nicht vorhandenen Dramatik dieser Suchtform ist die Grundkrankheit das Hauptproblem. In der Regel erhalten diese Patienten das suchtstoffhaltige Arzneimittel zunächst wegen einer vorhandenen medizinischen Indikation, z.B. einer Depression oder Angstkrankheit. In den Anfangsstadien der Abhängigkeit ist dann ein kaum auseinanderzuhaltendes Gemisch von Krankheitssymptomen, Intoxikationserscheinungen und Entzugssymptomen vorhanden. Hier ist der Arzt dann manchmal zu mißtrauisch und unterläßt notwendige und sinnvolle Behandlungsmaßnahmen nur wegen der Suchtgefahr. Vor allem im Bereich der Schmerztherapie ist in Zweifelsfällen dem Therapieanspruch des Patienten der Vorrang einzuräumen.

Therapeutische Probleme

Die isolierte Medikamentenabhängigkeit (nur ein Medikament oder eine Medikamentenklasse) ist die Suchtkrankheit mit der besten Prognose quoad sanationem (Poser u. Poser 1998). Dies Faktum erleichtert Interventionen seitens des Arztes. Begründeter therapeutischer Optimismus teilt sich dem Patienten durchaus mit und macht ihm Mut zu Entzug und Nüchternheit. Voraussetzung ist natürlich, daß die der Arzneimittelabhängigkeit zugrundeliegende Krankheit (meist Depression, Angstkrankheit oder Schmerzleiden) adäquat behandelt wird.

Besonderheiten in der Therapie von Medikamentenmißbrauch und -abhängigkeit wurden u. E. erstmals von Ladewig (1975) umfassend dargestellt, der bereits damals auf die Notwendigkeit von Effizienzkontrollen hinwies. Sie sind bis heute ausgeblieben, jedenfalls vergleichende Untersuchungen verschiedener Therapiemethoden. Auf Rollenkonflikte des Arztes bei der Therapie von Medikamentenabhängigkeiten wies Poser 1983 hin (s. oben). Sie haben sich bis heute nicht wesentlich geändert.

Ärzte und andere Medizinpersonen als Patienten

Die Gefährdung von Ärzten, Apothekern und Krankenpflegepersonen für Suchtkrankheiten ist eher geringer als die von Angehörigen anderer Berufe, mit einer

wichtigen Ausnahme: Medikamentenmißbrauch und -abhängigkeit (Poser u. Poser 1996). Dafür sind verschiedene Gründe denkbar, die im Einzelfall in unterschiedlicher Ausprägung alle zusammenwirken:
- leichter Zugang zu suchterzeugenden Arzneimitteln (äußere Griffnähe),
- positive Einstellung zu Befindensmanipulationen mit Arzneimitteln (innere Griffnähe),
- Fehleinschätzung der eigenen Suchtdisposition.

Diese Gründe bestimmen nicht nur die Wahrscheinlichkeit einer Medikamentensucht bei Medizinpersonen, sondern entscheiden manchmal auch über den langfristigen Erfolg nach Abstinenzeintritt. So wird mancher Anästhesiologe, der opioidabhängig geworden ist, erst dann eine Abstinenzchance haben, wenn er die Fachrichtung wechselt. Anästhesiologie ist das medizinische Fach mit der größten äußeren und inneren Griffnähe für suchtstoffhaltige Arzneimittel.

Medizinpersonen werden nicht nur besonders leicht arzneimittelabhängig, sondern sehen eher als andere Suchtkranke ein, daß sie „süchtig" geworden sind. Der Autor hat wieder und wieder die Erfahrung gemacht, daß medikamentenabhängige Ärzte, Apotheker und Pflegepersonen nicht nur schwierige, sondern auch erfolgreiche und dankbar Patienten sind.

Die Scheu vor der Konfrontation mit der Suchtdiagnose besteht auch und besonders bei Medizinpersonen: Wer mag schon einem Kollegen oder gar seinem Chef sagen, daß sie süchtig sind und derzeit außerstande, ihren Beruf auszuüben.

Dagegen ist nach der Erfahrung des Autors die Bereitschaft zur Behandlung suchtkranker Kollegen, Apotheker und Krankenpflegepersonen bei vorhandener Krankheitseinsicht bei der Mehrzahl der Ärzte vorhanden. Nun ist Medikamentenabhängigkeit ein spezielles Arbeitsgebiet, das gewiß nicht jeder Mediziner ausüben kann und soll. Deshalb wird man im konkreten Fall auf spezialisierte Kollegen verweisen. Suchtberatungsstellen sind eher weniger geeignet, da sie zu sehr auf Alkohol oder Drogen spezialisiert sind. Immerhin kann auch in einer Suchtberatungsstelle ein erfahrener Psychologe tätig sein, der von den oft sehr kritischen Medikamentenabhängigen akzeptiert wird. Wenn im näheren Umfeld kein Ansprechpartner erreichbar ist, ist im Zweifelsfall eine Behandlung über eine große Entfernung in niedriger Frequenz bei einem kompetenten und motivierten Fachkollegen besser als eine solche in einer gut erreichbaren, aber wenig fachkundigen Suchtberatungsstelle.

Besonderheiten bei Substituierten

Substituierte waren nicht nur abhängig vom stärksten und gefährlichsten Suchtstoff dieser Erde (Heroin), sie gehörten außerdem einer soziale Gruppe mit sehr starker Anziehungskraft an, der Drogenszene. Die Bindung ans Heroin kann durch Substitution oft beendet (besser: ersetzt) werden, die an die Drogenszene leider nur selten. Dieser Sachverhalt spielt auch in die Arzt-Patient-Beziehung hinein.

Bei Substituierten (meist Methadonpatienten) ergeben sich Besonderheiten in der Arzt-Patienten-Beziehung schon dadurch, daß allen Beteiligten von Anfang an klar ist, daß der Arzt den Suchtstoff ausgibt oder verordnet. Da die Opioide die

stärksten Suchtstoffe dieser Erde sind, erhält naturgemäß der Arzt, der über diese Substanzen verfügt, eine ganz besondere Bedeutung, verfügt er doch über das zentrale „Liebesobjekt" des Patienten.
Problematisch ist die Arzt-Patienten-Beziehung in folgenden Punkten:
- Der Arzt verfügt letztverantwortlich über die Dosierung, auch wenn der Patient natürlich ein Mitspracherecht hat.
- Die Umstände der Substitution werden durch die administrativen Regelungen vorgegeben; der Patient phantasiert häufig eine Schikane durch den Arzt, wenn dieser nur die Vorschriften einhält.
- Der Patient möchte vom Arzt oft genug weitere Suchtstoffe (meist Benzodiazepine), deren Abgabe an Substituierte meistens unzulässig ist. Es ist den Patienten nur schwer klar zu machen, daß der Arzt Diazepam vielleicht zum Herunterdosieren ausgeben darf, nicht aber zur Dauersubstitution mit zwei Suchtstoffen gleichzeitig.
- Die derzeitige Kostenregelung läßt eine kostendeckende Behandlung der schwierigen und zeitaufwendigen Substitutionspatienten nicht zu. Der Arzt hat hier die Wahl zwischen nicht ausreichender Versorgung oder Kostenunterdeckung.
- Nicht nur Drogenpatienten aus der Szene, sondern auch Substitutionspatienten versuchen oft, unter Vorspiegelung nicht vorhandener Krankheitssymptome weitere Medikamente zu erschleichen, was das Vertrauen des Arztes zu seinen Patienten nicht gerade verbessert.
- Viele Patienten haben in ihrer Drogenzeit manchmal, aber auch in der Substitutionszeit danach den Arzt zum Opfer verbaler oder gar tätlicher Attacken werden lassen; solche Vorfälle aus der Vergangenheit können das Verhältnis auch in der Substitutionszeit oft unerträglich belasten.

Seit 1998 gelangt zunehmend mehr Methadon aus ärztlichen Verschreibungen in die Drogenszene oder an nicht berechtigte Personen (Bundeskriminalamt 1999). Dabei ist der Weg nicht immer eindeutig, wohl aber der Erfolg: Todesfälle von Nichtsubstituierten. In diesen Fällen wird der verschreibende Arzt oft für diesen schrecklichen Ausgang verantwortlich gemacht, vor allem, wenn Kinder von Substituierten zu Tode gekommen sind. Keine Illusion in diesen Fällen: Der verschreibende Arzt ist (zumindestens mit-)verantwortlich. Wer einem Opioidabhängigen Opioide zur Hand gibt, muß immer damit rechnen, daß diese gesammelt, auf einmal genommen, gestreckt, gespritzt, extrahiert, konzentriert, weitergegeben oder verkauft werden. Das gehört zur Drogenszene und die ist bei den meisten Substituierten noch nahe. Der einzig verläßliche Schutz von solchen Katastrophen ist eine streng überwachte Ausgabepolitik ohne „take-home". Wenn der Methadonsubstituierte nicht täglich kommen soll oder kann, ist eine Umstellung der Substitution auf LAAM (Orlaam) oder Buprenorphin (Subutex) zu erwägen. Diese beiden Substitutionsmittel ermöglichen wegen ihrer langen Wirkungsdauer eine Verabreichung alle 2-3 Tage.

Wenn das gegenseitige Vertrauensverhältnis schwer gestört ist, sollte der Arzt in solchen Fällen nicht davor zurückschrecken, die Behandlung zu verweigern oder abzubrechen. Ob er solche Patienten an einen Kollegen überweist oder in die Drogenszene zurückschickt, hängt sicherlich vom Einzelfall ab. Bei schwerwiegenden Täuschungsversuchen oder tätlichen Angriffen gegen Arzt bzw. Praxispersonal dürfte eine sofortige Entlassung aus der Behandlung ratsam sein, in leichteren Fällen eher eine Überweisung.

Die von manchen Patienten behauptete oder gar gespielte Suizidalität darf in diesem Zusammenhang kein Argument sein: Opioidabhängige suizidieren sich ausgesprochen selten; viel häufiger versuchen sie den Arzt mit Suizidandeutungen oder gar -drohungen zu manipulieren, ja zu erpressen.

Literatur

Berufsordnung der Ärztekammer Niedersachsen, beschlossen von der Kammerversammlung am 12.04.1980, zuletzt geändert durch Beschluß der Kammerversammlung am 16.02.1991

Bundenkriminalamt (1999) Jahresrauschgiftbericht 1998. WiesbadenFallada H (1957) Der tödliche Rausch. In: Rauschgiftesser erzählen. Eine Dokumentation von Edward Reavis. Verlag Bärmeier & Nikel, Frankfurt, S 196–212

Gould LC, Kleber H (1974) Changing patterns of multiple drug use among applicants to a multimodality drug treatment program. Arch Gen Psychiatry 31:408–413

Ladewig D (1975) Grundsätze der Therapie der Medikamentenabhängigkeit. Suchtgefahren 21:92–95

Poser W (1983) Überlegungen zur Rolle des Arztes bei Prävention und Therapie der Medikamentenabhängigkeit. In: Faust V (Hrsg) Suchtgefahren in unserer Zeit. Compendium Psychiatricum. Hyppokrates, Stuttgart, S 18–24

PoserW, Poser S (1996) Medikamente – Mißbrauch und Abhängigkeit. Thieme, Stuttgart

Poser W, Poser S (1998) Zum Langzeitverlauf von Suchtkrankheiten in Deutschland – Suchtkatamnese Südniedersachsen. In: Gölz J (Hrsg) Moderne Suchtmedizin. Diagnostik und Therapie der somatischen, psychischen und sozialen Syndrome. Thieme, Stuttgart New York

Besonderheiten bei Mißbrauch und Abhängigkeiten

17

D.K. WOLTER-HENSELER, J. JAGE, R. MEERMANN und A. FROMME

Mißbrauch und Abhängigkeit von Benzodiazepinen

D.K. WOLTER-HENSELER

Einführung

Epidemiologische Studien mit unterschiedlicher Methodik kommen übereinstimmend zu dem Ergebnis, daß
- in westlichen Industriestaaten gut 5% bis knapp 20% der Bevölkerung gelegentlich und fast 2% regelmäßig Benzodiazepine (BZD) einnehmen;
- der Konsum mit dem Lebensalter deutlich zunimmt (jenseits des 65. Lebensjahres etwa das 2,5fache des Gesamtdurchschnittes, Zunahme der Verordnungshäufigkeit um das Zehnfache zwischen dem 20. und 70. Lebensjahr);
- Frauen überwiegen (um das 1,5- bis 3fache);
- die Langzeiteinnahme dort am häufigsten vorkommt, wo BZD überhaupt am häufigsten verordnet werden;
- Bewohner von Altenheimen häufiger und regelmäßiger Benzodiazepine erhalten;
- Hochdosisabhängigkeit im Alter sehr selten vorkommt (Übersicht bei Wolter-Henseler 1996).

Abgesehen von der Gruppe polytoxikomaner (Drogen-)Patienten, die bestimmte BZD (v. a. Flunitrazepam) in teilweise exzessiven Dosen konsumieren, stellt BZD-Mißbrauch ein Phänomen der zweiten Lebenshälfte dar; die nachfolgenden Ausführungen legen ihren Schwerpunkt deshalb auf ältere Menschen.

BZD galten lange als unproblematische Medikamente. Erste Hinweise auf ein Entzugssyndrom gab es aber bereits 1961, ein Jahr nach der Einführung des ersten BZD Chlordiazepoxid, ein Entzugssyndrom nach Diazepam wurde 1965 beschrieben. Allerdings glaubte man lange Zeit, es handele sich um ein seltenes Phänomen, das nur unter hohen BZD-Dosen auftrete. Erst als in den achtziger Jahren Entzugssyndrome auch unter niedrigen – „therapeutischen" – Dosen beschrieben wurden, entwickelte sich allmählich ein (fach-)öffentliches Bewußtsein für die Problematik der BZD-Langzeitverordnung. (Apelt et al. 1992; Sieb u. Laux, 1995)

Pharmakologie

Gammaaminobuttersäure (GABA) zählt zu den stärksten inhibitorischen Neurotransmittern des menschlichen ZNS. GABA entfaltet ihre Wirkung durch Interaktion mit dem $GABA_A$-Rezeptor, einem ligandengesteuerten Ionenkanal. GABA führt über eine vermehrte Chloridionendiffusion zu einer Hyperpolarisation der Zellmembran und damit zu einer Abnahme der Erregbarkeit. $GABA_A$-Rezeptoren sind aus vier verschiedenen Untereinheiten zusammengesetzt, von denen jeweils mehrere Subtypen exisitieren. Die GABA-Bindungsstelle befindet sich auf der β-Untereinheit.

Auch BZD entfalten ihre *pharmakologische Wirkung* durch Interaktion mit dem $GABA_A$-Rezeptor. Ihre Bindungsstelle ist auf der α-Untereinheit lokalisiert. Nicht alle α-Untereinheiten verfügen über eine entsprechende Bindungsstelle; BZD-Bindungsstellen sind vor allem im Kortex, im limbischen System und im Mesenzephalon zu finden. Bei Anwesenheit von BZD bindet GABA rascher an den Rezeptor, BZD führen also zu einer verstärkten GABA-Wirkung: Die vom limbischen System ausgehende Aktivierung des Wachsystems in der Formatio reticularis wird abgeschwächt.

Die *klinisch-therapeutischen Wirkungen* der BZD sind in Tabelle 17.1 dargestellt. Gegen die antikonvulsive und sedierende bzw. hypnotische Wirkung entwickelt sich rasch eine Toleranz, während die anxiolytische Wirkung wahrscheinlich länger anhält. Wie lange die anxiolytische Wirkung anhält bzw. ob sie dauerhaft ist, darüber sind die Ansichten sehr kontrovers: Es gebe nur dürftige Hinweise dafür, daß BZD nach längerer Einnahme überhaupt noch wirksam sind, meinen einige Autoren, während andere betonen, daß keine konsistenten Forschungsergebnisse vorlägen, die den Verlust der anxiolytischen Wirkung belegen könnten.

Die Toleranzentwicklung beruht hauptsächlich auf gegenregulatorischen Mechanismen in Aktivität bzw. Funktion der $GABA_A$-Rezeptoren; BZD bewirken keine Enzyminduktion, es gibt also keine pharmakokinetisch bedingte Toleranz durch beschleunigten Abbau.

Tabelle 17.1. Therapeutische Wirkungen von Benzodiazepinen und Effekte bei Überdosierung

Erwünschte Wirkung	Effekt bei Überdosierung
Angstlösung, affektive Entkoppelung	Gleichgültigkeit, affektive Verflachung, Interessenverarmung, „Wurstigkeit", Persönlichkeitsnivellierung, Realitätsflucht
Verstärkung GABAerger Hemmung im ZNS: antikonvulsive Wirkung, Beruhigung („Tranquilizer"), Sedierung, Schlafanbahnung	Tagesmüdigkeit, Antriebsverlust, Apathie, Benommenheit, kognitive Beeinträchtigungen, Hangover, Beeinträchtigung der Koordination, Ataxie
Zentrale Muskelrelaxation	Muskelschwäche, Gangstörungen, Stürze, Atemdepression
Amnesie (i.d. Anästhesie)	Fehlhandlungen während der Amnesie, Vergeßlichkeit

Weltweit sind etwa 30 BZD-Substanzen im Gebrauch. Variationen des trizyklischen Grundgerüsts können die Rezeptoraffinität erhöhen. Der Abbau der BZD erfolgt in der Leber. Die meisten BZD werden zu weiterhin wirksamen Metaboliten umgewandelt, in einigen Fällen ist sogar erst der Metabolit wirksam. Die Halbwertzeit (HWZ) der Metaboliten übersteigt oft deutlich die der Muttersubstanz.

Gewöhnlich werden BZD grob in drei Gruppen mit kurzer (unter 6 Stunden), mittlerer (6–24 Stunden) und langer (über 24 Stunden) HWZ eingeteilt. Mindestens ebenso bedeutsam sind jedoch die unterschiedlichen Metabolisierungsmuster: Phase-1-Reaktionen (Desalkylierung, Hydroxilierung, Reduktion) einerseits und Phase-2-Reaktionen (direkte Glukuronidierung) verlaufen in unterschiedlichem Tempo und sind – im Alter und bei Lebererkrankungen – unterschiedlich störanfällig (s. unten).

Beim therapeutischen Einsatz von BZD ist zwischen der einmaligen und der längerfristigen Anwendung zu unterscheiden; die Frage der HWZ ist im Hinblick auf Kumulationseffekte (s. unten) nur für die längerfristige Anwendung von Bedeutung, während beim einmaligen Einsatz Anflutungsgeschwindigkeit, Fettlöslichkeit und Verteilungsvolumen die entscheidenden pharmakologischen Parameter darstellen: So ist beispielsweise das „langwirksame" Diazepam bei einmaliger Gabe ein besseres Schlafmittel als das „kurz- bis mittellangwirksame" Lorazepam, das in diesem Fall tatsächlich länger wirksam ist als Diazepam, das sich viel schneller im Organismus verteilt.

Die hypnotische Wirkung der BZD besteht in einer Verkürzung der Einschlafphase (Schlafstadium 1) bei Verlängerung der Gesamtschlafdauer; dies geschieht jedoch durch eine Zunahme des Schlafstadiums 2 (leichter Schlaf), während Schlafstadium 4 (tiefer non-REM-Schlaf) und REM-Schlaf verkürzt werden (Benkert et al. 1996).

Bereits nach kurzer Einnahmedauer führt andererseits das plötzliche Absetzen der BZD-Medikation zu einer vegetativen Gegenregulation, die sich vor allem in Unruhe und Schlafstörungen äußert („rebound insomnia" – s. unten); dieses Phänomen veranlaßt häufig die Patienten zur Fortsetzung der Tabletteneinnahme unter der Vorstellung, der Schlaf werde nun ohne Medikation dauerhaft schlecht sein, während tatsächlich das Gegenteil der Fall ist: Bei längerfristiger Einnahme kommt es im Rahmen der Toleranzentwicklung zu einem Nachlassen der schlafinduzierenden Wirkung, so daß sich das Schlafprofil wieder dem vor Beginn der Medikation angleicht (Vorderholzer u. Hohagen 1998), während die „rebound insomnia" nach wenigen Tagen überstanden wäre. Reboundphänomene sind deshalb von großer Bedeutung für die Entwicklung von BZD-Dauereinnahme und -abhängigkeit (Laux 1995; Poser u. Poser;1996; Sieb u. Laux 1995).

Vielfältige Beeinträchtigungen der psychomotorischen und kognitiven Leistungsfähigkeit, des Gedächtnisses und der Lernfähigkeit treten bereits unter therapeutischen Dosierungen von BZD auf, sie können auch bestehen bleiben, nachdem sich eine Toleranz gegen die sedierende Wirkung entwickelt hat, insbesondere aber bei höheren Dosen (Müller 1997; Poser u. Poser 1996; Sieb u. Laux 1995). Therapeutische (erwünschte) Wirkungen werden bei langsamer Kumulation (s. unten) so zu unerwünschten (Neben-) Wirkungen im Sinne einer *schleichenden Intoxikation* (vgl. Tabelle 17.1). Hiervon können zweifellos nicht nur die kognitiven Funktionen, sondern auch andere Bereiche der Persönlichkeit betroffen sein, z. B. die Affektivität. So wird berichtet, daß depressive und/oder Angststörungen, deretwegen BZD verordnet worden waren, sich unter dieser Medikation noch verschlechterten – ja sogar, daß sich unter einer länger dauernden BZD-Medikation ernsthafte psychische Störungen (Angststörungen, „somatoforme Störungen" gemäß ICD-10) erst entwickelten (Ashton 1987; Luderer et al. 1995). Wahrscheinlich ist auch die immer wieder beschriebene, methodisch nur schwer nachweisbare Entwicklung von Persönlichkeitsveränderungen hier einzuordnen (Poser u. Poser 1996; Sieb u. Laux 1995).

Die experimentelle Pharmakologie liefert im Tier- und Humanversuch eindeutige Hinweise für das Abhängigkeitspotential der BZD, das jedoch kleiner ist als bei Barbituraten, Kodein oder Kokain. Die Unterschiede zwischen den einzelnen BZD sind hierbei nur geringfügig und möglicherweise auf nicht äquivalente Dosierungen zurückzuführen. Auch der immer wieder geäußerte klinische Eindruck, daß bestimmte Substanzen – namentlich Flunitrazepam und Lorazepam – ein besonders großes Abhängigkeitspotenial besitzen sollen, könnte damit zusammenhängen, daß die auf dem Markt befindlichen Einzelzubereitungen zu hoch dosiert sind*. Andererseits werden für ein evtl. unterschiedliches Suchtpotential pharmakologische Faktoren verantwortlich gemacht; das größte Risiko besitzen demzufolge Substanzen mit schneller Anflutungsgeschwindigkeit, kurzer (nicht ultrakurzer) Eliminationshalbwertzeit und hoher Rezeptoraffinität (Apelt et al. 1992; Poser u. Poser 1996; Salzmann 1991; Sieb u. Laux 1995).

Besonderheiten im Alter

Bei alten Menschen kommt es in deutlich geringerem Ausmaß zur Toleranzentwicklung gegenüber den BZD-Wirkungen, andererseits ist die Sensibilität gegenüber diesen Wirkungen deutlich erhöht: einerseits aus pharmakokinetischen Gründen (identische Dosierungen führen zu höheren Plasmaspiegeln – s. unten), andererseits aber auch aus pharmakodynamischen Gründen (identische Wirkungen – beispielsweise die Sedierung – treten bereits bei deutlich niedrigeren Spiegel ein; Müller 1997).

Die HWZ der meisten BZD und ihrer aktiven Metabolite ist sehr lang (20–100 Stunden). Verschiedene altersabhängige Veränderungen physiologischer Prozesse führen zu einer Zunahme der HWZ mit dem Alter, die beim Diazepam und seinen Metaboliten bis auf das Drei- bis Fünffache verlängert sein können (Poser u. Poser 1996). Vom Alter praktisch unabhängig sind nur die Phase-2-Reaktionen, namentlich die Glukuroniedierung (Müller 1997). Wenn man also bei älteren Patienten unerwünschte Kumulationseffekte sicher vermeiden will, kommen nur die Substanzen in Frage, die ausschließlich durch Glukuroniedierung abgebaut werden: Lorazepam, Lormetazepam, Oxazepam und Temazepam (Abb. 17.1); bei allen anderen Substanzen ist die Wirkungsdauer unkalkulierbar.

---

* Einen Hinweis auf die Richtigkeit dieser Hypothese liefert der Umstand, daß 1994 die 2-mg-Zubereitungen des Flunitrazepam dem BtM-Gesetz unterworfen wurden, so daß seitdem nur noch Tabletten zu 1 mg auf dem Markt sind.

Besonderheiten bei Mißbrauch und Abhängigkeiten

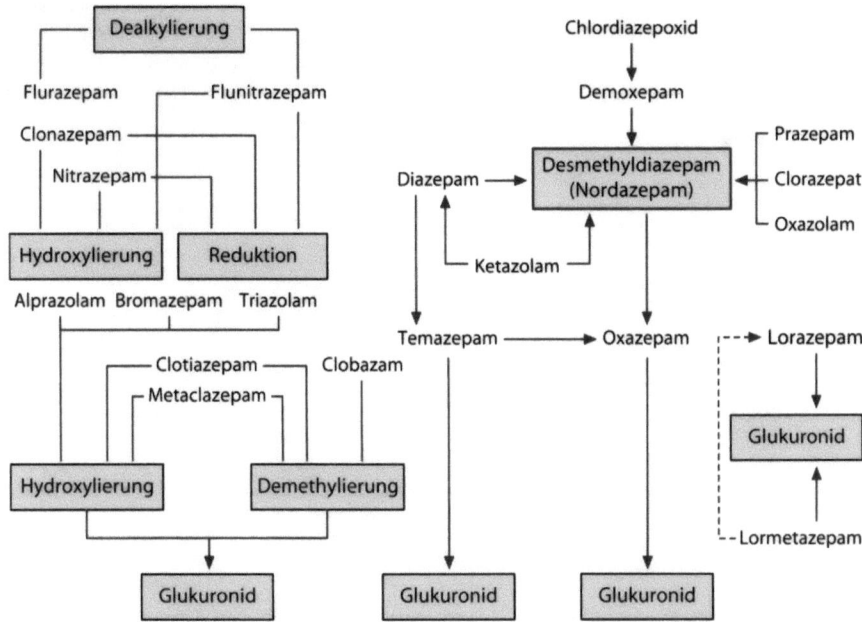

Abb. 17.1. Stoffwechselwege von Benzodiazepinen. (Modifiziert nach Laux 1995)

Eine auf das Doppelte verlängerte HWZ führt einerseits dazu, daß bei identischer Dosis doppelt so hohe Plasmaspiegel erreicht werden. Andererseits wird aber auch die doppelte Zeit benötigt, bis sich ein konstanter Plasmaspiegel („steady state") eingestellt hat; dies gilt sowohl für den Anstieg bei Behandlungsbeginn wie auch für das Absinken nach dem Absetzen (Abb. 17.2). Bei alten Menschen mit verlangsamtem Metabolismus kann dies im Fall langwirksamer BZD u. U. erst nach einigen Wochen der Fall sein. Folgen dieses erhöhten Kumulationsrisikos sind z.B. Stürze, die bei alten Menschen tatsächlich unter langwirksamen BZD mit Phase-1-Metabolismus häufiger beobachtet werden als unter den ausschließlich über die Glukuronidierung verstoffwechselten (Müller 1997; Schmauss 1996).

Zolpidem, Zopiclon und Zaleplon

In Deutschland wurden vor einigen Jahren Zolpidem und Zopiclon, 1999 Zaleplon als Schlafmittel neu eingeführt. Es handelt sich chemisch gesehen zwar nicht um BZD, die Substanzen wirken jedoch ähnlich wie diese agonistisch am $GABA_A$-Rezeptor. Die klinisch-pharmakologischen Ähnlichkeiten zu den BZD überwiegen bei weitem die Unterschiede, die Substanzen sollten deshalb unter die BZD eingeordnet werden. Allerdings scheint das Abhängigkeitspotential geringer zu sein als das der BZD. Aufgrund des erst relativ kurzen Zeitraumes seit der Markteinführung ist die Datenlage jedoch noch unzureichend; zahlreiche kasuistische Hinweise auf eine mögliche Abhängigkeitsentwicklung liegen für Zolpidem und Zopiclon

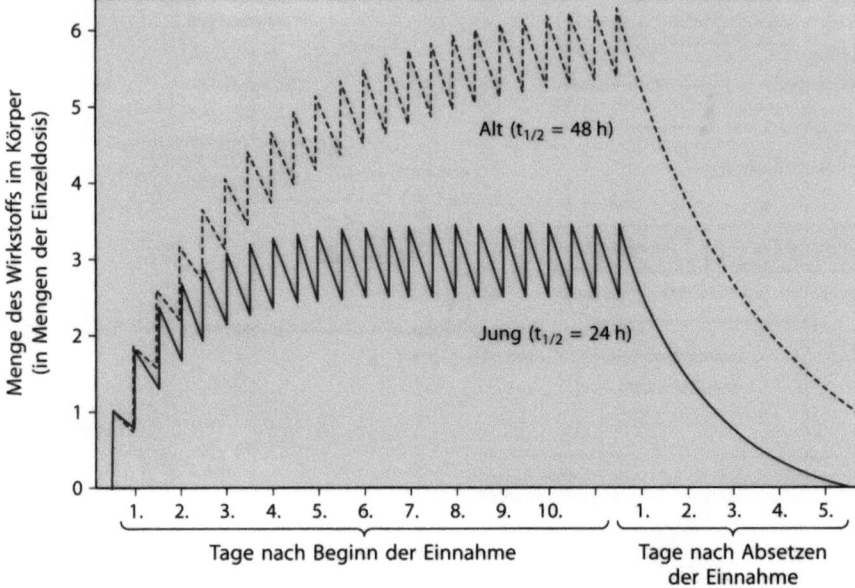

Abb. 17.2. Verlauf des Plasmaspiegel eines Medikaments bei 2mal täglicher Gabe einer fixen Dosis. Die Eliminationshalbwertzeit, die beim gesunden Erachsenen 24 Stunden beträgt, sei bei einem alten Menschen auf 48 Stunden verlängert. Damit verdoppelt sich – bei identischer Dosis – nicht nur der Plasmaspiegel, vielmehr dauert es auch doppelt so lange, bis nach Beginn der Behandlung ein gleichmäßiger Plasmaspiegel erreicht ist („Steady state"), und es dauert auch doppelt so lange, bis sich der Plasmaspiegel nach dem Absetzen wieder auf Null eingestellt hat. (Modifiziert nach Müller 1997)

vor; es scheinen überwiegend „Umsteiger" betroffen zu sein – doch glaubte man dies bei den BZD zunächst ebenfalls. Während BZD-Antagonisten unter Zopiclon-Medikation im Tierversuch ein Entzugssyndrom auslösen, ist dies beim Zolpidem nicht der Fall.

Kennzeichen aller drei Substanzen sind sehr kurze HWZ von ca. 5 (Zopiclon) bzw. 2 (Zolpidem) und sogar nur 1 Stunde (Zaleplon); bei ausgeprägter hepatischer Elimination ist von Verzögerungen der HWZ bei alten Menschen bzw. Leberfunktionsstörungen auszugehen (Benkert et al. 1996; Hajak u. Rüther 1995; Poser u. Poser 1996; Sieb u. Laux 1995).

Klinisches Bild

Benzodiazepin-low-dose-Abhängigkeit

BZD stellen gängige Konzepte von Mißbrauch und Abhängigkeit in Frage, denn häufig werden diese Medikamente nicht in höherer Dosis eingenommen als vorgeschrieben, zwar über einen langen Zeitraum, jedoch mit ärztlicher Verordnung, und es kommt nicht zu einer Dosissteigerung („low dose dependence"). Die Grenze zwischen der mißbräuchlichen Einnahme zur Erzielung psychotroper Wirkungen und der Behandlung von Krankheitssymptomen im Sinne von Anxiolyse, Sedierung oder Schlafanbahnung ist unscharf. Auch das Kriterium der fortgesetzten Einnahme trotz des Wissens um die schädlichen Folgen trifft häufig nicht zu, wie überhaupt diese negativen (sozialen und gesundheitlichen) Folgen in der Einschätzung mancher Autoren gering sind. Ein „typisches Suchtverhalten", das das Leben um die Droge organisiert und die Beschaffung (inkl. Planung, Anlegen von Depots, halblegaler oder illegaler Beschaffung usw.) zum zentralen Lebensinhalt werden läßt, wird nur selten beobachtet. Kritisiert wird darüber hinaus die Unschärfe der Kriterien für die Diagnose des Entzugsyndroms (s. unten). Nebenwirkungsarmut und weitgehend fehlende euphorisierende Wirkungen der BZD stellen eine weitere Besonderheit im Vergleich zu vielen anderen Suchtmitteln dar. Tyrer (1993) faßt die Besonderheit der BZD-low-dose-Abhängigkeit zusammen:

> The only constant factor ... is the extreme difficulty patients have in withdrawing from treatment because of abstinence symtoms. Patients have a common refrain: „I don't know whether this drug is helping me or not, all I know is that whenever I try to reduce or stop it I feel terrible and have to start taking it again."

Viele Autoren argumentieren, daß Patienten mit Angst- oder Schlafstörungen, die von einer langfristigen Behandlung mit BZD profitieren, zu Unrecht als abhängig klassifiziert würden; insbesondere das Kriterium der Indikation ist daher in starkem Maß von subjektiven Bewertungen abhängig.

Es kann deshalb nicht überraschen, daß über die Höhe des Suchtrisikos wie über die Häufigkeit der BZD-Abhängigkeit gestritten wird. Es gilt als gesichert, daß nicht alle BZD-Langzeitkonsumenten auch abhängig werden – doch wie groß die Zahl der Patienten ist, die nach dem Absetzen der Medikation ein Entzugssyndrom entwickeln, ist umstritten. Die Zahlenangaben reichen von 5–80%, eine neuere niederländische Studie kam unter Hausarzt-Patienten auf einen Anteil von 40–50%; konservativ sollte von einem Drittel abhängiger Dauerkonsumenten ausgegangen werden (Wolter-Henseler 1999).

Benzodiazepin – Risiken und Besonderheiten im Alter

Vielfältige Beeinträchtigungen der psychomotorischen und kognitiven Leistungsfähigkeit, des Gedächtnisses und der Lernfähigkeit treten bereits unter therapeutischen Dosierungen von BZD auf, sie können auch bestehen bleiben, nachdem sich eine Toleranz gegen die sedierende Wirkung entwickelt hat, insbesondere aber bei höheren Dosen. Allerdings ist im Einzelfall das Risiko, durch eine BZD-Medikation kognitive Beeinträchtigungen zu erleiden, geringer als das Risiko aufgrund anderer Faktoren (z. B. Hypoxie oder akute Hirndurchblutungsstörungen bei Krankenhauspatienten); da BZD-Medikation jedoch häufiger vorkommt als diese anderen Risikofaktoren, erwies sie sich in einer Studie unter dem Strich als der bedeutsamste Risikofaktor für kognitive Beeinträchtigungen bei älteren Krankenhauspatienten.

Ähnlich differenziert ist die Sturzgefährdung durch BZD zu betrachten. BZD erhöhen wohl das Sturzrisiko; der durch gesetzliche Auflagen bedingte Rückgang der BZD-Verordnung in amerikanischen Altenheimen ging jedoch nicht mit einem Rückgang der Sturzhäufigkeit einher, und in einer Studie zeigte sich gar überhaupt kein Zusammenhang.

Während einige Studien ein größeres Sturzrisiko für langwirksame BZD feststellten, kamen andere zum gegenteiligen Resultat. Eine besonders große Gefährdung, übrigens auch für Verkehrsunfälle, besteht offenbar zu Beginn einer BZD-Medikation, d. h. vor der Toleranzentwicklung.

Die von BZD allein ausgehende Sturzgefahr scheint eher mäßig zu sein, sie wird aber potenziert durch davon unabhängige körperliche Handicaps wie Störungen des Lageempfindens in den Beinen, Gang- und Gleichgewichtsstörungen usw.

Andere Psychopharmaka, insbesondere trizyklische Antidepressiva und Neuroleptika, sind mit einem mindestens gleich großen, wenn nicht größeren Sturzrisiko behaftet als BZD, was auch für das Verkehrsunfallrisiko gilt. Die Risiken neuer Psychopharmaka lassen sich noch nicht abschließend beurteilen, weil viele von ihnen noch nicht lange auf dem Markt und deshalb noch nicht ausreichend untersucht sind; es deutet sich jedoch an, daß die Serotoninwiederaufnahmehemmer hier nicht unbedingt günstiger als trizyklische Antidepressiva und keinesfalls besser als BZD abschneiden (Literatur bei Wolter-Henseler 1999).

Die schleichende Intoxikation kann – wie beschrieben – bei alten Menschen noch erheblich verzögerter ablaufen, und auch Entzugssyndrome können sehr protrahiert verlaufen*. In beiden Fällen ist die Gefahr groß, daß die Symptomatik nicht im Zusammenhang mit dem Beginn oder dem Ende einer BZD-Medikation gesehen wird, wenn diese schon Wochen zurückliegen. Das Risiko wird erhöht durch die Unübersichtlichkeit des Marktes (1997 waren in Deutschland 24 BZD-Substanzen unter 102 Handelsnamen im Handel) und das Nebeneinander von BZD-kritischen und BZD-befürwortenden Haltungen unter den Ärzten: Bei Arztwechseln, Parallelbehandlungen oder Krankenhausaufenthalten wird nicht selten eine BZD-Medikation an- oder abgesetzt, letzteres mitunter unwissentlich. Ein weiteres Risiko liegt darin, daß manche Patienten zuhause BZD in niedrigerer Dosis als verordnet einnehmen, mit Eintritt in Krankenhaus oder (Tages-) Pflegeeinrichtung plötzlich aber die verordnete Dosis verabreicht wird, so daß es zu

---

* Generelle Aussagen über das Ausmaß dieser Verzögerungen sind kaum möglich, weil einerseits die Beeinträchtigung der hepatischen Elimination individuell sehr unterschiedlich sein kann und weil andererseits weitere pharmakokinetische Aspekte zu berücksichtigen sind: So kann z. B. die Abnahme der Plasmaalbuminkonzentration im Alter über die Erhöhung des freien Anteils eines BZD möglicherweise zu einer Beschleunigung der Elimination führen; dies wäre von Bedeutung für einige BZD mit relativ hoher Plasmaeiweißbindungsrate. Andererseits führt die relative Zunahme des Fettgewebes im Alter (u. U. auf das Doppelte) dazu, daß die zahlreichen lipophilen BZD noch ausgiebiger und länger im Organismus gespeichert werden; dies wäre im Hinblick auf schleichende Intoxikation und protrahierten Entzug ein additiver Effekt. Insgesamt sind die Verhältnisse sehr komplex. Im konkreten Einzelfall muß aber stets mit der Möglichkeit von schleichender Intoxikation oder protrahiertem Entzug gerechnet werden

Intoxikationserscheinungen kommt. Schleichende Intoxikationen und protrahierte Entzugssyndrome können somit zu pseudodementen, apathisch-adynamen und depressiven Zustandsbildern, letztere auch zu psychotischen Zustandsbildern führen, die diagnostisch falsch eingeschätzt werden.

Symptome des BZD-Entzuges

Nach der (abrupten) Beendigung einer BZD-Medikation kommt es häufig zu diskreten bis mäßigen Unruhe- oder auch Angstgefühlen, vegetativen Symptomen und Schlafstörungen. Diese Phänomene sind keineswegs zwangsläufig als Beleg für das Vorliegen einer Abhängigkeit zu werten: Es kann sich um das Wiederauftreten der Beschwerden bzw. Krankheitssymptome handeln, deretwegen die Behandlung begonnen wurde („Rückfall"); es kann aber auch eine einfache Gegenregulationen des Organismus zur Wiederherstellung eines Gleichgewichtszustandes vorliegen, wie man sie z.B. auch nach dem plötzlichen Absetzen von manchen Antihypertensiva (Betablocker, Clonidin), Antikoagulantien, aber auch trizyklischen Antidepressiva beobachten kann („Rebound").

Allerdings können auch eindeutige schwere Entzugssymptome („major symptoms") auftreten; neben deliranten Bildern und Grand-mal-Anfällen zählen hierzu insbesondere die als typisch für den BZD-Entzug geltenden vielfältigen Perzeptionsstörungen, aber auch endomorphe affektive und schizophreniforme Psychosen. Die letztgenannten psychopathologischen Syndrome sind dann als entzugsbedingt zu werten, wenn vergleichbare Störungen bei den betreffenden Patienten zuvor nicht beobachtet wurden. Allerdings ist die Einschätzung insbesondere der sensorischen Störungen bei vielen Patienten, v. a. bei solchen mit Angststörungen, nicht einfach.

Für ein Entzugssyndrom spricht schließlich, wenn die Symptome untypisch für den Formenkreis von Angstsyndromen sind, wenn sie bei dem betreffenden Patienten früher noch nie aufgetreten waren oder ihre Intensität um 50% gegenüber vorher erhöht ist und wenn sie unter erneuter Gabe eines BZD prompt sistieren.

Die Unterscheidung zwischen Rebound und Entzug läßt sich häufig nur anhand des zeitlichen Verlaufs treffen: Reboundphänomene klingen in Abhängigkeit von der Halbwertzeit des BZD innerhalb weniger Tage ab, während die Entzugssymptome nun erst an Intensität zunehmen. Die Symptome des BZD-Entzuges sind in der folgenden Übersicht aufgelistet (Apelt et al. 1992; Higgitt et al. 1985; Poser u. Poser 1996; Salzmann 1991; Schmauss 1996; Sieb u. Laux 1995).

Symptome bei Benzodiazepinentzügen

1. Neurovegetative und motorische Symptome
   - Appetitlosigkeit, Übelkeit, Brechreiz, abdominelle Krämpfe, Diarrhoe, Gewichtsabnahme
   - Palpitationen, orthostatische Pulsbeschleunigung, Hypotonie, Schwitzen, Schweißausbrüche
   - Tremor, Muskelzuckungen, gesteigerte Muskeleigenreflexe, Muskelkrämpfe, Schwäche, Myalgien, Gangunsicherheit, Dysarthrie, Hyperkinesen

- Schwindel, intermittierender Tinnitus, Druck auf das Ohr, Kopfschmerzen, retroorbitale Schmerzen
- Rasche Ermüdbarkeit, Erschöpfung, Schlafstörungen
2. Psychopathologische Symptome
    - Störungen von Auffassung, Aufmerksamkeit und Konzentration
    - Angst, innere Unruhe, Irritierbarkeit, Spannung, Erregung, Angstträume
    - Depressive Verstimmung, Schuldgefühle, Suizidphantasien/-impulse
    - Dysphorie, emotionale Labilität, Reizbarkeit, Feindseligkeit
3. Veränderungen der sensorischen Perzeption (abnorme, unter-/überempfindliche Wahrnehmungen)
    - Verschwommensehen, Augenflimmern, optische Verzerrungen, *Mikropsie/Makropsie*
    - Verminderung von Geruch und/oder Geschmack, *Metallgeschmack*
    - Überempfindlichkeit auf Licht, Lärm, Berührung
    - Leibgefühlsstörungen, Taubheitsgefühl, Parästhesien („wie auf Watte")
    - Körperschemastörungen, abnorme Bewegungswahrnehmungen („Liftgefühl")
    - Synästhesien
4. *Psychotische Symptome*
    - *Paranoid-halluzinatorische oder ängstlich-depressive Psychosen, die sich oft nicht sicher von schizophrenen bzw. affektiven endogenen Psychosen unterscheiden lassen*
    - *Depersonalisation, Derealisation, Entfremdungserleben*
5. *Delirante Symptome und Krampfanfälle*
    - *Mnestische Störungen, Inkohärenz, Desorientierung (örtlich, zeitlich, autopsychisch)*
    - *Epileptische Anfälle vom Grand-mal-Typ*

Die selteneren, aber – bei Fehlen einer entsprechenden Grunderkrankung – eindeutigen „major symptoms" sind *hervorgehoben*.

Persönlichkeitsvariablen und andere psychiatrische Symptome bzw. psychiatrische Komorbidität besitzen große Bedeutung für die Intensität der Entzugssymptome und Rückfallgefahr (Tyrer 1993). Insbesondere bei der Entstehung der unspezifischen „minor symptoms" spielen offenbar psychologische Mechanismen eine Rolle (Erwartungsangst); sie werden bei etwa 20% der Probanden allein schon nach der bloßen Ankündigung einer Dosisreduktion gefunden, so daß hier gelegentlich von „Pseudoentzugssymptomen" gesprochen wird (Geiselmann 1992). Dieses Phänomen ist sicherlich als Hinweis auf eine psychische Abhängigkeit zu werten. Andererseits ist die Entwicklung einer physischen Abhängigkeit auch unabhängig vom reinen Entzugsvermeidungsverhalten möglich: Die Intensität der Entzugssymptome ist nicht notwendigerweise ein Maß für die Abhängigkeit (Tyrer 1993).

Obwohl vermutet wird, daß die Schwere potentieller Entzugssyndrome mit der Einnahmedauer und der kumulativen Dosis zunehmen, ist das Risiko einer Abhängigkeit schon nach 3 Monaten gegeben, Reboundphänomene treten bereits nach 4–6 Wochen auf (Tyrer 1993).

Das Einnahmeverhalten erlaubt schon sehr früh Rückschlüsse auf die weitere Entwicklung: Patienten, die täglich BZD einnehmen, konsumieren diese Medikamente zu 2/3 auch noch nach über 10 Jahren.

BZD-Entzüge können protrahiert über eine Gesamtdauer von bis zu 12–15 Monaten andauern (Apelt et al. 1992; Ashton 1987; Higgitt et al. 1985). Krampfanfälle sollen z.B. häufig erst nach mehreren Wochen auftreten (Soyka 1990). Die meisten Autoren gehen davon aus, daß sich eine Abhängigkeit erst nach mindestens viermonatiger regelmäßiger Einnahme entwickelt (Apelt et al. 1992; Salzmann 1991), u. U. genügt aber auch schon ein kürzerer Zeitraum, etwa sechs Wochen (Sieb u. Laux 1995). Einigkeit herrscht darüber, daß bei BZD das Abhängigkeitsrisiko geringer und schwere Entzugssyndrome seltener sind als bei Alkohol oder Barbituraten; die Gefahr wächst jedoch mit zunehmender Verordnungsdauer, und als extrem hoch gilt das Risiko der Entwicklung einer BZD-Abhängigkeit bei Menschen mit vorbestehenden anderen Suchtmittelabhängigkeiten – hier ist die Verordnung kontraindiziert (Salzmann 1991; Soyka 1990).

Schwere Entzugssyndrome mit Krampfanfällen usw. treten bevorzugt bei langjähriger Hochdosisabhängigkeit auf; die Entzüge sind hierbei in der Regel intensiver, qualitativ aber nicht von den Entzugssyndromen bei Niedrigdosisabhängigkeit verschieden, wo bei langjähriger Vorgeschichte auch lebensbedrohliche Verläufe möglich sind (Apelt et al. 1992; Schmauss 1996; Sieb u. Laux 1995) Zu schweren Entzugssymptomen („major symptoms") kommt es eher selten (bis zu 20 % – Schmauss 1996).

Die Intensität der Entzugssymptome wächst wahrscheinlich mit der Einnahmedauer, der kumulativen Dosis und dem Lebensalter (Poser u. Poser 1996), so daß bei alten Menschen „major symptoms" häufiger auftreten dürften.

Ein „klinischer Abhängigkeitsindex für BZD" aus 17 Kriterien (von der Beschaffungsaktivität über psychopathologische Auffälligkeiten bis zu Entzugs- und Intoxikationssymptomen) erleichtert die Abschätzung des Schweregrades der Abhängigkeit (Sieb u. Laux 1995).

Kasuistik

Die 79jährige Patientin wird stationär aufgenommen wegen nächtlicher Unruhezustände und optischer Halluzinationen (sie sieht Katzen in der Luft und in Sträuchern, Reiter, die durchs Fenster kommen, Uniformierte); z. T. ist sie sich des Trugwahrnehmungscharakters bewußt (Pseudohalluzinationen). Eine ambulante Vorbehandlung durch einen Nervenarzt mit einer niedrigen Haloperidoldosis (2,5 mg/Tag) und Chlorprothixen (30 mg abends) ist nicht erfolgreich gewesen bzw. erschien der Patientin und den Bezugspersonen aufgrund von Nebenwirkungen beim Versuch einer Dosiserhöhung zu riskant.

Die alleinstehende Patientin erscheint körperlich wie geistig-seelisch rüstig. Im Gespräch mit ihr und der wichtigsten Bezugsperson, einer deutlich jüngeren langjährigen engen Freundin, die verläßliche Auskünfte zu geben vermag, ergeben sich keine richtungsweisenden anamnestischen Informationen. Die Frage nach psychotropen Medikamenten, insbesondere Schlaf- und Beruhigungsmitteln, wird von Stations- und Oberärztin mehrfach gestellt und stets verneint. Die durchgeführte Diagnostik liefert ebenfalls keine richtungsweisenden Befunde.

Unter neuroleptischer Behandlung (Haloperidol bis 10 mg/Tag) klingt die halluzinatorische Symptomatik rasch und vollständig ab. Drei Wochen nach der Aufnahme bittet die Freundin der Patientin um ein Gespräch, bei dem sie nun spontan berichtet, ihr sei eingefallen, daß die Patientin zwanzig Jahre lang niedrig dosiert Oxazepam eingenommen hat. Etwa zwei Monate vor der Krankenhausaufnahme hatte sich der langjährige Hausarzt der Patientin geweigert, das Medikament weiter auf einem Kassenrezept zu verordnen. Er bot ihr die Verordnung auf einem Privatrezept an. Aus Sparsamkeitsgründen wechselte nun die Patientin den Hausarzt in der Hoffnung, der neue werde ihr das Schlafmittel wieder auf Krankenkassenkosten verordnen – was jedoch nicht der Fall war: Der neue Hausarzt verordnete überhaupt kein Benzodiazepin mehr.

Therapie

Indikation der Entzugsbehandlung

Alte Menschen mit monovalentem „Low-dose"-BZD-Konsum haben in aller Regel kein Problembewußtsein für ihre Suchtgefährdung. Häufig reagieren sie ungläubig bis empört, wenn dieses Thema angesprochen wird: Sie haben doch nur eingenommen, was der Arzt verordnet hat. Im stationären Bereich erfolgen die Einweisungen auch kaum jemals unter der Diagnose einer BZD-Abhängigkeit bzw. zum Entzug, sondern unter anderen Diagnosen, meist „Depression". Entsprechend ambivalent und unsicher ist die Motivation zu einer Entzugsbehandlung, insbesondere wenn (anfänglich schleichende Intoxikation) hirnorganische Beeinträchtigungen bestehen (Scholz 1996).

Bei den Patienten selbst, aber auch bei Angehörigen und therapeutischem Personal trifft man häufig eine wohlmeinend-defätistische (aber damit auch problemverleugnende und problemvermeidende) Haltung an: Angesichts des fortgeschrittenen Alters stelle doch eine Suchtentwicklung keine wirkliche Gefährdung dar, ein Entzug lohne nicht und sei nur Quälerei. Doch auch bei älteren Menschen sollte nicht vorschnell auf die Entzugsbehandlung verzichtet werden. Einerseits müssen Krankheitssymptome und Lebensqualität und BZD nach erfolgreichem Entzug gegeneinander abgewogen werden, andererseits ist die (mutmaßliche) verbleibende Lebensspanne von Bedeutung. Wenn sich unter laufender BZD-Medikation die psychischen Symptome wieder verschlechtern, wenn also eine (späte) Toleranz eintritt, die BZD ihre Wirkung verlieren (Ashton 1987; Luderer et al. 1995) und andererseits noch mit einigen Jahren Lebenserwartung zu rechnen ist, sollte man eine Entzugsbehandlung erwägen (Scholz 1996; Poser u. Poser 1996). Bereits eine Dosisreduktion ohne Verschlechterung der Befindlichkeit ist ein Erfolg.

In diesem Zusammenhang sei noch einmal daran erinnert,
- daß ohnehin mehr als die Hälfte der BZD-Langzeitkonsumenten das Absetzen ohne Probleme überstehen und
- daß BZD nach längerfristiger Einnahme keinen Effekt mehr haben (hypnotische Wirkung) oder dies zumindest fraglich ist (anxiolytische Wirkung).

Deshalb müssen Patienten, die längere Zeit BZD eingenommen haben, immer wieder über diese Zusammenhänge, insbesondere über die Bedeutung der Reboundphänomene, aufgeklärt und regelmäßig, z.B. halbjährlich, zu Dosisreduktions- oder Auslaßversuchen ermuntert werden! Minimalziel bei älteren Patienten sollte es sein, eine Umstellung auf solche BZD vorzunehmen, bei denen keine schleichenden Intoxikationen zu befürchten sind, mit denen ansonsten bei zunehmendem Alter immer mehr zu rechnen ist.

Durchführung der Entzugsbehandlung

Der Entzug sollte stets fraktioniert erfolgen, wobei lineare und semilogarithmische Strategien angewandt werden. Der Entzug kann mit der vorher eingenommenen Substanz erfolgen, es kann aber auch auf ein langwirksames Präparat in Tropfenform umgestellt werden, was neben einem automatischen Ausschleichen aufgrund der langen HWZ auch feine Dosierungsänderungen ermöglicht. In Einzelfällen wird die Substitution nicht toleriert, und der Entzug gelingt nur mit der mißbräuchlichen eingenommenen Substanz. Der fraktionierte Entzug sollte keinem starren Schema folgen, sondern sich an der jeweiligen individuellen Problematik orientieren. In Einzelfällen erweisen sich die letzten Schritte, das Absetzen der letzten geringen Dosen als besonders schwierig, was einmal mehr auf die Bedeutung psychologischer Faktoren verweist (s. oben). Unterstützend werden Antidepressiva, Carbamazepin oder Betablocker eingesetzt, es gibt auch Versuche mit Clonidin. Je höher die Dosis, je länger die Einnahme und je älter der Patient, umso vorsichtiger und damit langsamer sollte der Entzug durchgeführt werden, der somit häufig mehrere Monate andauern kann (Higgitt et al. 1985; Poser u. Poser 1996; Schmauss 1996; Sieb u. Laux 1995). Auch nach eigenen Erfahrungen zieht sich selbst im stationären Rahmen allein die fraktionierte Entzugsbehandlung nicht selten über mehrere Wochen hin, und auch nach dem endgültigen Absetzen vergehen oft noch etliche weitere Wochen, bis eine leidliche geistig-seelische Stabilisierung erreicht ist.

Angesichts dieser langen Zeiträume wird häufig – nicht zuletzt aus Kostengründen – ein ambulanter Entzug vorgeschlagen (Higgitt et al. 1985; Poser u. Poser 1996; Soyka 1990). Sind ältere Patienten alleinstehend oder angesichts verhärteter familiärer Konflikte ohne ausreichendes stützendes „soziales Netzwerk", sind darüber hinaus in der häuslichen Umgebung immer wieder gefährliche Situationen durch Überdosierungszustände, Krampfanfälle usw. aufgetreten, ist zumindest über weite Strecken ein stationärer Entzug unumgänglich. Eine erfolgreiche Behandlung ist dann kaum innerhalb einer kürzeren Zeit als sechs Monate möglich! Doch schon allein die bei älteren Patienten häufig feststellbare Ambivalenz bei gleichzeitig absehbarer schwieriger Prognose (somatische Erkrankungen, problematische soziale Situation) läßt eine stationäre Behandlung zweckmäßig erscheinen – ganz abgesehen von denen, die in einem ausgeprägten „pseudodementen" Zustand zur Aufnahme kommen, in dem sie (zunächst) nicht verantwortlich für sich entscheiden können. In vielen Fällen kann der stationäre Entzug durch die Behandlung in einer gerontopsychiatrischen Tagesklinik abgekürzt werden.

Längerfristige Prognose

Chronische körperliche Erkrankungen bzw. Beschwerden stellen einen wichtigen Prädiktor für die Entwicklung einer BZD-Dauereinnahme dar (Geiselmann 1992), und auch die in Follow-up-Studien nachweisbare erhöhte Mortalität durch natürliche Todesursachen bei Langzeitkonsumenten steht offenbar mit der Häufung körperlicher Erkrankungen bei diesen Patienten in Zusammenhang*. BZD-Dauerkonsumenten haben in der Regel erfolglose Absetzversuche hinter sich und lehnen überwiegend einen (erneuten) Absetzversuch ab (Geiselmann 1992). Häufig wird vom Arzt schlicht „vergessen" zu überprüfen, ob die Indikation weiterhin besteht.

Man weiß nicht viel über die (längerfristige) Prognose nach einem BZD-Entzug. Es ist bekannt, daß die Abbrecherquote umso höher liegt, ja abrupter der Entzug erfolgt. Bei einer langsamen, fraktionierten Entzugsbehandlung liegt die unmittelbare Erfolgsrate i. S. einer Beendigung der Medikation zunächst sehr hoch, doch danach bleibt wohl nur ca. ein Drittel der Patienten ohne Probleme. Ein großer Teil benötigt eine antidepressive Medikation, und es gibt viele Rückfalle (Higgitt et al. 1985).

Optimistische Angaben über für Suchtkrankheiten vergleichsweise niedrige Rückfallraten von ca. 50% (Poser u. Poser 1996) gelten wohl eher für jüngere Patienten mit großer Motivation zum Entzug, wie z.B. auch in einer englischen Studie: Bei 50 unausgewählten konsekutiven (und damit nicht repräsentativen) Patienten einer „clinical pharmacology unit" wurde das Ergebnis bei einer Katamnesedauer zwischen 10 Monaten und 3,5 Jahren nach Beendigung der Entzugsbehandlung in 70% als gut oder sehr gut und nur in 8% als Fehlschlag bezeichnet; allerdings kamen alle Patienten freiwillig mit dem Wunsch zum Entzug zur Aufnahme, und entsprechend weist die Autorin auch auf deutlich negativere Ergebnisse bei einem nicht so selektierten Patientengut hin (Ashton 1987).

Andererseits zeigt die (allerdings nur retrospektive) Krankenblattauswertung der Erlanger Psychiatrischen Universitätsklinik, daß sich Angst, Depressivität und körperliche Beschwerden unter einer BZD-Dauermedikation überwiegend verschlechterten (für Schlafstörungen und „Nervosität" ergaben sich keine signifikanten Unterschiede). Überwiegend profitieren die Patienten damit nicht von einer langfristigen BZD-Medikation, während es den meisten nach durchgemachtem Entzug besser geht (Luderer et al. 1995).

Konsequenzen für das Verordnungsverhalten

Gerade Primärärzte sind mit Multimorbidität und Schlaflosigkeit im Alter konfrontiert. Durch solche Erkrankungen im Verein mit anderen altersspezifischen Belastungen (Verlusterfahrungen, Einsamkeit) und durch die mit dem eigenen körperlichen Verfall und dem nahenden Tod verbundenen narzißtischen Kränkungen können Angst und Unruhezustände entstehen, die den kategorischen

---

* Alternativ wird allerdings auch eine erhöhte Mortalität als Folge der BZD-Medikation diskutiert, z.B. in Form von nächtlichen Schlafapnoe-Syndromen (Poser u. Poser 1996)

Verzicht auf eine medikamentöse Sedierung oder Anxiolyse inhuman erscheinen ließen; hinzu kommt, daß viele Patienten angesichts dieser narzißtischen Kränkungen illusorische Heilserwartungen in Medikamente setzen, daß das jederzeit verfügbare Arzneimittel als Substitut des nicht ständig präsenten Arztes dient und die eigenständige Tabletteneinnahme das für alte Menschen sehr wichtige Gefühl von Autonomie ermöglicht. Es gilt also, das Kind nicht mit dem Bade auszuschütten und zwischen unkritischer Massenverordnung von BZD auf der einen Seite und ihrer pauschalen Verteufelung auf der anderen Seite einen vernünftigen Mittelweg zu gehen: BZD sind in sinnvoller Indikation und bei angemessener Verordnungsdauer (d. h. stets kritische Überprüfung der Indikation, Auslaßversuche in Kenntnis der Reboundproblematik) segensreiche Medikamente, auch in der Behandlung älterer Patienten mit ihren häufig sehr komplexen und schwer überschaubaren Problemverflechtungen. (Ancill u. Carlyle 1993; Tyrer 1993)

Die Alternative zur BZD-Verordnung kann nicht darin bestehen, BZD vollständig zu vermeiden oder als „Alternative" auf andere Substanzen überzugehen.

Alternativen

Die Verordnung von BZD scheint den Krankenkassendaten zufolge seit Jahren rückläufig; dafür nimmt die Verschreibung von Neuroleptika, Antidepressiva und pflanzlichen Psychopharmaka zu. Der Verordnungsrückgang ist jedoch wahrscheinlich geringer als die Krankenkassendaten nahelegen, denn die Absatzzahlen der Hersteller liegen deutlich höher: Einerseits nehmen die Privatrezeptverordnungen zu, andererseits werden offenbar von Apotheken die Kassenrezepte oft gar nicht mehr weitergegeben, wenn – wie bei den preiswerten BZD häufig – der Verkaufspreis unterhalb der Selbstbeteiligungsgrenze liegt.

Die mitunter vorgenommene Unterscheidung in „gute" (nichtsuchterzeugende) und „böse" (suchterzeugende) Medikamente erscheint angesichts der eben angerissenen Nebenwirkungsprofile fragwürdig, zumal man berücksichtigen muß, daß unter Antidepressiva und Neuroleptika zahlreiche weitere schwerwiegende Nebenwirkungen auftreten können, während die BZD sich durch eine geringe akute medizinische Gefährlichkeit auszeichnen.

Diese Unterscheidung ist außerdem angesichts der Unübersichtlichkeit des Arzneimittelmarktes für die Patienten nicht nachvollziehbar: Eigene Erfahrungen aus Gruppen von älteren Patienten mit Sucht- und Mißbrauchsproblemen zeigen, daß die Betroffenen in der Regel beispielsweise Saroten und Tavor in einen Topf werfen. Auf beide gleichermaßen kann sich eine medikamentenskeptische Haltung der Patienten ebenso beziehen wie eine medikamentengläubige Haltung.

Im Hinblick auf den Medikamentenmißbrauch ist ein Ziel sicher der mündige Patient. Der mündige Patient verlangt nicht einfach nur nach Pillen, und er schluckt nicht einfach, was ihm verordnet wird, sondern er tritt mit seinem Arzt in einen Dialog. Zu diesem Dialog gehören zum Beispiel die folgenden Fragen des Patienten: „Was verordnen Sie mir? Welche Risiken birgt dieses Medikament? Welche Alternativen gibt es?"

Es müssen jedoch Zweifel erlaubt sein, ob so viel an Mündigkeit gerade von älteren Patienten realistischerweise erwartet werden darf. Alte Menschen sind häufig sehr autoritätsgläubig, teilweise vielleicht auch schon geringfügig hirnorganisch beeinträchtigt, und sie kommen als Leidende zum Arzt. Gerade durch diesen letztgenannten Umstand wird per se ein Ungleichgewicht in der Arzt-Patienten-Beziehung konstituiert, ein Machtgefälle, mit dem gedankenlos umgegangen, das sogar mißbraucht werden, das aber auch im Sinne der „Droge Arzt" hilfreich eingesetzt werden kann.

Von nicht wenigen Patienten wird ein solches traditionelles Arzt-Patient-Verhältnis, in dem der Arzt als Autorität erscheint, der man sich bedingungslos anvertrauen kann, ausdrücklich gewünscht. Damit sind aber vor allem die Ärzte aufgerufen, die Risikofaktoren für die Entwicklung einer Medikamentenabhängigkeit im Auge zu behalten. Ihre Verantwortung ist größer als die der Patienten.

Literatur

Ancill RJ, Carlyle WW (1993) Benzodiazepine use and dependency in the elderly: striking a balance. In: Hallström C (ed) Benzodiazepine Dependence. Oxford Univ Press, Oxford, pp 238–251

Apelt S, Schmauss C, Emrich HM (1992) Psychopharmakologie und Klinik der Benzodiazepin-Abhängigkeit. Fortschr Neurol Psychiat 60:104–109

Ashton H (1987) Benzodiazepine Withdrawal: Outcome in 50 Patients. Br J Addict 82:665–671

Benkert O, Hippius H, Wetzel H, Gründer g (1996) Psychiatrische Pharmakotherapie, 6. Aufl. Springer, Berlin

Geiselmann B (1992) Langzeittherapie mit Psychopharmaka versus Arzneimittelabhängigkeit. In: Helmchen H, Linden M (Hrsg) Die jahrelange Behandlung mit Psychopharmaka. W. de Gruyter, Berlin New York, S 185–201

Hajak G, Rüther E (1995) Neue Nichtbenzodiazepinhypnotika. Internist 36:1085–1091

Higgitt A, Lader HM, Fonagy P (1985) Clinical management of benzodiazepine dependence. Brit Med J 291:688–690

Laux g (1995) Aktueller Stand der Behandlung mit Benzodiazepinen. Nervenarzt 66:311–322

Luderer H-J, Schulz M, Mayer M (1995) Langzeiteinnahme von Benzodiazepinen – Krankheitsentwicklung, Folgeerscheinungen, Behandlung. Psychiat Prax 22:231–234

Müller WE (1997) Besonderheiten der Psychopharmakotherapie im Alter am Beispiel der Benzodiazepine. In: Förstl H (Hrsg) Lehrbuch der Gerontopsychiatrie. Enke, Stuttgart, S 141–151

Poser W, Poser S (1996) Medikamente – Mißbrauch und Abhängigkeit. Thieme, Stuttgart

Salzmann C (1991) Benzodiazepine in der ärztlichen Praxis. Report der Arbeitsgruppe der Amerikanischen Psychiatrischen Gesellschaft (APA Task Force) zu Abhängigkeit, Toxizität und Mißbrauch von Benzodiazepinen. Nervenarzt 62:61–63

Schmauss M (1996) Therapie mit Tranquilizern/Hypnotika. In: Möller HJ, Schmauss M (Hrsg) Arzneimitteltherapie in der Psychiatrie. Wissenschaftl. Verlagsgesellschaft, Stuttgart, 231–282

Scholz H (1996) Abhängigkeitskrankheiten. In: Zapotoczky HG, Fischhof PK (Hrsg) Handbuch der Gerontopsychiatrie. Springer, Wien, S 337–346

Sieb JP, Laux g (1995) Abusus und Abhängigkeit von Benzodiazepinen. In: Riederer P, Laux G, Pöldinger W (Hrsg) Neuro-Psycho-Pharmaka, Bd. 2: Tranquilizer und Hypnotika. Springer, Wien New York, S 111–133

Soyka M (1990) Benzodiazepine: Abhängigkeit und Entzugssyndrome – Klassifikation, Klinik und Therapie. In: Herz A, Hippius H, Spann W (Hrsg) Psychopharmaka heute. Springer, Berlin Heidelberg New York, S 150–160

Tyrer P (1993) Benzodiazepine Dependence: a Shadowy Diagnosis. Biochem Soc Symp 59:107–119

Vorderholzer U, Hohagen F (1998) Schlafstörungen und Hypnotikagebrauch im höheren Lebensalter. In: Havemann-Reinecke U, Weyerer S, Fleischmann H (Hrsg) Alkohol und Medikamente, Mißbrauch und Abhängigkeit im Alter. Lambertus, Freiburg, S 73–85

Wolter-Henseler DK (1996) Zur Problematik der Benzodiazepinverordnung im Alter. Psycho 22:454–464
Wolter-Henseler DK (1999): Anwendung von Benzodiazepinen im Alter. In: Remlein K-H, Nübel g (Hrsg) Geschlechtslos im Alter? Aspekte zur Alterssexualität. Jahrbuch der Gerontopsychiatrie Jakob van Hoddis, Gütersloh, S 102–116

Mißbrauch und Abhängigkeit von Analgetika

J. JAGE

Epidemiologie

Analgetika (s. Übersicht) sind Pharmaka mit einer schmerzsenkenden Wirkung. Sie werden in Deutschland im Verhältnis zu anderen Substanzgruppen am häufigsten verschrieben. Koanalgetika haben primär ein anderes Indikationsgebiet, jedoch ist ihre analgetische Wirksamkeit gesichert. Meist werden sie als Ergänzung von Analgetika verordnet.

Einteilung der Analgetika

- Nichtopioidanalgetika
  - Nichtsteroidale Antiphlogistika (NSA)
  - Metamizol
  - Paracetamol
  - Flupirtin
- Opioide
  - Opioide gegen mittelstarke Schmerzen (Tramadol, Dihydrocodein, Tilidin)
  - Opioide gegen starke Schmerzen (Morphin, Fentanyl, Methadon, Hydromorphon, Pethidin, Piritramid, Oxycodon)
- Koanalgetika
  - Trizyklische Antidepressiva
  - Antikonvulsiva

Auf der Basis anhaltender Schmerzen und deren Therapie kann sich eine psychische Abhängigkeit von Analgetika entwickeln (Glier 1999; Göbel 1997; Maruta et al. 1979; Poser u. Poser 1996; Wörz 1994). Häufiger ist der Mißbrauch von Analgetika. Meist sind es Kombinationspräparate aus einem Nichtopioid mit einer psychotropen Substanz, seltener sind es Opioide, nur sehr selten sind es Antidepressiva.

Die bisher bekannten Prävalenzdaten eines Mißbrauchs oder einer psychischen Abhängigkeit bei Patienten mit chronischen Schmerzen schwanken je nach Schmerzursache und angewendeten Kriterien erheblich, sie liegen im Bereich zwischen 0 und 24% (Dertwinkel et al. 1996). Diese hohe Schwankungsbreite ist kaum verwunderlich, wenn die vielfältigen, insbesondere psychischen und biografischen Einflüsse (Poser u. Poser 1996; Krausz u. Freyberger 1997) einbezogen werden. Definierte Verlaufskontrollen an großen Patientenkollektiven fehlen bisher.

In einer Untersuchung an 125 Patienten mit nicht näher beschriebenen nichttumorbedingten Schmerzen wurden DSM-Kriterien zu Mißbrauch und Abhängigkeit zugrunde gelegt (Kouyanou et al. 1997). Bei 12% der Patienten wurde ein Mißbrauch oder Abhängigkeit von Opioiden, Benzodiazepinen und Antidepressiva festgestellt, 17% wendeten höhere Dosierungen als empfohlen an, und bei 9,6% trafen die DSM-Kriterien für eine Rückbildung von Mißbrauch oder Abhängigkeit zu. Insgesamt hatten also 38,6% der Patienten erhebliche Probleme im Umgang mit Pharmaka.

Ab dem 40. Lebensjahr steigt das Risiko einer Medikamentenabhängigkeit, Frauen sind häufiger betroffen als Männer (Remien 1994, zit. bei Glaeske 1998). In den Gesetzlichen Krankenversicherungen (GKV) waren nach einer Analyse 1,27% der Männer (1994: ca. 426.000 Männer) und 4,07% der Frauen (1994: ca. 1,55 Millionen) manifest von ärztlich verordneten Pharmaka abhängig. Hinzu kommt eine als gefährdet eingestufte Gruppe von etwa 1,49% der Männer (ca. 500.000) bzw. 3,1% der Frauen (ca. 1,18 Millionen). Hoch ist der Anteil verschriebener Benzodiazepine und Tranquilizer, er betrug damals (1994) etwa 60%. Beide Substanzen sind nicht Analgetika.

Es ist typisch, daß Patienten mit Mißbrauch oder psychischer Abhängigkeit von Analgetika eine jahrelange Schmerzdauer angeben, ebenso zahlreiche und vergebliche Therapieversuche. Man kann den Substanzmißbrauch als Initialstadium für eine fließende Abhängigkeitsentwicklung ansehen.

Mißbrauch und Abhängigkeit von Analgetika können die Schmerzen unterhalten, sie führen zu geminderter psychischer und körperlicher Leistungsfähigkeit, zu Verhaltensstörungen, Aggressivität, erhöhter Verletzlichkeit, zu Depressionen, häufigen Arbeitsausfällen und körperlichen Erkrankungen.

Mißbrauch und Abhängigkeit sind teuer. Beschaffungsprobleme für Analgetika treten im Gegensatz zur Abhängigkeit von illegalen Drogen selten auf, da sich stets ein schmerztherapeutischer tätiger Arzt findet. Außerdem zeigt sich nicht selten, daß die biopsychosoziale Dimension chronischer Schmerzen diagnostisch unzureichend abgeklärt wird. Dann wird dem biologischen Anteil mehr Aufmerksamkeit in Form verschriebener Analgetika geschenkt. Es gibt jedoch Schmerzerkrankungen, zu deren Therapie Opioide keinesfalls gehören sollten, so die offenbar nicht seltenen somotoformen Schmerzstörungen.

Der iatrogene Punkt verdient mehr Aufmerksamkeit. Nicht allein der betroffene Patient, sondern eine ärztlicherseits unzureichend kontrollierte Wirkung verschriebener Analgetika kann dem Mißbrauch Vorschub leisten (Göbel 1997, Portenoy u. Payne 1997).

Die gleichzeitige Verordnung verschiedener psychotroper Pharmaka ist bei Schmerzpatienten alles andere als selten, Zahlen um 16% (Kouyanou et al. 1997) bzw. von 38% für drei und mehr täglich verschriebene Pharmaka zur Schmerztherapie wurden mitgeteilt. Fast 9% der Patienten mit chronischen Schmerzen verheimlichten die zusätzliche Einnahme illegaler Drogen (Fishbain et al. 1999), und 23% (Berndt et al. 1993) verschweigen die zusätzliche Einnahme nicht verordneter Pharmaka, was nicht nur im Sinne eines Mißbrauchs, sondern auch als

Kennzeichen einer mangelnden Compliance gewertet werden kann. Patienten mit einer Mißbrauchsanamnese, chronischen Kopf- und Gesichtsschmerzen und langer Schmerzdauer taten dies häufiger als Patienten mit anderen Schmerzen, fehlender psychiatrischer Komorbidität und kürzerer Anamnesedauer. Gleicheitig war ihre Compliance zur Anwendung schmerztherapeutischer Maßnahmen auffällig niedrig (Berndt et al. 1993). Diese Auflistung kann im Sinne risikoerhöhender Faktoren eingestuft werden, zu denen weiterhin Persönlichkeitsstörungen, Verhaltensauffälligkeiten wie z.B. eine ängstliche, konfliktvermeidende Persönlichkeit, das Vorliegen einer psychiatrischen Komorbidität wie Schizophrenie und Depression (Krausz u. Freyberger 1997, Poser u. Poser 1996) gehören.

Schmerzpatienten mit Mißbrauch und Abhängigkeit sind oft schwierig zu führende Patienten. Sie stellen hohe Anforderungen an behandelnde Ärzte und wechseln häufig, sie sind eher nur kurzfristig motivierbar, ihre persönliche Situation zu ändern.

Der Begriff der Kreuzabhängigkeit besagt, daß bei psychischer Abhängigkeit von einer Substanz eine niedrigere Schwelle zur Abhängigkeitausbildung von einer anderen Substanz besteht. Dies ist eher bei Substanzen aus der gleichen Stoffklasse der Fall, also z.B. innerhalb der Opioide. Es gibt aufgrund molekularbiologischer Erkenntnisse Hinweise, daß die verschiedenen substanzgebundenen Abhängigkeiten eine gemeinsame neurochemische Endstrecke haben (Nestler u. Aghajanian 1997).

Dies könnte eine Erklärung dafür sein, daß bei bestehender Abhängigkeit von einer psychotropen Substanz das Risiko zur Abhängigkeit von einer anderen Substanz steigt. Bei Alkoholikern besteht häufig gleichzeitig eine Abhängigkeit von Nikotin, und Straßenabhängige von Heroin sind häufig auch von Alkohol, Nikotin und Benzodiazpinen abhängig.

Ob dies auch für Schmerzpatienten gilt, ist offen. Die Prävalenz des Alkoholismus ist bei Patienten mit Karzinomen im Mund-Pharynx-Ösophagus-Bereich besonders hoch. Jedoch wird eine Analgetikaabhängigkeit nicht beobachtet, wenn diese nun zur Behandlung ihrer Schmerzen ein stark wirkendes Opioid wie Morphin benötigen (Portenoy u. Payne 1997; Twycross 1999). Eine Opioidtherapie per se ist also keinesfalls als suchtbegünstigend einzustufen.

Mißbrauch und psychische Abhängigkeit sind kein konstanter Zustand. Sie unterliegen hinsichtlich ihrer Ausprägung verschiedenen situativen, z. T. auch biographischen Einflüssen. Das Auftreten körperlicher Entzugssymptome kann gravierend sein und den ständig wiederkehrenden Griff zum gewohnten Medikament oder zu einer Ersatzsubstanz erzwingen.

Die Suchtangst vor Opioiden ist eine verbreitete ärztliche Annahme, weswegen vielen Krebspatienten eine ausreichende Schmerztherapie vorenthalten wird. Zusätzlich gibt es irrationale Barrieren auf ärztlichem Sektor, speziellen Patientengruppen wie Patienten mit Alkoholismus, aktiver Opioidabhängigkeit oder bei Teilnahme am Methadon-Substitutionsprogramm ein ausreichend dosiertes stark wirksames Opioid zu verordnen, wenn starke Schmerzen durch Krebs oder AIDS dies erfordern. Die langjährigen, internationalen Erfahrungen mit Opioiden in der Tumorschmerztherapie belegen, daß Suchtangst unbegründet ist. Noch immer wird vereinzelt die Behauptung aufgestellt, die Suchtproblematik sei eine Kontraindikation zum Einsatz zentral wirksamer Analgetika, also Opioiden. Dies sollte nicht generell, sondern nur für bestimmte Schmerzerkrankungen mit einem besonders hohen Anteil psychischer Probleme zutreffen.

Es gibt recht zuverlässige Erkenntnisse in die Abläufe, die zur Entstehung eines Mißbrauchs bei chronischer Einnahme von Analgetika führen können.

1. Eines der den Mißbrauch begünstigenden Probleme ist das episodenhafte, zuweilen anfallsartig auftretende Schmerzgeschehen. Kopfschmerzen sind in etwa 75% der Fälle der Anlaß einer sich langsam entwickelnden Analgetikaabhängigkeit, und bei 5–10% der Patienten mit chronischen Kopfschmerzen werden diese durch Nichtopioidanalgetika unterhalten (Göbel 1997). Infolge häufig wiederkehrender Kopfschmerzen wie z. B. Migräne werden die Analgetika nur bedarfsweise eingenommen. Die initial erfahrenen Wirkungen lassen bald nach, weswegen die Dosis gesteigert wird. Bei häufigem Gebrauch und Überschreiten von Schwellendosierungen werden die Analgetika wirkungslos, sie unterhalten vielmehr die Kopfschmerzen (Göbel 1997; Wörz 1994). Es wird vom medikamenteninduzierten Kopfschmerz gesprochen. Besonders hohen Anteil haben Kombinationspräparate, d. h. Analgetika mit zwei und mehr Wirksubstanzen, die von 88% der Betroffenen täglich eingenommen werden (Göbel 1997).

   Es wird im Laufe der Zeit beobachtet, daß aus der ursprünglich intervallartigen Schmerzsymptomatik von Migräne-oder Spannungskopfschmerz ein Dauerkopfschmerz geworden ist (Wörz 1994). Dieser kann nun die Ursache einer zügellosen Einnahme verschiedenartiger Analgetika wie z. B. auch von Monosubstanzen wie Acetylsalicylsäure oder Paracetamol sein.

2. Chronischer Analgetikamißbrauch und Abhängigkeit sind häufig mit einer ängstlich-depressiven, leicht verletzbaren Persönlichkeitsstruktur mit abnorm niedriger Frustrationstoleranz (Krausz u. Freyberger 1997) verbunden. Es gibt eine auffällige Häufung anamnestischer Angaben von Abhängigen ohne Schmerzerkrankung über Vernachlässigung, körperlichen oder sexuellen Mißbrauch in der Kindheit, frühzeitigen Gebrauch von Alkohol, Nikotin sowie in besonders hoher Zahl (75%) elterlichen Mißbrauch psychotroper Substanzen. Dies sind ähnliche Risikokonstellationen, wie sie gehäuft bei Patienten mit chronischen, nichttumorbedingten Schmerzen auftreten, jedoch bei diesen ohne ein Anzeichen von Mißbrauch oder Abhängigkeit (Hoffmann u. Franke 1993).

3. Die wiederholte Erfahrung mit psychotropen Wirkungen eingenommener Analgetika ist mißbrauchsbegünstigend. Hervorzuheben sind Koffein, Kodein und Ergotamin als Bestandteil von Kombinationspräparaten (Wörz 1994).

4. Durch regelmäßige Einnahme barbiturathaltiger Analgetika entwickelte sich früher ein Abhängigkeitstyp mit spezifischen Entzugssymptomen. Barbiturate sind heute nicht mehr Bestandtteil von Analgetika, während Benzodiazepine bzw. deren Derivate als Antikonvulsivum (z. B. Rivotril) bei schweren neuropathischen Schmerzen verordnet werden, ebenso auch als Bestandtteil muskelrelaxierender Medikamente (z. B. Musaril) bei muskuloskeletalen Schmerzen.

Pharmakologie der Analgetika

Patienten mit chronischen Schmerzen nutzen folgende Analgetika:
- Analgetika als Kombinationspräparat mit psychotropen Anteilen (Kodein, Koffein),
- ergotaminhaltige Analgetika,
- Nichtopioide,
- Opioidanalgetika.

Die häufig mißbrauchten Benzodiazepine wirken nicht analgetisch, sie werden deshalb an dieser Stelle nicht besprochen.

Analgetika als Kombinationspräparate mit psychotropen Anteilen

Noch immer sind die frei verkäuflichen Analgetika – ausnahmslos sind es Nichtopioide und zum Teil Kombinationspräparate – in Deutschland die am meisten von Apotheken vergebenen Medikamente. Etwa 3/4 aller Analgetika werden auf diese Weise erworben (Glaeske 1998), der Anteil ärztlich verschriebener Analgetika liegt dagegen nur etwa bei 20%. Meist enthalten die Kombinationspräparate ein Nichtopioid wie Paracetamol oder Acetylsalicylsäure sowie einen Zusatz von Koffein oder Kodein. Koffein hat eine psychostimulierende Wirkung. Kodein kann psychotrope Wirkungen induzieren, und bei abruptem Absetzen können Entzugssymptome auftreten.

Gegenseitige Wirkungsverstärkungen von Analgetika und Sedativa, Analgetika und Ergotamin, Nichtopioiden und Koffein, Nichtopioiden mit Opioide sind zwar belegbar (Forth 1993). Die Ergebnisse neuerer Studien lassen jedoch Zweifel aufkommen, z.B. kann die analgetische Wirkung von Acetylsalicylsäure durch Kodein nicht klinisch relevant verstärkt werden (Zhang 1997, zit. bei Schmidt 2000). Die klinische Relevanz gegenseitiger Wirkungsverstärkungen der Bestandteile von Kombinationspräparaten ist außerdem nur in Akutstudien und nicht während einer Langzeiteinnahme untersucht worden.

Die erwähnten Mißbrauchsrisiken sowie die renalen Schädigungen sind erst durch die jahrelange Selbstmedikation erkennbar geworden. Die Analgetikanephropathie ist auch nach dem Verbot von Phenacetin bei Mischpräparaten mit einem 6–8fach höheren Risiko als während der Einnahme analgetischer Monopräparate behaftet (De Broe 1998, zit. bei Schmidt 2000). Analgetika mit fixen Substanzkombinationen werden deswegen als nicht sinnvolle Kombinationspräparate bezeichnet (Schmidt 2000).

Häufig in den Apotheken gekaufte Kombinationspräparate enthält Tabelle 17.2, wobei die stark rückläufige Tedenz zu deren ärztlicher Verordnung betont werden soll. Vor 13 Jahren wurde noch etwa die Hälfte der Analgetika in Form eines Kombinationspräparates verschrieben, heute ist nur etwa 1% (Schmidt 2000). Neben den Kombinationspräparaten und der Einnahme ergotaminhaltiger Präparate können auch jahrelang eingenommene Monopräparate, so z.B. Acetylsalicylsäure oder Paracetamol zur Entwicklung von Dauerkopfschmerzen beitragen (Göbel 1997).

Tabelle 17.2. Verordnung von Analgetika 1998; *DDD* Defined Daily Dose. (Nach Schmidt 2000)

Medikamentengruppe	DDD in Mio.
Nichtopioide (Monopräparate)	317
Opioide (Monopräparate)	76
Kombinationspräparate	
Mit Opioiden	67
Nichtopioide	5

Verordnungen von nichtopioidhaltigen Analgetikakombinationen (1998 versus 1997)

Präparat	Bestandteile	DDD 1998 [Mio]	Änderung zu 1997 [%]
Optalidon	Propyphenazon, Koffein	2,3	-18,8
Neuralgin	Acetylsalicylsäure, Koffein, Paracetamol	1,0	-16,1
Thomapyrin	Acetylsalicylsäure, Koffein, Paracetamol	0,8	-3,1
Paedisup K/S	Paracetamol, Doxylaminsuccinat	0,5	-1,6

Die Selbstmedikation dieser Substanzen nimmt im Gegensatz zur ärztlichen Verordnungspraxis seit Jahren zu, möglicherweise infolge falschen Gesundheitsverständnisses, unzureichender Information oder Reklamebemühungen seitens der Industrie. Besonders Patienten mit chronischen Kopfschmerzen benutzen die Selbstmedikation, um ihrem eigenen Leistungsverständnis gerecht zu werden. Sie nehmen ohne ärztliche Verschreibung Kombinationspräparate ein, die ihnen durchaus eine Zeitlang helfen können.

Mittlere Schwellendosis einiger Analgetika zur Ausbildung medikamenteninduzierter Kopfschmerzen (Göbel 1997)

1. Nichtopioide
   - Acetylsalicylsäure: > 45 g pro Monat (regelmäßig ca. 3 Tabletten pro Tag)
   - Paracetamol: > 45 g pro Monat (regelmäßig ca. 3 Tabletten pro Monat)
   - Ibuprofen oder andere
   - NSA: Äquivalente Dosierungen zu ASS (z. B. 400 mg Ibuprofen entsprechen angenähert 500 mg ASS)
2. Kombinationspräparate (mit Barbiturat, Koffein, Kodein u. a.): Mindestens 100 Tabletten pro Monat
3. Ergotamin: Maximal 6 mg pro Woche; pro Migräneatttacke nicht mehr als 4 mg
4. Triptane (selektive Serotonin-Rezeptor-Agonisten)
   - Sumatriptan: Tägliche Einnahme von 100 mg per os oder Injektion von 6 mg s.c. Nicht häufiger als 10 Tage im Monat zur Koupierung eines Migräneanfalls einsetzen

Ergotaminhaltige Medikamente

Ergotamin ist aufgrund seiner vasokonstriktorischen Wirkung für die Therapie eines Migräneanfalls geeignet. Bei regelmäßiger Einnahme kann es Kopfschmerzen induzieren.

Der Entzug von Ergotamin kann zu einer vorübergehenden Verstärkung der Kopfschmerzen und zu einer erheblichen Verschlechterung der Befindlichkeit führen.

Heute werden ergotaminhaltige Präparate weniger häufig verschrieben, denn die neueren Triptane sind wirksamer. Auch sie dürfen nicht grenzenlos eingenommen werden, da auch dann eine Unterhaltung chronischer Kopfschmerzen beobachtet wird (Göbel 1997).

Nichtopioidanalgetika

Nichtsteroidale antiphlogistische Analgetika, Metamizol, Paracetamol.

Diese Analgetika haben als Monosubstanzen keine klinisch relevanten psychotropen Wirkungen. Sie sind Bestandtteil analgetischer Kombinationspräparate (s. Tabelle 17.2). Bei schmerzbedingter, regelhafter Einnahme des Analgetikums ohne Zusatz eines weiteren Wirkungsstoffes (s. folgende Übersicht) wird eine psychische Abhängigkeit nicht gesehen. Kopfschmerzpatienten greifen jedoch in ihrer Hilflosigkeit mißbräuchlich auch zu Monosubstanzen und überschreiten Schwellendosierungen, die den chronischen Kopfschmerz unterhalten können.

Grundsätze zur Anwendung von Nichtopioidanalgetika bei einem Teil chronischer, nichttumorbedingter Schmerzen

- Monopräparate verwenden
- Nebenwirkungen kontrollieren
- Dauer der Anwendungsphase kritisch überprüfen
- Wechsel verschieden wirksamer Analgetika erwägen
- Paracetamol und Acetylsalicylsäure bevorzugen
- Medikamente sind bei chronischen Schmerzen nur ein Teil der Therapie, andere, nichtmedikamentsöe Maßnahmen wie z. B. Entspannungstechniken, TENS, Akupunktur können wirksamer sein

Die Nichtopioidanalgetika werden konstant im US-amerikanischen und deutschen Frühwarnsystem des Drogenmißbrauchs erwähnt (Joranson u. Ryan 2000; Keup 1993; Tabelle 17.3), d. h. sie werden von Abhängigen aus nicht näher genannten Gründen zusätzlich zu anderen Substanzen mißbraucht. Schmerzursachen werden in diesen Daten nicht erfaßt.

Nichtopioide bewirken Analgesie über eine periphere und zentrale Hemmung der Erregungsübertragung. Sie können zu Schäden im Magen-Darm-Trakt und Beeinträchtigung der Nierenfunktion führen (NSA) oder Agranulo-

Tabelle 17.3. Mißbrauch von Analgetika und anderer Substanzen in den USA (Daten des DAWN) im Jahre 1996 (aus n = 907.561 Angaben) bzw. im Vergleich von 1996 (n = 907.561 Angaben) zu 1990 (n = 635.460 Angaben). (Nach Joranson 2000)

	Prozent der Angaben (1996)	Änderung 1996 vs. 1990 [%]
Opioide	3,8	-1,29
Nichtopioide (Paracetamol, Acetylsalicylsäure, Ibuprofen, Naproxen, andere)	8,6	-1,9
Alkohol und andere Substanzen	18,3	+0,2
Illegale Drogen	33,2	+10,5
Andere Substanzen (Amphetamin, Antidepressiva, Antipsychotika, Benzodiazepine, andere Sedativa, Hypnotika, übrige Substanzen	36,1	-7,5

zytose, aplastische Anämie und Schock (Metamizol) sowie Leber- und Nierenschäden (Paracetamol) hervorrufen.

Flupirtin. Der genaue Wirkungsmechanismus ist noch ungeklärt, eine überwiegend zentrale Wirkung ohne psychotrope Anteile wird vermutet. Aufgrund eines muskelerschlaffenden Wirkungsanteils wird Flupirtin zunehmend bei chronischen Rückenschmerzen, aber auch alternativ zu anderen Nichtopioiden als weitgehend nebenwirkungsfreies Analgetikum verwendet. Ein Mißbrauch ist sehr selten, eine psychische Abhängigkeit ist nicht beschrieben.

Opioide

Unter der Bezeichnung „Opioide" (Synonym: Opiate) werden Pharmaka zusammengefaßt (s. folgende Übersicht), deren unterschiedliche Wirkung dem Morphin vergleichbar ist. Morphin ist das natürlich vorkommende Hauptalkaloid des Mohnsaftes (Opium) und gilt als Referenzopioid. Kodein ist ebenfalls eine Alkaloid des Opiums. Andere Opioide werden halb- oder vollsynthetisch hergestellt.

Einteilung der Opioide

A Starke Opioide (Opioide gegen starke Schmerzen)
1) Reine µ-Opioidrezeptoragonisten
   - Morphin, Alfentanil, Fentanyl, Hydromorphon, Methadon, Oxycodon, Remifentanil, Sufentanil
2) Partielle Opioidrezeptoragonisten
   - Buprenorphin (Agonist und Antagonist am µ-Opioidrezeptor)
3) Agonisten-Antagonisten
   - Nalbuphin (Agonist am κ-Opioidrezeptor, Antagonist am µ-Opioidrezeptor)

- Pentazocin (Agonist am κ-Opioidrezeptor, Antagonist am μ-Opioidrezeptor)
4) Reine Antagonisten (Wirkung auf μ-, δ- und κ-Opioidrezeptoren)
- Naloxon, Naltrexon

B Schwache Opioide (Opioide gegen mäßige bis mittelstarke Schmerzen)
- Tramadol
- Dihydrocodein, Kodein
- Tilidin mit Naloxon

Die Begriffe „Hypnoanalgetika" oder „Narkotika" sollten der Vergangenheit angehören. Ebenso ist es sachlich falsch, wenngleich rechtlich vorgeschrieben, therapeutisch verwendete, stark wirksame Opioide als „Betäubungsmittel" (Deutschland) oder als „Suchtgifte" (Österreich) zu deklarieren.

Opioide haben das größte Mißbrauchs- und Abhängigkeitspotential aller Analgetika, weswegen sie zum Teil der Betäubungsmittelverschreibungsverordnung (BtmVV) unterstellt sind. Es mag auf den ersten Blick überraschend sein, daß sich während einer schmerztherapeutisch indizierten Opioidtherapie auch über einen langen Zeitraum nur in sehr seltenen Einzelfällen eine psychische Abhängigkeit entwickelt. Dies ist auch während verschiedener Verabreichungswege, oral, intravenöse oder subkutane Infusion, nicht anders (Dertwinkel et al. 1996; Portenoy u. Payne 1997, Twycross 1999).

Offenbar begünstigt eine indiziert eingesetze, medikamentöse und adäquat durchgeführte Schmerztherapie nicht das Entstehen von Mißbrauch und Abhängigkeit. Im Gegenteil, die Erfahrungen mit einer den Regeln entsprechenden Schmerztherapie mit Opioiden (DIVS 1999) lassen den Rückschluß zu, daß ernstzunehmende Opioidwirkungen wie Atemdepression oder Sucht weitestgehend vermeidbar sind.

Therapieregeln bei Verwendung eines starken Opioids

1. Nur bei überwiegend organisch bedingter Schmerzursache ergibt sich eine Indikation zur Opioidanwendung
2. Wirkungslosigkeit anderer Therapiewege und der Nichtopoide
3. Opioidtherapie nur bei Bedarf vermeiden
4. Regelmäßige Einnahme im adäquaten Zeitintervall entsprechend der Galenik des Präparates
5. Retardpräparate bevorzugen (Basismedikation)
6. Bei auftretenden Schmerzspitzen bedarfsweise ein rasch wirkendes Opioid verabreichen, um zeitweilige Unterversorgungen zu vermeiden
7. Bei gehäuftem Bedarf muß die Dosierung der Opioidbasis erhöht werden
8. Nichtopioide und Koanalgetika nutzen, um Opioidwirkungen zu verstärken oder die Opioiddosis ohne Wirkungverlust zu reduzieren
9. Ausreichende Wirkungskontrolle und -dokumentation (Schmerzlinderung, Übelkeit, Sedierung, psychotrope Wirkungen)

Irrationale Vorurteile, Ängste von Patienten und Angehörigen, gesetzliche Vorschriften, insbesondere aber erhebliche Wissenslücken beeinflussen den ärztlichen Umgang mit Opioiden. Dies betrifft vor allem Morphin und seine Abkömmlinge. Unzulässige Übertragungen aus Erfahrungen in der Straßenszene auf die therapeutische Verwendung von Opioiden tun ein Übriges, um die Angst vor ihnen zu schüren.

Es ist aus sachlicher Sicht unrichtig, stark wirksame Opioide in ausreichender Dosis den Patienten mit starken Schmerzen – akut, chronisch – vorzuenthalten. Für die differenzierte Indikationsstellung zum Opioideinsatz, Dosierung und Nebenwirkungskontrollen gibt es schmerztherapeutische Regeln. Nicht zuletzt sollte auch nicht mehr in Frage gestellt werden, Drogenabhängigen ebenso wie ehemals Drogenabhängigen Opioide gegen Schmerzen zu verordnen, wenn dazu eine klare Indikation besteht, so z.B. bei Krebserkrankung oder fortgeschrittenem AIDS.

In einer retrospektiven Analyse des US-amerikanischen Frühwarnsystems zur Feststellung von Substanzmißbrauch (DAWN, Drug Abuse Warning Network) und des Automation of Reports and Consolidated Orders System (ARCOS) zum medizinischen Gebrauch von Opioiden wurden Daten über einen Zeitraum von 7 Jahren (1990–1996) ausgewertet (Joranson u. Ryan 2000). Es resultiert (Tabelle 17.4), daß trotz erheblich gestiegenen therapeutischen Gebrauchs der Mißbrauch medizinisch genutzter Opioide um etwa 25% abgenommen hat.

Wirkungsweise. Opioide wirken durch Bindung und Konformationswechsel an spezifischen Opioidrezeptoren im Rückenmark sowie in Teilen des Stamm- und Mittelhirns. Die emotional-affektive Opioidwirkung mit geminderter Schmerzempfindung beruht letztlich auf einer Hemmung des nozizeptiven Impulsstroms in den Thalamus und andere Hirnareale wie z.B. das limbische System und den Lobus frontalis.

Nicht allein die Suchtpotenz eines analgetisch genutzten Opioids, sondern im Gegenteil die unzureichende Schmerzlinderung infolge zu geringer Dosis oder willkürlichen Verabreichungsintervalls kann zu suchtähnlichen Verhaltensstörungen führen („iatrogenic pseudoaddiction").

Tabelle 17.4. Medizinischer Verbrauch und Mißbrauch stark wirkender Opioide in den USA, ausgedrückt in Prozent 1996 vs. 1990. (Nach Joranson 2000)

	Änderung des medizinischen Verbrauchs		Änderung im Mißbrauch
Morphin	+59%	(2,2 auf 3,5 Mio. Gramm)	+3,2%
Fentanyl	+1168%	(3263 auf 41371 Gramm)	-59,3%
Oxycodon	+23%	(1,6 auf 2 Mio. Gramm)	-29,5%
Hydromorphon	+19%	(118.455 auf 141.325 Gramm)	-15,2%
Meperidin	-35%	(5,2 auf 3,4 Mio. Gramm)	-39,6%
Opioidanalgetika (gesamt)			1990: 5,1% der Angaben
			1996: 3,81% der Angaben
			Differenz zu 1990: -25,3%

Wechselbeziehungen zwischen dem Opioidrezeptorsystem und anderen Transmittersystemen spielen eine Rolle bei der Entwicklung von Toleranz und physischer Abhängigkeit.

Verabreichungsmöglichkeiten. Das verabreichte Opioid muß, wenn es wirken soll, in ausreichender Konzentration mit dem Blut an seinen Wirkungsort transportiert werden. Deswegen spielen pharmakokinetische Vorgänge wie Resorption, Verteilung, Penetration durch die Blut-Hirn-Schranke und Elimination eine Rolle. Je höher die Blutkonzentration ist und je intensiver die Blut-Hirn-Schranke penetriert wird, desto ausgeprägter sind die Wirkungen. Das Opioid gelangt nicht nur in das Gehirn, sondern wird in einigen Gewebearten gespeichert, so Fettgewebe, Muskulatur, Gehirn, Lunge. Die Gewebespeicherung ist im Fall des Methadons hochgradig, weswegen infolge besonders langsamer Rückverteilung die einmalige Methadonsubstitution pro Tag meist ausreicht.

Bei stärkeren renalen Funktionseinschränkungen wird die Elimination einiger Opioide verringert, wodurch das Opioid und aktive Metabolite bis in toxische Bereiche kumulieren. Die analgetische Dosis muß besonders sorgfältig titriert werden. Höhere Abhängigkeitsrisiken ergeben sich nicht.

Orale Verabreichung: Sie ist in der Schmerztherapie der Verabreichungsweg der 1. Wahl. Morphin, Oxycodon, Hydromorphon, aber auch schwächer wirksame Opioide wie Dihydrocodein, Tramadol und Tilidin sind neben einer nichtretardierten auch in einer retardierten Form verabreichbar. Bei dieser wird der Wirkungstoff wird infolge der besonderen Galenik nur allmählich freigesetzt, wodurch rasche Wirkungsschwankungen wie nach der intravenösen Injektion nicht auftreten. Psychotrope Wirkungen sind auch aus diesem Grund kaum auslösbar.

Nach der Einnahme eines retardierten Morphinpräparates beträgt die Zeit bis zum Erreichen der maximalen Analgesie etwa 2–3 Stunden, die Analgesie hält ziemlich gleichförmig etwa 8–12 Stunden an. Retardpräparate werden in der modernen Schmerztherapie bevorzugt, weil sie dem Patienten einen komfortablen, langen Zeitrahmen bis zur erneuten Einnahme bieten.

Patienten mit chronischen Schmerzen und ausgeprägter neuropathischer Komponente haben plötzliche, nicht immer vorhersehbare Schmerzdurchbrüche („breakthrough pain"). Diese zeitlich begrenzten Schmerzsteigerungen (Schmerzspitzen) müssen ohne Zeitverzug behandelt werden, wozu ein Retardpräparat, sei es mit Morphin, Oxycodon, Hydromorphon oder Fentanylpflaster, jedoch ungeeignet ist. In diesem Fall muß ein nicht retardiertes Morphinpräparat gewählt werden, z. B. eine Morphinsulfat-Tablette (Sevredol), Morphinhydrochlorid-Tropfen, ein Suppositorium oder eine parenterale Injektion.

Eine höhere Suchtgefahr ergibt sich dadurch nicht (Portenoy u. Payne 1997).

Rektale Verabreichung: Sie ist eine analgetisch wirksame Alternative zur oralen Verabreichung. Besondere Abhängigkeitsrisiken bestehen nicht.

Parenterale Verabreichung: Sie spielt in der Schmerztherapie nur dann eine Rolle, wenn die orale Verabreichung nicht möglich ist oder sehr starke Schmerzen eine rasche Schmerzlinderung erfordern.

Intravenöse Verabreichung: Sie wirkt am schnellsten, es gibt keine Resorptionsverluste wie bei anderen Verabreichungswegen. Die intravenöse Injektion erzeugt deshalb die höchste Wirkstoffkonzentration im Blut. Demzufolge sind Analgesie ebenso wie psychotrope Wirkungen, Übelkeit, Sedierung oder Atemdepression rasch auslösbar. Durch ein schrittweises Titrieren geringer Opioiddosen an der aktuellen Schmerzstärke lassen sich andere als analgetische Wirkungen weitestgehend vermeiden.

Das Prinzip gering dosierter, wiederholter und überwiegend nebenwirkungsfreier Injektionen hat sich mit der i.v. PCA („intravenous patient controlled analgesia") therapeutisch bewährt. Frisch operierte Patienten injizieren sich mittels eines speziellen Gerätes bei starken Schmerzen Piritramid oder Morphin intravenös. Dieses Verfahren ist Standard zur Therapie starker postoperativer Schmerzen über einige Tage geworden. Vereinzelt wird zwar eine Euphorie beobachtet (Lehmann 1994), eine psychische Abhängigkeit entwickelt sich daraus jedoch nicht.

Intermittierende i.v.-Injektionen sind zur Langzeittherapie starker Schmerzen unüblich, eher wird auf eine Infusion übergegangen.

Subkutane oder intramuskuläre Injektion: Alle derzeit verfügbaren stark wirkenden Opioide können subkutan injiziert werden. Die intramuskuläre Injektion ist wegen möglicher Komplikationen (Hämatom, Nervenschäden) obsolet. Bei geminderter Gewebedurchblutung ist die Injektion kontraindiziert. Gegebenenfalls können dünne Verweilkanülen subkutan plaziert werden, durch die das Opioid wiederholt injiziert oder auch kontinuierlich infundiert wird. Aus der Therapie starker tumorbedingter Schmerzen ist diese Behandlungsform heute nicht mehr wegzudenken.

Besondere Suchtrisiken durch eine subkutan durchgeführte analgetische Therapie lassen sich nicht erkennen.

Transkutane Verabreichung: Seit 1997 ist in Deutschland eine transdermale Darreichungsform des kurzwirksamen Opioids Fentanyl verfügbar. Die Wirkungsdauer eines Pflasters beträgt im Mittel 72 Stunden. Das Pflaster gibt während des therapeutischen Zeitraums nicht sein gesamtes Fentanyl ab, so daß die sachgerechte Entsorgung des Pflasters wichtig ist.

Wirkungen der Opoioide

Im Zusammenhang mit den diskutierten Abhängigkeitsfragen sollen im folgenden Analgesie, Euphorie, psychische Abhängigkeit, physische Abhängigkeit und Toleranz besprochen werden.

Analgesie

Die Opioidanalgetika unterscheiden sich strukturell und hinsichtlich der Affinität zu den Opioidrezeptoren sowie der dort ausgelösten intrinsischen Aktivität. Die analgetische Potenz ist ein Maß der intrinsischen Aktivität. Opioide, die wie Fentanyl in µg dosiert werden, sind potenter als Opioide mit einem Dosisbereich in Milligramm wie z.B. das Morphin. Die mit diesen Dosierungen auslösbare Schmerzsenkung ist jedoch ohne Unterschied zwischen beiden.

Die reinen Opioiderezeptoragonisten haben eine hohe Affinität, Tramadol und Kodein haben eine geringe Affinität zu den Opioidrezeptoren. Die Dosis der reinen Agonisten kann weitreichend gesteigert werden, wenn die individuelle Schmerzstärke es erfordert. Die Dosistitration stark wirkender Opioide an der aktuellen Schmerzstärke ist einer der therapeutischen Grundpfeiler zur Vermeidung einer psychischen Abhängigkeit.

Das Ausmaß der Dosissteigerung eines reinen Opioidrezeptoragonisten zum Erreichen ausreichender Analgesie ist klinisch (fast) unbegrenzt. Bei überwiegend organisch bedingtem Schmerz wie durch eine Krebserkrankung mit Nervenzerstörung kann es zu derart starken Schmerzen kommen, daß sie nur durch hohe Opioiddosierungen und andere Maßnahmen beherrschbar sind.

Es ist völlig unbegründet, aus analgetisch nötigen, hohen Opioiddosierungen auf eine psychische Abhängigkeit zu schließen (Portenoy u. Payne 1997, Twycross 1999). Das gleiche gilt, wenn infolge der Grunderkrankung Schmerzdurchbrüche mit zusätzlichen Bedarfssituationen des Opioids auftreten.

Der partielle Agonist Buprenorphin geht eine besonders langanhaltende und gleichförmige Bindung mit den µ-Opioidrezeptoren ein. Mit steigender analgetischer Dosis nimmt die antagonistische Wirkung überhand, weshalb es im Vergleich zu einem reinen Opioidrezeptoragonisten nur begrenzt zur Therapie starker Schmerzen einsetzbar ist. Das Argument eines niedrigeren Suchtpotentials als Morphin ist abwegig, um daraus eine therapeutische Präferenz des Buprenorphin abzuleiten.

Die Agonist-Antagonisten wie Penzazocin oder Nalbuphin bewirken durch Bindung an κ-Opioidrezeptoren eine Analgesie, aber auch Dysphorie, weswegen sie in der Suchtszene ebenso wie in der Schmerztherapie nie eine entscheidende Rolle gespielt haben. Hinsichtlich der µ-Opioidrezeptoren ist eine antagonistische Wirkung nachweisbar, was gleichbedeutend ist mit dem Fehlen einer Atemdepression.

Die Antagonisten Naloxon und Naltrexon gehören ebenfalls zu den Opioiden. Sie binden an alle Opioidrezeptoren, entfalten aber dort keine intrinsische, z.B. analgetische Wirkung, sondern heben Opioidwirkungen reiner Agonisten auf.

Nur durch Dosistitration, verbunden mit systematischer Therapiekontrolle, ist eine adäquate Analgesie mit akzeptablen bzw. behandelbaren Nebenwirkungen erreichbar. Die zuweilen unbefriedigende Linderung starker neuropathischer Schmerzen durch Morphin oder andere Opioide ist allerdings nicht zu übersehen. Daher ist die zusätzliche Anwendung von Koanalgetika wie trizyklische Antidepressiva und Antikonvulsiva häufig unverzichtbar. Außerdem zeigt sich in Fällen einer eingeschränkten Ansprechbarkeit auf Morphin, daß der Wechsel auf ein höher potentes Opioid wie Methadon, Fentanyl oder Sufentanil durchaus besser wirken kann.

Das unterschiedliche Suchtpotential der Opioids (Jasinski 1977) führt bei analgetischer Indikation nicht zwangsläufig zu psychischer Abhängigkeit, obwohl es ein ca. 50fach höheres Abhängigkeitspotential als Morphin hat (Jasinski 1977). Die Verordnung des neuartigen, transdermal wirksamen Fentanylpflasters nimmt stark zu, so in Deutschland 1998 im Vergleich zum Vorjahr um 46,6% (Schmidt 2000), es gibt jedoch nicht den geringsten Anhalt für eine Zunahme einer dadurch begünstigten psychischen Abhängigkeit.

Euphorie

Zur Therapie chronischer Schmerzen werden Opioide oral gegeben, parenteral kontinuierlich infundiert oder regelmäßig injiziert oder transdermal in Dosierungen appliziert, die eine möglichst gleichförmige und den Patienten befriedigende Schmerzlinderung auslösen. Deshalb werden psychotrope Wirkungen nur selten ausgelöst. Das gilt als besonderes Beispiel auch für das in Großbritannien zur Therapie tumorbedingter Schmerzen verwendete Diacetylmorphin (Heroin; Twycross 1999).

Euphorie tritt auch während einer Langzeitverabreichung eines starken Opioids in hohen Dosen extrem selten auf. Sie wird hingegen vereinzelt während der postoperativen i.v.-PCA mit einem starken Opioid beobachtet (Lehmann 1994). Trotz weltweiter, millionenfacher Anwendung wird eine folgende Suchtentwicklung nicht gesehen, obwohl sich die Patienten das Opioid während einiger Tage intravenös in kontrollierter Form injiziert haben. Es werden mit dieser Technik nur geringe Teildosen injiziert, so daß brüske Konzentrationsanstiege im Gehirn ausbleiben, anders, als es bei der Selbstinjektion von Heroin oder Designerdrogen wie Fentanyl das angestrebte Ziel der Abhängigen ist.

Es sollte jedoch außer Frage stehen, während einer Opioidtherapie auf alle typischen Wirkungen des Opioids zu achten, schließlich auch deswegen, weil sich der Mißbrauch suchtauslösender Substanzen – Alkohol, Nikotin, Haschisch, Benzodiazepine – zunehmender Beliebtheit erfreut und damit gerechnet werden muß, daß abhängige Patienten irgendwann einmal auch eine Opoidtherapie benötigen.

Psychische Abhängigkeit

Sie wird während einer nach modernen Gesichtspunkten durchgeführten Opioidtherapie extrem selten gesehen (Portenoy u. Payne 1997; Twycross 1999). Entscheidend ist offenbar eine gleichmäßige Opioidverabreichung in ausreichender Dosis. Auch das gelegentliche Auftreten von Schmerzdurchbrüchen führt trotz verschiedener anderer Probleme nicht zu psychischer Abhängigkeit, wenn eine adäquat dosierte und rasch wirksame Verabreichungsform des Opioids verordnet wird.

Kontrollierte Untersuchungen über lange Zeiträume fehlen allerdings.

Dennoch gehört es zu einer rationalen Therapie, alle Nebenwirkungen der Opioide zu kontrollieren. Daher sollte ein Katalog sicherer oder fraglicher Hinweise auf Suchtentwicklungen (s. Übersicht) genauso zu einer rationalen Morphintherapie gehören wie das regelmäßige Befragen nach der Schmerzstärke oder typischen Nebenwirkungen.

Dies wird besonders wichtig, wenn zur Therapie nichttumorbedingter Schmerzen zunehmend Opioide verschrieben werden. Die Indikation dazu sollte keinesfalls großzügig, sondern nur bei eindeutigem organischem Korrelat der Schmerzen gestellt werden, z. B. bei schwerer Osteoporose.

Typische Verhaltensweisen, die ein suchtverbundenes Geschehen während einer Schmerztherapie mit einem Opioid signalisieren
(modifiziert nach Portenoy u. Payne 1997)

- Deutliche Hinweise
  - Zusätzlicher Erwerb zentral wirksamer Medikamente ohne Verschreibung des Arztes, der die Schmerztherapie führt
  - Aufsuchen mehr als eines Arztes zur Verschreibung eines Opioids, auch aus „Notfallgründen"
  - Rezeptfälschung, mehrfacher Rezeptverlust
  - Stehlen, Borgen, „Verlieren" des Opioids
  - Zentriertes Verhalten auf die Opioideinahme, Kontrollverlust
  - Häufige/alleinige Bedarfseinnahme trotz ärztlicher Warnung
  - Bevorzugte Injektion des Opioids, andere Verabreichung wird als unwirksam eingestuft
  - Injektion oral verabreichbarer Opoide
  - Zusätzlicher Drogenmißbrauch einschließlich Alkohol
  - Zunehmende persönliche, berufliche und soziale Probleme
  - Aggressives Fordern einer wirksamen Therapie
  - Erbitterter Widerstand gegen die ärztlicherseits empfohlene Reduktion der Opioiddosis bei deutlichen psychischen oder körperlichen Nebenwirkungen
- Weniger deutliche Hinweise
  - Dringlich vorgetragenes Verlangen nach Dosiserhöhung oder anderen zentral wirksamen Pharmaka, Patient beschwert sich über unzureichende Therapie
  - Horten des Opioids während Perioden der Besserung
  - Vom Patienten selbst vorgenommene und nicht mit dem Arzt abgesprochene Dosiserhöhung
  - Nur bedarfsweise Einnahme trotz ärztlicher Warnung
  - Nicht abgesprochene Einnahme von Medikamenten oder anderen zentral wirksamen Substanzen gegen andere Symptome
  - Verschweigen psychischer Opioidwirkungen
  - Erbitterter Widerstand gegen Therapieänderungen

Physische Abhängigkeit

Regelmäßig eingenommene stark wirksame Opioide wie Morphin rufen eine physische Abhängigkeit hervor. Diese ist bei ausreichender Gegenwart des Opioids maskiert und klinisch nicht relevant. Nach Unterbrechung der Opioidzufuhr kommt es in Abhängigkeit von der Galenik und Pharmakokinetik des Opioids zum Auftreten typischer Entzugssymptome (Tabelle 17.5), die exzitatorischen und sympathikotonen Charakter haben, oft nur blande, im Einzelfall aber belastend verlaufen können.

Deswegen benötigen Schmerzpatienten die kontinuierliche Zufuhr nicht nur zur möglichst gleichförmigen Schmerzlinderung, sondern auch zur Prophylaxe

Tabelle 17.5. Häufigkeit des Auftretens klinisch wichtiger Opioidentzugssymptome ohne Angabe zum Schweregrad. (Nach Keup 1982, zit. Wörz 1994)

Symptom	Häufigkeit [%]
Opiathunger	84,4
Ruhelosigkeit	75,6
Dyphorie	71,1
Schlafstörungen	64,6
Schwitzen	60,0
Glieder-, Rumpfschmerzen	57,8
Hitz-, Kältegefühl	55,6
Rinnorhoe	51,1
Tremor	51,1
Gähnen	44,4
Gänsehaut	40,0
Tränenfluß	33,3
Magenbeschwerden	20,0
Diarrhoe	13,3
Brechreiz	13,3
Erbrechen	6,7

von Entzugssymptomen. Ist infolge anderer Therapiemaßnahmen eine Opioidtherapie nicht mehr nötig, dann kann die Dosis über einige Tage bis zum Nullpunkt reduziert werden, ohne daß Entzugssymptome auftreten. In den Kriterien der American Medical Association zum Auftreten von Abhängigkeit während einer Schmerztherapie fehlt die physische Abhängigkeit. In den nicht auf eine Dauertherapie mit Opioiden zugeschnittenen Kriterien des DSM oder des ICD-10 ist sie enthalten, denn ohne Frage sind Entzugssymptome eine treibende Kraft der Abhängigkeit.

Entzugssymptome sind durch die Zufuhr des fehlenden oder eines gleich wirksamen anderen Opioids umgehend koupierbar. Die zusätzliche Gabe eines Opioids mit antagonistischem Wirkungsanteil (Pentazocin, Buprenorphin) zu einer Therapie mit einem reinen µ-Opioidrezeptoragonisten kann Entzugssymptome auslösen.

Toleranz

Bei wiederholter Gabe einer bestimmten Opioiddosis über längere Zeit nimmt deren ursprünglich erzielte Wirkung ab. Sie ist durch Dosiserhöhung wieder erreichbar. Aus der Abhängigkeitsszene ist bekannt, daß die euphorisierende Opioidwirkung einer suchttreibenden Toleranz unterliegt. Daher spielt das Kriterium der Toleranz in der Diagnose von Abhängigkeit eine Rolle.

Eine Toleranz gegenüber der Analgesie tritt klinisch sehr selten auf, und erforderliche Dosissteigerungen sind meist durch eine nachweisbare Progredienz des Grundleidens verursacht. Deshalb ist die Anwendung des Kriteriums von Toleranz irreführend.

Psychotrope Wirkungen werden während einer Schmerztherapie kaum beschrieben.

Allerdings entwickelt sich nach Wochen einer Opioidtherapie häufig eine Toleranz gegenüber anderen Opioidwirkungen wie Sedierung, Atemdepression und Übelkeit, was für die Therapie mit hohen Dosierungen vorteilhaft ist.

Die Entwicklung von Toleranz gegenüber bestimmten Opioidwirkungen ist unter den Bedingungen der Schmerztherapie kein Abhängigkeitskriterium. Deshalb fehlt auch der Begriff der Toleranz in der Beurteilung der American Medical Association zur Abhängigkeit bei Schmerzpatienten. Diese enthält lediglich die Kriterien
- zwanghaftes Verhalten,
- Kontrollverlust und
- fortgesetzer Gebrauch trotz Schädigung (Portenoy u. Payne 1997).

Einzelne Opioide

Morphin (Referenzopioid; starker reiner μ-Opioidrezeptoragonist): Klinisch (fast) unbeschränkte Dosierungsmöglichkeit; diverse Verabreichungswege verfügbar (per os, rektal, s.c., i.v., epidural, intrathekal), ebenso mit unterschiedlicher Galenik (Tropfen, Tabletten mit nichtretardierter, retardierter und ultraretardierter Morphinfreigabe, Suppositorien, Ampullen); hochwirksame rückenmarknahe Verabreichung.

Buprenorphin (partieller μ-Opioidrezeptoragonist): Hochgradige präsystemische, hepatische Biotransformation nach oraler Gabe, daher nur sublingual verabreicht; begrenzte analgetisch wirksame Dosierungsmöglichkeit bis etwa 3-4 mg/Tag; fehlende Antagonisierung durch Naloxon; lange Opioidrezeptorbindung, daher zur Substitutionstherapie bei Drogenabhängigen geeignet; mildes Entzugssyndrom nach Absetzen.

Codein (schwacher μ-Opioidrezeptoragonist): Schwach wirksames Analgetikum mit Grenzdosierung von etwa 300 mg/Tag; antitussive und analgetische Wirkungen; Nebenwirkungsrisiken steigen bei gleichzeitigem Gebrauch von Alkohol und Benzodiazepinen; 1998 wurden 24,8 Mio. DDD kodeinhaltiger Kombinationspräparate verschrieben (Schmidt 2000), was angesichts der hinzukommenden hohen Verschreibungsmengen von Dihydrocodein den Verdacht auf teilweisen Mißbrauch zur Substitution Drogenabhängiger nahelegt.

Dihydrocodein (schwacher μ-Opioidrezeptoragonist): Verfügbar als Retardpräparat und als nichtretardierte Form (Paracodin, Remedacen); Verwendung zur Schmerztherapie, ebenso zur ärztlich verordneten Opioidsubstitution und zur Selbsttherapie von Entzugssymptomen in der Drogenszene; Verbrauch 1998 von DHC Mundipharma: 2,8 Mio. DDD; Paracodin, Remadacen: 12,4 Mio. DDD (Schmidt 2000), zusätzlich kommen die in Apotheken auf ärztliche Verordnung hergestellten Rezepturen von Dihydrocodein.

Fentanyl (starker reiner μ-Opioidrezeptoragonist): Intravenös injiziertes Fentanyl wird in großem Umfang zur Allgemeinanästhesie und der intensivmedizinischen Analgosedierung angewendet; in der Suchtszene sehr begehrt, auch als Designerdroge; das transdermale Therapiesystem hat eine 72stündige Wirkungsdauer; Indikation als Morphinalternative bei Störungen der Schluckstraße und geringer Compliance eines Patienten; cave häufige Anwendungsfehler (unzulängliche Abklärung der somatischen Indikation zum Opioideinsatz; Durchschneiden, Plazierung über schmerzhaftem Ort, Unterdosierung, ungeeignet zur Soforttherapie sehr starker Schmerzen, Entsorgung); trotz starker Zunahme der medizinischen Verordnung des Pflastersystems keine Zunahme von Abhängigkeitszahlen (Joranson u. Ryan 2000).

Hydromorphon (starker reiner µ-Opioidrezeptoragonist): Verschiedene Verabreichungsformen (Ampullen, Suppositorien, Retardtabletten); geeignete Alternative zu Morphin, falls diese unzureichend wirkt.

Methadon (starker reiner µ-Opioidrezeptoragonist): Verfügbar als Levomethadon und in Apotheken als Razemat; Methadon wird zunehmend als *Analgetikum* bei schwierig therapierbaren neuropathischen Schmerzen angewendet.

Substitutionstherapie Drogenabhängiger: Tägliche Einzeldosis genügt meist; falls jedoch bei diesen Patienten starke Schmerzen auftreten, ist ein zusätzliches Analgetikum in ausreichender Dosis nötig (akute Schmerzphase: leicht steuerbares starkes Opioid wie Piritramid oder Morphin zusätzlich; chronische z. B. tumorbedingte Schmerzen: überlappender Übergang von Methadon zu Morphin); beide, Levomethadon und Razemat haben eine kurze analgetische Anschlagszeit und erzeugen eine gleichmäßige Analgesie für 6–12 Stunden; schlecht steuerbares Opioid (terminale Eliminationshalbwertzeit liegt im Mittel bei 35 Stunden, schwankt interindividuell zwischen den Extremwerten von 15 h und 190 h), daher besonders engmaschig zu kontrollieren hinsichtlich auftretender Sedierung; Dosisrelationen zwischen Levomethadon, Methadonrazemat und Morphin:

Levomethadon: 10 mg per os = 5 mg s.c. = 5 mg i.v. = 20 mg Methadonrazemat per os = 30 mg Morphin per os = 10 mg Morphin s.c./i.v.

Oxycodon (starker reiner µ-Opioidrezeptoragonist): Alternative zu Morphin, Retardpräparat vorhanden.

Pentazocin (Agonist-Antagonist): Unzureichende Analgesie insbesondere bei starken Schmerzen, kein ausreichender Dosierungsspielraum; psychomimetische Nebenwirkungen, kreislauf belastend; keinesfalls zusätzlich zu einer Morphintherapie verordnen, da Entzugssymptome ausgelöst werden.

Pethidin (starker reiner µ-Opioidrezeptoragonist): Geeignet zur kurzzeitigen Schmerztherapie z. B. auch in der Geburtshilfe, nicht hingegen zur Dauertherapie (Kumulation toxischer Metabolite).

Piritramid (starker reiner µ-Opioidrezeptoragonist): Geeignet zur kurzzeitigen Schmerztherapie.

Tilidin (mäßig starker µ-Opioiderezptoragonist): Obligater Zusatz von Naloxon verhindert den intravenösen Mißbrauch von Tilidin in der Drogenszene; Tilidin ist verfügbar als oral verabreichbares retardiertes (Tbl.) und nicht retardiertes Präparat (Tropfen); psychotrope Wirkungen werden bei Einnahme der nichtretardierten Tropfen häufiger, bei der Retardform hingegen kaum noch beobachtet; wiederholte Berichte über Mißbrauch von Tilidintropfen bei primär analgetischer Anwendung; Tilidin ist gering obstipierend, möglicherweise infolge Naloxonzusatz; unzureichender analgetischer Dosisspielraum bei starken Schmerzen (Grenze der Tagesdosis bei etwa 600 mg); keine Therapie kontinuierlicher Schmerzen mit dem nichtretardierten Tilidin, weil dadurch Mißbrauch und Abhängigkeit entstehen können.

Tramadol (schwacher μ-Opioidrezeptoragonist): Häufig zur Schmerztherapie eingesetzt, sowohl bei akuten, postoperativen als auch bei chronischen Schmerzen; vereinzelter Mißbrauch wird beschrieben, ist aber gemessen an den Verbrauchszahlen des Opioids selten; Tramadol ist ein schwacher Suchtstoff (Poser u. Poser 1996); orale Retard- und nichtretardierte, (Trpf., Tbl.), rektale und parenterale (i.v., s.c.) Zubereitungsformen; unzureichender analgetischer Dosisspielraum bei starken Schmerzen (Grenze der Tagesdosis bei etwa 600 mg); keine Therapie kontinuierlicher Schmerzen mit dem nichtretardierten Tramadol.

Naloxon (reiner Antagonist): Nach i.v.-Injektion unmittelbare Aufhebung fast aller Wirkungen der stark wirksamen Opioide; kurze Wirkungsdauer, daher bei Intoxikation mit Methadon oder Fentanylpflaster Naloxoninfusion nach initialer Injektion.

Naltrexon (reiner Antagonist): oral verabreichbar, wird vorübergehend nach einem raschen pharmakologischen Opioidentzug angewendet; zusätzliche Anwendung eines Opioidanalgetikums bei starken Schmerzen wird partiell aufgehoben, daher sorgfältige Dosistitration anwenden.

Koanalgetika

Trizyklische Antidepressiva und Antikonvulsiva haben eine gesicherte analgetische Wirkung, weswegen sie bei chronischen Schmerzen häufig verwendet werden. In der Tumorschmerztherapie haben sie, zusätzlich zum Opioid und einem antipyretischen Analgetikum, insbesondere bei auftretenden Nervenschmerzen einen hohen Stellenwert. Mißbrauch oder Abhängigkeit ist kaum bekannt und eine Ausnahme (Glier 1999).

Neuroleptika sind keine Koanalgetika, jedoch wirksam bei opioidbedingter Übelkeit. Mißbrauch oder Abhängigkeit sind kaum bekannt.

Antidepressiva werden im Frühwarnsystem genannt, vor allem das Doxepin. Es wird im Zusammenhang mit dem Alkohol- oder Benzodiazepinmißbrauch mißbraucht. Die übrigen genannten Antidepressiva sind als angstlösend und psychomotorisch dämpfend interessant, auch die neueren Serotonin-Rückaufnahmehemmer.

Diagnose und Therapie

Das Zusammentreffen starker, chronischer Schmerzen mit Mißbrauch oder Abhängigkeit ist häufig gleichzusetzen mit schwierigen Patienten und schwieriger Therapie. Kopfschmerzpatienten machen eher eine Ausnahme, denn sie sind oft motivierbar, und ihre Rückfallrate ist möglicherweise geringer im Vergleich zur Abhängigkeit von Opioiden, Alkohol und anderen psychotropen Substanzen. Kontrollierte Studien fehlen.

Die Diagnose von Mißbrauch oder Abhängigkeit erfolgt nach Kriterien des DSM, des ICD-10, die Kriterien der American Medical Association (Portenoy u. Payne 1997) können hilfreich sein. Bei gestellter Diagnose im Zusammenhang mit der Schmerzerkrankung ist die interdisziplinäre Beratung und Festlegung des weiteren Prozedere unverzichtbar.

**Vorschläge zur Therapie bei Zusammentreffen
von Sucht und chronischem Schmerz** (s. Text)

1. Schmerzursache umfassend und interdisziplinär abklären (biopsychosozial)
2. Therapieziele gemeinsam erarbeiten (Lebensqualität, körperliche Leistungsfähigkeit, psychische Befindlichkeit, Schmerzfreiheit kaum möglich, soziale Reintegration)
3. Multimodale, interdisziplinäre Therapie wie bei anderen Patienten, aber mit beiderseitigem Schwerpunkt von Schmerz- und Suchttherapie (nicht Schmerz- statt Suchttherapie oder umgekehrt)
4. Diskontinuität in der ärztlichen Betreuung und der Therapie vermeiden
5. Hinsichtlich der Medikamente
   - Wie bei anderen Patienten ist die indizierte Anwendung aller Analgetika und Koanalgetika möglich (Nichtopioide, Opioide, Antidepressiva, Antikonvulsiva)
   - Aber: Opioide haben bei chronischen nichttumorbedingten Schmerzen ohnehin keinen hohen Stellenwert
   - Zeitkontingenz schaffen: Streng regelmäßige Einnahme
   - Substitutionstherapie bei Abhängigkeit von illegalen Drogen (Opioiden) beginnen (?)
6. Hinsichtlich der Abstinenz von Medikamenten:
   - Bei chronischen Kopfschmerzen ist Entzug vor Beginn einer Schmerztherapie unverzichtbar
   - Kombinationspräparate vor Beginn einer Schmerztherapie stets entziehen
   - Bei Drogenabhängigen (illegal, Methadonprogramm) ist vorausgehender Entzug vor Beginn der Schmerztherapie möglich, sollte aber keine Vorbedingung sein
   - Paralleles Vorgehen (Schmerztherapie und Suchttherapie) ist günstiger, eine Abstinenzmotivation kann allmählich aufgebaut und umgesetzt werden (Entzug von Benzodiazepinen, Methadon)
   - Entzugstherapie stationär und ohne Zeitdruck durchführen
   - Ultraschneller pharmakologischer Entzug von Opioiden in Allgemeinanästhesie vor oder während der Schmerztherapie: Datenlage unklar, bei ausreichender Motivation und langfristig sichergestellter multimodaler Therapie (Sucht- und Schmerztherapie) aber denkbar
   - Generelle Forderung nach Abstinenz von psychotropen Pharmaka während einer Schmerztherapie ist problematisch
7. Rückfallproblematik muß besprochen werden:
   - Rückfallwahrscheinlichkeit in aktive Drogenabhängigkeit ist hoch, aber: Erfolgreiche Schmerztherapie senkt das Risiko des Rückfalls
8. Complianceprobleme und vorzeitiger Therapieabbruch: Treten häufig auf und erschweren die Konstanz der therapeutischen Bindung
9. Behandlungsvertrag einschließlich Erlaubnis zum Screening von Beigebrauch anderer Substanzen abschließen
10. Psychiatrische Komorbitität und/oder Persönlichkeitsstörungen sind häufig und müssen kompetent behandelt werden

Das Therapieziel ist eine weitgehende soziale und berufliche Reintegration. Es ist wahrscheinlich, daß der psychologische Therapieanteil höher sein wird als der medikamentöse durch Analgetika. Alternative Möglichkeiten wie Akupunktur, TENS, Physiotherapie, körperliche Aktivierung mögen aufzuzählen sein, im Vordergrund werden sicher die umfangreichen Möglichkeiten der Psychotherapie stehen müssen.

Die Prognose des gleichzeitigen Zusammentreffens von chronischen Schmerzen und psychischer Abhängigkeit ist nicht gut. Beide zusammen sind schwierig therapierbar. Die Rückfallhäufigkeit sinkt möglicherweise mit einer adäquaten, multimodalen Schmerztherapie. Dies sind Einzelerfahrungen, kontrollierte Studien fehlen bisher.

Patienten mit Kopfschmerzen und anderen, nichttumorbedingten Schmerzen. Das Absetzen der Analgetika ist der erste Schritt (s. Übersicht). Eine vorübergehende Verstärkung der Schmerzen ist möglich, danach fehlt eine wichtige, die Schmerzen unterhaltende Einflußgröße. Oft bessert sich nun die Schmerzsituation, und der Patient wird anderen, nichtmedikamentösen Therapieformen gegenüber zugänglich. Der Entzug kann ambulant erfolgen, in schweren Fällen ist der stationär erfolgende Entzug wirksamer, auch weil nahtlos andere Möglichkeiten der Schmerztherapie überprüft werden können.

Möglichkeiten der Entzugstherapie

1. Transparenz zwischen Patient und Therapeut
2. Nie Plazebo anwenden
3. Entzug von Kombinationspräparaten
   - Abrupt absetzen
   - Flankierende Therapie mit Antidepressiva, Neuroleptika, Clonidin
4. Entzug von Opioiden
   - Methadonsubstitution: Langsame Dosisreduktion über Wochen bis Monate
   - Andere Opioide: Langsame Dosisreduktion über einige Tage bis Wochen; flankierende Therapie mit Antidepressiva, Neuroleptika, Clonidin
5. Entzug von Nichtopioiden
   - Abrupt absetzen
6. Entzug von benzodiazepinhaltigen Medikamenten
   - Langsame Dosisreduktion über Wochen bis Monate
   - Flankierende Therapie mit Antidepressiva, Neuroleptika, Clonidin

Patienten im Methadonsubstitutionsprogramm. Diese Patienten können chronische Schmerzen verschiedener Ursache entwickeln, aber sie erhalten das Methadon bis dahin nicht aus analgetischen Gründen. Die Substitutitionstherapie sollte erst einmal nicht unterbrochen werden, wenn aufgrund starker organisch bedingter Schmerzen Analgetika nötig sind. Schwierigkeiten mit diesen Patienten sind nicht auf pharmakologischer, sondern auf individueller Seite zu erwarten. Die Patienten müssen Selbstregulations- und Selbstkontrollkompetenzen erlernen. Nicht das Abstinenzparadigma vor Beginn einer Schmerztherapie, sondern die motivierte Mitarbeit des Betroffenen zur Sucht- und Schmerztherapie ist nötig.

An der mitunter eingeschränkten Compliance dieses Patientengutes (Berndt et al. 1993, Fishbain et al. 1999) wird deutlich, daß mit dem Beigebrauch nichtverordeneter Substanzen gerechnet werden muß. Deshalb kann es günstig sein, einen Patientenvertrag über Therapieziele und Möglichkeiten abzufassen, in dem auch die Durchführung spontaner Urinkontrollen festgehalten ist.

Abhängige mit Polytoxikomanie. Bei Patienten mit schwerer Opioid-, Alkohol- und Benzodiazepinabhängigkeit und dem Auftreten starker Schmerzen ist strittig, ob die Schmerztherapie drogenfrei oder erst nach einer pharmakologischer Suchtstablisierung mit Methadon oder anderen Substanzen beginnen soll. Kontrollierte Untersuchungen liegen nicht vor, so daß die interdisziplinäre Diagnostik der Schmerzursache und die gemeinsame Beratung mit einem suchterfahrenen Therapeuten individuelle Wege aufzeigen wird.

Wenn in einem solchen Fall der Entzug von starken Opioiden und anderen Substanzen nötig ist, sollte dies stationär erfolgen. Flankierende Medikation mit Clonidin oder einem trizyklischen Antidepressivum sind sinnvoll.

Ehemals Abhängige. Erfahrungsgemäß sind ehemals Abhängige von Analgetika, Alkohol, Benzodiazepinen und anderen psychotropen Substanzen motiviert, bei Schmerzen eine weitgehend medikamentenfreie Therapie zu beginnen. Infolge der vorangegangenen Psychotherapie wollen sie abstinent bleiben.

Anderseits kann eine unzureichende Schmerzlinderung auf der Basis relevanter organischer Ursachen mit einem Rückfall in die aktive Abhängigkeit verbunden sein. Dann sind auch stark wirksame Opioide und Koanalgetika in ausreichender Dosis nötig, und eine gravierende analgetische Unterversorgung kann vermieden werden. Eine sorgfältige Therapiekontrolle muß stattfinden.

Literatur

Berndt S, Maier C, Schütz H-W (1993) Polymedication and medication compliance in patients with chronic non-malignant pain. Pain 52:331–339

Dertwinkel R, Wiebalck A, Zenz M, Strumpf M (1996) Orale Opioide zur Langzeittherapie chronischer Nicht-Tumorschmerzen. Anaesthesist 45:495–505

DIVS (Deutsche Interdisziplinäre Vereinigung für Schmerztherapie) (1999) Leitlinien zur Tumorschmerztherapie. Tumordiagn Ther 20:105–129

Fishbain DA, Cutler RB, Rosomoff HL et al. (1999) Validity of self-reported drug use in chronic pain patients. Clin J Pain 15:184–191

Forth W (1993) Sinnvolle Medikamenten-Kombinationen. In: Zenz M, Jurna I (Hrsg) Lehrbuch der Schmerztherapie. Wissenschaftliche Verlagsgesellschaft mbH, Stuttgart, S 187-195

Glaeske g (1998) Epidemiologie. Medikamente. In: Gölz J (Hrsg) Modern Suchtmedizin. Thieme, Stuttgart New York, S B1.2.3.1–9

Glier B (1999) Medikamentenmißbrauch und -abhängigkeit bei chronischen Schmerzstörungen: Entwicklung, Diagnostik und Therapie. In: Basler H-D, Franz C, Kröner-Herwig B, Rehfisch HP, Seemann H (Hrsg) Psychologische Schmerztherapie, 4. Aufl. Springer, Berlin Heidelberg New York, S 759–774

Göbel H (1997) Die Kopfschmerzen. Ursachen, Mechanismen, Diagnostik und Therapie in der Praxis. Springer, Berlin Heidelberg New York
Hoffmann SO, Franke TW (1993) Der lange Weg in die Schmerzkrankheit. Faktoren der Chronifizierung. In: Egle UT, Hoffmann SO (Hrsg) Der Schmerzkranke. Schattauer, Stuttgart New York, S 155–172
Jasinski DR (1977) Assessment of the abuse potentiality of morphinelike drugs (methods used in man). In: Martin WR (ed) Drug addiction I. Handbook of Exptl Pharmacol 45/I. Springer, Berlin Heidelberg New York, pp 197–258
Joranson DE, Ryan KM (2000) Trends in medical use and abuse of opioid analgesics. JAMA 283:1710–1714
Keup W (1993) Mißbrauchsmuster bei Abhängigkeit von Alkohol, Medikamenten und Drogen. Frühwarnsystem für die Bundesrepublik Deutschland. Lambertus, Freiburg i. Br.
Koynanou K, Pither CE, Wessely S (1997) Medication misuse, abuse and dependence in chronic pain patients. J Psychosom Res 43:497–504
Krausz M, Freyberger HJ (1997) Suchterkrankungen. In: Egle UT, Hoffmann SO, Joraschky P (Hrsg) Sexueller Mißbrauch, Mißhandlung, Vernachlässigung. Schattauer, Stuttgart New York, S 284–293
Lehmann KA (1994) Patientenkontrollierte Analgesie. In: Lehmann KA (Hrsg) Der postoperative Schmerz, 2. Aufl. Springer, Berlin Heidelberg New York, S 317–355
Maruta T, Swanson DW, Finlayson RE (1979) Drug abuse and dependency in patients with chronic pain. Mayo Clin Proc 54:241–244
Nestler EJ, Aghajanian GK (1997) Molecular basis of addiction. Science 278:58–63
Portenoy RL, Payne R (1997) Acute and chronic pain. In: Lowinson JH, Riuz P, Millman RB, Langrod JG (eds) Substance abuse, 3rd edn.. Williams u. Wilkins, Baltimore Philadelphia London, pp 563–589
Poser W, Poser S (1996) Medikamente – Mißbrauch und Abhängigkeit. Thieme, Stuttgart New York
Schmidt g (2000) Analgetika. In: Schwabe U, Paffrath D (Hrsg) Arzneiverordnungsreport 1999. Springer, Berlin Heidelberg New York, S 34–47
Twycross R (1999) Opioids. In: Wall PD, Melzack R (eds) Textbook of pain, 4th edn. Churchill Livingstone, Edinburgh London New York, pp 1187–1214
Wörz R (1994) Differenzierte medikamentöse Schmerztherapie auf neurologischem und psychiatrischem Gebiet. In: Wörz R (Hrsg) Differenzierte medikamentöse Schmerztherapie. Gustav Fischer, Stuttgart Jena New York, S 237–283

Mißbrauch von Laxanzien

R. MEERMANN

Der Gebrauch und Mißbrauch von Laxanzien geht in der Medizingeschichte weit zurück. Laxanzien dienten früher „der Selbstreinigung", so gehörten Klistiere zum häufig eingesetzten ärztlichen Behandlungsrepertoire.

Wir verzeichnen heute einen steigenden Gebrauch und Mißbrauch von Laxanzien. In Deutschland werden ca. 40.000.000 Packungen mit einem Gesamtumsatz von ca. 300.000.000 DM jährlich umgesetzt mit steigender Tendenz. In der Regel handelt es sich um eine Form der Selbstbehandlung. Somit entziehen sich diese Patienten sehr häufig der ärztlichen Diagnostik und Therapie. Dem Apotheker obliegt daher eine große Verantwortung in seiner Beratungsfunktion.

Vor allem sog. natürliche Laxanzien, die vermeintlich nebenwirkungsarm sind, wie Aloe, Sennesblätter, Faulbaumrinde, werden kritiklos konsumiert. Etwa 15%

der Bevölkerung neigen zur Obstipation und haben somit Erfahrung mit der Selbstmedikation durch Laxanzien. Oft bestehen irrige Vorstellungen über die Darmfunktion und über die normale Stuhlfrequenz. Verstärkt wird die Neigung zur Obstipation durch unsere moderne Kostform, die sehr schlackenarm ist, und durch Bewegungsarmut.

Die Laxanzien werden überwiegend von Frauen, auch jungen Frauen und sogar Kindern konsumiert. Da diese Medikamente frei verkäuflich sind und nicht verschreibungspflichtig, besteht die Gefahr, daß wesentliche organische Erkrankungen als Ursache der Obstipation übersehen werden.

Oft wird der Gebrauch von Laxanzien beim Arztbesuch, selbst auf Befragen des Arztes, nicht zugegeben. Jegliche Form der chronischen Obstipation bedarf der vollständigen gastroenterologischen Abklärung.

Pharmakologie der Laxanzien

Die Wirkung der sich aus den verschiedenen chemischen Substanzgruppen zusammensetzenden Laxanzien beruht im wesentlichen auf vier pharmakologischen Mechanismen:
- auf einer sekretagogantiresorptiven Wirkung,
- auf einer osmotischen Wirksamkeit durch die Bindung von Wasser im Darmlumen,
- auf einer Zunahme des Stuhlvolumens,
- auf Anregung der Darmperistaltik und somit einer Beschleunigung der Kolontransitzeit.

Sekretagogantiresoptiv wirkende Laxanzien

Antrachinone. Bei den Antrachinonen handelt es sich um pflanzliche Drogen um Glykoside, die gewonnen werden aus den Pflanzen Aloe, Rhabarber, Johannisblättern oder Schoten und der Faulbaumrinde. Der Wirkungsmechanismus dieser Glykoside ist dosisabhängig unterschiedlich.

In geringer Dosierung wirken diese Alkaloide prokinetisch, in höherer Dosierung sekretagog und antiresorptiv. Die Wirkung beruht auf einer Reizung und Schädigung der Darmmukosa. Daran sind mehrere pharmakologische Prozesse beteiligt (van Gorkom et al. 1998).

Zum einen kommt es zur Histamin- und Serotoninfreisetzung aus den Mastzellen, die ihrerseits einen weiteren Mediator, das Prostaglandin E II freisetzen. Es kommt zu einer Motilitätssteigerung sowie zu einer Schädigung des Gewebes (van Gorkom et al. 1998). Des weiteren ist eine vermehrte Chloridsekretion aus den Mukosazellen in das Darmlumen nachweisbar mit der Folge einer vermehrten Ausscheidung von Natrium und Wasser in das Darmlumen. Durch die Blockierung der Na-K-ATP-ase wird verhindert, daß aus dem Darmlumen Natriumionen in die Mukosazelle gegen das Konzentrationsgefälle rückresorbiert werden, damit verbunden ist eine Hemmung der Wasserresorption. Diese beiden letzten Mechanismen sind verantwortlich für die sekretagogantiresorptive Wirkung. und führen zu einem vermehrten Verlust von Elektrolyten und Wasser in das Darmlumen.

Die wirksamen Metaboliten der Antrachinone vom Typ des Anthrons entstehen im Dickdarm unter Einwirkung der Darmflora, der Kolibakterien. Antrachinonglykoside werden nur in einem geringen Maße resorbiert und renal eliminiert. Die resorbierten Anteile können zu einer Dunkelfärbung des Urins führen.

Phenophthalein, Bisacodyl und Natriumpikosulfat. Bei diesen Substanzen handelt es sich ebenfalls um sekretagogantiresorptiv wirkende Laxanzien. Die laxierende Wirkung des Phenophthaleins, der ältesten Substanz aus dieser Gruppe, wurde zufällig entdeckt. Heute gilt es als obsolet aufgrund einer hohen allergischen Potenz. Bisacodyl und Natriumpikosulfat sind strukturelle Analoga des Phenophthaleins. Das Phenophthalein wurde bei Bisacodyl mit Essigsäure und bei Natriumpikosulfat mit Schwefelsäure verestert. Gemeinsam ist diesen Substanzen, daß sie zu einer Reizung des Darmes, zu einer Steigerung der Darmperistaltik, der Flüssigkeits- und der Elektrolytsekretion führen.

Bisacodyl ist eine sekretagogantiresorptiv wirkende Substanz. Über eine Steigerung der Flüssigkeits-, der Elektrolytsekretion und Hemmung der Resorption, kommt es zu einer Zunahme des Stuhlvolumens und damit zu einer Anregung der Darmperistaltik. Bisacodyl ist das in Deutschland am weitesten verbreitete Laxans. Die Substanz selbst stellt ein Prodrug dar. Wirksam ist das freie Diphenol, das enzymatisch im Dünndarm bei Kontakt mit der Dünndarmschleimhaut entsteht. Dort wird die Substanz bis zu 50% resorbiert, durchläuft einen enterohepathischen Kreislauf und wird mit der Galle wiederum in den Darm ausgeschieden. Daraus erklärt sich ein verzögerter Wirkungseintritt bei oraler Gabe von etwa 8 Stunden. Die Wirksamkeit der Substanz bei rektaler Gabe ist wesentlich schneller. Eine Wirkung tritt nach ca. einer halben bis einer Stunde ein. Molekular beruht der antiresorptive Effekt des Bisacodyls auf einer reversiblen Hemmung der Na-K-ATP-ase des Darmes. Dieser Carrier sorgt für eine Resorption von Natriumionen aus dem Darmlumen in die Darmmukosa im Sinne eines aktiven Transportes. Aus seiner Blockierung resultiert ein deutlich erhöhtes Stuhlvolumen durch Bindung von Wasser an das Natrium.

Für die sekretionsfördernde Wirkung des Bisacodyls ist eine erhöhte Sekretion von Chlorid und Kalium und H_2O-Ionen verantwortlich. Dieser Prozeß wird im Dickdarm vermittelt durch eine erhöhte Aktivität der Adenylatzyklase. Die Aktivierung der Adenylatzyklase erfolgt in mehreren Schritten, enzymatisch im Sinne eines inflammatorischen Prozesses über Arachidonsäure und Prostaglandin E2.

Natriumpikosulfat. Natriumpikosulfat ist ebenfalls ein Diphenylderivat und unterscheidet sich vom Bisacodyl durch Ersatz der Essigsäure durch einen Schwefelsäurerest. Durch diese chemische Veränderung wird das Natriumsalz sehr schwer resorbierbar und macht somit keinen enteropathischen Kreislauf durch. Der molekulare Wirkungsmechanismus unterscheidet sich dann nicht von dem des Bisacodyls. Die Aktivierung der Substanz erfolgt im Dickdarm durch Abspaltung des Schwefelsäurerestes durch die Darmflora.

Dehydroxigallensäuren. Bei den Dehydroxigallensäuren handelt es sich um sog. Choleretika. Der Wirkungsmechanismus erfolgt über vermehrte H2-Sekretion. Genaue Studienuntersuchungen gibt es zu diesen Substanzen nicht.

Salinische Abführmittel. Bei den salinischen Laxanzien handelt es sich um schwer resorbierbare Salze in Form von Magnesium und Natriumsulfat (sog. Bitter- oder Glaubersalz). Das Gemisch dieser beiden Sulfate heißt Karlsbadersalz.

Die Sulfationen binden eine äquivalente Menge eines Kations und halten somit osmotisch Wasser im Darmlumen zurück. Dadurch erklärt sich der antiresorptive Effekt der salinischen Laxanzien. Es werden hypertone und isotone Lösungen appliziert. Sie unterscheiden sich nur in der Zeitdauer des Wirkungseintrittes.

Bei Magnesiumsulfat kommt noch eine zusätzliche laxierende Wirkung des Magnesiums hinzu – über eine Stimulierung der Cholezystokininfreisetzung und somit über eine Anregung der intestinalen Peristaltik.

Zucker und Alkohole. Bei den laxierend wirkenden Zuckern handelt es sich um die Disaccharide Laktulose (Galaktose und Fruktose) und Laktose (Galaktose und Glukose).

Biologisch wirksam sind die Alphaformen. Laktose wird hauptsächlich bei Kleinkindern als mildes Laxans eingesetzt. Im Säuglingsalter wird die Laktose auch noch nutritiv genutzt. Die Laktulose kann enzymatisch vom Menschen nicht gespalten werden. Im Darm kommt es zu einer Metakbolisierung durch die Darmflora in Essigsäure und Milchsäure. Diese Säuren senken den pH des Darmmilieus.

Laktose und Laktulose binden osmotisch Wasser. Dadurch kommt es zu einer Erhöhung des Stuhlvolumens und zu einer Anregung der Darmperistaltik. Die pH-Erniedrigung hat einen positiven „side effect", weil sie eine Verminderung der Ammoniakresorption aus dem Darm bei chronischer und akuter Leberinsuffienz mit sich bringt. Somit kann der Entwicklung einer hepatischen Enzephalopathie durch eine Laktulosebehandlung verhindert werden.

Die Zuckeralkohole Mannit und Sorbit sind ebenfalls schwer resorbierbar und führen über eine osmotische Wirkung zu einem laxierenden Effekt.

Quellstoffe. Zu dieser Gruppe gehören Quellstoffe wie Leinsamen, Kleie, Karaya, Agar Agar und Flohsamen. Die Substanzen entfalten ihre Wirkung durch die Fähigkeit, große Mengen Flüssigkeit aufzunehmen, da sie eine hohe Wasserbindungskapazität besitzen. Das Wasser wird entweder in Hohlräume des faserreichen Gerüstes aufgenommen oder die Wasserbindung erfolgt durch Bildung von Hydrokoloiden in Gelen und viskösen Lösungen, dadurch wird das Stuhlgewicht erheblich erhöht. Voraussetzung für ihre Wirksamkeit ist eine gleichzeitige ausreichende Flüssigkeitsaufnahme. Die aufgequollenen Substanzen führen zu einer Dehnung der Darmwand und damit zu einer Förderung der propulsiven Motilität. Die bakterielle Fermentation führt zur Gasbildung, die ebenfalls die Motilität anregt, andererseits aber auch für Unverträglichkeiten und Nebenwirkungen verantwortlich ist. Die Wasserbindungskapazität dieser Substanz ist unterschiedlich, die kommerziellen Quellmittel wie Flohsamen können bis zum Vierfachen des eigenen Gewichtes an Wasser binden.

Gleitmittel. Zu dieser Gruppe gehören die mittlerweile obsoleten Paraffine und das noch häufig benutzte Glyzerin in Form von Suppositorien. Es macht den Stuhl geschmeidig und wird häufig eingesetzt in Kombination, beispielsweise mit Bisacodyl.

Cisaprit. Bei Cisaprit handelt es sich um ein 5-HT4-Rezeptoragonisten. Er bewirkt eine Zunahme der propulsiven Motilität des Kolons und somit eine Verkürzung der Kolontransitzeit.

Bei diesem Medikament wurden in letzter Zeit Fälle eines QT-Syndroms mit schweren Herzrhythmusstörungen beschrieben. Dadurch wird sein Einsatz erheblich eingeschränkt.

Wirksamkeit der Laxanzien

Die Datenlage bezüglich der Wirksamkeit und auch der Nebenwirkungen der meisten Laxanzien ist sehr dürftig. Sie gehören zu den nicht gut dokumentierten Medikamenten. Eine Wirksamkeit kann aufgrund der eindrucksvollen Symptomatik bei den salinischen Laxanzien, des Rizinusöls, der Antrachinone und der Biphenole nicht bezweifelt werden.

Besonders schlecht dokumentiert sind die sog. Drastika. Die Studien sind meist älteren Datums und erfüllen nicht die Ansprüche eines guten Studiendesigns.

Salinische Laxanzien wirken in geringer Dosierung mild wie Ballaststoffe. Die laxierend wirkenden Zucker und Alkohole sind in kontrollierten Studien untersucht. Bisacodyl und Natriumpikosulfat sind wirksam und indiziert bei langsamem Kolontransit. Cisaprit zeigt nur Wirkung bei leichter Obstipation. Bei schwerer Obstipation ist keine laxierende Wirkung nachgewiesen.

Nebenwirkungen der Laxanzien

Da die Nebenwirkungen der Laxanzien für viele Substanzen gleich oder ähnlich sind, erscheint es sinnvoll, die Nebenwirkungen gemeinsam abzuhandeln und nur auf spezielle Nebenwirkungen, wie sie z.B. von den Antrachinonen bekannt sind, im Detail einzugehen. Grundsätzlich sollte man unterscheiden zwischen Nebenwirkungen, die bei sog. bestimmungsgemäßem Gebrauch auftreten, und Nebenwirkungen, die bei Laxanzienabusus beschrieben werden.

Abdominelle Schmerzen

Die häufigste Nebenwirkung bei akutem oder chronischen Gebrauch von Laxanzien ist das Auftreten von krampfartigen abdominellen Beschwerden und Tenesmen. Diese Symptome treten sowohl beim Gebrauch von Antrachinonen als auch von Diphenylmethanen sowie salinischen Laxanzien und Cisaprit auf. Die Häufigkeit wird in der Literatur bis zu 30% angegeben. Diese Beobachtung kann durch eigene Beobachtungen beim Einsatz von Antrachinonen und salinischen

Lösungen zur Vorbereitung der endoskopischen Darmuntersuchung bestätigt werden. Ausgelöst wird diese Nebenwirkung durch eine Zunahme des Stuhlvolumens, eine vermehrte Darmdehnung und Anregung der Peristaltik. Auch Übelkeit und Erbrechen können ausgelöst werden.

Die laxierend wirkenden Zucker wie Laktulose führen über den bakteriellen Abbau im Kolon zu einer vermehrten Darmgasbildung und damit zu Meteorismus und Flatulenz. Der süße Geschmack dieser Substanz wird von den Patienten oft als unangenehm empfunden.

Melanosis coli

Bei der Melanosis coli handelt es sich um eine Ablagerung von sog. Lipofuscin in die Kolonschleimhaut. Das Lipofuscin ist ein braunschwarzes Pigment, das der Kolonschleimhaut ein charakteristisches Aussehen verleiht. Die Oberfläche der Schleimhaut hat makroskopisch Ähnlichkeit mit einem Leopardenfell. Die Veränderungen sind am Zökumpol am stärksten ausgeprägt und nehmen aboral ab.

Man stellt sich die Bildung dieser Pigmente folgendermaßen vor: Physiologischerweise werden Zellen, die den programmierten Zelltod leiden (Apoptose), in das Darmlumen abgeschilfert und mit den Fäzes ausgeschieden. Unter dem Einfluß der Laxanzien, insbesondere der Antrachinone werden apoptotische Zellen interkryptär beobachtet. Dort werden sie von Makrophagen phagozytiert. Diese pigmentbeladenen Makrophagen wandern dann bis in die Submukosa. Pigmentablagerungen werden bis in die mesenterialen Lymphknoten beobachtet. Dieser Vorgang ist reversibel. Nach Absetzen der Noxe bilden sich Pigmentablagerungen wieder zurück. Die Entwicklung einer Melanosis coli konnte beim Menschen beobachtet und auch tierexperimentiell nachgewiesen werden.

Die pathophysiologische Bedeutung dieser Pigmentierung ist unklar. Möglicherweise ist sie ein Hinweis auf eine Beschleunigung der Apoptose (van Gorkom et al. 1999). Daraus resultieren gravierende Bedenken gegen den chronischen Einsatz dieser Laxanzien, da grundsätzlich die Möglichkeit einer Kanzerogenität besteht. Die Melanosis coli wird überwiegend durch Antrachinoneinnahme hervorgerufen, kommt jedoch bei anderen Laxanzien wie Bisacodyl vor.

Elektrolytstörung

Änderung der Serumelektrolyte und des Säurebasenhaushaltes, insbesondere eine Hypokaliämie wurden bei therapeutischem Einsatz von Laxanzien wie Antrachinonen, Bisacodyl nicht beschrieben.

Auch salinische Laxanzien verhalten sich diesbezüglich inert. Vorsicht ist jedoch geboten durch eine verstärkte Resorption von Elektrolyten, insbesondere von Magnesium bei eingeschränkter Nierenfunktion und von vermehrter Flüssigkeitsresorption, vor allem bei Niereninsuffizienz oder bei Herzinsuffizienz mit der Gefahr eines Lungenödems. Aus diesem Grunde gelten salinische Laxanzien bei Nierenfunktionsstörungen und auch bei Herzinsuffizienz als kontraindiziert.

Bisacodyl und Antrachinone sind bei diesen Grunderkrankungen unbedenklich.

Histologische Veränderungen der Kolonschleimhaut

Bei chronischer Einnahme von Laxanzien über einen längeren Zeitraum wurden histologische Veränderungen der Kolonschleimhaut beschrieben wie mitochondriale Schädigungen, Veränderung der Lysosomen und der Mikrovili. Es wurden histologische Veränderungen bis zu oberflächlichen Erosionen beobachtet (Riemann et al. 1998).

Laxanzienkolon

Beim Laxanzienkolon, das in der Literatur auch neueren Datums immer wieder erwähnt wird, handelt es sich wahrscheinlich um ein historisches Phänomen. Alle Fallbeispiele sind ca. mindestens 40 Jahre alt. (Müller-Lissner 1992).

Das Laxanzienkolon ist eine primär radiologische Diagnose. Ausgelöst wird dieses Phänomen, das sich durch einen Verlust der Kolonhaustrierung, durch eine Dilatation des Kolons und des Ileums sowie durch Pseudostrikturen röntgenologisch auszeichnet und anatomisch charakterisiert wird, durch oberflächliche Schleimhautulzera, durch eine Schleimhautatrophie und entzündliche Infiltrate bis in die Submukosa durch die Substanz Podophyllin. Podophyllin wird jedoch seit vielen Jahren als Laxans nicht mehr eingesetzt, so daß Beschreibungen neueren Datums nicht mehr vorliegen. Das Podophyllin ist ein Mitosegift, das bei systemischer Gabe neuro- und psychotoxische Effekte aufweist.

Das Syndrom des Laxanzienkolons hat also nur noch historische Bedeutung und spielt im Muster in der heutigen Zeit eingenommenen Laxanzien keine Rolle, sei auch hier nur zur Vervollständigung des Bildes erwähnt.

Nervenschädigung

Es gibt keine sicheren Beweise für eine Neurotoxizität der Laxanzien durch Beobachtung am Menschen oder im Tierexperiment. Es wurden zwar bei Patienten mit chronischer Obstipation Veränderungen der autonomen Nerven auch histologisch beschrieben, unklar muss jedoch bleiben, ob es sich bei diesen Veränderungen um eine primäre Schädigung mit der Folge des Slow-colon-Transits handelt oder um eine Schädigung durch die Noxe (Müller-Lissner 1992)

Gewöhnung

Ein Gewöhnungseffekt durch chronischen Gebrauch von Laxanzien muß bezweifelt werden. Die Datenlage zeigt, daß auch ein Umstellen von sekretagogantiresorptiv wirkenden Laxanzien auf Laktulose oder alleinige oder kombinierte Quellmittelapplikation möglich ist. Gezeigt wurde dieses an hospitalisierten geriatrischen Patienten. Die Umstellung erwies sich als schwierig in der Übergangsphase, war jedoch erfolgreich (Meier et al. 1990). Weitere Literaturangaben bestätigen dieses Phänomen.

Nebenwirkungen bei Laxanzienabusus

Wie in der Pharmakologie der antiresorptiv-sekretagog wirkenden Laxanzien beschrieben, kommt es aufgrund des dargelegten Wirkungsmechanismus zu einem vermehrten Salz- und Flüssigkeitsverlust über den Darm. Das führt verständlicherweise zu einer Hypokaliämie und Hypovolämie mit hypotoner Kreislaufsituation. Der vermehrte Verlust von Kaliumchloridionen hat eine metabolische Alkalose zur Folge, die sog. hypokaliämische-hypochlorämische Alkalose.

Leitsymptom dieser Stoffwechselentgleisung ist eine muskuläre Adynamie. Eine extreme Hypokaliämie kann auch zu kardialen Problemen führen mit EKG-Veränderungen und Herzrhythmusstörungen.

Die Hypovolämie führt zu kompensatorischen Gegenregulationsmechanismen der Nieren, zu einem Hyperaldosteronismus, der wiederum die Hypokaliämie verstärkt durch vermehrte Natrium- und Wasserrückresorption und Kaliumsekretion. Gleichzeitig wird das Renin-Angiotensin-System aktiviert. Verstärkt wird dieser Mechanismus durch einen gleichzeitig bestehenden Diuretikaabusus, wie er besonders von Patienten mit Eßstörungen betrieben wird. Dieser Symptomenkomplex wird im Zusammenhang mit dem Diuretikaabusus auch als Pseudo-Bartter-Syndrom bezeichnet.

Neben den kardialen Komplikationen kann die Hypokaliämie und die Störung des Säurebasenhaushaltes zu einer direkten Nierenschädigung in Form einer Tubulusschädigung und einer Verminderung der glomerulären Filtrationsrate führen. Auch Formen der abakteriellen Nephritis sind beschrieben.

Es kann also eine Niereninsuffizienz durch Laxanzienabusus induziert werden. Sollten im Zusammenhang mit einer Niereninsuffizienz ein Mißbrauch mit magnesiumhaltigen salinischen Laxanzien betrieben werden (Bittersalz), so ist mit einer weiteren schwerwiegenden Nebenwirkung zu rechnen, der Hypermagnesiämie.

Klinisch zeigt sich diese Hypermagnesiämie ebenfalls durch eine Adynamie, Lethargie und bradykarde Herzrhythmusstörungen.

Kanzerogenität

Die kanzerogene Potenz der Laxanzien, insbesondere der Antrachinone, wird kontrovers diskutiert.

Histologische Veränderungen bei akuter Anwendung von Antrachinonen sind beschrieben. Des weiteren gibt es In-vitro-Untersuchungen über die toxische Potenz und die mutagene Potenz von Antrachinonen. Antrachinone binden an die DNA und induzieren dort Mutationen.

Im Tierversuch induzieren Antrachinone eine Zunahme der Zellproliferation und beschleunigen die Apoptose, d. h. sie greifen in den Mechanismus des programmierten Zelltodes ein. Somit kommt es zu einer Störung der Regulation der Zellteilung. Diese Beobachtungen machen zumindest ein möglicherweise bestehendes kanzerogenes Potential dieser Substanzen verständlich.

Studien, die an Menschen durchgeführt wurden, kommen zu unterschiedlichen Ergebnissen. In einer australischen Studie konnte kein Zusammenhang zwischen dem Mißbrauch von Laxanzien und dem Auftreten kolorektaler Karzinome festgestellt werden (Kune 1993)

Im Gegensatz dazu kommen zwei europäische Studien zu dem Ergebnis, daß eine Melanosis coli, die eine spezifische Schleimhautveränderung des Antrachinonmißbráuches darstellt, ein Risikofaktor für das Auftreten kolorektaler Adenome und auch kolorektaler Karzinome ist (van Gorkom et al. 1999, Siegers et al. 1993)

Somit kann nur vor dem chronischen Mißbrauch, insbesondere hochdosierter Drastika gewarnt werden, da ein erhöhtes Risiko zur Entstehung kolorektaler Karzinome möglich und wahrscheinlich ist. Alternative Substanzen stehen zur Verfügung und sollten alternativ eingesetzt werden (van Gorkom et al. 1999; Siegers et al. 1993)

Klinik des Laxanzienmißbrauches

Der Patient, der wegen einer Obstipation und damit verbundenem Laxanziengebrauch oder -mißbrauch zum Arzt kommt, sucht ihn normalerweise nicht mit dem Wunsch auf, bezüglich seiner Obstipation Hilfe zu bekommen, sondern klagt über uncharakteristische abdominelle Beschwerden wie abdominelle Schmerzen, Krämpfe, Beschwerden im Analbereich, beispielsweise durch Hämorrhoiden. Paradoxerweise erfolgt die Vorstellung manchmal sogar wegen einer unklaren Diarrhoe.

Des weiteren werden oft auch eine Adynamie oder eine Ödemneigung angegeben. Der Laxanzienabusus wird meist nicht zugegeben. Somit ist der Laxanzienabusus letztlich eine Ausschlußdiagnose nach durchgeführten gastroenterologischen Untersuchungen.

Richtungweisend sind die Stuhlanamnese und evtl. vorliegende Elektrolyt- oder Säurebasenhaushaltsstörungen. Definiert ist die Obstipation durch eine Stuhlfrequenz von weniger als 2-3 Stuhlentleerungen pro Woche. Oft bestehen bei Patienten irrige Vorstellungen über die Funktion des Darmes und über die Stuhlfrequenz. Als normal gelten drei Stuhlgänge pro Tag bis zwei pro Woche. Die normale Magen-Darm-Passage dauert ca. 24-48 Stunden, kann jedoch bei chronisch habitueller Obstipation 60-120 Stunden betragen. Beschwerden wie Druckgefühl, Völlegefühl, Flatulenz, Spasmen und Appetitlosigkeit sind die Folge.

Das Stuhlgewicht ist bei diesen Patienten von normal 200 g oft auf 60 g reduziert. Die Stuhlkonsistenz ist schafskotartig, schlimmstenfalls kommt es zur Bildung von Skybala oder gar zur Ausbildung eines mechanischen Ileus. Der betroffene Patient greift zur Selbsthilfe, zumal eine Verschreibung der Medikamente nicht möglich ist und führt eine Selbstmedikation mit Laxanzien durch. Günstigenfalls erfolgt eine Beratung durch den Apotheker. Die Patienten erscheinen erst bei Komplikationen in der ärztlichen Praxis. Der Mißbrauch ist eine Ausschlußdiagnose. Er erfordert oft nahezu kriminalistische Fähigkeiten.

Ursachen der Obstipation

Man unterscheidet grundsätzlich die episodale Obstipation von der chronischen Obstipation.

Episodale Obstipation. Bei der episodalen Obstipation ist die Indikation zur Laxanzientherapie grundsätzlich gegeben und unproblematisch. Ursächlich liegen dieser Art der Obstipation Änderungen der Lebensumstände zugrunde, die für die Symptomatik verantwortlich sind. Der Antritt einer Reise führt zur kurzfristigen Änderung der Lebensgewohnheiten, zur Änderung der hygienischen Umstände, des Tagesrhythmus bis zum Jetlag und möglicherweise auch zu einer vermehrten Streßsituation. Dadurch kann eine situative Obstipation ausgelöst werden, insbesondere, wenn diese Veränderungen zu einer bewußten Unterdrückung des Stuhlreflexes führen.

Die Gravidität führt durch hormonelle Umstellung, durch mechanische Probleme, durch den Uterus und den Feten, durch Haltungsänderung und Vermeidung der Bauchpresse, evtl. auch durch das Auftreten von Hämorrhoiden zu einer episodalen Obstipation.

Änderung der Ernährung: Insbesondere der verstärkte Genuß von Kakao, Schokolade, Tee oder das Einstellen eines Nikotinabusus können zur Obstipation führen. Psychische Störungen, z.B. depressive Verstimmungen, können zu einer Reduktion der normalen Stuhlfrequenz führen.

Psychische Erkrankungen führen nicht nur zu einer habituellen Obstipation, sondern sind auch oft mit einem chronischen Laxanzienabusus verbunden. Hier sind insbesondere die Eßstörungen wie Bulimie und Anorexia nervosa zu nennen. Diese Eßstörungen sind in der Regel mit einem teilweise exzessiven Laxanzienabusus und auch einem Diuretikaabusus verbunden. Erklärt wird dieser Mißbrauch durch die Vorstellung einer Induktion eines Malabsorptionssyndroms. In Zusammenhang mit diesem Abusus kommt es dann sehr oft zu schweren Elektrolytstörungn, insbesondere einer Hypokaliämie und hypokaliämischen Alkalose.

Ist ein chronischer Laxanzienabusus nicht auf diese Eßstörungen zurückzuführen, so liegt in der Regel eine chronische Obstipation vor.

Chronische Obstipation. Ursächlich liegt der chronischen Obstipation ein sog. Slow-colon-Transit vor. Dabei handelt es sich um eine Funktionsstörung der Motorik des Kolons, besonders des linksseitigen Kolons, möglicherweise auf dem Boden einer intramuralen Nervenplexusschädigung.

Eine verlangsamte Kolontransitzeit läßt sich diagnostisch nachweisen, durch Kolonpassagezeiten und Defäkogramme. Diese Untersuchungen haben sich jedoch in der allgemeinen Routine der klinischen Diagnostik nicht durchgesetzt, zumal sich daraus keine direkten therapeutischen Konsequenzen ergeben. Die propulsive Motilität ist gestört und somit kommt es zu einer verzögerten Passage des Stuhles.

Die sog. Ballaststoffhypothese, nach der die Obstipation allein auf eine ballaststoffarme Ernährung zurückzuführen ist, die mit einem verminderten Stuhlgewicht einhergeht, ist sicherlich nicht aufrecht zuhalten, zumal die Ernährungsgewohnheiten von Obstipierten und Nichtobstipierten sich in ihrem Ballaststoffgehalt nicht grundsätzlich unterscheiden. Obstipierte Patienten benötigen in der Regel auch mehr Ballaststoffe, um das Stuhlgewicht eines Nichtobstipierten zu erreichen.

Medikamente können die propulsive Motilität des Darmes reduzieren und damit zu einer Obstipation führen. Zu diesen Medikamenten gehören Analgetika, Antihypertensiva, Antikolinergika, Kodein, Psychopharmaka, Parkinsonmittel, Spasmolytika, Antazida und Diuretika.

Chronische Stoffwechselerkrankungen wie Diabetes mellitus, Morbus Parkinson, Encephalomyelitis disseminata und Hypothyreose sind ebenfalls verantwortlich für eine chronische Obstipation.

Tumoren des Kolons können zu einer mechanischen Behinderung der Stuhlpassage führen bis zum Bild eines Ileus.

Erkrankungen des Rektums und Anus sowie Tumoren, Hämorrhoidalleiden, Fissuren, Mukosaprolaps, solitäres Rektumulkus, sog. Anismus, eine Rektozeele und der Morbus Hirschsprung führen zu einer sog. Low-output-Obstipation.

Diagnostik

Grundsätzlich gilt wie bei jeder anderen Erkrankung auch, daß eine ausführliche Anamnese, insbesondere eine gründliche Stuhlanamnese und Medikamentenanamnese durchgeführt werden muß. Des weiteren sollte nach Ernährungsgewohnheiten und Lebensgewohnheiten gefragt werden. Eine gründliche körperliche Untersuchung einschließlich des Anus und des Rektums ist unabdingbar.

Durch diese Untersuchungen sind Erkrankungen des Anus und Rektums zu diagnostizieren und einer entsprechenden Therapie zuzuführen. Obstipierende Medikamente und falsche Ernährung wären dadurch auch eruierbar. Sollten sich Hinweise auf eine Stoffwechselerkrankung oder eine neurologische Erkrankung ergeben, wäre eine diesbezüglich, gezielte, weiterführende Diagnostik notwendig. Die Indikation zur endoskopischen Diagnostik (Prokto-Rekto-Koloskopie) sollte großzügig gestellt werden; sie ist in jedem Falle angezeigt bei Hinweisen auf ein Tumorleiden des Darmes oder eine chronisch entzündliche Darmerkrankung.

Maßnahmen bei Obstipation

Sollte bei der durchgeführten Diagnostik eine Ursache wie eine neurologische Erkrankung, eine Stoffwechselerkrankung oder eine Erkrankung des Kolons festgestellt werden, ist diese natürlich primär zu behandeln und damit die Ursache der Obstipation zu beheben.

Vor Ansatz einer Therapie steht in jedem Falle eine genaue Aufklärung des Patienten über die normale Stuhlfrequenz, Stuhlkonsistenz und Funktion des Darmes, um dadurch weitverbreiteten irrigen Vorstellungen entgegenzuwirken.

Obstipierende Medikamente sollten möglichst abgesetzt werden. Zu einer unverzichtbaren Analgetikamedikation, beispielsweise bei einem Tumorleiden, gehört eine Laxanzientherapie zur Komedikation.

Danach sollten Drastika grundsätzlich abgesetzt werden, da sie mit erheblichen Nebenwirkungen und Risiken für den Patienten behaftet sind. Es folgt eine intensive Ernährungsberatung bezüglich einer ballaststoffreichen Kost mit vielen Zerealien, faserreichen Stoffen wie Salaten und Gemüsen, evtl. ergänzt durch Kleie und Leinsamen.

Auf eine ausreichende Flüssigkeitszufuhr ist besonders bei älteren Patienten zu achten. Der Patient sollte motiviert werden, sich ausreichend körperlich zu belasten und zu bewegen, da Bewegungsmangel auch zur Obstipation führt. Der Tagesablauf sollte möglichst geregelt strukturiert sein.

In unserer mobilen Gesellschaft ist es oft sehr schwierig, einem geregelten Tagesablauf nachzugehen. So kommt es nicht selten zu einer Unterdrückung des Defäkationsreflexes und damit zur Obstipation und zu Erkrankungen des Anorektums. Ein positiver Effekt auf den Verdauungsapparat ist auch durch eine sog. Stuhlkonditionierung möglich. Sollten all diese Maßnahmen nicht ausreichen, muß der Einsatz von Laxanzien erwogen werden. In erster Linie sollte die Masse der natürlichen, durch die Nahrung aufgenommenen Ballaststoffe, durch Quellstoffe erhöht werden. Laktulose sollte die Stuhlkonsistenz vermindern. Als nächster Schritt kämen Gleitmittel wie Glyzerin-Suppositorien und Mikroklysmata zu Anwendung.

Beim Slow-colon-Transit werden in vielen Fällen auch diese Maßnahmen nicht zu einem ausreichenden Erfolg führen, so daß salinische Laxanzien oder Dyphenole eingesetzt werden müssen. Die Reduktion oder das Absetzen von Laxanzien erfordert sicherlich viel Geduld und die Fähigkeit, den Patienten zu diesen Maßnahmen zu motivieren.

Literatur

Bursey RF (1999) FRCPC, Laxatives. Can J Gastroenterol 13:21–22
Jeong K et al. (1997) Ischemic colitis caused by oral hyperosmotic saline laxatives. Gastrointestinal Endoscopy45: 319–322
KuneGA (1993) Laxative use not a risk for colorectal cancer: data from the melbourne colorectal cancer study. Z Gastroenterol 31:140–143
Meier P, Seiler WO, Stähelin HB (1990) Quellmittel als Laxativa bei geriatrischen Patienten. Schweiz Med Wschr 120:314–317
Müller-Lissner S (1993) Adverse effects of laxatives: fact and fiction. Pharmacology 47 (Suppl 1): 138–145
Müller-Lissner S (1992) Nebenwirkungen von Laxanzien. Z Gastroenterol 30:418–427
Riemann JF, Schenk J, Ehler R, Schmidt H, Koch H (1978) Ultrastructual charges of colonic mucosa in patients with chronic laxative misuse. Acta Hepato-Gastroenterol 25:213–218
Roger D et al. (1997) Initial description of gastric melanosis in a laxative-abusing patient. AJG 92:707–708
Roth HJ (1994) Laxativa-strukturelle und wirkungsbezogene Aspekte. Pharmazie in unserer Zeit 23
Schiller LR (1999) Clinical pharmacology and use of laxatives and lavage solutions. J Clin Gastroentreol 28 (1):11–18
Schröder H (1994) Pharmakologie chemisch definierter Laxanzien. Pharmazie in unserer Zeit 23:219–222

Siegers C-P, von Hertzberg-Lottin E, Otte M, Schneider B (1993) Anthranoid laxative abuse – a risk for colo-rectal cancer? Gut 34:1099–1101

van Gorkom BAP, de Vries EGE, Karrenbeld A, Kleibeuker JH (1999) Review article: anthranoid laxatives und their potential carcinogenic effects. Aliment Pharmacol Ther 13:443–452

van Gorkom BAP, Karrenbeld A, Limburg AJ, Kleibeuker JH (1998) The effect of sennosides on colonic mucosal histology and bowel preparation. Z Gastroenterol 36:13–18

Vukasin P, Weston LA, Beart RW (1997) Oral fleet phospho-soda laxative-induced hyperphosphatemia and hypocalcemic tetany in an adult. Dis Colon Rectum 40:497–499

Wienbeck M, Lübke H-J (1990) Colon irritabile und Laxantienkolon, Schweiz Rundschau Med (Praxis) 79:885–888

Mißbrauch von Anabolika

A. Fromme

Einleitung

Der Mißbrauch von Anabolika hat als ein Teilaspekt der Dopingproblematik in den letzten Jahren die Aufmerksamkeit einer breiten Öffentlichkeit auf sich gezogen. Sie gehören neben den Stimulanzien, den Narkotika, den Diuretika und den Peptidhormonen zu den Substanzen, die in der Dopingliste unter den verbotenen Wirkstoffgruppen aufgeführt und deren Verwendung damit generell mit dem Ausschluß vom Wettkampf und mit bis zu lebenslangen Sperren geahndet wird.

Anabolika werden von vielen Laien geradezu als die Dopingsubstanz schlechthin angesehen. Obwohl sich die Dopingszene in neuerer Zeit mehr und mehr auch anderen, vorher nicht verfügbaren Substanzen zuwandte – als Beispiel sei nur das Erythropoietin (EPO) genannt – macht die mißbräuchliche Anwendung von Anabolika auch heute noch einen Großteil der Dopingfälle aus. Dies betrifft nicht nur Sportarten, wie Gewichtheben oder Bodybuilding, bei denen die kraftfördernde Wirkung der Anabolika sofort in ihrem Nutzen erkannt wird, sondern auch Ausdauersportarten, wie z.B. Schwimmen oder Radfahren.

Schon in den 50er Jahren erschienen die ersten Berichte über die Einnahme von anabolen Substanzen bei russischen und amerikanischen Sportlern. Die Verbreitung in Europa begann mit den Olympischen Spielen in Rom 1960. Bei den Olympischen Spielen in München 1972 sah sich das IOC bereits veranlaßt, vor den schweren Gefahren des Anabolikamißbrauchs zu warnen. Im Jahre 1974 wurden die anabolen Steroide durch die Medizinische Kommission des IOC auf die Dopingliste gesetzt, doch erst bei der Olympiade 1976 in Montreal konnten sie mit ausreichender Sicherheit nachgewiesen werden. Es zeigte sich jedoch bald, daß Kontrollen während der Wettkämpfe nicht ausreichten, da die Präparate im Training angewendet, rechtzeitig vor den Wettkämpfen abgesetzt und damit dem Nachweis entzogen wurden. Damit wurde klar, daß eine wirksame Bekämpfung des Anabolikamißbrauchs nur durch unangemeldete Trainingskontrollen zu erreichen ist.

Pharmakologie

Anabolika sind gekennzeichnet durch ihre anabole, d. h. eiweißaufbauende Wirkung. In erster Linie sind damit die androgenen Steroide, also vornehmlich das männliche Geschlechtshormon Testosteron, gemeint; das Testosteron hat eine androgene und eine anabole Funktion, wobei die Unterscheidung eigentlich willkürlich ist, denn die androgene Wirkung kann man als anabole Wirkung im Bereich der Sexualorgane ansehen (Kley 1992).

Auch andere menschliche Hormone haben eine, allerdings schwächere, anabole Wirkung, z.B. Östrogen, Schilddrüsenhormon, Wachstumshormon, Gonadotropine, Insulin und Erythropoietin. Sie werden im allgemeinen Sprachgebrauch nicht zu den Anabolika gerechnet.

Eine vollständige Dissoziation der anabolen und der androgenen Wirkung, die bei der Entwicklung neuer synthetischer Anabolika im Vordergrund stand, ist trotz aller Bemühungen bis heute nicht gelungen. Schon das Grundgerüst aller Androgene und Anabolika, das 5α-Androstan, hat eine androgene Wirkung. Durch Substitution am C-17-Atom des Testosterons durch Alkyl-, Methyl- oder Hydroxylgruppen kann die androgene zugunsten der anabolen Wirkung verschoben werden. Da die anabole Wirkung der synthetischen Anabolika in der Regel jedoch deutlich niedriger ist als die des Testosterons selbst, wird bei Männern immer mehr auf die Originalsubstanz zurückgegriffen, während die synthetischen Anabolika bei Frauen und Jugendlichen im Vordergrund stehen.

Bereits in der 4.–6. Schwangerschaftswoche beginnt die Steroidsynthese und damit die Testosteronproduktion. Während beim Föten eine relativ hohe Konzentration vorliegt (am Ende der Fetalzeit: 1/3–1/2 der männlichen Konzentration), sinkt der Spiegel mit der Geburt auf nahezu Null ab. Während der Pubertät steigt beim Mann die Produktion in den Leydig-Zellen des Hodens auf etwa 6 mg/Tag an, dies führt zu einer Plasmakonzentration von etwa 4–7 ng/ml (bei der Frau 0–0,8 ng/ml). Die Höhe des Plasmaspiegels unterliegt sowohl der Steuerung über den gonadalen Regelkreis als auch der Beeinflussung durch Metabolismus, Bindung und Aromatisierung (Umwandlung zu Östrogenen).

Letzteres ist der Grund dafür, daß es bei der Anwendung von Anabolika vielfach zu Feminisierungserscheinungen beim Mann kommt. Eine besondere Rolle spielt dabei der Hypothalamus. Dort wird Testosteron zu Östradiol umgewandelt, dem stärksten Einflußfaktor des gonadalen Regelkreises. Die Folge ist eine Unterdrückung der körpereigenen Hormonproduktion bei Zufuhr exogenen Testosterons.

Bei der Beurteilung der Hormonwirkungen ist zu berücksichtigen, daß der Anteil des freien, d. h. nicht an Sexualhormone-bindendes Globulin (SHBG) gebundenen und damit wirksamen Testosterons nur etwa 1–2% des Gesamttestosterons ausmacht. Im Gegensatz zu früheren Auffassungen sinkt der Gesamtspiegel mit fortschreitendem Alter nur geringfügig ab, allerdings sinkt der Anteil an freiem Testosteron durch Zunahme des SHBG (Kley 1992).

Wirkungen

Kraft. Testosteron führt über eine Steigerung der Proteinsynthese zu einem verstärkten Muskelwachstum. Ferner vermindert es den Fettanteil am Körpergewicht. Im Wachstum wird die Knochenreifung durch Schluß der Epiphysenfugen beschleunigt und abgeschlossen.

Wissenschaftlich nachgewiesen ist die leistungssteigernde Wirkung der Androgene beim gesunden Mann bis heute nicht. Es ist leicht nachzuvollziehen, daß kontrollierte Studien auf diesem Gebiet aus medizinisch-ethischen Erwägungen heraus außerordentlich problematisch sind. Darüber hinaus ergeben sich bei Leistungssportlern natürlich immer Kollisionen mit den Dopingbestimmungen.

Nach den vorliegenden Forschungsergebnissen scheint festzustehen, daß die Auswirkungen der Anabolikagabe bei der Frau erheblich größer sind als beim Mann. Dennoch gibt es eine Reihe von Indizien, daß auch beim Mann die Effekte des Trainings durch Gabe von Anabolika erhöht werden können. So zeigt die Entwicklung der Weltrekorde in den einschlägigen Disziplinen eine explosionsartige Steigerung nach der großflächigen Anwendung dieser Präparate. Umgekehrt stagnieren die Rekordleistungen nach der Einführung systematischer Trainingskontrollen.

Wie ist eine Leistungssteigerung durch die Anwendung von Androgenen zu erklären? Neben der Zunahme der Proteinsynthese als einem direkten Effekt der Androgene am Rezeptor wird auch eine mögliche psychologische Komponente diskutiert. Durch eine Zunahme des aggressiven Verhaltens der Sportler könnte sich eine veränderte Einstellung zum Training mit einer Steigerung des Trainingsaufwands ergeben. Nach der vorherrschenden Meinung kann bei männlichen Sportlern ein erhöhter Kraftzuwachs durch Anabolika nur in Verbindung mit einem hochintensiven Training und einer entsprechenden hocheiweißreichen Diät erzielt werden. Diese Effekte sind, wie erwähnt, bei der Frau verstärkt zu beobachten, andererseits sind auch die Nebenwirkungen der Anabolika bei der Frau noch gravierender.

Ausdauer. Ein positiver Effekt auf die Ausdauerleistungsfähigkeit konnte bisher ebenfalls streng wissenschaftlich nicht zweifelsfrei nachgewiesen werden. Dennoch spricht im Prinzip das Spektrum der Wirkungen auf das Blut und die Muskulatur dafür, daß sich eine Leistungsverbesserung im Ausdauerbereich erzielen läßt: Die Erythrozytenzahl und das Hämoglobin werden vermehrt produziert, die Menge des Muskelglykogens ist ebenfalls gesteigert. Die Hinweise aus der Dopingpraxis sprechen jedenfalls für eine meßbare Wirkung, denn die Sportarten, in denen Dopingsünder mit Anabolikamißbrauch aufgefallen sind, umfassen nicht nur den Kraftsportbereich, sondern auch Sportarten wie den Nordischen Skilauf oder die leichtathletischen Laufdisziplinen, erwähnt sei zuletzt der Fall der Langläuferin Pippig.

Nebenwirkungen
Toxisch. Die toxischen Nebenwirkungen der Anabolika betreffen zum einen die Leber. Neben einer möglichen Cholestase, die jedoch nur bei 17α-alkylierten Androgenen auftreten kann, stehen vaskuläre und proliferative Veränderungen im Vordergrund. Dabei sind Leberadenome häufig beschrieben worden, einen Sonderfall stellt die Peliosis hepatis dar.

Nach Angaben von Kley (1992) findet sich nach Auswertung der einschlägigen Literatur kein eindeutiger Beweis für das Auslösen eines Leberzellkarzinoms durch Testosteron oder Testosteronester. Einzig Anabolika mit einer Alkylgruppe in α-Stellung am C-17-Atom, die sogenannten 17α-alkylierten Androgene, sind für nachgewiesene Fälle verantwortlich. Diese Substanzen sollten also auf keinen Fall mehr angewendet werden.

In den letzten Jahren sind mögliche Schädigungen des Herzens immer mehr in den Mittelpunkt des wissenschaftlichen Interesses getreten. Es gibt inzwischen eindeutige Hinweise darauf, daß durch Anabolika pathologische Veränderungen an den Myofibrillen und Mitochondrien der Herzmuskelzelle induziert werden können. Die Folgen für das Herz bestehen in Herzhypertrophie, Myokardinfarkt und plötzlichem Herztod (Melchert u. Welder 1995). Nach Melchert kann man 4 Modelle der Schädigungsmöglichkeiten aufstellen: atherogenetisch, thrombotisch, vasospastisch und durch direkte Schädigung der Myokardzellen.

Unter Anabolikaeinfluß beobachtet man einen signifikanten Abfall des HDL-Cholesterins. Dies ist in den letzten Jahren zu einem der wichtigsten medizinischen Argumente gegen die Einnahme von Anabolika geworden. In dem Maße, in dem man die Bedeutung des HDL-Cholesterins für die Atherogenese erkannte, wurde deutlich, welche verheerenden Auswirkungen dieser Mißbrauch hinsichtlich der Lebenserwartung der Konsumenten haben kann.

Hormonell. *Beim Mann:* Eine gravierende Nebenwirkung extern zugeführter Androgene besteht in der Unterdrückung der körpereigenen Testosteronproduktion mit der Folge einer Hodenatrophie und der Einschränkung der Spermiogenese. Aufgrund zahlreicher Untersuchungen scheinen diese Störungen reversibel zu sein. Dennoch muß man von einer vorübergehenden Infertilität ausgehen.

Daneben kommt es beim Mann häufig zu Feminisierungseffekten, die durch die beschriebene Aromatisierung der Androgene zu Östrogenen ausgelöst werden. Bei den oft exzessiv hohen Dosen, die besonders von Bodybuildern eingenommen werden, ist deshalb z. B. eine Gynäkomastie nahezu unvermeidlich und häufig zu beobachten. Einige synthetische Anabolika besitzen diesen Nachteil nicht, eignen sich jedoch aus anderen Gründen nicht zum Dopingmißbrauch. Eine andere typische Nebenwirkung ist die Akne, auch sie ist bei Bodybuildern regelmäßig anzutreffen.

Die Gefahr der Auslösung eines Prostatakarzinoms ist bisher nicht eindeutig nachgewiesen, dennoch sollte die übliche Krebsvorsorge ab dem 40. Lebensjahr eingehalten werden.

Bei der Frau: Die Suppression des gonadalen Regelkreises mit sekundärer Amenorrhöe scheint, analog zu den Veränderungen beim Mann, reversibel zu sein. Irreversibel sind dagegen die typischen Zeichen der Virilisierung, wie Akne, Klitorishypertrophie, Hirsutismus und Veränderungen der Stimmlage.

Bei Einnahme anaboler Steroide während der Schwangerschaft muß man mit Virilisierungserscheinungen beim Föten rechnen.

Auch hormonelle Kontrazeptiva wurden als Anabolika zum Zwecke der Leistungssteigerung eingesetzt, ihr Effekt ist jedoch sehr gering.

Beim Jugendlichen: Die Gabe von Anabolika zum Zwecke der sportlichen Leistungssteigerung ist bei Jugendlichen aus Gründen der Beeinflussung der körperlichen Entwicklung streng kontraindiziert. Gerade in den vergangenen Jahren ist dieses Thema im Zusammenhang mit der Dopingpraxis in der ehemaligen

DDR auch in das Bewußtsein der breiten Öffentlichkeit getreten. Bei Jugendlichen führen Anabolika zu einem beschleunigten Schluß der Epiphysenfugen und damit zum Kleinwuchs. Nur bei ganz wenigen klinischen Krankheitsbildern können Androgene unter strengster Indikationsstellung therapeutisch angewendet werden.

Psyche. Wiederholt ist die Einnahme von Anabolika mit psychischen Veränderungen in Zusammenhang gebracht worden. Während die meisten klinischen Studien, die mit mäßigen Dosierungen arbeiteten, keine negativen Effekte auf das sexuelle und aggressive Verhalten nachweisen konnten, zeigen Studien und Fallbeispiele von Athleten, die zum Zwecke der Leistungssteigerung oft mit sehr hohen Dosen arbeiten, eine Zunahme des aggressiven Verhaltens, eine Einschränkung der Libido, ausgeprägte Stimmungsschwankungen bis hin zu psychotischen Zuständen und psychischer Abhängigkeit. Bahrke et al. (1996) geben einen Überblick über Fallbeispiele von Sportlern der verschiedensten Sportarten, bei denen Veränderungen des gewohnten Verhaltens dokumentiert wurden. Einige retrospektive Studien kommen zu dem Ergebnis, daß schwerwiegende psychische Veränderungen durch die Einnahme von Anabolika ausgelöst werden können, es fehlen jedoch kontrollierte prospektive Studien zu diesem Thema.

Abhängigkeit. Da man von einer psychotropen Wirkung der anabolen Steroide ausgehen kann, stellt sich auch die Frage nach der Entwicklung einer Abhängigkeit. Verschiedene Studien in den vergangenen Jahren zeigen tatsächlich, daß bei Absetzen der Substanzen nach längerem Mißbrauch Entzugserscheinungen auftreten können. Diese bestehen in Stimmungsschwankungen, gewalttätigem Verhalten, Wutanfällen und Depressionen bis hin zu Suizidgedanken.

Bahrke et al. (1994) weisen kritisch darauf hin, daß die meisten untersuchten Probanden Kraftsportler, wie Gewichtheber oder Bodybuilder, waren und durch eine solche Selektion die Aussagekraft der Untersuchungen eingeschränkt ist. Zahlreiche Studien weisen nämlich signifikante Unterschiede in der Persönlichkeitsstruktur zwischen Kraftsportlern und Nichtkraftsportlern nach. Diese bestehen beispielsweise in einer aktiveren Lebenseinstellung, einem verändertem Selbstwertgefühl und einem unterschiedlichen Körperempfinden. Diese Interaktionen zwischen den Persönlichkeitsvoraussetzungen für das Krafttraining, dem Krafttraining selbst und der Wirkung der häufig gleichzeitig angewendeten Anabolika wurden bei den meisten Studien völlig außer acht gelassen.

Klinisches Bild

Diagnostik

Nachweismethoden. Da Anabolika in der Trainingsphase eingenommen werden, muß eine wirksame Bekämpfung des Mißbrauchs naturgemäß Trainingskontrollen einschließen. Im Jahre 1989 hat der Bundesausschuß für Leistungssport (BAL) damit begonnen, zunächst im Rahmen eines Pilotprojekts an 200 Athleten diese Kontrollen durchzuführen (Donike 1992). Diese Kontrollen wurden inzwischen großflächig erweitert, internationale Absprachen müssen jedoch dafür sorgen, daß eine Benachteiligung derjenigen Nationen, die sich in der Vorreiterrolle befinden und die Kontrollen konsequent durchführen, unterbleibt.

Der Nachweis erfolgt aus dem Urin, der unter genau definierten kontrollierten Bedingungen entnommen wird, um Manipulationen, wie das Verdünnen des Urins mit Wasser oder das Vertauschen der Urinproben, auszuschalten. Die Untersuchung hat innerhalb von 24 Stunden nach der Entnahme zu erfolgen. Mit Hilfe moderner analytischer Verfahren wie Dünnschichtchromatographie, Gaschromatographie und Massenspektroskopie können metabolisierte anabole Steroide nachgewiesen werden.

Der Nachweis, daß eine erhöhte Testosteronausscheidung im Urin tatsächlich auf der Zufuhr von exogenem Testosteron beruht und nicht die Folge einer extrem hohen Eigenproduktion des Hormons ist, kann mit Hilfe des Testosteron-Epitestosteron-Quotienten geführt werden. Epitestosteron ist eine Vorstufe des Testosterons, deren Produktion und damit auch deren Ausscheidung von einer äußeren Zugabe von Testosteron nicht beeinflußt wird. Dementsprechend wird das Ansteigen des Testosteron-Epitestosteron-Quotienten über einen bestimmten Grenzwert (z. Zt. 6) als Beweis für die äußere Zufuhr von Testosteron angesehen. Der Grenzwert wurde relativ hoch angesetzt, um die Fälle, in denen Sportler mit extrem hohen physiologischen Quotienten fälschlicherweise in Verdacht geraten, nach Möglichkeit auszuschließen. Als in der Vergangenheit der Grenzwert vorübergehend auf 3 festgesetzt war, konnte in manchen Fällen erst durch eine aufwendige Nachuntersuchung unter klinischen Bedingungen der Dopingverdacht ausgeräumt werden. Donike weist jedoch darauf hin, daß andererseits ein sehr hoher Testosteron-Epitestosteron-Quotient auch durch den langfristigen Mißbrauch synthetischer Anabolika entstehen kann, da durch diese Substanzen die körpereigene Epitestosteron-Produktion verringert wird (Donike 1992).

Auch am Beispiel des in der jüngsten Zeit durch zahlreiche Dopingfälle in die Diskussion gekommenen Nandrolon (19-Nortestosteron) läßt sich die Problematik des Nachweises veranschaulichen. Als Grenzwert für einen positiven Dopingnachweis wurde eine Urinkonzentration des Metaboliten Norandrosteron von 2 ng/ml festgelegt, ein Wert also, der unter physiologischen Bedingungen beim Mann nicht vorkommen kann (maximal 0,6 ng/ml). Die Frage tauchte auf, ob in der Nahrung eventuell solche Stoffe enthalten sein könnten. In Deutschland sind derartige Zusätze verboten, auf dem amerikanischen Markt jedoch in verschiedenen Nahrungsergänzungsstoffen enthalten. Diese Artikel sind über das Internet auch in Deutschland zu beziehen, ihre Einnahme fällt dann jedoch ebenfalls unter die Dopingbestimmungen (Schänzer 1999). Eine weitere Quelle derartiger Substanzen in der Nahrung könnte Fleisch von Vieh sein, das mit Anabolika behandelt wurde.

Mißbrauchsmuster

Man darf den Mißbrauch von Anabolika nicht allein dem Leistungssport zuordnen. Diese Fälle sind zwar spektakulär bei der Aufdeckung, sie machen aber nur einen Bruchteil aller Mißbrauchsfälle aus. Nach Angaben von Yesalis et al. (1993)

lag der Anteil der US-amerikanischen Highschool-Schüler, die Anabolikamißbrauch betrieben, bei 4–12%, nach einer Studie von Windsor u. Dumitru (1989) liegt der Anteil bei 3%.

Die geschätzte Zahl der Anabolika-Konsumenten liegt in den USA bei 1 Million (Yesalis et al. 1993).

In einer Fragebogenstudie von Faigenbaum et al. (1998) an 466 männlichen und 499 weiblichen Schülern im Alter von 9–13 Jahren gaben bei einer Rücklaufquote von 82% 2,7% einen Anabolikamißbrauch zu.

Eine Studie von Korkia et al. (1997) an 1667 britischen Gymnasialschülern kommt zu dem Ergebnis, daß 9,1% der Schüler und 2,3% der Schülerinnen bereits anabole Steroide eingenommen hatten, 6% bzw. 1,4% nahmen diese Substanzen während der Untersuchung noch ein.

Der Schwarzmarktumsatz wird in Deutschland auf ca. 100 Millionen DM im Jahr geschätzt.

Zusätzlich eingenommene Substanzen

Ein nicht zu unterschätzender Nebeneffekt der Anabolikaeinnahme ist der gleichzeitige Gebrauch von unterstützenden Drogen. Um die Effekte der Anabolika noch zu steigern bzw. seine Nachweisbarkeit zu verringern, werden einige andere Drogen in Kombination angewendet.

Das menschliche Wachstumshormon Somatotropin oder HGH („human growth hormone") wurde erstmalig im Jahre 1985 synthetisch hergestellt (Williams 1990), ein zweifelsfreier Nachweis ist bis heute nicht möglich.

Die Wirkung des HGH besteht in einer Muskelhypertrophie und einer verbesserten Fettmobilisation, zusätzlich steigert es die körpereigene Testosteronproduktion. Die Anwendung führt zu Akromegalie mit Vergrößerung der Gesichtsknochen, verdickten Händen und Füßen, Osteoporose, Herzfehlern, Diabetes, Impotenz (in 33% der Fälle) und Amenorrhöe (in fast 100% der Fälle; Haupt 1993). Da auch HGH Wirkungen auf die Leber hat, ist in diesem Fall mit einer kumulativen Wirkung zu rechnen. Eine weite Verbreitung dieses Hormons wird möglicherweise durch seine hohen Kosten und die Notwendigkeit der Injektion begrenzt. Wichtig ist es, darauf hinzuweisen, daß sich die beschriebenen Nebenwirkungen natürlich in vollem Umfang auswirken, wenn der Mißbrauch sich über einen längeren Zeitraum erstreckt.

Neben diesem Hormon finden weitere Peptidhormone in der Dopingszene Verwendung, nämlich das Schwangerschaftshormon Choriongonadotropin, das ACTH und das die Anzahl der roten Blutkörperchen vermehrende Erythropoietin. Ein analytischer Nachweis dieser Substanzen mit einer für den Dopingnachweis ausreichenden Genauigkeit ist bis heute nicht gelungen. Auch das Insulin hat wegen seiner anabolen Wirkung Eingang in die Dopingszene gefunden.

Eine weitere anabol wirkende Substanzgruppe sind die β_2-Agonisten, die durch zahlreiche Dopingfälle bekannt wurden. Der bekannteste Vertreter ist das ursprünglich in der Kälbermast verwendete Clenbuterol.

Der Entwicklung von Ödemen durch die Einnahme anaboler Steroide begegnen viele Athleten mit der Gabe von Diuretika. Besonders verbreitet ist deren Einsatz im Bodybuilding, wo es auf das Erzielen einer guten „Definition", also dem ausgeprägten Abzeichnen der Muskulatur durch Wasserentzug, ankommt. Zusätzlich hat die Gabe von Diuretika den erwünschten Effekt einer schnelleren Ausscheidung der verbotenen Substanzen und damit einer erschwerten Nachweisbarkeit.

Sportpraxis

Im Rahmen der medizinisch indizierten Therapie liegt die Dosierung der anabolen Steroide zwischen 5–20 mg/Tag. Sportler führen sich teilweise erheblich höhere Mengen zu. Der Nachweis ist naturgemäß schwierig, da die Analytik keine genauen Angaben über die Menge der konsumierten Substanzen erlaubt. Nach einer Zusammenstellung von Lamb (1989) aus mehreren Literaturquellen erreichen die Tagesdosen oral bis zu 300 mg. Bei i.m.-Injektionen werden Dosen bis zu 1000 mg/Monat verabreicht.

Indirekte Hinweise darauf, daß im Sport systematisch gedopt wurde und wird, erhält man aus der Entwicklung der Rekordlisten. Beispielsweise zeigt sich in der Entwicklung der Rekorde in Sportarten wie Kugelstoßen oder Gewichtheben ein deutlicher Knick nach Einführung systematischer Dopingkontrollen gegen Ende der 70er Jahre (Monnerjahn u. Ulmer 1981; Donald 1983).

Virvidakis et al. (1987) kommen anhand der Ergebnisse der Junioren-Weltmeisterschaften im Gewichtheben zu ähnlichen Schlußfolgerungen. Während sich zwischen 1978 und 1981 ein signifikanter Anstieg der Wettkampfleistungen nachweisen ließ, war das in den Jahren 1981–1984 nicht der Fall.

Unter den Sportarten, die von positiven Anabolikanachweisen betroffen sind, führt mit weitem Abstand das Bodybuilding, gefolgt von anderen Kraftsportarten, wie Gewichtheben oder Kraftdreikampf. Auch American Football weist einen überdurchschnittlichen Anteil positiv getesteter Sportler auf.

Therapie

Die Therapie muß in einem radikalen Entzug dieser Substanzen bestehen, über die Kontrollmöglichkeiten im Rahmen des Leistungssports ist bereits berichtet worden. Inwieweit sich der Mißbrauch durch die bereits eingeleiteten oder geplanten Maßnahmen eindämmen läßt, ist noch völlig offen. Solange es im Sport um handfeste kommerzielle Interessen geht, wird die Versuchung immer vorhanden sein, sich gegenüber dem Mitkonkurrenten mit unerlaubten Mittel Vorteile zu verschaffen. Dabei werden alle medizinischen Neuentwicklungen sofort auf ihren Nutzen im Hinblick auf eine Steigerung der körperlichen Leistungsfähigkeit hin untersucht werden. Die analytischen Methoden der Dopingbekämpfung werden immer mehr verfeinert werden, aber naturgemäß stellen diese Maßnahmen immer nur eine Reaktion auf bereits bekannte Tatbestände dar und können erst mit einer gewissen zeitlichen Verzögerung wirksam werden. Die Problematik ist jedoch erkannt, und aus Gründen der sportlichen Fairness wird sich die Diskussion in den kommenden Jahren verstärken und damit ein Verdrängen verhindern.

Wahrscheinlich ist der Mißbrauch von Anabolika im Freizeit- und Breitensport ein noch größeres gesellschaftliches Problem. Hier fehlen die im Leistungssport üblichen, notwendigen Kontrollen, hier wird nach Gutdünken ohne Anleitung dosiert, häufig stimuliert von den geschäftlichen Interessen der Dealer auf dem Schwarzmarkt, die naturgemäß ein Interesse an einer hohen Dosierung der Präparate und damit an einem hohen Verdienst haben. Die auf dem Schwarzmarkt erhältlichen Präparate sind teilweise erheblich überteuert, der Reinheitsgehalt ist nicht überprüfbar, in einem beträchtlichen Prozentsatz muß man mit gefälschten Präparaten rechnen. Zahlreiche Gerichtsurteile mit Haftstrafen auch gegen ehemalige Sportler verdeutlichen, daß es sich bei dem Handel mit rezeptpflichtigen Arzneimitteln um einen kriminellen Tatbestand handelt.

Hier kann nur rückhaltlose Aufklärung helfen. Diese muß zwei Ansatzpunkte haben: erstens die Beschreibung der medizinischen Gefahren, die besonders bei längerem Gebrauch drohen, und zum zweiten die Entlarvung der generell viel zu hohen Erwartungen, die an die Gabe von Anabolika geknüpft werden. Es ist nämlich keineswegs so, daß sich allein mit diesen Substanzen ein überhöhter Muskelaufbau und Kraftzuwachs erzielen läßt. Mißbrauch von anabolen Steroiden ersetzt kein hartes Training, nur im Zusammenhang mit einer eiweißreichen Ernährung sind die erhofften Effekte zu erzielen.

Literatur

Bahrke MS, Yesalis CE (1994) Weight training. A potential confounding factor in examining the psychological and behavioural effects of anabolic-androgenic steroids. Sports Med 18(5): 309–318

Bahrke MS, Yesalis CE, Wright JE (1996) Psychological and behavioural effects of endogenous testosterone and anabolic-androgenic steroids. Sports Med 22(6):367–390

Donald K (1983) The Doping Game. Boolarong Publications, Brisbane Old

Donike M (1992) Aktuelle Probleme des Dopings im Leistungssport. Leistungssport 1:5–8

Donike M, Rauth S (1992) Dopingkontrollen. Verlag Hofmann, Schorndorf

Faigenbaum AD, Zaichkowsky LD, Gardner DE, Micheli LJ (1998) Anabolic steroid use by male and female middle school students. Pediatrics 101(5):E6

Haupt HA (1993) Anabolic steroids and growth hormone. Am J Sports Med 21(3):468–474

Kley J (1992) Anabole Steroide. In: Clasing D (Hrsg) Doping – verbotene Arzneimittel im Sport. Fischer Verlag, Stuttgart Jena New York

Korkia P, Stimson GV (1997) Indications of prevalence, practice and effects of anabolic steroid use in Great Britain. Int J Sports Med 18(7):557–562

Lamb DR (1989) Anabolic steroids and athletic performance. In: Laron Z, Rogol AD (eds) Hormones and sport. Raven Press, New York

Melchert RB, Welder AA (1995) Cardiovascular effects of androgenic-anabolic steroids. Med Sci Sports Exerc 27(9):1252–1262

Monnerjahn J, Ulmer H-V (1981) Zur Wirksamkeit von Dopingpräparaten an der Grenze der menschlichen Leistungsfähigkeit – Koinzidenzstudie. In: Rieckert H (Hrsg) Sport an der Grenze menschlicher Leistungsfähigkeit. Springer, Berlin Heidelberg

Schänzer W (1999) Positiver Nandrolon-Nachweis – sind Irrtümer möglich? Dt Z Spomed 11+12:382

Virvidakis K, Sideras G, Papadakis E (1987) Effect of doping control on weightlifting performance. Int J Sports Med 8(6):397–400

Williams MH (1990) Rekorde durch Doping? Wie Athleten legal und illegal ihre Leistung verbessern. Meyer u. Meyer, Aachen

Windsor R, Dumitru D (1989) Prevalence of anabolic steroid use by male and female adolescents. Med Sci Sports Exerc 21(5):494–497

Yesalis CE, Kennedy NJ, Kopstein AN, Bahrke MS (1993) Anabolic-androgenic steroid use in the United States. JAMA 8;270(10):1217–1221

Behandlung und Vermittlung medikamentenabhängiger Patienten

T. Reker

In diesem den Part III abschließenden Kapitel sollen die Möglichkeiten und Strategien in der Behandlung medikamentenabhängiger Patienten noch einmal zusammengefaßt werden. Substanzspezifische Einzelheiten sind bereits in den vorherigen Kapiteln dargestellt worden – der Schwerpunkt liegt hier auf der Organisation der Behandlung und den institutionellen Angeboten.

Ambulanter Bereich

Die übergroße Mehrzahl aller Patienten mit Suchterkrankungen ist in regelmäßiger ärztlicher Behandlung oder zumindest im Kontakt mit einem niedergelassenen Arzt. Die wesentlichen Aufgaben in der Primärversorgung liegen in der Diagnostik, Beratung und Motivation von Patienten, die medikamentenabhängig sind oder einen schädlichen Gebrauch betreiben. Darüber hinaus kommt den Hausärzten durch ihre Behandlung und Verordnungspraxis eine wichtige Rolle in der Primärprävention zu.

Aufgaben der ärztlichen Primärversorgung:
1. *Diagnostik*: Erkennen von Patienten, die medikamentenabhängig sind oder einen schädlichen Gebrauch betreiben;
2. *Beratung*: Ansprechen des Problems, Beratung und Information;
3. *Motivation*: Motivation zu einer Veränderung;
4. *Behandeln/Vermitteln*: ambulante Weiterbehandlung und/oder Vermittlung in eine weitergehende suchtspezifische Therapie.

Die meisten Patienten, die mißbräuchlich Medikamente einnehmen, können ambulant beraten und behandelt werden. Neben der ärztlichen Therapie bestehen zusätzliche ambulante Möglichkeiten durch örtliche Suchtberatungsstellen, Selbsthilfegruppen (wobei es Gruppen ausschließlich für Medikamentenabhängige selten gibt) oder den Sozialpsychiatrischen Dienst. Zur diagnostischen Abklärung bei unklaren psychischen Beschwerden sollte immer konsiliarisch ein Psychiater hinzugezogen werden. In diesem Kontext kann auch die Indikation für psychotherapeutische Maßnahmen weiter abgeklärt werden.

Grenzen der ambulanten Behandlung liegen in der Entgiftung von Patienten, die von Benzodiazepinen oder opiathaltigen Analgetika abhängig sind. Die Frage,

ob ein ambulanter Entgiftungsversuch unternommen werden kann, sollte anhand der folgenden Kriterien entschieden werden:
- Compliance und Motivation,
- Art des Suchtstoffes und aktuelle Dosis,
- Erfahrungen aus früheren Entzügen (Komplikationen wie Krampfanfälle oder Delirien, Erfolgsaussichten?),
- Ausmaß der Unterstützung oder Gefährdung durch die soziale Umgebung,
- Art und Ausmaß der körperlichen und/oder psychischen Störung, die der Medikamentenproblematik zugrunde liegt bzw. zu ihrer Entwicklung geführt hat.

Eine Entscheidung kann nur im Einzelfall und in Absprache mit dem Patienten erfolgen. Eine teilstationäre oder stationäre Entgiftung bietet v. a. den Vorteil größerer Sicherheit bzgl. möglicher Komplikationen. Darüber hinaus wird die Abstinenzmotivation und das Durchhalten der Entgiftung durch das Milieu unterstützt und es bestehen intensivere Behandlungsmöglichkeiten. Andererseits stellt für viele Patienten eine stationäre Aufnahme eine hohe Hürde dar. In jedem Fall muß eine kontrollierte schrittweise Reduktion der Dosis erfolgen, wobei das Tempo der Abdosierung zusammen mit dem Patienten festgelegt werden muß und individuell verschieden sein kann. Als Orientierung kann der Vorschlag von Owen u. Tyrer (1983) dienen, die empfehlen, die ersten 50% der Benzodiazepindosis relativ rasch zu reduzieren, die nächsten 25% deutlich langsamer und die letzten 25% nur sehr langsam abzusetzen. Eine zu forsche Dosisreduktion birgt die Gefahr von Komplikationen (zerebrale Krampfanfälle, Delir) und kann einen Abbruch der Behandlung provozieren, wenn der Patient die Entzugssymptomatik nicht mehr tolerieren kann. Ein zu vorsichtiges Tempo kann zu sehr langen Entzügen führen und die Motivation des Patienten untergraben. Im ungünstigen Fall kommt es zu einer „Scheinentgiftung", in der sich der Patient (und möglicherweise auch der Arzt) innerlich längst von dem Ziel der Medikamentenfreiheit verabschiedet haben und die immer wieder unterbrochenen und zurückgenommenen Abdosierungsversuche zu einer als „Entgiftung" deklarierten chronischen Medikamentenverordnung werden.

Entgegen einem weit verbreiteten Vorurteil ist es therapeutisch in keiner Weise hilfreich, den Patienten die Entzugssymptomatik möglichst deutlich spüren zu lassen. Die Vorstellung, daß aus einem besonders leidvoll erlebten Entzug eine besonders starke Abstinenzmotivation entsteht, ist empirisch widerlegt und widerspricht allen lerntheoretischen Überlegungen. Die Effekte von nicht ausreichend behandelten Entzugsyndromen sind viel häufiger Komplikationen, Abbruch und noch größere Angst vor dem nächsten Versuch eines Absetzens der Suchtstoffe. Unabhängig vom jeweiligen Setting sollte das Ziel eine möglichst komplikationslose und mit wenig spürbarer Entzugssymptomatik einhergehende Entgiftung sein.

Medikamentenabhängigkeit entsteht häufig auf dem Boden von Angststörungen, depressiven Störungen oder Somatisierungsstörungen. Bei der Indikationsstellung für die Form der Entgiftung (ambulant, teilstationär, stationär) muß neben der Entzugssymptomatik im engeren Sinne auch das Wiederauftreten der ursprünglichen Symptomatik (Schlafstörungen, Angst, Unruhe, Schmerzen etc.)

berücksichtigt werden, für die neben dem Monitoring des Entzuges therapeutische Angebote vorgehalten werden müssen. Patienten im Entzug brauchen eine intensive Betreuung und psychotherapeutische Unterstützung. Auch der Zeitfaktor (Benzodiazepinentzüge können sich über viele Wochen hinziehen) ist zu berücksichtigen. Bei Patienten mit hohen Dosen von Medikamenten, ausgeprägten komorbiden Störungen, wenig sozialer Unterstützung und bekannten Komplikationen im Entzug ist in aller Regel eine stationäre oder teilstationäre Entgiftung indiziert.

Teilstationärer Bereich

Teilstationäre Behandlungsmöglichkeiten für Suchtkranke sind in Deutschland erst im Aufbau begriffen und haben sich noch nicht im vergleichbaren Umfang etabliert wie etwa in der Allgemeinpsychiatrie. Dabei kann ein tagesklinisches Setting sowohl in der Akutbehandlung (Entgiftung) als auch in der Langzeittherapie (Entwöhnung) Vorteile bieten (Wefelmeyer 1999). Sie liegen vor allem darin, daß ein intensives Behandlungsprogramm (6-7 Stunden pro Tag) mit dem Verbleib in der normalen sozialen Umgebung kombiniert werden kann. Von der Intensität der Therapie steht tagesklinische Behandlung zwischen ambulanter und stationärer Therapie. Sie ist dann indiziert, wenn ambulante Maßnahmen nicht oder noch nicht ausreichend erscheinen, eine stationäre Aufnahme aber nicht oder nicht mehr nötig ist. Dazu kommen die spezifischen Vorteile einer tagesklinischen Behandlung (Eikelmann et al. 1999; Wagner et al. 1996; Kielstein 1993):

- Konflikte im sozialen Umfeld des Patienten bilden sich in der Therapie direkt ab;
- Fortschritte in der Therapie können sofort im Alltag überprüft werden;
- die Patienten erhalten durch die Behandlung in der Gruppe viel Unterstützung, gleichzeitig wird einer etwaigen Tendenz zum Rückzug und zur Regression entgegengewirkt;
- die Patienten müssen mehr Verantwortung für sich und ihre Behandlung übernehmen;
- die Akzeptanz der Behandlung bei Betroffenen und Angehörigen ist wegen des Verbleibens in der gewohnten Umgebung höher;
- Kosteneffektivität.

Die bisherigen Erfahrungen belegen, daß auch Suchtkranke von tagesklinischen Angeboten profitieren können und es keinesfalls zu ständigen Rückfällen nach der Therapiezeit oder am Wochenende kommt. Für die Akutbehandlung sind drei Indikationsschwerpunkte zu nennen:
1. *Entgiftung*: Sofern keine schwereren Komplikationen zu erwarten sind und die Motivation der Patienten ausreichend ist, können Entgiftungen ganz tagesklinisch durchgeführt werden oder nach einer kürzeren stationären Phase zu Beginn in der Tagesklinik abgeschlossen werden. Gerade bei den protrahiert verlaufenden Benzodiazepinentzügen kann dies von besonderer Bedeutung sein.

2. *Motivationsbehandlung:* Meist in Kombination mit der Entgiftung kann eine Motivationsbehandlung durchgeführt werden, die auf eine Weckung oder Verstärkung der Motivation zu weiteren Behandlungsmaßnahmen und einer abstinenten Lebensform abzielt. Wegen der engen Verbindung zum Alltag der Patienten kann dies in der Tagesklinik besonders gut geleistet werden.
3. *Psychiatrische Behandlung komorbider Störungen:* Viele medikamentenabhängige Patienten leiden neben ihrer Sucht an anderen psychischen Störungen. Häufig sind Angststörungen, depressive Störungen oder chronische Schmerzsyndrome der Hintergrund der Abhängigkeitsentwicklung gewesen bzw. haben den Medikamentenkonsum mit aufrechterhalten. Ohne eine suffiziente Therapie dieser Störungen ist in der Regel auch kein Fortschritt in der Suchtproblematik zu erzielen. Andererseits können die Symptome dieser Störungen gerade kurz nach der Entgiftung so im Vordergrund stehen, daß ihre erfolgreiche Behandlung Voraussetzung dafür ist, daß sich Patienten z. B. in einer Entwöhnungstherapie intensiv mit ihrer Suchtproblematik auseinandersetzen können. Die tagesklinische Behandlung kann insofern vorgeschaltet und notwendig sein, um die Patienten (im Sinne der Rentenversicherungsträger) rehabilitationsfähig zu machen.

Auch innerhalb der Entwöhnungstherapie beginnen sich teilstationäre Modelle durchzusetzen, wobei sie sich meist einer stationären Phase anschließen. Die oben erörterten Punkte zu den therapeutischen Vorteilen gelten analog. Von ganz besonderer Bedeutung ist die Nähe zur sozialen Realität, der Kontakt zu den Bezugspersonen und die Möglichkeit der täglichen Überprüfung des Therapiefortschrittes.

Grundsätzliche Voraussetzungen für eine tagesklinische Behandlung oder Rehabilitation sind ein fester Wohnsitz in erreichbarer Nähe zur Tagesklinik, die Motivation zur Teilnahme sowie eine gewisse Belastungsstabilität und zumindest zeitweise Abstinenzfähigkeit.

Stationärer Bereich

Die Indikationen für eine stationäre Behandlung sind in der Regel besser bekannt als die für eine tagesklinische Therapie. Stationäre Akutbehandlung (Entgiftung) ist immer dann indiziert, wenn
- eine akute Gefährdung des Patienten oder seiner Umgebung besteht,
- eine ausgeprägte Entzugssymptomatik und Komplikationen im Entzug zu erwarten sind,
- eine Entgiftungsbehandlung im normalen sozialen Umfeld unrealistisch erscheint bzw. die zeitweise Distanz zum Lebensumfeld therapeutisch indiziert ist,
- außerhalb sehr unterstützender und strukturierender Umgebungen, die Abstinenz auch nicht für kürzere Zeiträume aufrechterhalten werden kann.

Eine Entgiftungsbehandlung, die sich nur auf das Management der körperlichen Entgiftung und das Monitoring der Entzugssymptomatik beschränkt, ist uneffektiv und entspricht nicht mehr modernen Therapiestandards. Ähnlich wie in der Behandlung alkoholabhängiger Patienten gehören zu einer qualifizierten Akutbehandlung medikamentenabhängiger Patienten neben einer umfassenden somatischen und psychiatrischen Diagnostik, Information über die Suchterkrankung, Motivationsbehandlung, Behandlung komorbider Störungen und Anbahnung und Vermittlung in weitergehende Therapiemaßnahmen.

Stationäre Entwöhnungsbehandlungen für 4–6 Monate gelten in Deutschland weiterhin als Standardmethode und Königsweg der langfristigen Behandlung Suchtkranker, wobei Patienten, die von Medikamenten abhängig sind, in der Regel gemeinsam mit Alkoholkranken behandelt werden. Neben fachlichen Aspekten spielt die sozialrechtliche Organisation der Suchtkrankenbehandlung mit der fachlich problematischen Unterscheidung von Entgiftung und Entwöhnung für diese Orientierung eine wichtige Rolle. Entgegen der inzwischen schon paradigmatisch zu bezeichnenden Organisation der psychiatrischen Behandlung als „gemeindenahe Behandlung" ist die Suchtkrankenbehandlung zu großen Teilen noch überregional organisiert. Unabhängig von den Vorteilen, die einzelne Patienten von einer längerfristigen Distanzierung von ihrem normalen Lebensumfeld haben können, ist es als Strategie für alle Patienten kritisch zusehen.

Individuelle Behandlungsziele

In diesem Kapitel war viel von „Entgiftung, „Abstinenz" und spezifischen Behandlungsansätzen die Rede. Um Mißverständnissen und Vereinfachungen vorzubeugen, soll abschließend noch einmal die Bedeutung einer individuellen Betrachtungsweise und Behandlungsplanung betont werden. Gerade beim schädlichen Gebrauch oder der Abhängigkeit von Medikamenten gibt es sehr unterschiedliche Formen. Allein schon von daher kann es keine schematische und nur auf Medikamentenabstinenz orientierte Behandlung geben. Während es bei einem jüngeren angstneurotischen Patienten mit einem steigend angelegten Konsum von Benzodiazepinen sicher die bessere Strategie ist, den Versuch einer Entgiftung und einer weitergehenden Psychotherapie der Angststörung zu unternehmen, stellt sich das Problem bei einem älteren Patienten mit einer Low-dose-Abhängigkeit bei chronischen Schlafstörungen anders dar. Auch ein steigender Gebrauch von opiathaltigen Analgetika bei einem Tumorpatienten ist anders zu sehen als die gleiche Entwicklung bei einem Patienten mit einem chronischen Schmerzsyndrom unklarer Genese, bei dem eine Somatisierung- oder Konversionsstörung noch nicht sicher ausgeschlossen ist.

An eine Therapie mit Substanzen, die ein Abhängigkeits- oder ein hohes Mißbrauchspotential haben, sind genau die gleichen Anforderungen zu stellen, wie an jede andere (Pharmako-)Therapie, die mit belangvollen potentiellen Nebenwirkungen belastet seien kann. Eine solche Behandlung muß auf der Grundlage einer ausreichenden Diagnostik stehen, es muß eine nachvollziehbare Indikation gestellt sein, in der Chancen und Risiken der Therapie abgewägt wurden. Die Patienten müssen über die möglichen Nebenwirkungen informiert sein. Schließlich müssen die Indikation, die Dosis und die Dauer der Therapie regelmäßig überprüft werden. Für die hier behandelten Substanzen, v. a. für die Gruppe der

Benzodiazepine und der opiathaltigen Analgetika, stellt die Gefahr einer Abhängigkeitsentwicklung die wichtigste Nebenwirkung dar. Genausowenig wie ein Ignorieren dieser Problematik ärztlich vertretbar ist, ist umgekehrt eine pauschale Verdammung dieser Medikamente wegen ihrer Suchtgefahr angemessen. Vielmehr geht es um das Ernstnehmen dieser Nebenwirkung, um ihre Enttabuisierung im Gespräch mit den Patienten und das realistische Abwägen der Risiken.

Literatur

Eikelmann B, Reker T, Albers M (1999) Die psychiatrische Tagesklinik. Thieme, Stuttgart New York

Kielstein V (1993) Tagesklinische Behandlung von Suchtkranken – eine längst überfällige Notwendigkeit. Sucht 39:45–48

Owen RT, Tyrer P (1983) Benzodiazepine dependence. A review of the evidence. Drugs 25:385–398

Wagner H-B, Krausz M, Schwoon DR (1996) Tagesklinik für Suchtkranke. Lambertus, Freiburg

Wefelmeyer Th (1999) Tagesklinik für Suchtkranke. In: Eikelmann B, Reker T, Albers M (Hrsg) Die psychiatrische Tagesklinik. Thieme, Stuttgart New York, S 135–145

Sachverzeichnis

A

AA-Gruppen 123
Abführmittel (s. Laxanzien) 354
abhängige Raucher / Tabakabhängigkeit
 (s. Rauchen) 165, 172–186
- Abhängigkeitserkrankungen 184, 185
- Abhängigkeitsgefahr 213
- Definition und Bestimmung 172, 173
- diagnostische Klassifikationssysteme 172
- Entzugssyndrom 176, 177
- Gesundheitsschäden, tabakassoziierte
 (s. dort) 177–186
- Konzept der Abhängigkeit 174–176
- Nikotinabhängigkeit 172
- Tabakabhängigkeit 172
- Todesfälle 177
Abhängigkeit und Mißbrauch von Medikamenten 293–378
- Abhängigkeitspotential 296
- Abhängigkeitssyndrom 297–300
- Abstinenzeintritt 310
- ältere Menschen 313
- Anabolika (s. dort) 363–372
- Analgetika (s. dort) 329–351
- Ärzte und andere Medizinpersonen als
 Patienten 309, 310
- Arzt-Patienten-Beziehung (s. dort) 295, 303–312
- Barbiturate 304
- Bedarfsmedikationen 300
- Benzodiazepine, Besonderheiten (s. dort) 297, 313–329
- Beschaffungswege 307
- Buprenorphin (Subutex) 311
- Clomethiazol 309
- Diagnostik / diagnostische Probleme 297, 309
-- Immunoassays 299
-- qualitative Nachweise 299
-- Screeningtests 299
-- semiquantitative Nachweise 299
- Dosissteigerungen 308
- Epidemiologie und Verordnungsverhalten 295–297
-- Frauen 296
-- Männer 296
- Gesprächsführung 300
- Herkunft suchterzeugender Arzneimittel 306, 307
- Hochdosisabhängigkeit 313
- Intoxikationserscheinungen 309
- Konsum
-- Konsumzwang 298
-- unproblematischer 297
- Kontrollfähigkeit, verminderte 298
- Kreuzabhängigkeit 331
- LAAM (Orlaam) 311
- Laxanzien (s. dort) 351–362
- Medizinpersonen 310
- Opioide (s. dort) 336–347
- Polytoxikomanie 308
- Prävention 300
- Psychopharmakotherapie, spezifische 296
- rechtliche Probleme 308
- Risikogruppen 301
- Rollenkonflikte 309
- schädliche Folgen 299
- schädlicher Gebrauch (Mißbrauch) 297, 298
- Substituierte, Besonderheiten 310–312
- Suchtstoffgruppen 305
- Suizidalität 312
- Therapie
-- Akupunktur 349
-- ambulanter Bereich 373–375
-- Behandlung und Vermittlung medikamentenabhängiger Patienten 373–378
-- Behandlungsprinzipien 300, 301
-- Behandlungsziele, individuelle 377

Sachverzeichnis

- – Physiotherapie 349
- – stationärer Bereich 376
- – teilstationärer Bereich 375, 376
- – TENS 349
- – therapeutische Probleme 309
- Toleranz 299
- Umsteiger 318
- Verschreibungsgewohnheiten 307
- Weitergabe 308
- Wiederholungsrezepte 300
- Zaleplon 317
- Zolpidem 317
- Zopiclon 317, 318
Abhängigkeit, Alkoholismus 14
- Koabhängigkeit 34
- Mehrfachabhängigkeit 129
Ablehnungstraining, Alkoholismus 114
Ablenkungstechniken, Alkoholismus 115
Abrechnung, Raucherentwöhnung in der Praxis 264, 265
Absichtsbildung 72
Absichtslosigkeit, Alkoholismus 72, 79
Abstinenz
- Alkoholismus 4, 39, 104, 137
- – Abstinenzbeendigungsvertrag 114
- – Abstinenzfähigkeit 4
- – Abstinenzkontrolle 23
- – Abstinenzmotivation 71
- – Abstinenzperioden 31
- – Drink-less-Programm 110
- – und Moderation 108
- – versorgungspolitische Konsequenzen des Abstinenzparadigmas 107, 108
- Medikamentenabhängigkeit und -mißbrauch, Abstinenzeintritt 310
- Raucherentwöhnung, Bupropion, Abstinenzquoten 234
ABT-418, Nikotinagonist 236
Acamprosat, Alkoholismus 119–121
Acetylcholin bei Rauchern
- α_7-Acetylcholinrezeptoren 184
- präsynaptische nikotinerge Acetylcholinrezeptoren 163
- Wirkung 181
ADH (Alkoholdehydrogenase) 7
- ADH-Spiegel 45
Adipositas 44
Adoptionskinder, Alkoholiker 51
„advise", Raucherentwöhnung in der Praxis 257
AES-(Alkohol- und Entzugssyndrom)-Skala 85
- psychische Symptomatik 85
- vegetative Symptomatik 85

affektive Psychosen und Raucherentwöhnung 279
Affektlabilität, alkoholbedingte 36
AHCRP-Empfehlungen, Nikotinersatztherapie 258
Akathisie, schizophrene Patienten, Rauchen 182
„Aktion Nichtraucher" 250
Aktivitäten, nichtalkoholbezogene 114
Akupunktur
- Medikamentenabhängigkeit und -mißbrauch 349
- Raucherentwöhnung 201, 202
ALDH (Aldehyddehydrogenase) 7
- ALDH-Blocker 122
ALITA-Programm 124
alkohol- und drogenabhängige Patienten, Raucherentwöhnung 280–282
Alkoholabbau 7
Alkoholdemenz 48, 59
Alkohole und Zucker 354
Alkoholelimination 6
Alkoholentzugssyndrom / Entzugs- / Entgiftungsbehandlung 31, 45–48
- Alkoholentzug zu Hause 81
- Alkohol-Entzugs-Risikoskala 77
- Alkohol- und Entzugssyndrom-Skala (AES-Skala) 85
- Entwöhnungsbehandlung 148
- Entzugskrampfanfälle (s. dort) 46, 89, 91–93
- medikamentöser Entzug (s. dort) 82–91, 117, 139
- psychische Entzugssymptome 46
- scoregesteuerte Entgiftung 84
- stationäre Entgiftungsbehandlung 82, 94, 155, 156
- Strategien 84
- symptomgetriggerte Entgiftung 86
- vegetative bzw. somatische Entzugssymptome 46
Alkoholfötor 20
Alkoholgrenzwerte 15
Alkoholintoxikation (s. auch Intoxikation) 15, 127
Alkoholismus / Alkoholkonsum 3–
- Abstinenz (s. dort) 4, 39, 71, 104, 139
- „alcoholic burn" 40
- Anamnese / Fremdanamnese 48, 125
- Ätiologie 4
- Aufteilung
- – nach Babor 51
- – nach Cloninger 51
- Bewältigungsmodell / -strategien 65, 151

Sachverzeichnis

- Blutalkoholkonzentration 8
- Diagnostik 25-33, 141-144
- Differenzierung 13-17
- familiäre Folge- und Begleitprobleme 33-37
- Gebrauch, riskanter 149
- und Genetik (s. dort) 51, 52
- Grundlagen 3-11
- Intermediärstadium, neuropsychologische Störungen 57, 58
- kombinierter Konsum 49, 50
- Komorbidität von psychischen Störungen und Alkoholismus 50-54
- körperliche Folge- und Begleitprobleme 29, 37-57, 142
- - Alkoholdemenz 48, 59
- - Angst 54, 55, 132
- - Aufteilung, dysfunktionale 38
- - Blut und Immunsystem 43, 44
- - Depression 55
- - endokrine Funktionen 45
- - Herz-Kreislauf-System 42
- - hirnorganische Beinträchtigungen 57-61
- - Leberschäden 38-40
- - Lungenerkrankungen 44
- - Magen-Darm-Trakt 40-42
- - Nervensystem, peripheres 42, 43
- - neuropsychologische Störungen 57, 58
- - Pankreasschäden 40
- - Persönlichkeitsstörungen 55, 56
- - Psychosen / psychotische Symptome 29, 56, 135, 136
- - seelische Störungen (s. dort) 52, 54-56, 130, 131, 142
- - Stoffwechsel 44
- - Trinktagebuch 149
- - *Wernicke-Korsakow*-Syndrom 58, 59
- Krankheitsmodell 64, 65
- Kurzinfo 155
- lerntheoretische Sichtweise 69
- Mehrfachabhängigkeit 129
- Mißbrauch 14
- Motivation 62, 63
- Motivationsmodell 66
- primärer 50
- psychoanalytische Sichtweise 67-69
- Raucher 42
- Restalkohol 9
- Risikosituationen 113
- schädlicher Gebrauch 14, 28, 29
- sekundärer 50
- Suchtdiagnose (s. dort) 141
- Suchttendenz 66
- systemtheoretische Sichtweise 70-75
- Testinstrumente 17-25
- Therapie- / Behandlungselemente 77-140
- - Ablehnungstraining 114
- - Ablenkungstechniken 115
- - Abstinenz (s. dort) 4, 39, 104, 137
- - Abstinenzbeendigungsvertrag 114
- - Alkoholintoxikation 127
- - ambulante und tagesklinische Entgiftungen 80, 81
- - Angststörung 132
- - Behandlungsmotivation / Motivationsbehandlung 57, 71
- - Behandlungsplan 141
- - Behandlungsvereinbarung mit chronisch mehrfachgeschädigten alkoholabhängigen Patienten 98
- - Bewältigungsstrategien 151
- - Beziehungsarbeit 138
- - chronische alkoholabhängige Patienten 98
- - Delirium tremens 77, 93
- - depressive Störungen 133
- - Entwöhnungsbehandlung 148
- - Entzugskrampfanfälle (s. dort) 46, 91-93
- - Erinnerungskarten 115
- - „harm reduction" (Schadensreduzierung) 97, 105
- - hirnorganische Begleit- und Folgeerkrankungen 136
- - kontrolliertes Trinken 104, 108, 111
- - medikamentöse Behandlung des Alkoholentzugssyndroms (s. dort) 82-91, 117, 139
- - Mehrfachabhängigkeit 129
- - nichtalkoholbezogene Aktivitäten 114
- - Notfallbehandlung, Alkoholintoxikation 125, 126
- - Persönlichkeitsstörungen 134, 135
- - psychiatrische Komorbidität 129, 130
- - psychische Störung 131
- - psychologische Therapieansätze 138
- - Psychosen 135, 136
- - psychotherapeutische Konzepte 101, 112
- - Risikosituationen 113
- - Rückfall / Rückfallprophylaxe (s. dort) 101-104, 112
- - scoregesteuerte Entgiftung 84
- - seelische Störung 130, 131
- - Selbsthilfegruppen / Kontaktzentren 4, 156, 157
- - somatische Behandlung 100, 101
- - Sport 114
- - Stadium der Absichtslosigkeit 79

Sachverzeichnis

– – stationäre Entgiftungsbehandlung 82
– – Suchtberatungsstelle 153
– – Suizidrate 125
– – symptomgetriggerte Entgiftung 86
– – Therapiestudien 106
– – Therapieziele 144–152
– Toleranzentwicklung 127
– Volltrunkenheit 127
Alkoholresorption (s. Resorption) 6, 7, 41
Alkoholspiegel 125
Alkoholtoleranz 31, 32
alkoholtoxische Schäden, Schwangerschaft 36
Alkoholtrinkmengen (s. Trinkmengen) 18, 26, 27
alkoholunspezifische Veränderungsmöglichkeiten 108
Alko-Testgerät 81
α2-Rezeptor-Antagonist 89
ältere Menschen, Medikamentenabhängigkeit und -mißbrauch 313
– Benzodiazepine 316–321
Ambivalenz 74
ambulante
– Raucherentwöhnungsangebote 285
– und tagesklinische Entgiftungen, Alkoholismus 80, 81
Anabasin, Nikotinagonist 236
Anabolika, Mißbrauch 363–372
– Abhängigkeit 367
– anabole Wirkung 364
– Androgene 366
– Aromatisierung 364
– Ausdauer 365
– Bindung 364
– Depression 367
– Diagnostik 367, 368
– Dopingliste 363
– Erythrozytenzahl 365
– Feminierungserscheinungen 364
– gewalttätiges Verhalten 367
– Gynäkomastie 366
– Hämoglobin 365
– Hodenatrophie 366
– Metabolismus 364
– Mißbrauchsmuster 368
– Muskelwachstum 364
– Nebenwirkungen 365–367
– – hormonell 366
– – Psyche 367
– – toxisch 365, 366
– Pharmakologie 364
– Proteinsynthese 364
– psychologische Komponente 365

– Spermiogenese 366
– Sportpraxis 370
– Steroidsynthese 364
– Stimmungsschwankungen 367
– Suizidgedanken 367
– Therapie 370, 371
– Wirkungen 364, 365
– Wutanfälle 367
– zusätzlich eingenommene Substanzen 369
Analgetika, Abhängigkeit und -mißbrauch 329–351
– „breakthrough pain" 339
– chronischer Mißbrauch 332
– Einteilung der Analgetika 329
– Epidemiologie 329
– chronische Schmerzen 330
– ergotaminhaltige Medikamente 335
– Flupirtin 336
– Hypnoanalgetika 337
– Koanalgetika 347
– Kombinationspräparate mit psychotropen Anteilen 333
– Metamizol 335
– Nichtopioidanalgetika 332, 335
– – Grundsätze zur Anwendung 335
– Opioide (s. dort) 336–347
– Paracetamol 335
– Pharmakologie 333
– psychotrope Wirkung 332
– Triptane 335
– Verabreichung 339, 340
– – intramuskuläre Injektion 340
– – intravenöse Injektion 340
– – „intravenous patient controlled analgesia" 340
– – orale 339
– – rektale 339
– – subkutane Injektion 340
– – transkutane 340
analgetische Wirkung, Opioide 340, 341
Anamnese / Fremdanamnese
– Alkoholismus 48, 125
– Raucheranamnese 256
Androgene, Anabolikamißbrauch 366
Angehörige / Angehörigengruppe, Alkoholiker 35, 151
Angst / Angststörung
– Alkoholismus 49, 54, 55, 132
– Raucher, generalisierte Angststörung oder Zwangserkrankungen 179, 180, 248
Anti-Craving-Substanzen 117
Antidepressiva
– Abhängigkeit und Mißbrauch 320
– Raucherentwöhnung 233, 237, 238

Sachverzeichnis 383

- trizyklische 133, 320
- Wechselwirkung mit Tabakkonsum 279
Antikonvulsiva, Alkoholismus 86
Antrachinone 352, 353, 358
Anxiolyse 49
Anxiolytika
- Benzoidazepine, anxiolytische Wirkung 314, 324
- Raucherentwöhnung 237
Apolipoprotein E 185
Arbeitskreis Raucherentwöhnung 250, 291
„arrange", Raucherentwöhnung in der Praxis 259
Arzneimittel (s. Medikamente)
Ärzte und andere Medizinpersonen als Patienten, Medikamentenabhängigkeit und -mißbrauch 309, 310
Arzt-Patienten-Beziehung bei Medikamentenabhängigkeit und -mißbrauch 295, 303–312
- Glaubwürdigkeit des behandelnden Arztes 306
„ask", Raucherentwöhnung in der Praxis 256, 257
„assist", Raucherentwöhnung in der Praxis 257, 258
Atemlähmung, zentrale, hohe Alkoholkonzentration 125
„attempt", Raucherentwöhnung in der Praxis 257
AUDIT 18, 19
Aufrechterhaltung 72
Autohypnose 203
Autosuggestion 203
Aversionstechniken / -therapie, Raucherentwöhnung 200, 241
aversive Medikamente, Alkoholentzug (s. auch medikamentöse Behandlung) 117, 121–124
Azidose, metabolische 128

B
Babor-Aufteilung, Alkoholismus 51
Ballaststoffe / Ballaststoffhypothese, Obstipation 360, 361
Barbiturate
- Abhängigkeit und Mißbrauch 304
- bei Rauchern 93
Barett-Syndrom, Alkoholismus 40
Bedarfsmedikationen, Medikamentenabhängigkeit und -mißbrauch 300
behavioristischer Ansatz, Raucherentwöhnung 241
Belastungsstörungen, posttraumatische 134

Benzodiazepine
- agonistische Wirkung am GABAA-Rezeptor 317
- Alkoholismus 48, 49, 88
- - Benzodiazepin-„low-dose-Dependency" 48, 318
- - und gleichzeitiger Alkoholkonsum 49
- Alternativen 327, 328
- Antidepressiva, trizyklische 320
- anxiolytische Wirkung 314, 324
- Besonderheiten bei Abhängigkeit und -mißbrauch 313–329
- - Alter 316–321
- BZD-Entzug 321
- - Durchführung 325
- - Prognose 326
- - Symptome 321, 322
- - Therapie 324
- „clinical pharmacology" 326
- Diazepam, langwirksames 315
- Enzyminduktion 314
- Follow-up-Studien 326
- Grand-mal-Anfälle 321
- Halbwertszeit 315
- hypnotische Wirkung 315, 324
- Intoxikation, schleichende 315
- Langzeitkonsumenten 324
- Lorazepam, kurz- bis mittellangwirksames 315
- „low-dose"-Abhängigkeit („low dose dependence") 48, 318
- „major symptoms" 321
- „minor symptoms" 322
- Pharmakologie 314–316
- Phase-1- und Phase-2-Reaktionen 315
- Pseudoentzugssymptome 322
- „rebound insomnia" 315
- REM-Schlaf 315
- somatoforme Störungen 316
- Toleranzentwicklung 314
- Umsteiger 318
- Verordnungsverhalten, Konsequenzen 297, 326
- Zaleplon 317
- Zolpidem 317
- Zopiclon 317, 318
Beratung, Raucherentwöhnung (s. auch Information) 196, 197, 210–212, 209, 261, 285
Berufsordnung 308
Beschaffungskriminalität 295
Beschaffungswege, Medikamentenabhängigkeit und -mißbrauch 307
β_2-Agonisten 369

Sachverzeichnis

β-Endorphin 164
Bewältigungsmodell / -strategien, Alkoholismus 65, 151
Beziehungsarbeit, Alkoholismus 138
biologische Bedingungen, Rückfallmodell, Rauchen 194, 195
Biperiden, Nikotinintoxikation 223
Bisacodyl 353
Blut und Immunsystem, Alkoholismus 43, 44
Blutalkoholkonzentration 8
„bodybuilding" 370
Borderline-Syndrom, Alkoholismus 49
„breakthrough pain", Analgetika 339
Bremer Institut für Prävention und Sozialmedizin (BIPS) 205
Bundesausschuß für Leistungssport (BAL) 367
Bundeskriminalamt 311
Bundeszentrale für gesundheitliche Aufklärung 291
Buprenorphin (Subutex) 311, 345
Bupropion (Zyban), Raucherentwöhnung 233–235, 282
- Abstinenzquoten 234
- Antidepressivum 233
- Anwendungsrichtlinien 235
- Dosisfindungs- und Effektivitätsstudien 233
- Gewichtszunahme 233
- Indikationsstellung 235
- Nebenwirkungen 234
- „sustained release" 235
„burning feet" 43

C

CAGE 18
Calciumcarbamid, Alkoholismus 122
Cannabis 50
Carbamazepin, Alkoholismus 89
- Halbwertszeit 89
Carbohydrate-Deficient-Transferrin (CDT) 24
Case-Manager 130
Catapressan 90
CDT (Carbohydrate-Deficient-Transferrin) 24
cerebropathia psychica toxaemica 58
„child B- oder child C"-Stadium, Leberzirrhose 39
Chloralhydrat, Nikotinintoxikation 223
Chlordiazepoxid, Alkoholismus 88, 89
chronische alkoholabhängige Patienten 98
Cisaprit 355

Citalopram 133
Clomethiazol
- Abhängigkeit und Mißbrauch 309
- Alkoholismus 49, 87, 88
Clonidin, Alkoholismus 89, 90
Cloninger-Aufteilung, Alkoholismus 51
Cochrane Tobacco Addiction Group 218
Codein 345
COLD (chronisch obstruktive Lungenerkrankung) 44
Compliance, Alkoholismus 39
Complianceprobleme, Opioidabhängigkeit und -mißbrauch 348
Copingstrategien, Raucherentwöhnung 195
- Coping-Skills-Training 242
Cotininspiegel im Serum, Nikotin-Cotinin-Verhältnis 171
„cues" (Hinweisreiz), Rauchen 166, 185
„cut-off-point" 18
Cytochrome P450 2B6 233

D

DAR (Disulfiram-Alkohol-Reaktion) 7
DAWN (Drug Abuse Warning Network) 338
DBT (dialektisch behviorales Manual) 135
Defäkationsreflex, Obstipation 362
Dehydroxigallensäuren 354
Delirium tremens 47, 48, 77, 93
- Differentialdiagnose 48
- medikamentöse Delirbehandlung 93
- Risikofaktoren 47, 48
Demenz
- Alkoholdemenz 48, 59
- *Alzheimer*-Demenz 185
Depression / depressive Störungen
- abhängige Raucher 180, 181
- - Bupropion als Antidepressivum (*s. dort*) 233
- - Frauen 180
- - „major depression" 180
- Alkoholismus 53, 55, 133
- - Antidepressiva, trizyklische 133
- Anabolikamißbrauch 367
Designerdrogen 50
Destillation 5
Deutsches Krebsforschungszentrum (DKFZ), Rauchertelefon 291
Diabetes mellitus, Typ-I Diabetiker, Rauchen 203
Diagnostik, Alkoholismus 25–33
- Gespräch, diagnostisch-therapeutisches 20
- Labordiagnostik 21–24
- psychiatrische Zusatzdiagnose 141, 143

Sachverzeichnis

- Suchtdiagnose (s. *dort*) 141–144
dialektisch behaviorales Manual (DBT) 135
Diarrhoe, Laxanzien 359
Diazepam
- Alkoholismus 88, 89
- langwirksam 315
- Nikotinintoxikation 223
Dihydrocodein 345
Diphenylhydantoin 92
Disulfiram-Alkohol-Reaktion (DAR) 7, 121, 122
Dopaminfreisetzung, Rauchen 179, 182, 183
Dopingliste, Anabolikamißbrauch 363
Dosissteigerungen, Medikamentenabhängigkeit und -mißbrauch 308
„drink-less"-Programm 110
drogen- und alkoholabhängige Patienten
- Polytoxikomanie 309
- Raucherentwöhnung 280–282
DSM-IV 52
Dünnschichtchromatographie 368
Durchhaltemotivation 72
Dyskinesie 90
- tarditive, schizophrene Patienen, Rauchen 182
Dyslipidämie 44
Dysmorphologie, Alkoholismus 36
Dysplasie 41

E

EEG, Nikotinkonsum 164
Elektrolytstörungen 47
- Laxanzien 356
endokrine Funktionen, Alkoholismus 45
β-Endorphin 164
Entgiftung in der Tagesklinik 375
Entgiftungsbehandlung (s. Alkoholentzugssyndrom) 20, 31, 45–48, 81–92, 117, 139
Entspannungsverfahren, Raucherentwöhnung 199, 241
- Muskelentspannung, progressive 246, 247
Entwicklungsverzögerungen, fötale, Raucherinnen 204
Entwöhnungsbehandlung, Alkoholismus 148
Entwöhnungsmotivation, Rauchen (s. auch Motivation) 196, 197, 210–212, 242
entwöhnungswillige Raucher 197
Entzug / Entzugssyndrom
- Alkoholismus (s. Alkoholentzugssyndrom) 20, 31, 45–48, 81–92, 117, 139
- Raucherentwöhnung 176, 177, 210, 218, 221
- - physische 218

- - Reduktion 210, 244
Entzugskrampfanfälle, Alkoholismus 46–48, 89, 91–93
- Differentialdiagnose 48
- epileptischer Gelegenheitsanfall 92
- Monitoring 92
- Risikofaktoren 47, 48
entzugstherapeutische Möglichkeiten, Opioidabhängigkeit und -mißbrauch 349
Enzyminduktion, Benzodiazepine 314
Epilepsie, alkoholabhängige Patienten 59
- epileptischer Gelegenheitsanfall 92
Erfolgschancen, Raucherentwöhnung 206, 207
ergotaminhaltige Medikamente 335
Erinnerungen, Pseudo-Erinnerungen 58
Erinnerungskarten, Alkoholismus 115
Eryhtrozyten
- Anabolikamißbrauch, Erythrozytenzahl 365
- Makrozytose 43
- MCV (mittleres korpuskuläres Erythrozytenvolumen) 24
Erythropoietin (EPO) 363
Ethanol (Ethylalkohol) 5
Ethanolkonzentration 8
Ethylalkohol (Ethanol) 5
euphorische Wirkung, Opioide 342
Exazerbation der psychischen Grunderkrankungen, Raucherentwöhnung 279
experimentelle Pharmakologie 316
Ex-Raucher 209

F

„facies alcoholica" 21
Fagerström
- *Fagerström* Test for Nicotine Dependence (FTND) 174, 175, 184
- *Fagerström* Tolerance Questionaire (FTQ) 174
familiäre
- Belastung, Tabakabhängigkeit 184
- Biographie 34
- Folge- und Begleitprobleme, Alkoholismus (s. *dort*) 33–37
Familienmitglieder von Alkoholikern 33
Familienuntersuchung 51
- mit Adoptionskindern 51
- mit Zwillingen 51
Feinmotorik bei Alkoholkonsum 57
Feminierungserscheinungen, Anabolikamißbrauch 364
Fentanyl 345
Fluoxetin 133

Sachverzeichnis

Flupirtin 336
„flush"-Syndrom 7
Fluvoxamin 133
Foetor ex ore, Alkoholismus 40
Folgen / Folgeprobleme, Alkoholismus
- familiäre Folge- und Begleitprobleme (s. dort) 33-37
- hirnorganische Begleit- und Folgeerkrankungen 136
- psychische 33
- soziale 21, 33, 141, 143
Folsäuremangel 43
Fötus
- Alkoholfötor 20
- fötale Entwicklungsverzögerungen, Raucherinnen 204
Frauen
- Abhängigkeit und Mißbrauch von Medikamenten 296
- Tabakabhängigkeit 180, 204
- - Osteoporose 204
- - Probleme in der Schwangerschaft (s. dort) 204-206
- - zerebrale Blutungen 204
- - Zerivixkarzinom 204
- - zyklusabhängige Rückfallgefährdung 198
Fremd- und Selbstgefährdung 79
Frequenz-Häufigkeits-Methode, Trinkmengen 27
Früherkennung / Früherkennungseffekt, Alkoholproblem 20
Frühgeburt, Tabakabhängigkeit 206
FTND (Fagerström Test for Nicotine Dependence) 174, 175, 184
FTQ (Fagerström Tolerance Questionaire) 174
Fuß, „burning feet" 43

G

GABA (Gammaaminobuttersäure) 117, 314
Gamma-Glutamyl-Transferase (γ-GT) 23
Gaschromatographie 368
Gastritis, alkoholische 40
Gedächtnis
- Kurzzeitgedächtnis 58
- Langzeitgedächtnis 58
Genetik und Alkohol 51
- genetische Prädisposition 52
Genexpression, neuronale 118
Gespräch, diagnostisch-therapeutisches, Alkoholkonsum 20
Gesprächsführung, Medikamentenabhängigkeit und -mißbrauch 300

Gesundheitsschäden
- Abhängigkeit und Mißbrauch von Medikamenten 298
- tabakassoziierte 177-186
- - Abhängigkeitserkrankungen 184, 185
- - Diabetes mellitus, Typ-I Diabetiker 203
- - Herzerkrankungen 178
- - Herzinfarkt 178
- - Hirnerkrankungen, degenerative 185, 186
- - KHK (koronare Herzerkrankung) 203
- - Lungenerkrankungen 203
- - Lungenkarzinom 178
- - psychische Schäden, abhängige Raucher 179-184
- - vaskuläre Störungen 178
gewalttätiges Verhalten, Anabolikamißbrauch 367
Gewichtszunahme, Raucherentwöhnung 233
Gichtanfall 44
Glaubwürdigkeit des behandelnden Arztes 306
Gleitmittel 355
Glukoneogenese, hepatische 10
Glukuroniedierung 316
L-Glutamat 118
glutamaterges System, Alkoholismus 117-119
Glyzerin-Suppositorien, Obstipation 362
Grand-mal-Anfälle, Benzodiazepine 321
Gruppentherapie, Raucherentwöhnung 251, 252
- Gruppenprogramm 247
Gynäkomastie 38
- alkoholinduzierte 45
- Anabolikamißbrauch 366

H

Haloperidol, Alkoholismus 90
- extrapyramidale Nebenwirkungen 90
Hämoglobin, Anabolikamißbrauch 365
„harm reduction" (Schadensreduzierung), Alkoholismus 97, 105
Hausarztpraxis 20
Hepatitis, alkoholische 38, 39
- Enzephalopathie, hepatische 38
- Glukoneogenese, hepatische 10
- HBV und HCV 39
- Virushepatitis 39
hepatorenales Syndrom 39
hepatozelluläres Karzinom 39
Herkunft suchterzeugender Arzneimittel 306, 307

Herzinfarkt
- Alkohol 15
- Rauchen 178
Herz-Kreislauf-System
- Alkoholismus 42
- - Hypertonie 42
- - Infarktrisiko 42
- - Rhythmusstörungen, supraventrikuläre 42
- Rauchen 178
- - KHK (koronare Herzerkrankung) 203
Hinweisreiz („cues"), Rauchen 166, 185
Hinze-Selch 2000, Thimaninsubstitution, Alkoholismus 139
hirnorganische
- Beeinträchtigungen
- - Alkoholismus 57-61
- - Rauchen, degenerative Hirnerkrankungen 185, 186
- Begleit- und Folgeerkrankungen, Alkoholismus 136, 137
- - Behandlung 136-139
- - Mitbehandlung 139
- - Verlauf 140
Hodenatrophie, Anabolikamißbrauch 366
hormonelle Nebenwirkungen, Anabolikamißbrauch 366
5-HT, Rauchen 178
„human growth hormone" (HGH) 369
Hydromorphon 346
Hyperaktivität, alkoholbedingt 36
Hyperexzitation 118
Hypertonie 42
Hypnoanalgetika 337
Hypnose, Raucherentwöhnung 200, 202, 203
- Autohypnose 203
- Autosuggestion 203
Hypnotika 296
hypnotische Wirkung, Benzodiazepine 315, 324
hypoglykämischer Schock, Alkoholismus 40
Hypokaliämie 45

I
ICD-10 52
„ich-psychologisches Modell", Alkoholismus 68
Ikterus 39
Impulskontrolle, Alkoholkonsum 21
Infarktrisiko, Alkoholismus 42
Information und Motivation, Raucherentwöhnung 196, 197, 210-212, 209, 261, 285
- Beratungen für Raucher 285
- Informationsgespräch in der Praxis 261

Informationsmaterial und Kontaktadressen für Raucher 291, 292
Infotelefon zur Suchtvorbeugung der Bundeszentrale für gesundheitliche Aufklärung 291
Inhalation, Rauchen 163
Institut für Nikotinforschung und Raucherentwöhnung 291
Institutionen und Organisationen, Material zur Tabakabhängigkeit und Raucherentwöhnung 287-290
Integration, soziale Desintegration 97
Intelligenzminderung, alkoholbedingt 36
Intermediärstadium, Alkoholismus, neuropsychologische Störungen 57, 58
Intoxikation
- alkoholbedingte 15, 125-128
- - Methanolvergiftung 5, 128
- - Notfallbehandlung 125, 126
- Medikamentenabhängigkeit und -mißbrauch 309
- - Benzodiazepine 315
- Nikotinintoxikation, Behandlung 223, 224
- - Biperiden 223
- - Chloralhydrat 223
- - Diazepam 223

J
Jugendamt 37

K
Kalium, Hypokaliämie 45
Kalziumstoffwechselstörungen 45
Kanzerogenität, Laxanzien 358
Karzinom
- Bronchialkarzinom 44
- hepatozelluläres 39
Katecholaminwirkung, Nikotin 181
Katerwirkung 5
Kinder von Alkoholikern 34
Koabhängigkeit, Alkoholismus 34
Koanalgetika 347
kognitive
- Dysfunktionen 84
- Einschränkung, Rauchen 179
- Umstrukturierung, Raucherentwöhnung 200
Kohlehydrataufnahme 10
Kohlenmonoxid, Ausatemluft, rauchenanamestisch 171
Kolon, Laxanzienkolon 357
kolorektales Karzinom, Laxanzien 359
Kombinationspräparate mit psychotropen Anteilen, Analgetika und 333

Sachverzeichnis

kombinierter Alkoholkonsum 49, 50
Komorbidität
– psychiatrische, Behandlung 129, 130, 376
– von psychischen Störungen
– – und Alkoholismus 50–54
– – und Rauchen 184
Konditionierung, klassische, Raucherentwöhnung 242
Kontaktadressen und Informationsmaterial für Raucher 291, 292
Kontaktzentren / Selbsthilfegruppen, Alkoholismus 4, 156, 157
Kontrollfähigkeit, verminderte, Medikamentenabhängigkeit und -mißbrauch 298
kontrolliertes
– Rauchen 213, 214
– Trinken 104, 108, 111
koronare Herzerkrankung (KHK) 203
Koronargefäße, Vasokonstruktion, Rauchen 178
körperliche
– Erkankungen, Suchtdiagnose Alkoholismus 141, 144
– Folge- und Begleitprobleme, Alkoholismus (s. dort) 29, 37–57, 142
Korsakow-Syndrom, Alkoholismus 47
Kortex, präfrontaler
– Alkohol 54
– Rauchen 179
Krankenkassen, Raucherentwöhnungsangebote 285
Krankheitsmodell, Alkoholismus 64, 65
Kreuzabhängigkeit 331
Kurzinfo, Alkoholismus 155
Kurzkontakte, ärztliche, Raucherentwöhnung in der Praxis 255
Kurzzeitgedächtnis 58

L

LAAM (Orlaam) 311
Labor, Diagnostik von Alkoholproblemen 21–24
Langzeitgedächtnis 58
LAST 18
Laxanzien, Mißbrauch 351–362
– abdominelle Schmerzen 355
– Antrachinone 352, 353, 358
– Bisacodyl 353
– Cisaprit 355
– Dehydroxigallensäuren 354
– Diarrhoe 359
– Elektrolytstörung 356
– Gewöhnung 357
– Gleitmittel 355

– Kanzerogenität 358
– Laxanzienkolon 357
– Melanosis coli 356
– Natriumpikosulfat 353
– Nebenwirkungen 355, 358
– Nervenschädigung 357
– Obstipation (s. dort) 360, 361
– Quellstoffe 354
– Pharmakologie 352
– Phenophtalein 353
– salinische Abführmittel 354
– Wirksamkeit 355
– Zucker und Alkohole 354
Lebenszeitprävalenz 49
Leberschäden, Alkoholismus 38–40
– Alkohol-Fettleber 38
– Alkoholhepatitis 38
– hepatische Enzephalopathie 38
– Zirrhose (s. dort) 24, 38, 39
Leitlinien
– zum „maßvollen Trinken" 16
– zur Raucherentwöhnung 207, 208, 256–258
Lernpsychologie, Raucherentwöhnung 249
lerntheoretische Sichtweise, Alkoholismus 69
Letalität, Alkoholismus 39
Leukoplakie 40
Leukozytose 38
Libido 45
Lobelin, Nikotinagonist 236
Lorazepam, kurz- bis mittellangwirksam 315
Lungenerkrankungen
– Alkoholismus 44
– – Bronchialkarzinom 44
– – COLD (chronisch obstruktive Lungenerkrankung) 44
– – Tuberkulose 44
– Rauchen 178, 203
– – Lungenkarzinom 178
Lustprinzip 69

M

Magen-Darm-Trakt, Alkoholismus 40–42
Makrozytose der Erythrozyten 43
Männer, Abhängigkeit und Mißbrauch von Medikamenten 296
Massenspektroskopie 368
Material zur Tabakabhängigkeit und Raucherentwöhnung 287–290
MCV (mittleres korpuskuläres Erythrozytenvolumen) 24
Mecamylamin, Nikotinantagonist 236
Medikamente, Abhängigkeit und Mißbrauch von Medikamenten (s. dort) 293–378

Sachverzeichnis

medikamentöse Behandlung des Alkoholentzugssyndroms 82–91, 117, 139
- Acamprosat 119–121
- Anti-Craving-Substanzen 117
- Antidepressiva, trizyklische 133
- Antikonvulsiva 86
- Aversiva 117, 121
- Barbiturate 93
- Benzodiazepine (s. dort) 48, 49, 88
- Calciumcarbamid 122
- Carbamazepin (s. dort) 89
- Catapressan 90
- Chlordiazepoxid 88, 89
- Citalopram 133
- Clomethiazol 49, 87, 88
- Clonidin 89, 90
- Delirbehandlung, medikamentöse 93
- Diazepam 88, 89
- Diphenylhydantoin 92
- Disulfiram 121, 122
- Fluoxetin 133
- Fluvoxamin 133
- L-Glutamat 118
- glutamaterges System 117–119
- Haloperidol 90
- Methanolvergiftung 5, 128
- Naltrexon 118
- Neuroleptika (s. dort) 135, 136
- Paroxetin 135
- Perazin 135
- Selbstmedikation, Alkohol als 53, 54
- Serotonin-Reuptake-Hemmer, selektive 133
- Thimaninsubstitution (Hinze-Selch 2000) 139
- Tiaprid 90, 91
medikamentöse Methoden zur Raucherentwöhnung 201, 217–240, 285
- ABT-418, Nikotinagonist 236
- Anabasin, Nikotinagonist 236
- Antidepressiva 237, 238
- Anxiolytika 237
- Biperiden 223
- Bupropion (s. dort) 233–235
- Chloralhydrat 223
- Diazepam 223
- Kombinationsbehandlungen 231, 232
- Lobelin, Nikotinagonist 236
- Mecamylamin, Nikotinantagonist 236
- Nebenwirkungen 221, 222
- Neuroleptikaeinfluß 183
Medizinpersonen, Medikamentenabhängigkeit und -mißbrauch 310
Mehrfachabhängigkeit 129
Melanosis coli, Laxanzien 356
MEOS / MEOS-Aktivität 7
metabolische Azidose 128
Metamizol 335
Methadon 50, 346
- Patienten im Methadonsubstitutionsprogramm 349
Methanolvergiftungen 5, 128
Mikroklysmata, Obstipation 362
Minderbegabung 59
Mißbrauch (schädlicher Gebrauch)
- von Alkohol 14
- von Medikamenten 297, 298
mnestische Störungen 138
Moderation und Abstinenz, Akoholismus 108
Monoaminoxidasen A und B 181
Morbus (s. Syndrome), (nur Namenbenannte)
Morphin 345
Motivation / Motivationsbehandlung
- Alkoholismus 62, 63
- – Abstinenzmotivation 71
- – Änderungsmotivation 71
- – Behandlungsmotivation / Motivationsbehandlung 57, 71
- – Durchhaltemotivation 72
- – Motivationsmodell 66
- Medikamentenabhängigkeit und -mißbrauch 376
- Raucherentwöhnung 196, 197, 210–212, 261
- – Motivationsprozeß 242
Mundschleimhaut, Nikotin-Sublingualtablette 230
Mundtrockenheit, Raucherentwöhnung 234
Muskelentspannung, progressive, Raucherentwöhnung 246, 247

N

Naloxon 347
Naltrexon 118, 347
Nandrolon 369
Narkotika 337
Natriumpikosulfat 353
„nerve growth factor" (NGF) 184
Nervenplexusschädigung, intramurale, Obstipation 360
Nervenschädigung, Laxanzien 357
Nervensystem, peripheres, Alkoholismus 42, 43
Netzwerk, soziales 325
Neuroadaption 118
Neuroleptika 135, 136
- Depot- 135
- hochpotente 136

- Rauchen, Neuroleptikaeinfluß 183
- Wechselwirkung mit Tabakkonsum 279
neuropsychologische Störungen, Alkoholismus 57, 58
- Intermediärstadium 57, 58
Nichtopioidanalgetika 332, 335
- Grundsätze zur Anwendung 335
Nichtraucher
- „Aktion Nichtraucher" 250
- „Endlich Nichtraucher"! 250
- „Nichtrauchen in sechs Wochen" 265–276
- - Selbstbeobachtungsphase 268–271
- - therapeutische Bausteine 266, 271
- - therapeutische Ziele 271
- - Vereinbarung 273
- Nichtraucher-Initiative Deutschland (NIV) e.V. 292
Nicotiana tabacum 161
Nieren
- hepatorenales Syndrom 39
- Nierenversagen 39
Nikotin (s. auch Tabak) 162–168
- Acetylcholinrezeptoren, präsynaptische nikotinerge 163, 181, 184
- biologische und psychosoziale Entstehungsmechanismen 165, 166
- Cotininspiegel im Serum, Nikotin-Cotinin-Verhältinis 171
- EEG 164
- Fagerström Test for Nicotine Dependence (FTND) 174, 184
- Institut für Nikotinforschung und Raucherentwöhnung 291
- Katecholaminwirkung 181
- Nikotinabhängigkeit 172
- Nikotinintoxikation, Behandlung 223, 224
- pharmakologische Eigenschaften 162, 163
- Wirkung und Nebenwirkung 163–165
- - periphere Wirkungen 164
- - zentrale Wirkungen 164
Nikotinagonisten 236–238
- ABT-418 236–238
- Anabasin 236
- Lobelin 236
Nikotinantagonisten 236
- Mecamylamin 236
Nikotinempfindlichkeit 171
Nikotinersatztherapie / -substitution (s. auch medikamentöse Raucherentwöhnung) 163, 217–224, 232
- AHCRP-Empfehlungen 258
- Anwendungsempfehlungen 221
- Effektivität 219–221
- Nebenwirkungen 221, 222

- Wirkprinzipien 218, 219
- Wirksamkeit 232
Nikotinimpfung 196
Nikotininhaler 217, 231
Nikotinintoxikation, Behandlung 223, 224
Nikotinkaugummi 178, 201, 202, 224, 225
Nikotinnasalspray 205, 229, 220
Nikotinpflaster 225–228
- Dämpfung des Rauchverlangens 225
- Dosierungsempfehlungen 227
- Hautreaktionen 228
- - Spättypreaktion (Typ IV) 228
- Kombination mit einer minimalen Intervention 226, 233
- Pflasterallergie 224
- Plazebokontrolle 228
- Rezidivprophylaxe 227
- 16-Stunden / 24-Stunden-Pflaster 226, 227
Nikotinspiegel 223
- Baseline-Nikotinspiegel 229
Nikotin-Sublingualtablette 217, 230, 231
- Anwendungsempfehlungen 231
- Mundschleimhaut 230
- Nebenwirkungen, spezifische 231
NMDA-Rezeptoren 117
Notfallbehandlung, Alkoholintoxikation 125, 126
Nucleus accumbens 184

O

objektanalytisches Modell, Alkoholismus 67
Objekte, innerliche böse 68
Obstipation 360, 361
- Ballaststoffe / Ballaststoffhypothese 360, 361
- chronische 360
- Defäkationsreflex 362
- Diagnostik 361
- episodale 360
- Glyzerin-Suppositorien 362
- Gravidität 360
- „low-output"-Opstipation 361
- Maßnahmen 361, 362
- Mikroklysmata 362
- Nervenplexusschädigung, intramurale 360
- Prokto-Rekto-Koloskopie 361
- „slow-colon-transit" 362
- Ursachen 360
Opioide, Abhängigkeit und -mißbrauch 336–347
- Abhängige mit Polytoxikomanie 350
- Analgesie 340, 341

Sachverzeichnis

- Buprenorphin 345
- Codein 345
- Complianceprobleme 348
- Diagnose und Therapie 347
- Dihydrocodein 345
- ehemals Abhängige 350
- Einteilung 336
- entzugstherapeutische Möglichkeiten 349
- Euphorie 342
- Fentanyl 345
- Hydromorphon 346
- Hypnoanalgetika 337
- Methadon (s. dort) 50, 346, 349
- Morphin 345
- Naloxon 347
- Naltrexon 347
- Oxycodon 346
- Pentazocin 346
- Pethidin 346
- physische Abhängigkeit 343, 344
- Piritramid 346
- psychische Abhängigkeit 342, 343
- Rückfallproblematik 348
- Therapieregeln 337, 338
- Tilidin 346
- Toleranz 344, 345
- Tramadol 347
- Verabreichungsmöglichkeiten 339, 340
- Wirkungsweise 338
Organisationen und Institutionen, Material zur Tabakabhängigkeit und Raucherentwöhnung 287–290
Orientierungsstörungen bei Alkoholkonsum 58
Ösophagusvarizen / Ösophagusvarizenblutung, Alkoholismus 39, 40
Osteoporose, Rauchen 204
Östradiol 364
Oxycodon 346

P

Palmar- und Plantarerythem 38
Pankreasinsuffizienz, exokrine, alkoholbedingt 40
Pankreasschäden, Alkoholismus 40
Paracetamol 335
Paroxetin 135
Partner 34
„peak seekers / peak seeking", Rauchen 165, 185
Pentazocin 346
Perazin 135
Persönlichkeit, Suchtpersönlichkeit 51
Persönlichkeitsstörungen
- Abhängigkeit und Mißbrauch von Medikamenten 296
- Alkoholismus 55, 56, 134, 135
- – antisoziale 55, 134
- – Behandlung 134, 135
Pethidin 346
Pfeifentabak 161
Pflasterallergie, Nikotinpflaster 224
Pharmakologie, experimentelle 316
Phenophtalein 353
Physiotherapie, Medikamentenabhängigkeit und -mißbrauch 349
physische Abhängigkeit, Opioide 343, 344
Piritramid 346
Plazebo, Raucherentwöhnung 201
- Nikotinpflaster, Plazebokontrolle 228
Polioencephalitis haemorrhagica 58
Polyneuropathie, alkoholische 43
Polytoxikomanie
- Medikamentenabhängigkeit und -mißbrauch 308
- Opioid- / drogenabhängige 309, 350
pränatale Schäden durch Alkoholkonsum 36, 37
Prävalenzen
- Alkoholprobleme 17
- – Lebenszeitprävalenz 49
- Raucherprävalenz 166, 167, 179
Prävention, primäre, Medikamentenabhängigkeit und -mißbrauch 300
Problemtrinker 35
Prokto-Rekto-Koloskopie, Obstipation 361
Promille 8
Prophylaxe, Alkoholismus
- Primärprophylaxe 40
- Rückfallprophylaxe 101–104, 112
Prostaglandin E II 352
Pseudoentzugssymptome, Benzodiazepine 322
Pseudo-Erinnerungen 58
Pseudotables alcoholica 43
psychiatrische
- Behandlung komorbider Störungen, Medikamentenabhängigkeit und -mißbrauch 376
- Komorbidität
- – Alkoholismus 129, 130
- – Rauchen 182
- Störungen, Raucherentwöhnung 279–282
- – affektive Psychosen 279
- – Patienten, psychiatrische 279
- – schizophrene Patienten 181–184, 279
- – temporäre Nikotinsubstitution 279
- Zusatzdiagnose, Alkoholismus 141, 143

psychische
- Abhängigkeit, Opioide 342, 343
- Entzugssymptome 46
- Folgeprobleme 33
- Grunderkankungen 69
- Nebenwirkungen, Anabolikamißbrauch 367
- Schäden, abhängige Raucher 179–184
- – Angststörung, generalisierte oder Zwangserkrankungen 179, 180
- – Depression / depressive Erkrankungen 180, 181
- – Exazerbation der psychischen Grunderkrankungen 279
- – kognitive Einschränkung 179
- – Kortex, präfrontaler 179
- – psychiatrische Erkrankungen 182
- – Risikopopulation 179
- – schizophrene Psychosen 181–184, 279
- Störung, Alkoholismus 131
- – Verhaltensprobleme 29
psychoanalytische Sichtweise, Alkoholismus 67–69
- ich-psychologisches Modell 68
- objektanalytisches Modell 67
- triebpsychologisches Modell 68, 69
Psychoedukation 110
- Raucherentwöhnung 200
psychologische
- Komponente, Anabolikamißbrauch 365
- Therapieansätze, Alkoholismus 138
- Unterstützung, Raucherentwöhnung 241–277
- – Aversionstechniken / -therapie 200, 241
- – behavioristischer Ansatz 241
- – Copingstrategien 195
- – Entspannungsverfahren 199, 241
- – Hypnose 200, 202, 203
- – kognitive Umstrukturierung 200
- – Kontrolle der Stimuli 249
- – kontrolliertes Rauchen 213, 214
- – Lernpsychologie 249
- – Motivation (*s. dort*) 196, 197, 210–212, 242
- – Psychoedukation 200
- – Selbstmodifikationstechniken 200, 247–251
- – Situations-Reiz-Kontrolle 249
- – Verhaltenstherapie (*s. dort*) 199, 242
- – Versuchungssituationen 241
- – Vertragsmanagement 249
Psychopharmakotherapie, spezifische 296
psychoreaktive Mechanismen 55
Psychosen / psychotische Symptome, Alkoholismus 29, 56, 135, 136
- affektive, Raucherentwöhnung 279
- Behandlung 135, 136
- organische Psychosen 56
Psychosomatosen, Alkoholismus 35
psychotherapeutische Konzepte, Alkoholismus 101, 112
psychotrope Wirkung, Analgetika 332
Punkt-Schluß- vs. Reduktionsmethode, Raucherentwöhnung 244

Q
Quellstoffe 354

R
„rapid smoking" (Sättigungsrauchen), Raucherentwöhnung 200
Raucher / Rauchen (*s. auch* Tabak)
- abhängige Raucher (*s. dort*) 42, 165, 172–186
- Abhängigkeitsgefahr 213
- Aktion Nichtraucher 250
- Alkoholiker und Rauchen 42
- Anamnese 256
- Arbeitskreis Raucherentwöhnung 250
- Beratungen (*s. auch* Information) 285
- biologische
- Cannabis 50
- Copingstrategien 195
- „cues" (Hinweisreiz) 166, 185
- entwöhnungswillige 197
- Ex-Raucher 209
- *Fagerström* Tolerance Questionaire (FTQ) 174, 175
- familiäre Beslastung 184
- Frauen (*s. dort*) 180, 204
- Gesundheitsschäden, tabaksassoziierte (*s. dort*) 177–186
- Inhalation 163
- Komorbidität 184
- orale Triebbefriedigung 165
- „peak seekers / peak seeking" 165, 185
- Prävalenz 166, 167, 179
- protektive Faktoren 195
- psychische Schäden 179–184
- Raucherquoten 166
- Regression 165
- Tabak- / Zigarettenkonsum 49, 167
- „through maintainers" 165
- *Westmead* Tolerance Scale (WTS) 174
- WHO-Zahlen 166
- Zugvolumen 163
- Zwillingsuntersuchungen 180
Raucherentwöhnungsbehandlung 189–215
- alkohol- und drogenabhängige Patienten 280–282

Sachverzeichnis

- ambulante Raucherentwöhnungsangebote 285
- Anamnese 256
- Angebote zur Raucherentwöhnung
  - - Krankenkassen 285
  - - Volkshochschulen 285
- Effektivität der Raucherentwöhnungsstrategien 206
- Entzugserscheinungen 210, 218, 221
  - - physische 218
  - - Reduktion 210, 244
- Erfolgschancen 206, 207
- Exazerbation der psychischen Grunderkrankungen 279
- Kontaktadressen und Informationsmaterial für Raucher 291, 292
- Kosten der Behandlung 232
- Leitlinien zur Raucherentwöhnung 207, 208
- medikamentöse Methoden (s. dort) 201, 217–240, 285
- Motivation und Information (s. dort) 196, 197, 210–212, 242, 261
- nichtmedikamentöse Methoden 199–201
  - - Akupunktur 201, 202
  - - Aversionstechniken / -therapie 200, 241
  - - Copingstrategien 195
  - - Entspannungsverfahren 199, 241
  - - Hypnose 200, 202, 203
  - - kognitive Umstrukturierung 200
  - - kontrolliertes Rauchen 213, 214
  - - Muskelentspannung, progressive 246, 247
  - - Psychoedukation 200
  - - psychologische Unterstützung (s. dort) 241–277
  - - Punkt-Schluß- vs. Reduktionsmethode 244
  - - reduziertes Rauchen 214
  - - Sättigungsrauchen („rapid smoking") 200
  - - Selbstmodifikationstechniken 200, 247–251
  - - Verhaltenstherapie (s. dort) 199, 242
- Nichtrauchen in sechs Wochen 265–276
- Nikotinagonisten 236–238
- Nikotinantagonisten 236
- Nikotinersatztherapie (s. dort) 163, 217–224, 232
- Nikotinimpfung 196
- Nikotininhaler 217, 231
- Nikotinintoxikation (s. dort) 223, 224
- Nikotinkaugummi 178, 201, 202, 224, 225
- Nikotinnasalspray 205, 229, 220
- Nikotinpflaster (s. dort) 224–228
- Nikotin-Sublingualtablette 217, 230, 231
- Organisationen und Institutionen 287–290
- Plazebo 201
- Prävention der Raucherentwöhnung 189–191
- in der Praxis 255–277, 285
  - - Abrechnung 264, 265
  - - „advice" 257
  - - „arrange" 259
  - - „ask" 256, 257
  - - „assist" 257, 258
  - - „attemt" 257
  - - Empfehlungen 260, 261
  - - Informationsgespräch 261
  - - Kurzkontakte, ärztliche 255
  - - Leitlinien 256–258
- Qualitätsmerkmale 191–193
- Raucherentwöhnungsstudien 241
- Raucher mit psychiatrischen Störungen 279–282
- rechtliche Situation 190
- Risikogruppen 203–206
- Rückfall / Rückfallprophylaxe (s. dort) 194–199, 246, 255
- Selbstbeobachtungsphase 268–271
- Selbsthilfe (s. dort) 200, 205, 247–251
- stationäre Raucherentwöhnungsangebote 285
- theoretische Grundanannahmen 193, 194
- Toleranzentwicklung 194
- Tranquilizer 237
- Vereinbarung 273
- Verhaltensänderung 209
- Voraussetzungen / Basismodule 209, 210
- Wechselwirkungen 222
- Wirkprinzipien 218, 219

Rauchertelefon des deutschen Krebsforschungszentrums 291
Reaktionsfähigkeit bei Alkoholkonsum 57
„rebound"
- „rebound insomnia", Benzodiazepine 315
- „rebound"-Phänomen 88
- „rebound"-Thrombozytose 43
rechtliche Probleme / Situation
- Medikamentenabhängigkeit und -mißbrauch 308
- Raucherentwöhnung 190
Regression, Rauchen 165
REM-Schlaf, Benzodiazepine 315
Renin-Angiotensin-Aldosteron-System 45
Resorption von Alkohol 6, 7, 41
- Resorptionsdefizit 7

- Resorptionsfunktion 41
Restalkohol 9
"Reward"-System 51
Rezidivprophylaxe, Nikotinpflaster 227
Rhythmusstörungen, supraventrikuläre 42
Risikogruppen
- Medikamentenabhängigkeit und -mißbrauch 301
- Raucherentwöhnung 203-206
Risikoprofil, Alkoholmengen 15
Risikosituationen, Alkoholismus 113
riskanter Gebrauch von Alkohol 14
Rollenkonflikte, Medikamentenabhängigkeit und -mißbrauch 309
Rollenspiele, Rückfallprophylaxe, Raucherentwöhnung 246
Rückfall
- Alkoholismus 72, 101, 102
- - Definition 101
- - mittelschwerer 102
- - schwerer 102
- - Überscihtsschema zur Einordnung 102
- Opioidabhängigkeit und -mißbrauch 348
- Raucherentwöhnung 194-199, 246, 255
- - biologisch-deteminiertes Rückfallmodell 194-199
- - Rollenspiele 246
- - Rückfallgründe 198
- - Rückfallprophylaxe 246
- - Stützsitzungen 246
- - Ursachen des Rückfalls 198, 199
- - zyklusabhängige Rückfallgefährdung 198
Rückfallprophylaxe, Alkoholismus 101-104, 112, 113
- kognitive Strategien 112, 113
- Risikosituationen 113
- verhaltensbezogene Strategien 113
Rückmeldung, Alkoholismus 33

S

salinische Abführmittel 354
Sättigungsrauchen ("rapid smoking"), Entwöhnung 200
Schädel-Hirn-Verletzungen, alkoholabhängige Patienten 59
Schadensreduzierung ("harm reduction"), Alkoholismus 97, 105
schädlicher Gebrauch (Mißbrauch)
- von Alkohol 14, 28, 29
- - direkte Effekte 29
- - kumulative Effekte 29
- von Medikamenten 297, 298
Scheinentgiftung 374

Schilddrüsenwerte 45
schizophrene Psychosen, abhängige Raucher 181-184, 279
Schlafstörungen
- Abhängigkeit und Mißbrauch von Medikamenten 296
- Raucherentwöhnung 234
Schlaf-Wach-Rhythmus 47
Schlaganfall, alkholbedingt 15
Schmerzen
- abdominelle, Laxanzien 355
- chronische Schmerzsyndrome 53, 296, 330
- - Analgetikamißbrauch 330
Schock, hypoglykämischer, Alkoholismus 40
Schwangerschaft
- alkoholtoxische Schäden 36
- Obstipation 360
- Tabakabhängigkeit 204
- - fötale Entwicklungsverzögerungen 204
- - Frühgeburt 206
- - Spontanabort 204
scoregesteuerte Entgiftung, Alkoholismus 84
seelische Störungen, Alkoholismus 52, 54-56, 130, 131
- Begleit- und Folgeerkrankungen 142
- Modellvorstellung, Alkoholismus / seelische Störung 52
Selbst- und Fremdgefährdung 79
Selbstbeurteilungsfragebögen, Alkoholkonsum 17
Selbstheilungskräfte 63
Selbsthilfegruppen / Kontaktzentren, Alkoholismus 4, 156, 157
Selbstmedikation, Alkohol als 53, 54
Selbstmodifikationstechniken, Raucherentwöhnung 200, 247-251
- Selbsthilfemanual 205
- Selbsthilfemanual vs. Gruppentherapie 251, 252
"self-efficacy" 84
Sensitivität, Alkoholkonsum 23
Serotonin-Reuptake-Hemmer, selektive 133
Situations-Reiz-Kontrolle, Raucherentwöhnung 249
"slow-colon-transit", Obstipation 362
"smokerlyzer" 264
somatische
- Behandlung, Alkoholismus 100, 101
- bzw. vegetative Entzugssymptome 46
somatoforme Störungen Benzodiazepine 316
soziale
- Desintegration 97

Sachverzeichnis

- Probleme / Folgen / Folgeprobleme, Alkoholismus 21, 33, 141, 143
- Situation, Suchtdiagnose, Alkohol 21, 141, 143

soziales Netzwerk 325
Spermatogenese / Spermiogenese 45
- Anabolikamißbrauch 366

Spezifität, Alkoholkonsum 23
Spider-Nävi 38
Spiegeltrinker 31
Spiralmodell der Veränderung 72, 73
Splenomegalie 38
Spontanremission 63
Sport, Alkoholismus 114
Sportpraxis, Anabolikamißbrauch 370
Statemarker, Alkoholkonsum 23
stationäre
- Entgiftungsbehandlung, Alkoholismus 82
- Raucherentwöhnungsangebote 285

Sterblichkeitsrate 15
Steroidsynthese, Anabolikamißbrauch 364
Stimmungsschwankungen, Anabolikamißbrauch 367
Stoffwechsel, Alkoholismus 44, 45
Straßenverkehrsbehörde 21
Stützsitzungen, Rückfallprophylaxe, Raucherentwöhnung 246
Substituierte, Medikamentenabhängigkeit und -mißbrauch 310-312
Suchtberatungsstelle, Alkoholismus 153
Suchtdiagnose, Alkohol 141-144
- körperliche Erkrankungen 141, 144
- psychiatrische Zusatzdiagnose 141, 143
- soziale Situation 21, 141, 143
- suchtmedizinische Diagnose 141, 143

suchterzeugender Arzneimittel, Herkunft 306, 307
Suchtpatienten, Rauchen 281
Suchtpersönlichkeit 51
Suchtstoffgruppen, Medikamentenabhängigkeit und -mißbrauch 305
Suchttendenz, Alkoholismus 66
Suizidalität / Suizidrate / Suizidgedanken
- Alkoholismus 53, 125
- Medikamentenabhängigkeit und -mißbrauch 312
- - Anabolikamißbrauch 367

„sustained release" 235
symptomgetriggerte Entgiftung, Alkoholismus 86
Syndrome / Morbus (nur Namenbenannte)
- *Barett* 40
- *Borderline* 49
- *Korsakow* 47
- *Wernicke-Korsakow* 58, 59

systemtheoretische Sichtweise, Alkoholismus 70-75

T

Tabak 159-292
- Anbau 168
- Antidepressiva, Wechselwirkung mit Tabakkonsum 279
- Diagnostik der Tabakabhängigkeit 171-187
- Export 168
- Gesundheitsschäden, tabakassoziierte 177-179
- Meßmethoden, Bestimmung des Tabakkonsums 171
- Neuroleptika, Wechselwirkung mit Tabakkonsum 279
- Nikotin (*s. dort*) 162-168
- Organisationen und Institutionen, Material zur Tabakabhängigkeit und Raucherentwöhnung 287-290
- Pfeifentabak 161
- psychische Schäden 179-184
- Rauchen (*s. dort*) 42, 49, 50
- Tabakabhängigkeit 172
- Tabakentzug 279
- Tabak- / Zigarettenkonsum 49, 167
- Zigaretten 162

tagesklinische und ambulante Entgiftungen
- Alkoholismus 80, 81
- Medikamentenabhängigkeit und -mißbrauch 375

Tagesprotokolle, Raucherentwöhnung 243
Teer 162
TENS , Medikamentenabhängigkeit und -mißbrauch 349
Testeosteron-Epitestosteron-Quotienten 368
Testinstrumente, Alkoholismus 17-25
Testosteron 364
Thimaninsubstitution (*Hinze-Selch* 2000), Alkoholismus 139
Thrombozytose, Rebound- 43
Thrombusneigung, Rauchen 178
„through maintainers", Rauchen 165
Tiaprid, Alkoholismus 90, 91
- Dyskinesie 90

Tilidin 346
Todesfälle, Rauchen 177
Toleranz, Opioide 344, 345
Toleranzentwicklung
- Alkoholismus 31, 32, 127
- Benzodiazepine 314
- Raucherentwöhnung 194

toxische Nebenwirkungen, Anabolikamiß-
  brauch 365, 366
Tramadol 347
Tranquilizer 296
– Raucherentwöhnung 237
Transmittersysteme, zentralvenöse 55
Triebbefriedigung, orale, Rauchen 165
triebpsychologisches Modell, Alkoholismus
  68, 69
Trinken
– kontrolliertes 104, 108, 111
– Leitlinien zum „maßvollen Trinken" 16
– risikoarmes 110
Trinker
– alkoholabhängige 15
– nichtabhängige 15
– Problemtrinker 35
– Spiegeltrinker 31
Trinkexzesse, wiederkehrende 27
Trinkgewohnheiten 26
Trinkmengen 18, 26, 27
– Frequenz-Häufigkeits-Methode 27
Trinktagebuch 149
Triptane 335
trockenes Umfeld, Alkoholismus 80
Tuberkulose 44

U
Übergangsstadium, Vorbereitung 72
Umfeld, trockenes, Alkoholismus 80
Umsetzungsstadium 72
Umsteiger, Benzodiazepine 318
Urinscreening 49

V
vaskuläre Störungen, Rauchen 178
Vasokonstruktion der Koronargefäße, Rauchen 178
vegetative bzw. somatische Entzugssymptome 46
Veränderung, Spiralmodell der 72, 73
Vereinbarung, Raucherentwöhnung in der Praxis 273
Verhaltensmuster, autodestruktive, Alkoholismus 34
Verhaltensprobleme, Alkoholismus 29, 36
– mit Affektlabilität 36
– mit Hyperaktivität 36
Verhaltenstherapie, Raucherentwöhnung 199, 242
– Begleitmanuale 247
– Coping-Skills-Training 242
– Exposition und Raktionsverhinderung 242

– Gruppenprogramm 247
– klassische Konditionierung 242
– minimal therapeutische Kontakte 247
– operante Ansätze 242
– Reaktivität 244
– Selbstkontrollmethoden, verhaltenstherapeutische 199, 247
– Tagesprotokolle 243
– Verhaltensbeobachtung und -registrierung 243
– Verhaltensänderung 209
Vernetzung mit Absprachen 37
Verordnungsverhalten Benzodiazepine, Konsequenzen bei Abhängigkeit und -mißbrauch 326
Verschreibungsgewohnheiten, Medikamentenabhängigkeit und -mißbrauch 307
Versuchungssituationen, Raucherentwöhnung 241
Verwirrtheitszustände 48
Virushepatitis 39
– HBV 39
– HCV 39
Vitamine
– Vitamin B 43
– Vitamin B1-Mangel 58
– Vitamin B12-Mangel 43
Volkshochschulen, Raucherentwöhnungsangebote 285
Volltrunkenheit 127
Vorbereitung, Übergangsstadium 72
Vorteil-Nachteil-Waage 78

W
Wernicke-Korsakow-Syndrom, Alkoholismus 58, 59
Westmead Tolerance Scale (WTS), Rauchen 174
Wetterling 77
WHO-Zahlen, Raucher 166
Widmark-Formel 8
Wiederholungsrezepte, Medikamentenabhängigkeit und -mißbrauch 300
WTS (*Westmead* Tolerance Scale), Rauchen 174
Wutanfälle, Anabolikamißbrauch 367

Z
Zaleplon 317
zerebrale Blutungen, Raucherinnen 204
Zerivixkarzinom, Rauchen 204
Zigaretten 162
– Export 168
– Tabak- / Zigarettenkonsum 49, 167

Zirrhose (*s. auch* Leberschäden)   24, 38, 39
- Stadium Child B   39
- Stadium Child C   39
Zolpidem   317
Zopiclon   317, 318
Zucker und Alkohole   354
Zugvolumen, Rauchen   163

Zwillingsuntersuchungen
- abhängige Raucher   180
- Alkoholismus   51
Zyban (*s.* Bupropion)   233–235, 282
zyklusabhängige Rückfallgefährdung, Tabakabhängigkeit   198

Gesamtherstellung: Druckhaus Beltz, Hemsbach

MIX
Papier aus verantwortungsvollen Quellen
Paper from responsible sources
FSC® C105338

If you have any concerns about our products,
you can contact us on
ProductSafety@springernature.com

In case Publisher is established outside the EU,
the EU authorized representative is:
Springer Nature Customer Service Center GmbH
Europaplatz 3, 69115 Heidelberg, Germany

Printed by Libri Plureos GmbH
in Hamburg, Germany